Gegendiagnose III

Kollektive Krisensitzung und psy-kritische Perspektiven
get well soon (Hg.)

1. Auflage 2024
www.edition-assemblage.de
info@edition-assemblage.de

ISBN 978-3-96042-176-4
Lektorat: Die Herausgebenden
Satz: Hannah C. Rosenblatt
Umschlag: Carina Büker edition assemblage
Druck: Interpress | printed in Hungary 2023

get well soon (Hg.)

Gegendiagnose III

Kollektive Krisensitzung
und psy-kritische Perspektiven

edition assemblage

Inhalt

Vorwort der Herausgebenden

Wieder sind fünf Jahre vergangen seit der letzte Band der Gegendiagnose-Reihe, Gegendiagnose II 2019, erschienen ist. Dabei waren diese vier Jahre maßgeblich geprägt von der globalen Krisenerfahrung der Corona-Pandemie.

Auch für uns als Herausgebendenteam wie als Einzelpersonen brachte das viele unvorhergesehene Herausforderungen mit sich, wie die Digitalisierung von Buchvorstellungen (die durchaus auch Vorteile hatte, wie die Partizipationsmöglichkeiten für Menschen, die sonst aufgrund von Entfernungen oder anderen Gründen nicht hätten dabei sein können) und Redaktionstreffen und neue Anforderungen bei der Organisation von Beruf, Privatleben und politischer Aktivität.

Der öffentliche Diskurs sprach von einer kollektiven Krise, davon, dass das Virus über Grenzen jeder Art hinweg alle beträfe. Doch sehr bald schon wurde deutlich, dass bestehende soziale Ungleichheiten, auf globaler Ebene wie auch im privaten Mikrokosmos, sehr wohl großen Einfluss darauf hatten, wen die Pandemie wie betraf, wer wann welche Impfung, ärztliche Versorgung und Pflege erhalten konnte, auf wessen Bedarfe, Gefährdungen und Ängste Rücksicht genommen wurde. Nicht zuletzt auch wer welche Möglichkeiten hatte auch in Zeiten von Massenquarantäne, Lockdown und leergekauften Supermärkten nicht nur Nudeln und Klopapier zu ergattern, sondern es sich auch im geräumigen Wohnzimmer für störungsfreie Zoom-Meetings bequem zu machen, die neue Freiheit des *home office* zur Pflege neuer Hobbys zu nutzen und mit liebsten Menschen zur (potentiellen) Infektionsgemeinschaft zusammenzurücken. Oder eben nicht.

Auch der Krieg in der Ukraine und seine Folgen wie Massenflucht und Lieferengpässe auch im Herzen Westeuropas stellte für viele eine neue Bedrohungserfahrung dar.

Aus psychiatriekritischer Perspektive war interessant, dass dadurch auch das Thema mentaler Krisenerfahrungen Eingang in die öffentliche Diskussion fand. Stetig wachsende Zahlen von Menschen, die an Depressionen, Angststörungen und sozialer Vereinsamung leiden, wurden diskutiert, eine Ent-Stigmatisierung und mehr Aufklärungsarbeit zu diesen Phänomenen sowie eine deutlich bessere Versorgungslage wurde gefordert. Wird ein offenes Sprechen über diverse Wahrnehmungsweisen und psychische Krisenerfahrungen jetzt normalisiert? Bei näherer Betrachtung zeigt sich, dass diese Ent-Tabuisierung sehr begrenzt ist auf wenige Phänomene. Im Fokus steht die Depression, deren Thematisierung schon vor der Corona-Krise einen gewissen Aufwind hatte, durch z.T. spektakuläre Outings von betroffenen Berühmtheiten wie Lady Gaga und Billie Eilish sowie in Deutschland die Suizide der Fußballprofis Robert Enke und Andreas Biermann.[1] Offen über die eigene Schizophrenie oder das Viele-Sein[2] wird weiterhin nicht viel gesprochen. Auch die in diesem Diskurs präsentierten Lösungen verbleiben in einem sehr konservativen und individualisierenden Rahmen: Klinikaufenthalte, Psychotherapien und Medikamente. Eine gesellschaftstheoretische kritische Einordnung der Phänomene bleibt aus. Nie werden sie anders erklärt als als Resultate individueller Vererbung und ggf. individueller schwieriger Erfahrungen und auch als Umgangsweisen finden sich daher nur besagte individuelle und individualisierende Behandlungen. Hier möchten wir noch einmal betonen, dass es uns, wie auch in den ersten Bänden, nicht darum geht, bestimmte Umgangsweisen, wie Medikamente zu nehmen oder in eine Klinik zu gehen, als »schlecht«, »unemanzipiert« oder ähnliches zu betrachten. Eine Romantisierung psychischen Leidens als Ausdruck von nonkonformer revolutionärer Individualität, wie sie in Teilen der klassischen Antipsychiatrie üblich war, lehnen wir ab. Wir gehen davon aus, dass jede Person selbst das Recht haben sollte zu probieren und zu entscheiden, was ihr in Krisensituationen hilft. Wir möchten aber eben auch das Credo kritisch hinterfragen, nach welchem »professionelle« Hilfe die einzige Option in mentalen Krisen ist und deutlich machen, was mit dieser konventionellen »professionellen Hilfe« durch Psychotherapie und Psychiatrie an Normierungen und Ausschlüssen einhergeht und dazu anregen, Alternativen zu entwickeln.

Erfreulicherweise sind seit dem letztem Band folgende Entwicklungen zu beobachten[3], die WHO hat einen Paradigmenwechsel hin zu rechte-basierten Unterstützungsangeboten mit der Herausgabe des Guidance on Community Mental Health Services: Promoting Person-Centred and Rights-Based

1 Der berühmteste deutsche Betroffene ist wohl Kurt Krömer, der aber tatsächlich erst während der Corona-Pandemie seine Depression öffentlich thematisierte.

2 Selbstbezeichnung vieler Menschen mit sogenannter multipler Persönlichkeit.

3 An dieser Stelle der Hinweis auf drei international vielbeachtete Positionspapiere und Berichte: Die Bali Deklaration von TCI ASIA PACIFIC von 2018, die ein Paradigmenwechsel der UN Konvention für Menschen mit Behinderung hin zur Selbstbestimmung der Betroffenen fordert, http://tciasiapacific.blogspot.com/2018/09/bali-declaration-2018.html; Der Abschlussbericht des Special Rapporteur für das Recht eines jeden auf das für ihn erreichbare Höchstmaß an körperlicher und geistiger Gesundheit der UN aus dem Jahr 2021 beschreibt die Elemente, die für die Umsetzung einer rechtebasierten globalen Agenda erforderlich sind, https://www.ohchr.org/en/documents/thematic-reports/ahrc4448-right-everyone-enjoyment-highest-attainable-standard-physical;, die UN ergänzt 2022 die UN Konvention für Menschen mit Behinderung um eine Leitlinie zur Planung von Deinstitutionalisierungsprozessen und zur Verhinderung von Institutionalisierung, https://www.ohchr.org/en/documents/legal-standards-and-guidelines/crpdc5-guidelines- deinstitutionalization-including.

Approaches 2021[4] vollzogen, der Europarat hat ein Kompendium guter und freiwilliger Praktiken in der EU 2021, das Compendium of good practices to promote voluntary measures in the field of mental healthcare, herausgebracht[5], seit 2016 entwickelt in New York das Institut for Development for Human Arts (IDHA) Lehrgänge für transformative mental health, die die Auswirkungen struktureller Unterdrückung auf das Wohlbefinden untersuchen[6], seit 2021 ist es möglich, in Europa, an der Queen Margaret University in Edinburgh, Mad Studies zu studieren, ein Studiengang, insbesondere für Aktivist*innen und Menschen mit Psychiatrieerfahrung[7]. Diese internationalen Entwicklungen sind in Deutschland bisher nicht bemerkbar, intersektionale Ansätze sind vor allem in der Sozialen Arbeit zu finden, kaum jedoch in der Psychologie oder Psychiatrie. Den kritischen und radikal kritischen Diskurs dieser Leerstelle ist es, den die Gegendiagnose abermals in dieser Ausgabe versucht zu beleben.

Im Aufruf zu diesem Gegendiagnose Band fragten wir daher auch explizit nach (Corona-)Krisenerfahrungen sowie nach kollektiven Umgangsweisen mit Krisen und Konflikten. Wir haben vielseitige und anregende Einsendungen bekommen, so dass der vorliegende Band der mit den bisher meisten Beiträgen geworden ist.

Die Beiträge kritisieren psychiatrische und psychologische Strukturen und Einrichtungen und stellen Überlegungen an über Potentiale und Risiken kollektiver Praktiken und Selbsthilfe. Die Vielfalt zeigt sich auch in der Form der Beiträge, denn es finden sich Gedichte, Songtexte und Bildbeiträge in der Gegendiagnose III.

Aufbau des Bandes

In einem ersten Block finden sich Beiträge, welche persönliche *Krisenerfahrungen* zum Thema haben. *Thomas Mikschi* berichtet aus solidarisch kritischer Perspektive über seine Erfahrungen mit psychischen Krisen in der »linken Szene«. Er reflektiert über Schwachstellen und Strukturen in »der Szene«,

4 WHO, Guidance on community mental health services: promoting person-centred and rights-based approaches, 2021. https://www.who.int/publications/i/item/9789240025707
5 Council of Europe, Compendium of good practices to promote voluntary measures in the field of mental healthcare, 2021. https://www.coe.int/en/web/bioethics/compendium-of-good-practices-in-mental-healthcare
6 Für den core curriculum in transformative mental health, der 2023 erscheint, siehe: https://www.idha-nyc.org/core-curriculum
7 Für mehr Informationen zum Studiengang, siehe: https://www.qmu.ac.uk/study-here/postgraduate-study/2023/msc-mad-studies/

die bestimmte mentale Krisen eher fördern können und macht Vorschläge, wie »wir« besser mit uns und miteinander umgehen könnten.

Auch *Sky L. Utopia* berichtet anschließend von persönlichen Krisenerfahrungen und z.T. enttäuschenden Erfahrungen in Selbsthilfestrukturen.

Anna B. schildert ihren Weg in und aus und wieder in die Psychiatrie und betont die Bedeutung von Kollektiv-Erfahrungen dort. Den Abschluss dieses Blocks bildet der Text von *Philip Keeler*, der seine persönliche Burn-Out-Erfahrungen in einen gesellschaftlichen Kontext stellt und, ganz im Sinne der Gegendiagnose, dazu aufruft, die Psyche nicht individuell, sondern politisch zu denken und sich zu fragen, was uns »psychisch krank« macht.

Damit bildet dieser Beitrag auch eine inhaltliche Brücke zum zweiten Block, in welchem *Pathologisierungsprozesse*, also Prozesse, in welchen Phänomene oder Personen für krankhaft erklärt werden, als explizit politische Prozesse betrachtet werden.

Den Auftakt macht hier *Janne Lauff*. Janne stellt Psychismus als Diskriminierungsform vor und leistet damit eine grundlegende Kritik am Konzept der Psyche und den daraus resultierenden Prozessen der Kategorisierung und Individualisierung, die einen kollektiven Umgang mit leidvollen Erfahrungen erschweren. An diese Gedanken schließt *Kristina Shrank Dernbach* direkt an, mit einem Beitrag zum Phänomen des Nichtseinwollens. Dessen Pathologisierung als Suizidalität und die daraus resultierenden Umgangsweisen werden kritisiert und alternative, kollektive Unterstützungsformen vorgestellt. Anschließend problematisiert *Lilian Schwerdtner* im Beitrag »Trauma, Stigma, Therapie« die Pathologisierung sexualisierter Gewalt und die damit einhergehende Entpolitisierung dieser. Im Beitrag von *Samuel Balthus* wiederum wird deutlich, wie trans Menschen, obwohl diese selbst oft Opfer sexualisierter Gewalt werden, als Teil transfeindlicher Diskurse sexualisierter Gewalterfahrungen zugeschrieben wird und wie in diesen Diskursen Transfeindlichkeit, Pathologisierung und die Diskriminierung psycho_pathologisierter Menschen zusammenwirken. Den Abschluss dieses inhaltlichen Blocks bildet der Beitrag von *Tina Füchslbauer* zur Rolle der »Polizei als Krisenbeschleuniger:in«. Die Autorin kritisiert die Rolle der Polizei, die häufig dazu führt, dass Menschen in psychischen Krisen statt Hilfe Gewalt, z.T. tödliche Gewalt, erfahren, nicht selten in Verbindung mit Rassismus, Armutsverachtung und Behindertenfeindlichkeit.

Daran schließt der dritte inhaltliche Block an, in welchem sich Beiträge versammeln, die *Kritik an bestehenden psychiatrischen und psychologischen Strukturen und Einrichtungen* üben.

Im Beitrag »Eine Welt, die nicht brennt – Antidiskriminierungsarbeit und mentale Gesundheit« von *Shirin Eghtessadi im Gespräch mit Elisabeth Yupanqui*

Werner reflektieren beide (selbst-)kritisch die Potentiale und Grenzen von Antidiskriminierungsarbeit in einer Welt, die maßgeblich auf vielfältigen und tief verwurzelten Diskriminierungsstrukturen basiert. Hier spielt Rassismus eine große Rolle. Ebenso im darauf folgenden Beitrag von *Parto Tavangar und To Doan*, welcher sich auf Basis vielseitiger Erfahrungen der Autor_Innen[8] mit kolonialrassistischen Kontinuitäten in aktuellen psychiatrischen wie antipsychiatrischen Strukturen beschäftigt. Anschließend stellt sich *Naomi Lindner* die Frage ob und ggf. wie sie als *weiße* Person überhaupt PoCs/rassismusbetroffene Menschen therapieren kann und sollte.

Auch im darauf folgenden Beitrag von *Dominic Dyck* stellt die Selbstreflektion auf die eigene Verortung als Therapeut die zentrale Basis für die Reflexion auf Potentiale und Grenzen des therapeutischen Handelns in einer kapitalistischen und ableistischen Gesellschaft.

Abgeschlossen wird dieser Block mit der Transkription einer Panel-Diskussion unter dem Titel »Sounds in Psychiatry« von und mit *Kristina Eichel, Kristel Jax, Karin Jervert, Tom Rice und Kim Wichera*. Hier werden Machtverhältnisse und gewaltvolle Praktiken in psychiatrischen Einrichtungen diskutiert anhand des »Soundmanagements«, also des Verstummen- oder Ertönen-Lassens von Stimmen und Geräuschen.

Im vierten Block geht es schließlich um die von uns erfragten alternativen *Kollektiven Praxen*.

Stephan Bert Antczack stellt zunächst unter dem Titel »Verrückt spielen – Verhältnisse verstehen und verändern« das Berliner Kollektiv ›Theater der Verrückten‹ vor, welches auf künstlerisch spielerische Weise einen Raum der gemeinsamen Unterstützung und des Widerstands bietet. Ein anderes Beispiel für kollektive Unterstützungs- und Widerstandspraxis ist das Berliner *Frauennachtcafé*, welches seinen betroffenenkontrollierten Ansatz und seine Praxis vorstellt. Auch im Beitrag von *Anahita Sharafie, Aida Eyvazzade und Phillipa Peters* geht es um kollektive Umgangsweisen mit sexualisierter Gewalt, hier am Beispiel der #metoo-Bewegung.

Im Anschluss berichtet *Julia K. im Interview mit Blu Doppe* von ihren Erfahrungen bei den Anonymen Alkoholiker_Innen. Hier wird deutlich, wie wichtig die Erfahrung von Kollektivität für die erfolgreiche Selbsthilfe ist und wie diese Erfahrung praktisch ermöglicht wird.

8 Wir haben uns für die sprachliche Genderung mit Unterstrich und Binnen-I entschieden, da dies einerseits die Zweigeschlechternorm infrage stellt und der Unterstrich all diejenigen auch zwischen den Polen ›weiblich‹ und ›männlich‹ sichtbar macht und andererseits das Binnen-I zugleich weiterhin auf die asymmetrische Geschlechterungleichheit in Gesellschaft und Sprache aufmerksam macht. In den Beiträgen haben wir die von den Autor_Innen gewählte sprachliche Genderung beibehalten.

Kollektive Selbsthilfe stellt auch das Konzept der *Radikalen Therapie (RT)* dar, dem sich mehrere Beiträge widmen, die wir im nun folgenden Unterkapitel versammelt haben. Nach einer kurzen Einleitung von *Blu Doppe* in das Thema radikale Therapie, liefert der Beitrag von *Maria Köhne* eine solidarisch kritische Perspektive auf das emanzipatorische Potential dieser Praxis. Anschließend stellt *Inga Zimprich* zwei Vorreiterinnen dieser Praxis vor anhand von ausführlichen Interviews, die sie mit *Gail Phetersen und Sanah Ahsan* geführt hat. Hier lernen wir die historischen Grundlagen von RT kennen und einmal mehr wird *weiße* Dominanz in konventionellen wie alternativen Unterstützungsstrukturen, auch in RT-Strukturen, kritisiert. Den Abschluss dieses RT-Unterkapitels bildet die Transkription eines Gesprächs zwischen *Blu Doppe und Samuel Balthus* über die Erfahrungen von trans* inter* und nicht-binären Menschen in RT-Strukturen.

Zum Abschluss des Bandes haben wir zwei Beiträge als *Historische Perspektiven* überschrieben. Der erste Beitrag von Andreas Hechler ist eine Art Fortführung seines Beitrags aus dem ersten Gegendiagnose-Band von 2015. In diesem reflektierte er ausgehend von der Ermordung seiner Urgroßmutter in Hadamar im Rahmen der NS-Euthanasie über Kontinuitäten des Ableismus vom Deutschen Faschismus bis in die heutige Gesellschaft und sogenannte Erinnerungskultur. In dem hier vorliegenden Beitrag beschreibt er seitdem erfolgte eigene Lernprozesse und berichtet über Erfahrungen, die er in seinem erinnerungspolitischen Engagement seitdem gemacht hat. Den Abschluss dieses Bandes liefert Sabrina Saase und betrachtet die kollektiven Widerstandspraxen queer-lesbischer Personen gegen Homofeindlichkeit und Psychopathologisierung in der DDR.

Über den Band verteilt findet ihr Gedichte von *Miou Sascha Hilgenböcker*, Songtexte von *FaulenzA* und einen Bildbeitrag von *Yvonne Schmidt*.

Die vielfältigen Beiträge dieses Bandes zeigen die Kontinuitäten der Psychopathologiserung und der Abwertung (psychisch) kranker und be_hinderter Menschen als Teil gesellschaftlicher Macht- und Herrschaftsverhältnisse. Sie zeigen, dass für viele Menschen immer Krise ist, nicht nur im mehrheitsgesellschaftlich ausgerufenen Ausnahmezustand. Sie zeigen aber auch die Möglichkeiten und vielfachen Praktiken gegenseitiger Unterstützung und kollektiven Widerstandes.

Während wir ins den letzten Zügen der Fertigstellung für diesen Band stecken, erreicht uns die traurige Nachricht, dass Anne Allex am 28.04.2023 verstorben ist. Anne war eine einflussreiche Aktivistin im Bereich der Sozialpolitik und auch für die Entpathologisierung von trans* Personen. Für die Gegendiagnose verfasste sie sowohl im ersten wie auch im zweiten Band wichtige Beiträge zum Thema der psychologischen Begutachtungspraxis von Erwerbslosen bei Jobcentern und ähnlichen Einrichtungen.

Liebe Anne, Rest in Power!

Danksagung

Wir danken daher allen Autor_Innen für ihre vielfältigen, reflektierten und z.T. sehr persönlichen Beiträge und das damit einhergehende entgegengebrachte Vertrauen. Ebenso danken wir Clara Funk sowie Carina und Nora von edition assemblage für die Übersetzungsarbeiten und Patu für das Cover. Wir danken den AStEn der FU Berlin, dem AStA der TU Berlin sowie dem autonomen feministischen Referat der Carl von Ossietzky Universität. Und natürlich bedanken wir uns einmal mehr beim Verlag edition assemblage für die mittlerweile langjährige erfolgreiche Zusammenarbeit und die Ermöglichung dieses Projektes.

Kritik, Anregungen und Vorschläge nehmen wir gern entgegen unter: getwellsoon@riseup.net.

Freiheit wächst mit Sicherheit! – Meine Krisenerfahrungen im Kontext von ›linker Szene[9]‹

von Thomas Mikschi

Als ich 2009 das erste Mal in eine Psychiatrie zwangseingewiesen wurde, war mein hauptsächlicher Lebensschwerpunkt in einer anarchistischen Gruppe, aus der ich für mich persönlich auch Hoffnung für die Zukunft schöpfte. Ein Versuch von Einigen aus der Gruppe, mich durch eine Patient*innen-Verfügung aus der Geschlossenen zu holen, scheiterte vor allem an Uninformiertheit (auch meinerseits) – und selbst, wenn das funktioniert hätte, hätte ich nicht gewusst, wohin mit mir. Als eine Person, die sich nicht mehr in der Lage sah, eine aktive Rolle im politischen Geschehen zu spielen, fühlte ich mich die darauffolgenden sechs Krisenjahre mit verschiedenen Psychiatrie-Aufenthalten in offenen und geschlossenen Stationen nicht mehr als vollwertiges Mitglied einer emanzipatorischen Bewegung – ich war außerdem auch sehr abhängig von den Institutionen, die ich auf politischer Ebene äußerst kritisch sah. Die Psychiatrie sperrte mich nicht nur ein, sie schien gleichzeitig zeitweise der einzige Ort für mich zu sein, an dem ich ›trotz allem‹ sein konnte.

Wenn ich mich nun an einer Reflexion zu dieser Zeit versuche und den Kontext von ›linker Szene‹ dabei miteinbeziehe, so liegt mein Fokus dabei nicht darin, welche Erklärungsweisen, Praktiken und Überzeugungen, die mir in der ›linken Szene‹ begegnet sind, ich als richtig oder falsch beurteilen würde. Politisch richtiges Handeln und psychische ›Gesundheit‹ sind auch zwei sehr unterschiedliche Bereiche - im Extremfall mag sogar eine Handlung politisch richtig sein, die extrem schädliche Auswirkungen auf die handelnde Person hat (schon die freie Meinungsäußerung kann aktuell in Teilen der Welt lebensbedrohliche Konsequenzen nach sich ziehen).

9 Ich schreibe ›linke Szene‹ in Anführungszeichen, um zu unterstreichen, dass diese Szene sehr heterogen ist und mein eigener Blick darauf sehr beschränkt. Da Parolen, Strömungen, Symboliken etc. dennoch zumindest in Deutschland über regionale Grenzen hinausgehen und zumindest das Kennen der Bedeutungen derselben über linkspolitische Gruppierungen hinweg eine Voraussetzung ist, lässt sich hier meiner Ansicht nach dennoch von ›einer‹ Szene sprechen. Auch im weiteren Text verwende ich einfache Anführungszeichen, um Distanz zu erzeugen – auch zum Kontext, indem Begriffen normalerweise stehen.

Auch denke ich, dass Leid nicht immer zu vermeiden ist und Krisen durchaus sinnvoll sein können. So geht es mir in erster Linie auch nicht darum, was man in der ›linken Szene‹ anders machen kann, sondern vor allem darum, Anstöße dafür zu geben, dass Themen offener angesprochen werden, über die es sehr schwer ist, zu sprechen und an die auch ich mich hier nur herantasten kann. Im Gegensatz zu einem offenen Sprechen habe ich hinter ›linker Attitüde‹ teilweise auch Probleme versteckt und nicht zur Sprache kommen lassen. Es kann auch mal angenehm sein, manche Probleme bei Seite zu lassen – aus meiner Erfahrung sehe ich eine Verdrängung über einen langen Zeitraum hinweg allerdings kritisch.

Im Folgenden will ich ein paar Themen ansprechen, die für mich in psychischen Krisen eine besondere Rolle gespielt haben und versuchen sie in den Kontext von ›linker Szene‹ einzuordnen, in der ich mich in dieser Zeit bewegt habe.

Kontrolle ist gut, Vertrauen ist besser

Soweit ich mich erinnern kann, habe ich das Wort Vertrauen ziemlich selten in links-politischen Kreisen gehört. Es klingt auch zunächst recht unpolitisch, universell und scheint eher ins Religiöse oder Pädagogische zu passen. Ich will einen anderen Blick auf das Thema wagen.

Ich begann, mich mit linken Theorien und Denkweisen auseinanderzusetzen, als ich das unhinterfragte Vertrauen in die Institution Schule verlor. Gerade dann, als es mir im Laufe der Pubertät besser ging und ich das erste Mal ein richtiges Lebensgefühl entwickelt habe, bekam ich unglaublich viel Stress mit Lehrer*innen und der Rektorin meiner Schule. Als es mir nicht gut ging, ich aber tadellos funktionierte, hatte scheinbar niemand ein Problem damit – als ich aufbegehrte und nicht mehr reibungslos funktionierte, stieß ich auf harte Widerstände. Das war für mich ein Grund, mich mit der Schule als Institution auseinanderzusetzen und zu hinterfragen, worin eigentlich das Funktionieren in der Schule bestand. Während mein Vertrauen gegen Institutionen im Allgemeinen abnahm, verließ ich mich eher auf mich selbst und auf meinen Freund*innen-Kreis. Diejenigen Ängste, die bei mir allerdings allzu tief saßen, teilte ich mit niemanden und praktizierte aufwendige Vermeidungsstrategien, damit ich nicht zu oft damit konfrontiert wurde. Dieses Verdrängen setzte sich auch später in meinem politischen Freund*innen-Kreis fort. Dort waren alle überrascht, als ich das erste Mal in einer Psychiatrie landete. Als meine Ängste unkontrollierbar wurden und ich mich davon überflutet fühlte, litt auch das Selbstvertrauen stark. Ich wurde nach außen immer unzugänglicher, was sich auch negativ auf den Kontakt zu mir nahestehenden Menschen auswirkte.

Der Prozess, das unhinterfragte Vertrauen in Autoritäten zu verlieren und stattdessen in sich selbst und anderen Menschen Vertrauen zu finden, finde ich auch heute für eine freiheitliche, selbstbestimmte Entwicklung wichtig. Gerade, wenn es allerdings Risse im Selbstvertrauen gibt, die nirgendwo zur Sprache kommen und geteilt werden, kann das meiner Erfahrung nach eine große Sprengkraft entwickeln. Vertrauen ist, würde ich sagen, eine der wichtigsten Ressourcen. Vertrauen, dass ich gut bin, wie ich bin und mich angenommen fühlen kann, ist eine Grundlage für ein soziales Miteinander. Wenn dieses Vertrauen schon früh gelitten hat, eventuell auch durch Diskriminierungserfahrung, muss es mühsam aufgebaut werden. Ich denke, das ist – neben einer grundsätzlichen Kritik, die ich an der Psychiatrie als Institution im Kapitalismus habe – ein Faktor, warum manche Menschen sich im psychiatrischen System eher wohl und unterstützt fühlen, andere aber überhaupt nicht – vor allem, wenn diskriminierende Behandlung sich im psychiatrischen System fortsetzt[10]. Ich fühlte mich jedenfalls sehr oft nicht wohl, nicht ernst genommen und nicht gesehen in den psychiatrischen Kliniken.

Politische Handlungsfähigkeit ist verbunden mit einem einigermaßen klaren Einteilen in das, was falsch und was richtig ist. Es beinhaltet, Partei zu ergreifen für diese oder jene soziale Gruppe. Wer in linken Strukturen nicht nur politische Ziele verfolgen will, sondern auch menschliche Nähe, stabile Beziehungen sucht und sich angenommen fühlen will – und dieses *sich angenommen fühlen* zu wenig erfahren hat – hat meiner Erfahrung nach ziemlich mit dem *inneren Kritiker* zu kämpfen. Dieser fand viel Stimulationen in linken Kontexten, da sich viele Debatten um ›richtiges‹ und ›falsches‹ Verhalten drehen – und auch wenn es in den Debatten nicht um mein Verhalten ging, fühlte sich mein *innerer Kritiker* häufig angesprochen und nahm dies als Anlass für teilweise nagende Selbstzweifel. Auch hier geht es mir nicht darum, dass Arbeit an sich selbst nicht wichtig wäre – aber starke Selbstzweifel und Schuldgefühle sind einer solchen Arbeit eher hinderlich. Da mein Selbstwertgefühl und Selbstvertrauen schon stark angegriffen waren, war ich besonders anfällig, mich ständig in politischen Debatten angesprochen zu fühlen und daraus zu ziehen, dass ich nicht gut genug bin.

Dass unter politischer Aktivität in meiner Wahrnehmung oft klare, quasi messbare Resultate und ein klares Beurteilen verstanden werden, ist, denke ich, Teil des Problems. Denn gerade der *innere Kritiker* sollte eigentlich Raum haben zu lernen, dass Fehler machen, Zweifel, Unklarheiten, Widersprüche

10 Siehe zu Diskriminierung in Therapie- und Beratungskontext die Beiträge von Parto Tavangar/To Doan und Shirin Eghtessadi in diesem Band.

auszuhalten, Offenheit für neue Erfahrungen und das Verarbeiten von Erlebtem genauso zu einem politischen Handeln gehören. Dies führt zu meinem nächsten Punkt.

Selbstwert und die Sorge um sich

Wir leben in einer Gesellschaft, in der einige Spannungsfelder besonders stark auseinanderklaffen. Im Kapitalismus klafft das Spannungsfeld zwischen messbarer Leistung, welche somit die Form einer Ware annehmen kann, und der Sorge um sich selbst, weit auseinander. Die meisten Menschen müssen Arbeiten erledigen, die sie körperlich und psychisch stark belasten. Gesellschaftlich wird die Arbeitswilligkeit in diesen Verhältnissen durch eine Ideologie gestützt, die den eigenen Selbstwert am Erfolg in (Lohn-)Arbeitsverhältnissen misst. Innerhalb dieses gesamt-gesellschaftlichen Spannungsfeldes bewegt sich auch die ›linke Szene‹. Auch im politischen Bereich scheint der Widerspruch nicht in einem der beiden Pole auflösbar zu sein: wer sich nur noch um sich selbst sorgt, geht möglicherweise mit dem gesamten Planeten unter (Klimawandel, das Erstarken rechter Strömungen, …). Wer sich selbst zugunsten politischer Erfolge vernachlässigt, bricht irgendwann zusammen und kann somit nicht dauerhaft politisch aktiv sein.

Als ich mich durch meine psychische Krise nicht mehr im Stande sah, politisch etwas zu leisten, fühlte ich mich ganz schön nutzlos. Ausbildung und Lohnarbeitsverhältnisse rückten zudem für mich in noch weitere Ferne als zuvor. Ich war in linken Zusammenhängen zwar noch irgendwie dabei, aber eben nicht als aktiver Part. Das liegt auch daran, dass mich Plena in großen Runden überforderten und es kaum alternative Organisationsformen zu Groß-Plena gab.[11]

Als dann meine politische Gruppe sich auflöste, brach genau das weg, in das ich die Zeit vor meiner Krise am meisten Energie und meine größten Hoffnungen gesteckt hatte. Stattdessen war eine staatliche Institution, deren Zwangsmaßnahmen ich ausgesetzt war, der Ort, an dem ich noch sein konnte, als ich vor allem von mir selbst überfordert war. Als ich in verschiedene Psychiatrien kam, blieb diese Überforderung vorerst Dauerzustand. Ich musste also üben, was ich lange gemieden und vor dem ich Angst hatte: mich in einem hierarchisch organisierten gesellschaftlichen Rahmen zu behaupten, der mich zudem mehrere Male einsperrte.

11 Anregungen zu Alternativen zu Plenums-Strukturen finden sich im Reader »HierarchNie!« aus dem SeitenHieb-Verlag.

Auch mein Freund*innenkreis war zum großen Teil überfordert, einige gingen sicherlich über ihre eigenen Grenzen oder ich über ihre und so schlichen sich ›ungesunde‹ Dynamiken in das Miteinander ein, die auch lange nach meiner psychischen Krise noch nachwirkten. Es erforderte abermals viel Kraft, um im engen Freund*innenkreis wieder aus der Rolle des ›psychisch Kranken‹ herauszukommen.

Sich Hilfe zu holen, zumal noch bei offiziellen Stellen, schien mir in der vom Autonomie-Gedanken geprägten ›Szene‹ eher wenig naheliegend. Meinem Eindruck nach spielte in großen Teilen der ›Szene-Kultur‹ die Sorge um sich selbst keine große Rolle. Tendenziell lebten meinem Eindruck nach viele nach der Devise: Hart feiern, hart politisch arbeiten. Ausnahmen waren in meinen Augen beispielsweise Besetzer*innen von Flächen, auf denen Großprojekte wie Flughafenerweiterungen gebaut werden sollten und die sich ganzheitlicher mit dem Thema alternative Lebensformen beschäftigten. In diesem Aktionsfeld schien mir das Thema von Sorge um sich selbst auch besonders notwendig, weil diese Besetzungen dauerhaft polizeilichen und rechten Angriffen ausgesetzt waren und zudem ein ständiger Wechsel an Personen herrschte. Aber auch an solchen Orten wurden, meines Erachtens nach, jeweils bestehende Abhängigkeiten von dem System, das man ablehnte, als solche wenig thematisiert.

Alles ist politisch, aber nicht alles Politik

Mit meinen damaligen Genoss*innen redete ich damals nicht viel über schwerere psychische Probleme. Themen, die für mich auch persönlich relevant waren, diskutierte ich vor allem abstrakt auf politischer und gesamtgesellschaftlicher Ebene und versuchte ein rationales Urteil zu fällen. Im Endeffekt hätte ich wohl manchmal lieber über persönliche Umgangsweisen mit Autorität sowie gesellschaftlich vorgegebenen Rahmen und damit verbundenen Ängsten gesprochen.

Ich hatte in meinen Krisen- und Vorkrisenjahren wenig Kontakt mit meinem Innenleben und lebte vor allem in dem, was um mich herum passierte. Da meine *Antennen nach innen* nicht stark ausgeprägt waren und die *Antennen nach außen* dafür umso stärker, fühlte ich mich in den Redeweisen bestärkt, in denen es hieß, dass sowieso alles politisch sei. Ich schloss daraus, dass ich mein Innenleben ja gar nicht vernachlässigte, wenn ich mich nur mit politischen Theorien und Aktionen beschäftigte und mich gefühlt in einem immerwährenden Kampf gegen ›das System‹ und – im Rückblick – in gleichem Maße gegen mich selbst befand.

Ich würde auch heute noch sagen, dass natürlich jedes Thema eine politische Dimension hat und beispielsweise die Trennung von *öffentlich-politischem* und *privaten* Raum historisch auf Geschlechterungerechtigkeiten beruhte. Dass ich damals allerdings daraus schloss, dass es keine Ruhepausen von politischen Kämpfen geben darf, sehe ich heute sehr kritisch.

In meiner politischen Gruppe fühlte ich eine Verbindung in den großen Zielen, die wir teilten, und auch dadurch, dass die Stimmung immer ein wenig gespannt war. Es ging uns schließlich ums große Ganze und die ›Gegenseite‹ in Form von Staatsgewalt und Co war nicht zu unterschätzen. Es war auch viel los, wir reisten quer durch Deutschland und darüber hinaus zu Aktionen und Demos, waren in großen Bündnissen in unserer eigenen Stadt aktiv, reflektierten über unsere internen Strukturen, diskutierten, erlebten Polizeigewalt. All dies waren Erlebnisse, zu denen ich eigentlich viel Zeit und Ruhe gebraucht hätte, um sie zu verarbeiten – diese innere Ruhe und Sicherheit hatte ich allerdings nicht. So blieb mir nur eine Kette starker Eindrücke, die sich teilweise immer mehr intensivierten – und die Angst vor dem Abreißen dieser Kette, in der ich die Leere in mir fühlen würde, die sich nach langer Zeit wenigen Kontakts mit meinem eigenen Innenleben angestaut hatte.

Dadurch, dass ich zu dieser Zeit wenig für mich allein war und, wenn ich es war, Ruhe nur schlecht ertragen konnte, lebte ich viel ›im Außen‹. Weil mein Selbst sich ›nach Innen‹ so nicht genügend Ruhe und Sicherheit verschaffen konnte, hielt ich auch größere zwischenmenschliche Unterschiede eher schwer aus, fühlte mich durch große Differenzen schnell getrennt und ohnmächtig. Während unsere Gruppe immer weiter zerfiel, hielt ich mich an großen Aktionen, die ich weiterhin mit dem Rest der Mitglieder*innen planen wollte, fest. Das Gefühl der Verbindung in der Gruppe währte dabei nicht allzu lang. Persönlich hielt ich nach deren Auflösung nur mit wenigen Mitaktivist*innen aus der Gruppe eine längere Zeit näheren Kontakt.

In den Jahren vor dem Ausbruch meiner langjährigen Krise beschäftigte ich mich vor allem mit postmodernen Theorien. Insbesondere die Methode der Dekonstruktion sagte mir besonders zu. Ich wollte den Bruch mit meiner Vergangenheit und alle Kategorien durchbrechen, auf denen mein eigenes Denken aufbaute. Mein Denken, dass sich in vielen Jahren und durch viele Erfahrungen gebildet hatte, sollte in kurzer Zeit ein anderes werden – und ich ein neuer Mensch ohne Identität, da ich jegliche Vorstellung einer Festlegung meiner Person als unzumutbare Einengung empfand. All das wollte ich durch die Kraft des Geistes erreichen. Ich wollte Grenzenlosigkeit und errichtete dazu eine scharfe Grenze zwischen meinem Verstand, der seine gedanklichen Grundbausteine immer weiter auseinandernahm, und meinem Selbstgefühl, indem ich mich immer verlorener und haltloser fühlte. Um ein Gefühl der

Kontrolle über meinen Körper zu erlangen, hungerte ich systematisch und putschte meinen Geist mit großen Mengen Koffein auf.

Es lohnt sich meiner Ansicht nach selbst in Bezug auf politische Effektivität, nicht nur die rationale Ebene in politischen Entscheidungsprozessen zu berücksichtigen. Viele individuelle und kollektive Entscheidungen werden nicht auf rein rationaler Ebene getroffen. Wenn an Anfang von Plena sogenannte *Emo-Runden* ausgetauscht werden, in denen jede Person kurz anreißt, wie es ihr geht und man – egal welche Themen dabei angesprochen und angerissen wurden – gleich zum Tagesprogramm übergeht, kann ich dies jedoch als Berücksichtigung und Einbeziehung der jeweiligen individuellen Problemlagen nicht ganz ernst nehmen.

Freiheit wächst mit Sicherheit: Über Begrenzungen und Ausgrenzung

Wo fang ich an, wo höre ich auf? In den Krisenzeiten fiel es mir schwer, die Grenze zwischen mir und anderen Menschen wahrzunehmen. Ich wusste vom Kopf her, welche Grenzen im Zwischenmenschlichen eine wichtige Rolle spielten. Da ich sie aber stellenweise nicht mehr so bewusst wahrnahm und Angst hatte, aus Versehen eine Grenze von jemandem zu übertreten, achtete ich im Handeln stellenweise sehr zwanghaft auf die Einhaltung dieser Grenzen – beispielsweise niemandem zu nah zu kommen, obwohl ich mich sehr nach Nähe sehnte. In meinem Kopf schwammen Grenzen allerdings teilweise wild umher. Mein Leben, die Gesellschaft – alles vermischte sich zu einem *großen Ganzen.* »No Borders!« war für mich gleichzeitig eine Parole gegen die Grenzen von Staaten als auch ein Kredo für eine Entgrenzung meiner selbst. Je mehr ich mich eigentlich ausgegrenzt fühlte, desto stärker waren meine Fantasien von allgemeiner Entgrenzung. Wo wurde ich ausgegrenzt, wo grenzte ich mich selbst aus? Auch heute fällt es mir im Rückblick schwer, hier im Nachhinein klare Grenzen zu ziehen.

Im Prinzip war mein grundlegendes Lebensgefühl eines der Ausgeschlossenheit. Ich fühlte mich auch nicht richtig als Teil der ›linken Szene‹ und fand Gründe dafür in meinem Aussehen, meiner mangelnden Coolness, Unabhängigkeit und Souveränität sowie darin, dass ich in keinem linken Projekt lebte. Selbstbewusst, autonom, rational und dabei sozial, emphatisch, witzig und leichtfüßig – das war in ungefähr das, was ich als ›linkes Ideal‹ in mir aufgenommen hatte und dem ich meinem Gefühl nach nicht entsprach. In meinem eigenen Leben dagegen hatte ich teilweise große Probleme mit menschlicher Nähe, fühlte mich schon von berechtigten Sorgen oder Ratschlägen tendenziell bevormundet. »Nein« zu sagen innerhalb von zwischenmenschlichen Beziehungen fiel mir sehr schwer, genauso wie im Streit meinen Standpunkt angemessen zu vertreten.

»Warum schützt man die Grenzen der Staaten so gut und die Grenzen der Menschen so schlecht? Sie müssen nicht zwischen den Ländern verlaufen, aber zwischen den Menschen. Nicht aus Stacheldraht sollen sie sein, sondern aus Respekt. Es gibt Grenzen.«, so die Band Dota in ihrem Song *Grenzen*, in dem sie scharf zwischen politischen Grenzen und zwischen den Grenzen des Respekts zwischen Menschen unterscheidet. Da ich im Leben oft Grenzüberschreitungen erlebt hatte, fiel es mir nicht leicht, ein stabiles Verhältnis zu meinen eigenen Grenzen zu entwickeln. Sehnsüchte und Ängste gegenüber dem Fallen meiner Grenzen wechselten sich ab.

Was sich für mich aus diesen Erfahrungen als wichtige Fragen ergeben haben: Welche Dinge agiere ich eher aus und welche sind gut für mich, einfach mal zu ertragen? Wogegen kämpfe ich gerade – gegen Tatsachen, meine eigene Wahrnehmung oder gegen Verhältnisse – inwiefern lässt sich dazwischen durchaus trennen? »Nur wer das Unmögliche versucht, kann das Mögliche erreichen« war eine Parole, die ich sehr mochte. Es gilt auch, finde ich, immer wieder neu das Verhältnis zwischen Möglichkeiten und Veränderungswunsch zu betrachten. Wenn ich aber nicht gegen Dinge anrenne, wofür meine Kräfte und Möglichkeiten (beziehungsweise die realistisch eingeschätzten Kräfte und Möglichkeiten der Gruppe, in die ich eingebunden bin) im Augenblick nicht ausreichen, habe ich viel mehr Kraft für Veränderungen und dementsprechend auch mehr Erfolgserlebnisse Um es mit Dota zu wiederholen: Es gibt Grenzen. Schlechte und gute.

Drama, Augenhöhe und Verantwortung

Das Thema Grenzen spielt in meinen Augen auch beim Thema Verantwortung eine große Rolle. Wofür fühle ich mich im engeren Sinne verantwortlich, wie viel Verantwortung kann ich darüber hinaus übernehmen? Und vor allem: Wie kann ich verantwortlich handeln, wenn ich mir meiner Grenzen nicht bewusst bin? Ein psychologisches und soziales Modell, das mir in mancherlei Hinsicht die Augen geöffnet hat, ist das Dramadreieck aus der Transaktionsanalyse[12]. Täter*in, Opfer, Retter*in sind die Ecken des Dreiecks, in dem sich mindestens zwei Personen bewegen und die Rollen reihum wechseln. Ich lernte dieses Modell im Lehrgang eines Ehrenamts kennen, in dem es

12 Es gibt auch ein Gegenmodell, das Gewinnerdreieck von Acey Choy: die Ecken bestehen hier aus unterstützende*r Helfer*in, Konfrontierer*in/ Verhandler*in und Hilfesuchende*r.

darum ging, alte, alleinlebende Menschen zu besuchen. Die Rollenwechsel wurden sinngemäß anhand des folgenden Beispiels dargestellt: Merlin besucht seine alte Mutter Helga. Er will ihre ›chaotische‹ Wohnung in Ordnung bringen und räumt herum (Retter), worauf Helga wütend wird und ihn als ›Nichtsnutz‹ beschimpft, der lieber mal zum Friseur gehen soll (Täterin). Darauf ist Merlin empört und klagt: er wolle ja nur helfen (Opfer). Helga fühlt sich schuldig und will die Situation wieder geradebiegen. Sie holt einen Zehn Euro-Schein heraus für den guten Willen von Merlin (Retterin). Dieser wird wütend und geht zum Angriff über: ›Willst du mich mit Geld abwiegeln? Du manipulierendes Biest!‹ (Täter) usw.

Das Dramadreieck hält die Beteiligten im Wechselspiel der Rollen gefangen, sie hindern sich gegenseitig in Bestrebungen nach Autonomie und reagieren jeweils nur aufeinander. In Märchen und Heldengeschichten nimmt dieses Modell oft eine zentrale Rolle ein und sorgt für die Dynamik im Spiel. Im sozialen Miteinander lässt es keine Beziehungen auf Augenhöhe zu. Laut der damaligen Leiterin des Kurses ist so eine Dynamik beispielsweise in einer Familie schwer zu durchbrechen, in der Regel müsse man sich als Einzelne*r daraus loseisen. Das Dramadreieck findet der Theorie nach sowohl in kleinem als auch in großem Rahmen statt.

Bei mir lösten allein die Begriffe *Täter*in, Opfer* und *Retter*in* Ohnmachtsgefühle aus. Dies bedeutet wiederum nicht, dass nicht Täter*in und Opfer benannt werden sollten, wenn es sich um ein Täter*in-Opfer Verhältnis handelt. Es bedeutet nur, dass ich mir einen achtsamen Umgang mit diesen Begriffen wünschte.

Außerdem denke ich, es kann sinnvoll sein, auch in politischen Prozessen auf der Meta-Ebene, also indem die inhaltliche Ebene für einen Moment verlassen wird, die sozialen Dynamiken zu betrachten. Ein fiktives Beispiel: zwischen Polit-Gruppe A und B bestehen inhaltliche Differenzen und Konflikte. Als Gruppe A eine Theorie-Veranstaltung organisiert, schickt sie eine Einladungs-Mail an Gruppe B, damit die Mitglieder*innen (endlich) die Positionen von Gruppe A verstehen (Retterin). Gruppe B sieht dies als Provokation und lässt sich aus dem Mail-Verteiler von Gruppe A austragen (Täterin). Gruppe A fühlt sich zu Unrecht angegriffen und schickt eine Mail an Gruppe B: während Gruppe A sich kooperativ zeige, beharre Gruppe B – gegen jegliche Kritik immun – auf ihren Positionen (Opfer). Gruppe B erwidert darauf per Mail, dass sie doch bei der Erstellung eines gemeinsamen Textes für einen Flyer des 1.Mai-Bündnisses Kompromisse in der Formulierung X gemacht hätten, während Gruppe A keinerlei Kompromissbereitschaft bei der Formulierung Y gezeigt hatte (Opfer). Gruppe A geht daraufhin zum Angriff über: »Was ihr in Formulierung Y gefordert hattet, entbehrt auch jeglicher vernünftigen Grundlage, wenn man nicht gerade Faschist*in ist.« (Täterin) Hier wird deutlich, dass es durchaus inhaltliche Differenzen geben mag, die Spannungen zwischen den politischen Gruppen erzeugen. Wie mit diesen Spannungen und Differenzen allerdings umgegangen wird und wie man zu einer Diskussion auf Augenhöhe kommen könnte – dies stellt eine Ebene dar, die ein Stück weit unabhängig von den jeweiligen politischen Inhalten betrachtet werden kann. Um inhaltlich als » Bewegung« weiterzukommen, kann es hilfreich sein, ein Stück über politische Ausrichtungen hinweg, an dieser Diskussion auf Augenhöhe zu arbeiten.

Schluss

›Psychische Krankheit‹ und damit verbundene Diskriminierung scheint mir in der ›linken Szene‹ derzeit wenig thematisiert – dies wird noch erschwert dadurch, dass in der Regel nicht sichtbar ist, ob eine Person Psychiatrie-Erfahrung hat und viele Betroffene Hemmungen haben, darüber zu sprechen. Als ich psychiatrie-kritisch aktiv wurde, reagierten Menschen aus der ›Szene‹, die mich nicht kannten, misstrauisch, da sie Psychiatriekritik mit Wissenschaftsfeindlichkeit verbanden und glaubten, dass ich Menschen dazu animieren wolle, sich nicht helfen zu lassen. Als ich mit einem linken Vortragskollektiv eine Veranstaltung zu Peet Thesings *Feministische Psychiatriekritik* organisieren wollte, lehnten diese die Kooperation nach einigen internen Diskussionen ab. Erklärung war, dass das Buch von Thesing nur kritische und keine positiven Aspekte der Psychiatrie beinhaltete. Mein Verweis, dass in einer anschließenden Diskussion ja auch Raum für die positiven Aspekte wäre und eine Kritik eben zunächst einmal nur eine Kritik ist, half nicht. Der Vortrag fand schließlich in einem linken Buchladen statt – die ältere Besitzerin kannte noch Zeiten, in der Psychiatriekritik in linken Diskursen sehr präsent war.

Ich erlebte auch in Vorträgen, die ich unter anderem in linken Hausprojekten zum Thema Psychiatriekritik organisierte und hielt, dass das Interesse am Thema des gesellschaftlichen Umgangs mit psychischen Krisen sehr groß ist, aber es wenig Erfahrungen gibt, darüber zu sprechen. Aufgrund der wenigen Thematisierung von erlebtem Unrecht im psychiatrischen System, fühlen sich Psychiatrie-Erfahrene oft nicht gesehen und greifen auf drastische Formulierungen und teilweise auf grobe Vergleiche – beispielsweise mit dem Nationalsozialismus – zurück, die weder dem einen noch dem anderen Thema gerecht werden.[13] Positionen von Psychiatrie-Erfahrenen, im psychiatrischen System Arbeitenden, Studierenden und

13 Siehe hierzu den Beitrag von Kevin Dudek in Gegendiagnose 1.

Angehörigen von Psychiatrie-Betroffenen sind dabei meiner Erfahrung nach besonders schwer miteinander zu vermitteln, da die jeweiligen Erfahrungen oft sehr tief greifen.

Während einer Besetzung an der Universität wurde ich von Aktivist*innen angerufen und gefragt, wie meine Einschätzungen zu einer Person sei, die sich in ihren Augen ›komisch‹ benahm. Einige Aktivist*innen hätten Angst gehabt, mit der Person im Uni-Gebäude zu schlafen. Dabei ging es eigentlich nicht um die Person, sondern um die Ängste der Aktivist*innen vor Verhaltens- und Sprechweisen, die sie nicht einordnen konnten – darüber müsste auch mehr gesprochen werden.

All meine Reflexionen können nur sehr subjektiv sein. Sicherlich fällt es mir - gerade bezogen auf tiefste Krisenzeiten – auch schwer, klar abzugrenzen, wie gefärbt mein Blick nach außen von den Dynamiken in meinem Innenleben war. Die Zeiten und Orte, Gruppen[14] und damit verbundene Themen meiner Erfahrungen grenzen meine Perspektive weiter ein. Auch in den Gruppen suchte ich eher den Kontakt zu Personen, die meine Schwächen und Stärken teilten. Durch meine ökonomisch durch meine Herkunftsfamilie sehr privilegierte Position erlebte ich die ›linke Szene‹ auch aus einer bestimmten Perspektive. Dadurch, dass meine Krisenjahre im Übergang zwischen dem Jugend- und Erwachsenenalter stattfanden, sind die Themen im Beitrag auch eng verwoben mit dem allgemeinen Thema des ›erwachsen Werdens‹, das ich durch die psychischen Krisen und im Kontext von ›linker Szene‹ auf spezielle Weise erlebte. Nicht zuletzt ändert sich auch mein eigener Blick auf die Vergangenheit ständig in Abhängigkeit davon, in welche Richtung ich mich selbst weiterentwickle. Ich würde mich sehr freuen, wenn es mehr solcher Reflexionen und Erzählungen gäbe. Wie sind eure Erfahrungen mit psychischen Krisen und der ›linken Szene‹? Welche Erfahrungen gibt es beispielsweise in hedonistischen Szenekreisen mit psychischen Krisen? Oder in queer-feministischen?

Aus Platzgründen und da ich durch Kritik Prozesse anstoßen will, musste ich mich in diesem Text leider zu großen Teilen auf kritische Aspekte beschränken, was meinen Erfahrungen mit der ›linken Szene‹ nicht gerecht wird. Was mich von der ›linken Szene‹ am meisten überzeugt hat, war schließlich, dass ich das Gefühl von einer losen, heterogenen, großen Gemeinschaft hatte, in der ich mich mit meinen Ängsten, Wünschen, Überzeugungen und

14 Die meisten politischen Gruppen, die ich damals kennenlernte, waren beispielsweise stark cismännlich besetzt – unhinterfragte männliche Sozialisation bestärkte, meines Erachtens nach, die Tendenz, persönlichen und emotionalen Themen weniger Raum zu geben, sondern eher rationale Erklärungen dafür zu finden sowie einen Konkurrenzkampf in moralischer Überlegenheit oder Überlegenheit durch Wissen zu führen.

Vorstellungen immer wieder sehr angenommen gefühlt habe. Ich war positiv überrascht von der Solidarität, die mir Menschen entgegenbrachten, die mich gar nicht kannten und die auch nicht prüften, ob ich denn ›ok‹ sei. Das gab mir den Freiraum, Dinge zu hinterfragen und anders auszuleben, zu experimentieren. Ich konnte Veranstaltungen sowie kreative Inputs mitgestalten bzw. selbst gestalten und dabei linke Strukturen nutzen. Ich fühlte mich zudem weniger allein damit, manche Ungerechtigkeiten in der Gesellschaft zu sehen und auch verändern zu wollen. Den Autoritäten, vor denen ich Angst hatte, sah ich mich weniger schutzlos ausgeliefert – auch durch die kritische Distanz, die ich einzunehmen lernte. In manchen linken Camps hatte ich eine sehr schöne, entspannte Zeit. Viele Begegnungen und Verbindungen fühlten sich sehr ehrlich an. Ich lernte viel von anderen und aus Büchern. Als ich in die Psychiatrie kam, gab es niemanden, der sich schlagartig von mir distanzierte und ich erlebte recht viel Verständnis und Unterstützungswillen. Ich konnte mich auch immer wieder in linken Räumen bewegen, als ich schwere Krisen durchlebte und hatte dort einen Anlaufpunkt, als ich von meiner Herkunftsfamilie Abstand brauchte oder aus der geschlossenen Psychiatrie geflohen war. Ich bin sehr dankbar, dass meine bisher mit Abstand schwerste psychische Krisenzeit erst ausgebrochen ist, nachdem ich ein Stück weit in die Szene integriert war. Nachdem diese Extremphase überstanden war, fand ich auch immer mehr Aktivist*innen, die sich mit dem Thema Selbstsorge in politischen Zusammenhängen beschäftigten. So beispielsweise bei einer Buchvorstellung zu nachhaltigem Aktivismus, bei einem Austausch-Workshop zu Selbstsorge auf einem anarchistischen Camp oder bei einer Einführung zur *Radical Therapy*[15]. Während ich in der ›linken Szene‹ früher vielleicht eine Art familiäre Einheit gesucht habe, sehe ich dort mittlerweile eher ein heterogenes soziales Feld voller Widersprüche.

15 Siehe zu RT die Beiträge im entsprechenden Unterkapitel in diesem Band.

Unsichtbare Gefängnisse – Über Auswüchse der Coronapandemie und Überlebensstrategien

von Sky L. Utopia

Vorweg zu der Kontextualisierung des folgenden Textes:
Geschrieben wurde der Text aus der Position einer in Deutschland geborenen und in prekären Verhältnissen aufgewachsenen Person, die sich als weiß, queer und be_hindert werdend verortet. Darüber hinaus bestehen diverse jahrelange Erfahrungen mit dem psychiatrisch-psychotherapeutischen System. Verfasst wurde er im Frühjahr und im Oktober 2021.

Viele Menschen assoziieren Gefangenschaft als etwas, das innerhalb von Mauern stattfindet. Das Gegenteil von gefangen-sein sei frei-sein. In der Regel wird davon ausgegangen, dass eine Gefangenschaft Folge eines Vergehens einer Person ist. Maßstab hierfür sind in Deutschland Gesetze, gegen die eine Person verstoßen haben soll und dies begründet je nach Auslegung der Schwere die Entziehung von Freiheit durch das Einsperren in ein Gebäude namens Justizvollzugsanstalt o.ä.

Diese Vorstellung von Gefängnissen und die Annahme, dass Personen frei sind, die nicht in Gefängnissen eingesperrt wurden, macht Vieles unsichtbar. Es suggeriert, dass alle anderen frei seien. Es suggeriert, dass solange Personen sich innerhalb des Gesetzten bewegen, sie nicht gefangen sind. Doch wenn Freiheit eigentlich einen Zustand beschreiben soll, in dem Personen frei wählen können, was sie tun und wo, wann, wie sie mit oder ohne andere Personen sein wollen – wer ist dann frei? Und trägt nicht auch die weitreichende Unsichtbarkeit des Umstandes, dass die Absolution von Freiheit eine Utopie darstellt und Viele gefangen leben, zu einer Aufrechterhaltung dieses gewaltvollen, weil freiheitsentziehenden Systems bei?

Es gibt vieles, was mich in meinem Leben negativ berührt, belastet oder verletzt hat. Am nachhaltigsten waren es wohl Krankenhäuser, Schule, Ärzt:innen, Psychotherapeut:innen, Polizei, Psychiatrie, Kapitalismus, Familienangehörige_Menschen und Diskriminierungserfahrungen. Hier spielten jeweils verschiedene Formen von Gewalt eine Rolle. Doch ein völlig neues und mich sehr überrollendes Ereignis war nun diese Pandemie, die die Welt ab 2020 bewegte.

Verortung und Situationsbeschreibung

Aufgrund diverser Erfahrungen von Gewalt und Diskriminierungen vielschichtiger Art dachte ich schon, auf vieles vorbereitet zu sein *(soweit vorbereitet sein die richtige Umschreibung dafür sein kann)*. Durch ein gewaltgeprägtes System habe ich mit Hilfe von Selbstreflexion und den Austausch mit Anderen Strategien entwickelt, wie ich meinen Alltag mit so wenig Schaden wie möglich durchstehe und auch mal den ein oder anderen guten Tag haben kann. (Bis ich zu diesem Punkt meines Lebens gekommen bin, musste ich viele Erfahrungen durchleben, die mich stark geprägt haben.) Ein Teil der Erfahrungen dauert nicht nur in meinem Gedächtnis fort, sondern ist fortwährend da.

Dazu zählt, dass einige Bedürfnisse meines Körpers in Räumen und in vielen sozialen Interaktionen nicht mitgedacht werden. Dazu zählt auch, dass es Tage gibt, an denen ich meinen Wohnraum nicht verlassen kann aufgrund von erheblichen Schmerzen und Bewegungseinschränkungen. Dazu kommen Situationen und Momente von *bodydysphoria* (Probleme/Unwohlsein mit eigenen Körpermerkmalen eingebettet in eine normative Erwartungshaltung an Körper in Bezug auf Form, Funktion, Geschlechtsbestimmung etc.) und emotionalen Zuständen, in denen ich mich nur mit sehr wenigen Personen_Lebewesen treffen möchte oder Alleinsein bevorzuge. Nicht weil ich gern alleine bin, sondern weil soziale Kontakte mit Menschen sehr komplex sind und durch meine Positionierungen immer wieder große Unsicherheit für mich besteht. Ich bin sehr darauf angewiesen, dass ich meine engen Kontakte zu vertrauensvollen Menschen erhalte und es schwingt immer wieder die Sorge *(und teils leider auch gemachte Erfahrung)* mit, dass diese zerbrechen können. Insbesondere dann, wenn ein asymmetrisches Verhältnis von Rücksichtnahme auf meine Bedürfnisse besteht oder eine Person nicht schafft sich darauf einzulassen.

Als Covid-19 in diese Welt trat, 2020 auch in Deutschland mehr und mehr Raum einnahm und Menschen daran erkrankten, konnte ich noch nicht ganz greifen, wie sich in dem ersten Jahr mit Corona mein Leben auf den Kopf stellen würde.

Wie fragil mein mühsam erarbeitetes und über viele Jahre gewachsenes System aus (Über-)Lebensstrategien in Kombination mit ein paar wenigen engen, aber für mich enorm wertvollen sozialen Kontakten letztlich doch war, erkannte ich erst, als es bereits begann einzustürzen. Plötzlich gab es in der Großstadt, in die ich vom Land geflohen war, einen Lockdown. Viele Räume und Zugänge zu Dingen, Personen, Orten etc. waren von einem Tag auf den nächsten geschlossen und/ oder stark eingeschränkt worden. Plötzlich war ich noch mehr, oder auf eine andere Art und Weise, gefangen, vielleicht wurde mir meine gefühlte Gefangenschaft und soziale Isolation auch nur umso mehr durch diese mir neue Situation bewusst? Schließlich war ich durch diverse strukturelle Gegebenheiten bereits seit vielen Jahren in meinem Leben beschränkt.

Verdrängung und therapeutische Mythen

Das Verdrängen von Dingen ist schon sehr lange Teil meines Lebens. Mir wurde häufig suggeriert, dass das etwas Schlechtes ist. In mehreren Psychotherapien, als auch im Psychiatriekontext wurde mir immer wieder erzählt, dass es wichtig sei, über Alles zu reden. Verdrängung wurde immer als etwas ›Krankhaftes‹ markiert. Meist sollte das Verbalisieren die Verarbeitung einleiten, ermöglichen, vereinfachen. Ich fühlte mich dann oft unverstanden, wenn ich nicht schon wieder über meine letzten schmerzgeplagten Stunden reden wollte, oder über die sich ständig wiederholenden Ärzt:innenkommentare zu meinem Körper, über die etlichen Gewalterlebnisse, über die dauerhaften Ausschlüsse aus sozialen Aktivitäten durch strukturelle Bedingungen und_oder ein wiederkehrendes Vergessen meiner Bedürfnisse. Nie hat mir mein »therapeutisches« Gegenüber gesagt, dass das gewaltvolle Diskriminierungserfahrungen sind. Nie wurde mein Umgang mit meinen körperlichen oder emotionalen Bedürfnissen positiv besetzt. Der teils große Organisationsaufwand zur Vermeidung einer Verschlechterung und zur Realisierung meines Alltagslebens erschien für diese vermeintlichen Professionellen unsichtbar. Die Enttäuschung war groß, hatte ich doch zumindest ein paar Jahre dem Mythos geglaubt, dass Psychotherapie und das psychiatrische System hilfreich sind. Ich glaubte an Orte, an denen Menschen arbeiten, die einfühlsam sind und mit denen gemeinsam die Verbesserung der Situation (oder wenigstens das Aushalten dieser) möglich sein könnte. Letztlich fühlte ich mich jedoch noch schlechter und sehr allein mit meinem Erleben.

Mit den Jahren erkannte ich, dass etwas nicht stimmt in diesem System. Ich schaffte mit enormem Aufwand, mich aus diesen psychiatrisch-psychotherapeutischen Strukturen zu befreien, wenngleich ein Teil des Geschehenen nicht umkehrbar ist und nachhaltig bleibt. Diagnosen psychiatrischer Art loszuwerden ist praktisch nahezu unmöglich und können sich auf verschiedene Bereiche auswirken. Mal eben eine Berufsunfähigkeitsversicherung abschließen ist unmöglich. Lücken im Lebenslauf bleiben. Es ist sehr schwierig und belastend Ausreden zu erfinden oder Großteile des eigenen Lebens nicht frei mit jeder Person teilen zu können, ohne damit auch teils erhebliche Risiken einzugehen.

Zudem wurde immer mehr deutlich, dass ich große Teile meiner alltäglichen Erlebnisse anders kontextualisieren muss. Es war schließlich sehr schmerzhaft festzustellen, dass das, was einen großen Teil meiner Eindrücke im psychiatrisch-psychotherapeutischen System ausmachte, schlichtweg ein Teil der strukturellen Diskriminierungserfahrungen war. Dennoch war es sehr, sehr wertvoll, dies so zu erkennen und es hat mich ein Stück weit befreit aus dem Geflecht von Zuschreibungen: »Sie sind psychisch krank«, »Sie müssen Medikamente nehmen, die helfen Ihnen«, »Sie müssen nur darüber reden und sich auf die Therapie einlassen, dann geht es Ihnen besser« usw. Geredet habe ich viel, geholfen hat es nicht. Stattdessen hilft mir, selbst zu entscheiden, ob reden mir hilft. Selbst zu entscheiden, mit wem ich wann über was rede. Selbst entscheiden, wer mit wem über mich redet oder Informationen über mich auf andere Art und Weise teilt. Und mit wem ich über was nicht reden möchte. Überhaupt: Selbst entscheiden und selbst über mich zu bestimmen.

Einzelnen Therapeutinnen würde ich zwar anteilig eine ›gute Absicht‹ zuschreiben. Dennoch wurde ich im Fazit von allen Psychotherapeut:innen und Psychiater:innen als krank, verrückt, fehlerhaft, behindert usw. markiert. Gebraucht hätte ich, soweit möglich: Anerkennung als Person sowie meiner Bedürfnisse, Solidarität, Benennung von externen Diskriminierungs_Gewaltverhältnissen, Empowerment und Kontakt zu anderen Betroffenen.

Alternative Unterstützungsstrukturen in Deutschland

Leider kannte und kenne ich bislang keine bestehenden alternativen Strukturen, auf die ich anstelle des psychotherapeutisch-psychiatrischen Systems in meiner Situation zurückgreifen könnte und möchte.

In einigen Regionen oder größeren Orten wie Frankfurt am Main oder Berlin gibt es sogenannte Krisendienste. Bis vor ein paar Jahren nahm ich dies als eine Option wahr. Diese sind meist telefonisch als auch vor Ort erreichbar und das teils rund um die Uhr. Bei näherer Betrachtung sind diese jedoch Teil des psychiatrischen Systems. ›Professionelle‹ Mitarbeiter:innen beraten Menschen in sogenannten psychosozialen Krisensituationen. Äußert eine Person sich nicht entsprechend den Normen, die als gesund gelesen werden, kommen schnell benannte Label wie ›Depressionen‹ oder andere psychiatrische Diagnosen daher. Damit geht dann recht schnell der RatSCHLAG einher, sich doch therapieren zu lassen. Bei Äußerungen die als ›Eigen- oder Fremdgefährdung‹ gelabelt werden, kann eine Zwangseinweisung in die Psychiatrie die Folge sein. Neben diesen genannten Problemen habe ich die Mitarbeiter:innen nie als besonders diskriminierungssensibel wahrgenommen. Stattdessen kam ich häufig in die Situation, mich erklären zu müssen, ohne dass ich das Gefühl bekam, verstanden zu werden. Zum Teil habe ich mir sehr verletzende Aussagen zu Diskriminierungserfahrungen anhören müssen. Oder ich ging aus einem Gespräch mit einem Stapel an weiteren diskriminierenden Äußerungen heraus, die mich manchmal noch mehr beschäftigten als der eigentliche Grund meiner Kontaktaufnahme. Oft gab es auch darüber hinaus problematische Aussagen oder Fragen, die mein Vertrauen in solche Angebote letztlich vernichtet haben.

Ich las vor langer Zeit etwas über Antipsychiatrie und in dem Zusammenhang auch über das antipsychiatrisch ausgerichtete Weglaufhaus in Berlin. Dort arbeiten sogar psychiatriebetroffene Mitarbeiter:innen, was ich als sehr wichtiges Element erachte. Hätte ich schon vor vielen Jahren von diesem Ort gehört, hätte ich wohl dort Unterstützung gesucht. Leider ist eine Bedingung dort, dass Menschen auch von Wohnungslosigkeit betroffen sein müssen, um dort die Chance auf einen Platz zu haben. Das ist bei mir nicht der Fall. Inwiefern dies das passende Angebot für mich und meine Bedürfnisse wäre, weiß ich jedoch nicht.

An sich bräuchte es eine Struktur, deren Idee fernab von Psychiatrie und dem Ansatz, etwas ›Krankes behandeln_therapieren‹ zu wollen, ansetzt. Sprich: ein Unterstützungsnetzwerk. Es bräuchte einen Pool an Personen, die jeweils die Kapazität und die Privilegien haben, andere solidarisch zu unterstützen, aber sich auch gegenseitig unterstützen.

Strukturell betrachtet wäre es sinnvoll, auch zu der Person kommen zu können, die sich Support wünscht. Zur Not auch in der Nacht. Solange die Person mobil ist, wäre auch ein Ort denkbar, der als Supportstelle fungiert, die im Idealfall rund um die Uhr offen und so barrierearm wie möglich ist. Diese sollte allumfassend intersektional, diskriminierungssensibilisiert, kostenlos, ohne Zwang und anonym zugänglich sein. Im Idealfall sind die Personen, die dort mitmachen, auch qua Selbstdefinition betroffen und können so ihr Erfahrungswissen einbringen. Jegliche Form von Unterstützung muss an den selbstbestimmten Bedürfnissen der Person ohne jegliche Fremdzuschreibung orientiert sein.

Das Alles umschreibt eine Utopie. Ich bin überzeugt davon, dass der Bedarf sehr groß und auch vielschichtig ist. Viele Menschen verbringen unendlich viel Zeit in Psychotherapien, die ihnen kaum bis nicht helfen. Hinzu kommen sehr viele Menschen, die entweder in Ermangelung von Alternativen in Psychiatrien Hilfe suchen oder dort zwangsweise untergebracht werden. Und neben all diesen Menschen gibt es noch all jene, die von Angeboten, in welchen Krisen und Lebensrealitäten pathologisiert werden, abgeschreckt sind. Die weder das eine noch das andere jemals als Option in Betracht ziehen würden, aber gegebenenfalls offen wären für alternative Unterstützungsangebote.

Persönliche Strategien und Grenzen

Da ich zum Großteil bereits eine Idee davon habe und über Erfahrungswissen dazu verfüge, was meine eigenen Bedürfnisse sind, habe ich versucht, selbst eine Struktur zu schaffen, die mir hilft. Leider stößt dies jedoch sehr schnell an Grenzen, die dort beginnen, wo die Kapazitäten anderer Personen erforderlich sind. Leider trifft dies auf den Großteil meines Bedarfs zu. Zum Teil unterstützen mich dabei Freund:innen, da ich keine sonstigen sozialen Kontakte vor Ort habe. Jedoch habe ich gemerkt, dass ein hohes Risiko besteht, Freund:innenschaften zu überlasten und_oder einen Rückzug der Person zu bewirken, wenn ich häufiger um Unterstützung bitte. Ein weiterer wichtiger Aspekt ist, dass meine engsten Kontakte in der Regel ebenfalls tendenziell weniger privilegiert sowie von Diskriminierung und Krisen betroffen sind. Daraus resultiert grundsätzlich oder teilweise eine geringe Kapazität, Andere unterstützen zu können. Diese Punkte führen dazu, dass ich diese Variante nur sehr selten nutze, zumal mein Kreis an engen und vertrauensvollen Freund:innen klein ist. Auch Freund:innenschaften erfordern Kapazitäten verschiedenster Art.

Wenn die Zeiten wie in der Coronapandemie 2020-2021 für all jene, die bereits zuvor kaum von Privilegien profitieren haben, noch schwerer werden, bricht dieses wackelige System zusammen. Eine Lösung habe ich nicht und dennoch versuche ich, wie viele andere auch, diese Krise in der Krise zu überstehen und das massiv zunehmende Gefühl von Gefangensein einzudämmen.

An dieser Stelle musste ich eine längere Pause einlegen, ehe ich im Oktober 2021 spontan noch eine Momentaufnahme festhalten konnte:

Oktober 2021

Es ist Samstagabend. Ich komme sehr wütend nach Hause, nachdem ich mich mit einem Freund gestritten habe. Nun frage ich mich, wie berechtigt meine Wut eigentlich in diesem Moment ist.

Es ist Ende Oktober, das zweite Mal in Folge kommt ein Corona Winter auf uns zu. Ich bin unfassbar gereizt. Arbeiten ist gerade sehr stressig, mein körperlicher Zustand ist schlecht, ich fühle mich sozial sehr isoliert und Corona fühlt sich an wie der Endgegner. Die Situation ist für viele Menschen nach wie vor sehr belastend. Zwar sind mittlerweile viele Menschen geimpft, aber es scheint auch vermehrt Impfdurchbrüche zu geben. D.h., Menschen die bereits geimpft sind infizieren sich dennoch und stecken teils andere an. Eigentlich gab es große Hoffnung, dass sich, wenn viele Menschen zweimal geimpft sind, die Situation entspannen würde. Für die Sommermonate dieses Jahres schien das auch der Fall zu sein. Jedoch gibt es schon seit einigen Monaten eine Delta-Variante, vor der die bestehenden Impfstoffe nicht so gut schützen. Auch ich hatte die Hoffnung, dass sich in meinem Umfeld und bei mir die Sorgen etwas legen und etwas Entspannung eintritt. Jetzt steht der zweite Winter vor der Tür, in einigen anderen Ländern werden wieder Lockdowns eingeführt. Die Infektionszahlen steigen, die Krankenhausbelegungen nehmen zu und die Sorge, sich zu infizieren steigt wieder. In meinem Umfeld betrifft dies insbesondere Menschen mit Vorerkrankungen. Darunter sind Personen, die noch deutlich isolierter leben müssen als ich. Deren Lebensrealität besteht, seit dieses Virus sich auf der Welt ausbreitet, nur aus wenigen persönlichen Kontakten mit einzelnen, ausgewählten Menschen. Ich frage mich, wie deren Verzweiflung aussieht, wie sie sich anfühlt, wenn schon ich es kaum noch aushalte.

Es fühlt sich sehr existenziell an. Viele Menschen sind bereits an Covid-19 gestorben. Aber es gibt eine scheinbar unsichtbare weitere unklare Zahl an Personen, die ebenfalls in diesen Zeiten sterben. Damit meine ich Personen, die bereits vor dieser Pandemie in prekären, marginalisierten und_oder sonstigen belastenden Realitäten lebten. Ich frage mich, wie viele Menschen ihr Leben unter dieser zusätzlichen Belastung bzw. in absoluter Verzweiflung beendet haben. Es werden nicht wenige sein. Und die, die Corona überleben? Wie viele davon werden mangels Alternative in Psychiatrien oder in Therapien landen, nach vielen Monaten Wartezeit, in denen sie etwas therapieren sollen, was nicht therapiert werden kann. Wie viele Personen werden anfangen, Psychopharmaka zu schlucken, mit der Hoffnung der Realität zu entfliehen oder sie zumindest aushalten zu können. Wie vielen wird nicht erzählt werden, wie schädlich diese Medikamente sind, und dass sie in den meisten Fällen mehr

Schaden als Nutzen produzieren. Dass sie abhängig machen, dass sie Schäden an deinem Körper produzieren, die teilweise unumkehrbar sind. Dass sie dich verrückt machen können, wenn du versuchst sie wieder abzusetzen. Die Krise macht eine Krise macht eine Krise.

Ich erwähnte, dass ich mich gerade mit einem Freund gestritten habe. Inhaltlich ging es um verschiedene Lebensrealitäten, aber irgendwie auch darum sich zuhören zu können, wenn Dinge und Momente ausweglos erscheinen. Eine Lebensrealität ist nicht nur ein Moment, sondern prägt ein Leben und das auf Dauer. Der Freund kritisierte in unserem Gespräch unter anderem, dass ich so wütend sei und fühlte sich davon persönlich angegriffen. Ich zweifle nicht daran, dass sich meine Aussagen und meine Frustration wie ein persönlicher Angriff anfühlen mögen. Es gibt Tage, da bin ich gereizter als sonst, oder vielleicht auch besser in der Lage, mal etwas emotional rauszulassen. In meinem Fall ist das meistens die Wut. Die Wut darüber nicht verstanden zu werden, wenn ich anderen Bedürfnissen nicht gerecht werden kann, wenn ich nicht einfach das tun kann, was ich möchte, sondern aufgrund meiner körperlichen Gegebenheiten den Großteil meiner Freizeit zu Hause verbringen muss, die Wut darüber, dass mein Körper anders funktioniert als andere ›gesunde‹ Körper, die Wut darüber zu wenig Geld zu haben sowie die Angst noch weniger Geld zu haben ohne Lohnarbeit, die Wut über die soziale Isolation, die Wut darüber, wie viele Personen von struktureller Gewalt und sozialen Ausschlüssen betroffen sind.

Heute hätte ich vielleicht auch einfach weinen können, da hinter der Wut auch viel Trauer steckt. Aber ich konnte nicht weinen. Ich war wütend und bin es immer noch. Vielleicht ist es auch oder gerade gut, denn ich habe noch die Kraft wütend zu sein. Ich glaube, das gibt mir ein Stück weit Halt. In dem Streit, den wir hatten, war es mir wichtig, meine Wut zu verteidigen, sie in Schutz zu nehmen, denn sie ist manchmal das Einzige, was ich habe. Rückblickend betrachtet, ist die Wut eine Emotion, die ich mir lange selbst nicht zugestanden habe. Ich habe Vieles über Jahre stillschweigend hingenommen, aber dazu bin ich nicht mehr bereit. Fazit ist, dass meine Wut einen sehr politischen Charakter hat. So wie die Wut oder ähnliche Emotionen von anderen Personen, die permanent Diskriminierungserfahrungen er- und überleben. Leider sind meine Wut und ich meistens miteinander alleine. Wir wissen, dass uns diese Welt nicht gut erträgt, und dass wir in ihre normierten Vorstellungen nicht hineinpassen. Und manchmal treffen wir auf einen Freund, der schlichtweg überfordert ist und der genauso wenig wie wir Auswege aus gewaltvollen, gesellschaftlichen Strukturen und dauerhaft belasteten Lebensrealitäten kennt.

Zum Glück ist die Freund:innenschaft zu diesem Freund sehr stabil und ist daher recht belastbar. Dennoch hatte ich mich, als ich zuhause ankam, für einen kurzen Moment gefragt, ob eine Gefahr bestünde. Eine Gefahr der Zerbrechlichkeit dieser Freund:innenschaft inmitten dieser Krise in der Krise? Eine Verunsicherung machte sich in mir breit. Dieses Gefühl irritierte mich, da es eine jener Freund:innenschaften betraf, bei denen ich bislang nach keiner Auseinandersetzung und inhaltlich anstrengenden Diskussion verunsichert war oder um den weiteren Kontakt fürchtete. Mir wurde in dieser Situation sehr deutlich, dass sich alles noch fragiler anfühlte als sonst schon.

Es fällt mir schwer etwas Sinnvolles und Abschließendes zu formulieren. Vielleicht weil aktuell nichts davon ein Ende hat. Weder die Pandemie ist zu diesem Zeitpunkt zu Ende und auch mein erLeben und überLeben geht weiter. Wie viele andere Leben auch.

Nach alternativen Unterstützungsoptionen bin ich weiterhin auf der Suche.

Der Kampf gegen die unsichtbaren Gefängnisse geht weiter und dieser Text schafft ein bisschen mehr Sichtbarkeit.

PS: Ich widme diesen Text Ella, die ich leider nicht persönlich kennenlernen durfte. Kurz bevor ich diesen Text abgeschlossen habe, erfuhr ich, dass sie ihr Leben beendet hat. Rest in Power.

Mein Weg durch das System (Psychiatrie)

von Anna B.

Ich und meine ›Compliance‹[16]. Ich bin so schrecklich ›compliant‹. Was dahinter steckt: ist Angst. Die Angst in mir, abgewertet, ausgestoßen, ausgesondert zu werden. Was geschieht, wenn man disabled ist. Die Angst steckt in den Knochen. Neulich musste ich wegen einer somatischen Geschichte ins Krankenhaus und ich fürchtete mich so, wegen meiner psychiatrischen Diagnosen schlecht behandelt, gar getötet zu werden. Als sogenanntes ›lebensunwertes Leben‹. Meine Therapeutin meinte, ich wäre wohl in einer anderen Zeit unterwegs. Stimmte einerseits und andererseits? Die Angst steckt in den Knochen. Dass es Kontinuitäten, Sichtweisen gibt, die so abwertend und diskriminierend sind – wie lange ist es her, dass Psychiater*innen sich entschuldigt haben für die ›Sonderbehandlung‹ und Ermordung von Menschen in Psychiatrien während des Nationalsozialismus[17]? Nicht lang. Erst 2010 bat die Deutsche Gesellschaft für Psychiatrie und Psychotherapie, Psychosomatik und Nervenheilkunde, DGPPN, um Entschuldigung für ihre Verbrechen im Nationalsozialismus (Schneider 2010: o.S.) und erst 2017 wurde im Bundestag zum ersten Mal den Toten der sog. Euthanasie gedacht (Deutscher Bundestag 2017: o.S.). Ich schäme mich aber meiner Ängste – sind die wieder psychotisch? – jetzt, wo ich dies schreibe, kommt auch Wut auf, dass ich – subjektiv – immer noch um mein Leben fürchten muss, denn die Vorurteile und das historisch Geschehene sitzen schließlich tief.

Und jede*r Betroffene ist mit ihrer/seiner Angst allein. Ist das so? Ich erinnere mich: an die Zeit in der Psychiatrie. An das Unverbundensein, an die Monaden, die wir einzelnen Patient*innen größtenteils waren, allein mit sich und der Angst – und aber auch an Momente, wo wir zusammen kamen, unsere Geschichten geteilt haben – Momente menschlicher Nähe – sehr wechselhaft, sehr brüchig, dann zog sich wieder jemand zurück – war die Angst

16 Compliance oder auch Therapietreue bezeichnet die Einsicht, das Einverständnis, die Kooperationsbereitschaft und auch die Motivation der Patient*innen zur Mitarbeit.

17 Zur Ermordung von Menschen in Psychiatrien während des Nationalsozialismus vgl. auch: Hechler, Andreas, Diagnosen von Gewicht. Innerfamiliäre Folgen der Ermorderung meiner als ›lebensunwert‹ diagnostizierten Urgroßmutter. In:: Schmechel, Cora; Dion, Fabian; Dudek, Kevin; Roßmöller, Mäks*, Gegendiagnose I, Münster: Edition Assemblage, 2015 sowie Hechler, Andreas in diesem Band.

wieder größer – aber in den guten Zeiten hatte es etwas von Schullandheim, von Ferienausflug. Und waren wir nicht alle geflohen, geflohen an einen anderen Ort. War es nicht die Sehnsucht derjenigen, die ›freiwillig‹ in der Psychiatrie waren, nicht allein zu sein, in der eigenen kleinen Wohnwabe, Sehnsucht nach Begegnung, Aufbrechen der Vereinzelung – das war auch mir so gegangen. Ich war vor meinem Psychiatrieaufenthalt sehr, sehr allein gewesen – sehr isoliert. Diese Isolation hatte mich – unter anderem – in meine – ich nenne sie schon so – psychotische Krise geführt. In dieser potenzierte sich das Gefühl von Alleinsein, einsam allein im All zu kreisen, keinen anderen Menschen mehr zu spüren. Ich musste genesen an, mit den anderen. Nähe wieder erleben, wieder spüren können. War dafür die Psychiatrie notwendig? Nur mangels Alternative. Ich sage immer, wenn ich das Geld gehabt hätte, wäre ich ins Hotel gegangen. Sonstwohin. Wo ich das Gefühl gehabt hätte, nicht so verfolgt zu werden. Vielleicht wäre ich einmal um die Welt gereist. Um meinen vermeintlichen Verfolgern zu entkommen. (Um dann – vielleicht – doch wieder bei mir anzukommen? Und – möglicherweise – langsam zu genesen?) Mir wäre schon etwas eingefallen. Wer arm ist, ist anders ›krank‹, anders anderen Zuständen ausgeliefert. Hat keine Wahl(möglichkeiten). Ist dem mindestens desaströsen Gesundheitssystem ausgeliefert, in dem die Psychiatrie sowieso eine untergeordnete Rolle spielt.

Ein Beispiel: *Einem ehemaligen Mitpatienten mit der Diagnose schwere Depression ging es erst besser nach einigen Wochen Privatklinik mit täglicher Einzeltherapie. (Undenkbar in der Regelversorgung…) Kostenfaktor: 12.000 Euro.*

Und ich bin aber so schrecklich ›compliant‹ – ich nehme brav meine Medikamente – besonders antipsychiatrisch ist das nicht, ich weiß das – aber die Angst vor der Erfahrung, aus allen Bezügen herauszufallen ist so groß und ebenso die Angst davor, (dann) (wieder) stigmatisiert zu werden – da will ich beweisen: Seht her, ich habe es geschafft! Ich bin (wieder) vernünftig, nicht mehr ver_rückt. Also eine Angst nach außen und eine nach innen:

Nach innen: Mich wieder so losgelöst zu fühlen von anderen Menschen und deren Erfahrungen und Wahrnehmungen.

Nach außen: Permanent gelabelt zu werden und ›beweisen‹ zu müssen, dass ich trotzdem – immer noch – immer wieder – klar denken und handeln kann.

Lohnarbeit und Krisenzeit

Aber wer hätte das gedacht? Ich habe mich 2021 wieder in die Psychiatrie begeben, wieder ›freiwillig‹, in eine Tagesklinik. In dieser befinde ich mich noch, jetzt, wo ich an diesem Beitrag schreibe. Mein Leben ist eklektisch, meine Lektüre ist eklektisch: Ich lese Fantasy, ich lese den ersten Band der Gegendiagnose (wieder), lese Oscar Wilde, Bernardine Evaristo – neben meinem Computer liegt ein buddhistischer Ratgeber: ›Wenn alles zusammenbricht‹. Den habe ich noch nicht angefangen, denn ich bin nicht am Zusammenbrechen! Ich bin dabei, mich zu positionieren und meine eigene ›Diagnose‹ zu finden: Ich bin eine nonlineare Person[18].

Verschiedene Zeiten, verschiedene Ebenen, verschiedene Haltungen (wie man an der Lektüreliste ersehen kann) durchkreuzen mich. (Ich bin mir sicher, dass ich nicht die einzige bin, der es so geht).

Wie bin ich erneut an diesen Punkt gelangt, zu denken, ich müsste in die Klinik? Die Lohnarbeit hat mich in die Krise gestürzt – ist die Lohnarbeit die Krise? Ich bin den Marsch durch die Psychiatrie angetreten: als Genesungsbegleiterin – dann aus dem Tritt geraten, ins Zweifeln gekommen und habe – aus lauter Gewohnheit vielleicht – wieder an mir gezweifelt und nicht an meinen Arbeitsbedingungen. Die Vollendung des neoliberalen Menschen ist, sich flexibel an jede Arbeitszumutung anpassen zu können. Dies wollte ich in mir selbst durchführen, nur: So leicht kann ich mich nicht zurichten. Etwas eckt immer an, in mir, (bei den anderen, im außen). In der Klinik ecke ich nicht an: Ich versuche schon wieder, eine ›gute‹ Patientin zu sein. Alle, die dort sind, versuchen das. Alle haben sich dafür entschieden, sind ›freiwillig‹ da, stehen bereitwillig morgens auf der Matte, simulieren einen Arbeitstag. Und um die Arbeit geht es, dreht es sich, bei den meisten. Einige Patient*innen sprechen von 60-Stunden-Arbeitswochen, von Mobbing, von gestiegener Arbeitsbelastung in den letzten Jahren und Jahrzehnten, kollabieren kurz vor der Rente oder gerade nach dem Abi, geben den Leistungssport auf, arbeiten in einer Werbeagentur. Sie halten den Druck nicht mehr aus, versuchen, sich als freie*r Künstler*in über Wasser zu halten – und die zentrale Frage in den Gruppentherapien ist:

18 Eine nonlineare Person sein, was heißt das: die Kausalgesetze der Zeit sind in mir aufgehoben, sie hüpft und springt, vor und zurück, friert ein, dehnt sich aus. Verschiedene (Zeit-)alter können sich abwechseln oder sind manchmal gleichzeitig vorhanden. Eine Art Fragmentierung, eine Verweigerung auch der Chronologie. Dies wirkt sich auf mein Selbstbild aus und wie ich meine Geschichte(n) erzähle.
(Relativitätstheorie im Inneren: schwarze Löcher in mir, wo die Raumzeit noch unerforscht ist, Masse dehnt sich aus, zieht sich zusammen auf den Nullpunkt, verdichtet sich bis ins Unendliche, die Zeiger der Uhren im Inneren drehen durch, drehen sich im Kreis. Die Newtonsche Physik gilt in der dinglichen irdischen Welt außerhalb von mir, in mir ist Lichtgeschwindigkeit oder Stillstand oder beides zur gleichen Zeit…)
Wer ist wer? Identität –
Wie setzt sie sich zusammen? Wie setzt sich Zeit zusammen (in mir)?
All dies sind Fragen, die mich umtreiben, die in mir herum, umhertreiben, wenn ich sage: ich bin eine nonlineare Person.

Wie kann ich denn bloß, so, wie ich mich jetzt fühle, wieder arbeitsfähig werden?

Es ist eine neoliberale Simulation, wenn es nur nicht so ernst wäre, so existentiell. Es gibt Bürozeit, wo man seine Bewerbungen vorbereiten kann – der Sozialarbeiter spricht: »Wie können Sie gesund wieder arbeiten?«. Die Therapeutin sagt zu mir auf dem Flur, dass die Arbeitsbedingungen sich schon gebessert hätten, man könne mit sehr viel mehr Arbeitgeber*innen über psychische Problematiken sprechen. Und vielleicht hat sie recht, aber wo? Ich spüre die neoliberale Zange eng um meine Brust und individuell betrachtet habe ich ein Problem mit Angst. Gut leben und gut Arbeiten werden als Synonym gesehen. Wie können Sie arbeiten, ohne dass Sie völlig ausgelaugt sind, sprich: Wie können Sie sich wieder gut instandsetzen? Für die Arbeit? Sagen wir mal so: Gäbe es das bedingungslose Grundeinkommen, wäre ein Großteil der Patient*innen gar nicht da. Gäbe es eine andere Gesellschaft, dann… jetzt fange ich an, schreibend, mit offenen Augen zu träumen.

Die, die dort in der Tagesklinik arbeiten, sind hoch motiviert, zugewandt, emphatisch – das will ich gar nicht in Abrede stellen – aber ich spüre gerade am eigenen Leib, im eigenen Geist, wie schwierig es ist, in sich ein strukturelles Problem lösen zu wollen, was außerhalb, zwischen den Subjekten gesellschaftlich existiert und nicht aufgehoben werden kann durch welchen therapeutischen Prozess auch immer. Letzten Endes geht es doch wieder um die Zurichtung. So bitter das auch ist. Wie soll ich das auflösen? (Ich schreibe diesen Text. Unentgeltlich. Oder? In meiner Frei-Zeit.) Von etwas muss ich leben, hadere mit mir, mit den Dingen zwischen Kranken- und Arbeitslosengeld, halber, schlecht bezahlter Stelle. Gelingt es anderen besser, sich einzupassen, anzupassen? Ist das meine Ver_rücktheit, das nicht zu können? (Und als Beschreibung meiner selbst eher zutreffend als eine der vielen Diagnosen, die ich hatte und habe?).

Ich suche die Lücke im Zaun

Ich dachte damals, ich hätte sie in meinem Beruf vor der Genesungsbegleitung gefunden. Ich hätte ursprünglich einen Beruf gefunden, der mehr Berufung war als Lohnarbeit. Aber die Logik des Kapitalismus galt auch in meiner vermeintlichen Nische, ja, sogar noch mehr, da ich die Selbstausbeutung optimierte. Ich identifizierte mich so mit meinem Beruf, dass ich Tag und Nacht nur daran dachte, nur daran, wie ich noch besser werden konnte – bis es mir über den Kopf stieg, unter die Haut, an die Nieren, zu Herzen ging, bis die Synapsen durchbrannten – ich konnte die Welt nicht mehr rezipieren. Ich konnte nicht mehr unterscheiden, wo die anderen anfingen, wo ich aufhörte, und gleichzeitig war ich sehr, sehr allein. Diese Widersprüche zerrissen mich buchstäblich. Ich nahm eine andere kleine Arbeit zusätzlich an. Aber ich war schon nicht mehr Teil der ›intersubjektiv vereinbarten Realität‹. Trotzdem: konnte ich arbeiten. Bis ich mich in meinem Hauptjob quasi selber kündigte. Ich kündigte auf, den Sinn von Sinn, die Notwendigkeit von Bezügen, wie dem Geld zur Lebenssicherung. Es folgte Hartz 4: Die Fallhöhe war hoch. Ich hatte mich selbst finanzieren und dem Arbeitslosengeld entkommen wollen, aber ich hatte die Lücke im Zaun nicht gefunden, stattdessen kam es zum Totalausfall in jeglicher Hinsicht. So kam es mir vor. Ich war leer, so leer. Wie eine weggeworfene Verpackung.

Wie wieder den Sinn finden?

Ich hatte mich zu sehr über meine Arbeit definiert. Hatte mich bewusst der Kleinfamilie entzogen, aber stattdessen dem anderen Heiligtum unterworfen: der Arbeit. Einer vermeintlich weniger entfremdeten. Aber einer vereinzelten. Das hatte dann seinen Preis. Auch wegen der Konkurrenz konnte ich die anderen nicht mehr sehen, kreiste nur um die eigene Arbeitsleistung, sah die aber ständig im Vergleich mit xy. *Wie einen Bezug zum Kollektiven wieder herstellen? Wie sich wieder begegnen, sich selbst und anderen?*

Ich bin immer noch dabei, das herauszufinden.

Rückblickend: Lohnarbeit Teil 2

Aber erst einmal war ich vier Jahre lang ratlos. (Sprich: Hartz 4) Dann machte ich eine Fortbildung, ich nahm als Genesungsbegleiterin eine Arbeit im sozialen Bereich an. Ich verleugnete meinen vorherigen Beruf. Jetzt wollte ich ganz da sein für andere. Eine Zeitlang ging das gut. Mehrere Jahre. Bis ich meine Arbeitsstelle wechselte – ich war fünf Jahre lang im ambulanten Bereich tätig gewesen. Dann Akut-Psychiatrie: Ich hielt es ungefähr einen Monat lang aus. Dann kündigte ich wieder.

Erinnerung:

Wie ich da stehe. Den Schlüssel in der Hand. Angst, etwas falsch zu machen. Aus Versehen die Tür aufzulassen. Natürlich passiert mir das nie. Aber ich warte immer auf das rote Licht, das da kommt, wenn die Tür ins Schloss fällt, nachdem man sie geöffnet hat. Aber vielleicht ist die Tür defekt oder das Schloss

oder... – ich warte also, bis ich wirklich das rote Licht sehe, drücke vorsichtshalber die Klinke. Ob die Tür auch wirklich zu ist? Mit Angst also betrete ich die Station. Aber wovor fürchte ich mich? Ich will mich nicht fürchten, sage ich mir, es ist mir nicht fremd, ich kenne andere Zustände. Aber dann fremdel ich doch. Es ist zu laut, zu hektisch, zu irgendwas, zu verloren komme ich mir da vor. Zu unberechenbar ist alles, notdürftig in das Korsett Stationsalltag gepresst, das aber jederzeit gesprengt werden kann. Das ist die Regel. Die Unberechenbarkeit ist die Regel. Ich verstecke mich in der Kanzel. Ich gehe wieder in den Raucherraum. Ich verstecke mich in der Kanzel. Ich will mich aussetzen, ich will präsent sein, auf Station, und dann ist es doch so, dass mir der Kopf schwirrt am Ende meiner Schicht, nach der ich völlig ausgelaugt und mehr als erleichtert bin, den Ort wieder zu verlassen, und mehr als Schwere spüre im Gedanken daran, am nächsten Tag wiederkommen zu müssen.
Aller Anfang ist schwer. Sage ich mir. Und doch ist meine Haut dünn.
Ich sitze an meinem letzten Arbeitstag im Raucherraum, nicht beobachtend mit dem Rücken zur Wand, nicht den Blick in den Raum gerichtet. Es ist ein Fehler, denke ich, jederzeit kann etwas passieren, in meinem Rücken. Die Angst nimmt überhand. Ich versuche, nicht zusammenzuzucken, wenn jemand zu laut spricht, von sich als Gott spricht, beispielsweise.

Ich bilde mir ein, mit Geschichten umgehen zu können. Aber mit der von mir empfundenen Abwesenheit von Geschichten? Alles ist seltsam abgeschnitten. Die Patient*innen von sich, ich von mir in dieser Situation, losgelöst kreist die Station durchs All, über der Stadt gelegen, ein unbekanntes Flugobjekt.

Die Fenster lassen sich nicht vollständig öffnen. Selbstverständlich lassen sich die Fenster nicht vollständig öffnen.

Es wird Herbst, es wird kalt.

In dem anderen Aufenthaltsraum, in dem nicht geraucht werden darf, zieht ein Wind durch die spaltbreit offenen Fenster. Es ist unmöglich, sich dort aufzuhalten.

Es ist sowieso unmöglich, sich dort aufzuhalten. Wie soll das gehen? Menschen in schwersten Krisen zusammengesperrt, die ein paar Quadratmeter nicht verlassen dürfen. Wie soll das funktionieren? Mit ein paar Besucher*innen: Mitarbeiter*innen, die nur kurz da sind, nur kurz, und diese Welt im Gegensatz zu den Patient*innen wieder verlassen können.

Ich kanns nicht. Ich scheitere. Ich brauche ein Gegenüber, das mir eine kohärente Geschichte erzählt. Egal, ob schrecklich oder schön. Lieber schön, aber schrecken soll mich nichts, doch ich brauche den Zusammenhang, den Zusammenhang.

Der Zusammenhang. Disparate Stücke davon geistern durch den Raum, die Gespräche. Die Trennung von Subjekt, Objekt, Vergangenheit, Gegenwart, Zukunft: die Linearität der Zeit ist verloren gegangen. Traumzeit. Traumazeit. Eigentlich müsste ich damit umgehen können, doch ich kann es nicht ertragen. Der Kopf aufgelöst in Einzelteile, Menschen, die mich fragen, ob sie Schauspieler*innen sind, ob ich es bin oder die anderen? (Sind wir alle Statist*innen?)

Der rote Faden –

Ich empfinde es so, als ob alle dort, an diesem Ort, verängstigt wären, weil der verloren gegangen ist.

Wenn Menschen zu früh, zu nachhaltig verletzt werden, dann können sich meiner Vorstellung nach Räume, vielleicht Einkapselungen der Erinnerungen, im Inneren bilden, wo die Geschehnisse hin und herspringen. Das Echo wird inwändig reflektiert, wird fragmentiert und dringt ohne Zusammenhang später nach außen – für mich fühlt es sich dann nicht mehr so ohne weiteres herleitbar an.

Das irritiert.

Wir brauchen (alle) Zusammenhänge.

Ich halte fest an den meinen, ich zurre sie fest, ich grenze mich ab.

Und die Spannung ist so groß, dass es manchmal fast eine Erleichterung ist, wenn eine*r der Patient*innen durchdreht und laut wird und schreit und sich gegen die Tür wirft oder... ein Ventil. Stellvertretend für die anderen. Die sich zurückhalten. Das Personal. Das sich zurückhält. Aber die Emotionen sind ja da. Und irgendwer muss sie ausdrücken. Die Wut, den Schmerz, die Angst. Es ist manchmal fast eine Erleichterung. Wenn eine*r sich zuständig erklärt für diese Emotionen. Sie aus ihr/ihm herausbrechen. Stellvertretend für die anderen. Die sich beHERRschen. Für das Personal. Für die ‚Normalen'. Für die Welt draußen. Dann sind sie da, die Emotionen, sind greifbar, sichtbar, hörbar. Die Stille vor dem Sturm ist zu dieser, zu einer Stille vor eben dem Sturm geworden. Der Sturm tobt kurz, wird gebändigt. Entweder der/die Patient*in beruhigt sich oder wird fixiert oder zwangsmedikamentiert. So eine Fixierung und Zwangsmedikamentierung ist jedes Mal unerträglich. Die Frage ist: Wieviel Sturm können wir ertragen? Wieviel Sturm kann *ich* ertragen?

Ich habe mich am Ende selber wieder wie eine Patientin gefühlt. Das habe ich nicht ausgehalten. Ich habe die Zustände in der Akut-Psychiatrie und meine innere und äußere Hilflosigkeit nicht ausgehalten. Es ist gut (für mich), dass ich mich nach vier Wochen schon entschieden habe, dort nicht mehr zu arbeiten.

Aber jetzt bin ich doch wieder Patientin. Zwar ›nur‹ halbstationär, in einer Tagesklinik, aber es bestimmt gerade den Alltag, die Identität für den Moment. Ist es für mich leichter, (wieder) Patientin zu sein? Nein. Es ist nicht leicht. Ich fühle mich nicht zugehörig. Aber nicht zugehörig zu sein, ist mein Beruf. Das gehört fest dazu, als Genesungsbegleiterin. Ich sitze zwischen den Stühlen und kann mich nicht identifizieren. Es ist gut, dass ich mich nicht mit der Psychiatrie identifizieren kann. Trotzdem nutze ich sie. Jetzt... (Was *mache* ich da eigentlich? Mein Dilemma lässt sich dort nicht auflösen.)

Ich möchte keinen Rückfall haben. Aber was ist das überhaupt? Zurückfallen – hinter was eigentlich? Fallen wir nicht beständig durch die Löcher des sozialen Netzes, wie es so schön heißt? Und da wäre ich wieder beim Thema: Die Therapien in der Tagesklinik. Musik-, Tanz-, Schreibtherapie. Alles sehr schöne Dinge. Aber was sollen, was wollen diese Therapien? Wieder fit machen für den Arbeitsmarkt? Mit Tätigkeiten – mit Künsten –, die sich da nicht verwerten lassen? Die in dieser Gesellschaft lediglich für die Wiederherstellung von Arbeitskraft genutzt werden, aber als (voll)berufliche Tätigkeit nur sehr wenigen offen stehen? Sie sind schön, diese Therapien, sie sind angenehm, sie sind wohltuend – und die Betätigungen in ihr ansonsten nur in der Frei-Zeit zulässig. Dabei simulieren wir in der Klinik einen Arbeitstag. Oder habe ich etwas falsch verstanden? (Vielleicht sollte ich an diesem Artikel erst schreiben, wenn ich keine Patientin mehr bin…)

Später

Seit fast einem Monat bin ich wieder entlassen.

Es ist weit weg. So weit weg. Auch die Momente des Kollektiven dort. Das Außergewöhnlichste war eine Stunde Impro-Theater[19]: Patient*innen unter sich. Keine Anleitung von ›Profis‹. So sehr habe ich selten gelacht. Auch die als depressiv Etikettierten bekamen Hustenanfälle und Schluckauf vor lauter Lachanfällen. Ein Moment, aus der Zeit gefallen, in der engen Taktung der Therapien ist da ein Raum entstanden, in dem wir uns spontan begegnet sind.

Andere Momente des Kollektiven: ein antipsychiatrischer Lesekreis vor einigen Jahren: Wir waren uns uneins. Ich war mir auch uneins (in mir) und andere verschiedene Perspektiven prallten dort aufeinander. Angehende ›Profis‹ und erfahrene Erfahrene. Und ich. Ich musste jeden theoretischen Text, den wir lasen, mit mir und meiner Geschichte abgleichen. Ich wurde dann gleich ›persönlich‹, offenbarte meine Ängste. Und gab auch zu, dass ich

19 Siehe hierzu den Artikel »Verrückt spielen – Verhältnisse verstehen und verändern« von Stephan B. Antczack in diesem Band.

Medikamente nehmen würde. Das gefiel nicht allen. Dennoch habe ich die Diskussionen dort in guter Erinnerung. Nicht zuletzt bin ich durch ein*e Freund*in und Teilnehmer*in auf den ersten Band der ›Gegendiagnose‹ gestoßen. Die Gruppe war auch diverser als die Psychosegruppe, die ich jahrelang besucht habe.

Mich meiner selbst vergewissernd. Das Label überprüfend, das auf mir klebte. An den Rändern zuppelnd. Die Psychosegruppe war quasi eine Selbsthilfegruppe, ausschließlich für Menschen mit Psychose-Erfahrung, angeleitet von eben solchen. Also eine moderierte Gruppe mit feststehenden Moderator*innen, die ihre eigenen Erfahrungen selbst allerdings eher weniger einbrachten und sich eher aufs Moderieren konzentrierten. Es entstand ein solcher Zusammenhalt, dass sich Teile dieser Gruppe immer noch, nach fast zehn Jahren weiter treffen. Eine Schicksalsgemeinschaft? Oder mehr? Man konnte sich abgleichen, die Erfahrungen abgleichen, die man mit und in der Psychiatrie gemacht hatte. Sich abgleichen über die ganzen Medikamente und ihre Reduktion oder das Absetzen. Wir konnten über Symptome sprechen, über Arbeit, Liebe und Familie, Freund- und Leidenschaften. Was uns einte: die Diagnose. Vielmehr noch: das Leben mit einer solchen Diagnose. Die Stigmatisierung, die mit einer solchen Diagnose einhergeht. Das hat uns geeint. Die Fallhöhe, aus dem Leben, dem Alltag, herauszufallen, nicht (oder nicht mehr) integrierbar zu sein. Oder nur mühsam. Widerständig sein. Gelegentlich. Immer die Hoffnung, dieser Diagnose zu entkommen, andererseits unerbittlich unter ihrem Joch zu verharren. ›Keine permanente Diagnose für temporäre Zustände‹ lautet ein Spruch aus der Betroffenenbewegung. Wir waren da ambivalent. Öffneten einen Raum für uns, wo wir ganz ›normal‹ sein konnten, entließen uns jedoch nicht aus unserer Diagnose. Denn wohin? In die Vereinzelung? Die Erfahrung der Psychose ist doppelt vereinzelnd: Einerseits verliert man im Inneren, in sich, den Bezug zu sich selbst und zur Welt, andererseits ent_rückt sich die Welt von einem, rückt von einem fort: diagnostiziert einen und stößt einen aus ihrer Mitte aus an den Rand. Und dennoch ist diese Erfahrung zutiefst menschlich. Größter Schmerz und größte Einsamkeit und größte Zerrissenheit – dazu denke man sich mal senfgelbe Wände und Betten mit Metallgestellen und Krankenhausessen und womöglich geschlossene Türen und Nachbar*innen denen es unterschiedlich genauso geht. Nur ein paar Momente im Raucher*innenraum, wo es aufbricht. Wo ein Wort nicht irrlichternd ins Nirgendwo geht, sondern auf ein anderes Subjekt trifft und verstanden wird, ein Echo hervorruft.

Meine Kritik an der Psychosegruppe ist, dass wir alle *weiß* waren. Alle waren mit deutschem Pass ausgestattet und nahmen es als selbstverständlich hin. Hinterfragten es nicht. Die Privilegien der Nicht-Privilegierten. Die wir dennoch alle hatten. So divers die einzelnen von ihrer Klassenherkunft und -zugehörigkeit waren – alle insgesamt eher marginalisiert durch den Ausschluss aus der Lohnarbeit – so ähnlich war dann doch der Erfahrungshintergrund: Wir erlebten die Psychiatrie und die Gruppe als ein Angebot, das ›uns‹ meinte und reflektierten nicht, dass Menschen, die beispielsweise von Rassismus betroffen und traumatisiert waren, keine Hilfsangebote bekamen, mit ihren Erfahrungen nicht vorkamen, nicht in unsere Gruppe kamen. Die schwierige Frage, wo bin ich privilegiert und wo nicht und wie kann ich mir das bewusst machen. Wo wir alle durchkreuzt sind von den verschiedensten Herrschaftsmechanismen und keine*r sich dem entziehen kann – du wirst verortet an einem Platz in dieser Gesellschaft – und die Möglichkeit, das aufzubrechen, da auszubrechen, besteht eben darin, sich das bewusst zu machen, sich selbst zu öffnen, Räume zu öffnen – ein Bewusstsein dafür zu entwickeln, wie unterschiedlich die Erfahrungen der einzelnen in dieser Welt sind. Und dann dahinzukommen, wie es uns doch wieder eint, Mensch zu sein, wenn wir das Verbindende suchen, die universellen Menschheitserfahrungen. Da schließe ich den Bogen wieder zu meiner psychotischen Krise, eine zutiefst verstörende Erfahrung, wo, wie ich schon schrieb, für mich das Gefühl von Verbindung, von Bindung verloren gegangen ist und ich mich sich selbst als fremd, mir selbst entfremdet, erlebt habe: vielleicht eine Zuspitzung des postfordistischen Dilemmas, in dem wir uns alle befinden – jedenfalls alle in den postfordistischen Gesellschaften. Sogenannte psychotische Krisen gibt es in jedem gesellschaftlichen Kontext und sind vielleicht eine Zuspitzung der jeweils herrschenden Widersprüche in einem einzelnen Subjekt. Eine These, die ich jetzt in den Raum werfe.

Perspektive(n)

Und nun gehen meine Gedanken wieder dahin, wie sich dieses Dilemma auflösen lässt: Ich denke daran, was hilfreich, was bestenfalls heilend sein könnte und erinnere in dem Zusammenhang etwas Positives, noch einen Moment des Kollektiven in der Psychiatrie:

Es war im Sommer auf der offenen Station. Der Garten – eine Baustelle. Wir trafen uns in ihm und einer hatte eine Gitarre dabei. Es wurde gelacht und gesungen. Von Krisen und Ausweglosigkeiten erzählt. Vom Rettenden gesponnen. Zigaretten geteilt. Wieder gesungen. Manche waren mehr dabei, andere saßen am Rand – später dann, als es kühler wurde, hat der mit der Gitarre kleine Konzerte im Aufenthaltsraum gegeben, manche standen nur an der Tür, andere gingen vorüber, andere wieder saßen mitten darin und haben gelauscht.

Schön.

Ja. Was rettet mich? Was ist ein ›Zusammen‹? Ich will Klarheit, im Kopf, in meinen Worten, in den Texten, die ich lese. Ich will mich ›beweisen‹, will (mich) denken können. Wider die Zusammenhanglosigkeit: Das Rettende ist der Sinn. In mir. In meinen Worten. In der Welt.

Aber ist manchmal nicht der Un-Sinn wahrhaftiger? Wendet da irgendetwas in mir ein. Und: vielleicht muss ich das nicht im Generellen entscheiden. Vielleicht entscheidet jede*r das für sich selbst?

Die Entscheidungen, die wir treffen

Viel drehte sich bei mir in Diskussionen mit Freund*innen später darum, ob und wie sich jemand für eine psychische Krise entscheidet. Ich kann überhaupt nicht sagen, ich hätte mich für eine psychotische Krise entschieden. Ich habe vielleicht Entscheidungen getroffen, die eine solche befördert haben – aber es erscheint mir fast eine Selbstüberhöhung zu sein, zu sagen, ich hätte mich für eine Psychose entschieden. Verschiedene Dilemmata hatten sich von mir unmerklich in meinem Kopf verdichtet und dann ist eben der Sinnzusammenhang verloren gegangen. Aber es lag nicht (mehr) in meiner Macht, mich für oder gegen eine Psychose zu entscheiden und ich empfinde es auch als ungerecht, zu behaupten, ich hätte mich dafür entschieden. Da ist eben die Spannbreite – wie eigen, wie selbstverantwortlich bin ich, wann kann ich das nicht mehr und wie wird damit umgegangen? Produktiv? Nicht herrschaftszurichtend. Nicht normierend. Das ist auch die Herausforderung für das Kollektiv: Was ist mit denen, die herausfallen? Die – gerade – nicht können? Wie können diejenigen doch noch aufgefangen werden?

Wer hat das gesagt: Der Mensch wird am ›Du‹ zum ›Ich‹? In Beziehung sein. Bezüge haben. Das Heilende ist: in Beziehung sein. Räume schaffen, in denen ich es wagen kann, mich zu öffnen, in denen verstanden wird, wie meine Erfahrungen sich auf mich und mein Umfeld auswirken und welche Empfindlichkeiten ich habe, mich manchmal adäquat in der Zeit zu bewegen (s. nonlineare Person). Angebote von Verbindlichkeiten, von Verlässlichkeiten, die andere machen können, dass ich aufgefangen werde, wenn die Stimmung sich verschlechtert oder abhebt. Krisenwohnungen oder WGs anstelle von Krankenhäusern/Psychiatrien. Wo man sich miteinander als Menschen begegnet und nicht die einen in Diagnosen aufgeteilt, abgetrennt und zu anderen – Kranken – gemacht werden. Verständnis dafür, dass man begrenzt

– disabled – in bestimmten Bereichen ist, aber selbst verstehen, dass diese Grenzen keine feststehenden Mauern sind, dass man drumherum arbeiten und diese Grenzen auch in Angriff nehmen kann – dass es aber immer wieder Momente gibt, in denen es auch nicht geht. Wiederum zulassen können, dass manches nicht möglich ist, was vielen selbstverständlich erscheint, und sich selbst dafür nicht verurteilen, nicht stigmatisieren und auch von anderen dafür nicht stigmatisiert zu werden. Dass es unterschiedliche Phasen gibt, dass wir unterschiedlich (von uns selbst) sind in verschiedenen Lebensabschnitten. Manches braucht viel Zeit. Genesung braucht viel Zeit und bedeutet nicht, dass jemand frei ist von Krisen. Krisen gehören dazu. Mensch-sein (wieder) lernen, sich vom (post-fordistischen) Gedanken des Funktionierens, des wie eine gut geölte Maschine-seins, (wieder) verabschieden. Sich frei machen davon. Frei, freier bewegen. Freiheit affirmieren und versuchen, zu leben.

Literaturverzeichnis

Deutscher Bundestag (2017) Bundestag erinnert an die Opfer der „Euthanasie" im NS-Staat. abgerufen von https://www.bundestag.de/dokumente/textarchiv/2017/kw04-de-gedenkstunde-490478; abgerufen am 25.12.2022.

Schneider, Frank (2010) Psychiatrie im Nationalsozialismus – Erinnerung und Verantwortung. Abgerufen von https://www.dgppn.de/schwerpunkte/psychiatrie-im-nationalsozialismus/rede-schneider.html#5; Abgerufen am 25.12.2022.

Wer hat uns krank gemacht?

von Philip Keeler

*Die Frage danach, wann die Geschichte einer psychischen Erkrankung beginnt und daran angeschlossen welche Ursprünge und Ursachen sie hatte, welche von diesen Ursachen letztlich den Ausschlag bedeutete, der die Gradwanderung zwischen Gesundheit und Krankheit ins letztere Kippen ließ, bleibt mir ein Rätsel. Sicher, die Frage ist nicht ganz neu und mag schon so einige Forscher*innen umtrieben haben, für mich hat sie jedoch nebst generellem Erkenntnisinteresse auch eine existenzielle Komponente: Wann begann die Geschichte meiner Krankheit?*

2019 bin ich gerade einmal 21 Jahre jung als ich glaube an einem Burnout erkrankt zu sein. Damals plagte mich eine gleichzeitige Erschöpfung und Ruhelosigkeit, die mich um meinem Verstand zu bringen scheint. Ich bin rastlos und zugleich wahnsinnig müde. Ich nehme 10 Kilo ab und der Erschöpfungszustand scheint kein Ende zu nehmen. Damals befinde ich mich mitten in meinem Studium, zugleich gebe ich Seminare für Teilnehmende des Bundesfreiwilligendienstes. In den Pausen, zwischen Einheiten zum Selbstschutz und Stressprävention, in denen ich kurioser Weise sogar einen Film über Burnout zeige, verabschiede ich mich auf das Klo der Bildungs-Akademie, weil ich kontinuierlich glaube, mich übergeben zu müssen. Ich schwitze, bekomme Herzrasen, kann Unterhaltungen kaum Folgen. Als ich eines Abends mit meinem Mitbewohner koche, und er mich fragt, ob wir eine Zwiebel in den Nudelauflauf machen wollen, muss ich mich in Anbetracht dieser mir unmöglich vorkommenden Entscheidung auf den Boden setzen und beginne leise zu weinen. Erst allmählich begreife ich, wie schlecht es um mich bestellt ist. Das ich an einer chronischen Depression leide, weiß ich (dank des Internets) seitdem ich etwa 15 war. Therapeutische Hilfe oder Unterstützung wurde mir jedoch durch diese Erkenntnis noch nicht zuteil. Da mein damaliger Zustand jedoch in meinen Augen eine Intensität hatte, die ich bisher nicht kannte, glaubte ich doch an etwas Anderem, oder Neuem zu Leiden. Heute weiß ich, dass der Begriff des Burnouts regelrecht überstrapaziert wird. Doch sich mit der neuen Diagnose zu schmücken, wirkte leichter, für mich fast würdevoller. Zum einen, weil sie temporärer Natur ist, zum anderen, weil sie auf »eine bereits erbrachte Leistung, im Sinne des ›Brennens‹ für eine Sache, verweist«

(Grubner 2017: 333). Im neoliberalen Zeitalter, in dem der Wert einer Person maßgeblich durch seine oder ihre Leistungsfähigkeit und -bereitschaft bestimmt wird, keine ganz unwesentliche Feststellung. Doch mit dieser neuen Selbst-Diagnose kamen neue Zweifel und Ängste. Mir wurde klar, dass die Kluft zwischen den stetig wachsenden und verändernden Ansprüchen an mich selbst und meinen Bemühungen ihnen gerecht zu werden, sich zunehmend vergrößerte, bis sie einen Punkt erreichte, an dem sie unüberbrückbar wirkte. Ich warf mir selbst vor, mir zu hohe Ansprüche zu setzen und vergaß dabei die Wurzeln dieser Ansprüche aufzudecken. Die Wut über meine eigene ›Unzulänglichkeit‹ richtete ich gegen mich selbst: Ich war schuld an meinen Ansprüchen und an meinem Scheitern daran. Zugleich begannen Zweifel an mir zu nagen: *Ich arbeite doch gar nicht so viel! Andere arbeiten viel mehr und die stürzen nicht so ab! Wie willst du jemals einen Job behalten, wenn du nicht mal das bisschen aushalten kannst!* Auch wenn ich einen anspruchsvollen Job, ein anspruchsvolles Studium und eine Trennung gleichzeitig versuchte zu jonglieren, hatte ich stets das Gefühl nicht mal genug geleistet zu haben, um es zu verdienen, nun erschöpft und ›ausgebrannt‹ zu sein, zumal die Erschöpfung schnell ihren temporären Charakter verlor. Vielleicht kann man nicht mehr von Burnout sprechen, wenn die Erschöpfung chronisch ist. Alle Wut, Angst und Verzweiflung hatten sich in einer Art selbstzerstörerischen Wirbelsturm gegen mich selbst gerichtet. Ich hatte die »Tyrannei der Selbstverantwortung« (Bröckling 2013: 290) gegen mich selbst gerichtet und war damit selbst zugleich Täter und Opfer meines Zustandes. Erst lange Zeit später begann ich, das Phänomen Burnout als Produkt gesellschaftlicher Umstände zu begreifen: »Es kann als stille Anklage überfordernder und krankmachender Lebens- und Alltagsbedingungen interpretiert werden.« (vgl. Grubner 2017: 334) Das Ausmaß der Arbeit, die den Erschöpfungszustand entstehen lässt (bzw. als ursächlich empfunden wird), sei dabei aber gar nicht so entscheidend, so Angelika Grubner. Viel eher handle es sich um eine Überforderung, dem neoliberalen Ideal, eines stets autonomen, selbstverantwortlichen und entscheidungsfähigen Selbst, gerecht zu werden (vgl. Ehrenberg 2008; Grubner 2017: 334). Nahezu alle Bereiche des menschlichen Lebens, egal ob primär ökonomischer Natur oder nicht, sind mittlerweile durch das Maxim der Herrschaft über das Selbst dominiert. Überall kann man heutzutage in neoliberaler Manier ›Gewinnen‹ oder ›Scheitern‹: bei der Arbeit, beim Sport, in der Ernährung, in Freundschaften, in Liebe und in Sexualität.

Das Leiden an gesellschaftlichen, zumeist ökonomisierten Anforderungen, das Scheitern am neoliberalen Ideal der Selbstverantwortung, internalisierte Schuld- und Schamgefühle über die eigene ›Unzulänglichkeit‹, das mit dem ›Scheitern‹ verknüpfte Gefühl von Würdeverlust, diagnostiziert in Burnouts,

Anpassungsstörungen und Depressionen, scheint die Krankheit unserer Zeit. Statt Unbehagen, scheint sich schleichend und zugleich rasend, ein Ohnmachtsgefühl in der Kultur niederzuschlagen. Die Frage bleibt: Wer hat uns krank gemacht?

Seit diesem unheilvollen Frühjahr 2019 habe ich viele meiner Freund*innen ähnliches erleben sehen. Immer mehr Menschen in meinem Umfeld scheinen von einer chronischen Erschöpfung und Überforderung heimgesucht zu werden. Nicht wenige von ihnen haben, ähnlich wie ich, Familien, deren Leben von Armut dominiert ist oder war. Sei es nun, weil ihre Eltern nicht die erforderlichen Bildungsabschlüsse vorweisen konnten, die es bedurfte, um im bürgerlich-gesellschaftlichen Bild Anerkennung und in ökonomischer Hinsicht Sicherheit zu gewinnen, oder aber weil ihre Eltern in den Zerwürfnissen und ständigen Umstrukturierungen des Marktes den Kürzeren zogen. Sie berichten von Ängsten, von Verzweiflung, von Schuld und Schamgefühlen und einer Angst den äußerlichen Ansprüchen nicht gerecht werden zu können. Dort wo andere Menschen Unterstützung haben, finden sie oftmals nur Hürden vor. In den vergangenen Jahren haben viele meiner Freund*innen eine Therapie begonnen, oder zumindest die Suche nach einem Platz aufgenommen (und nicht wenige sind gescheitert), haben Medikamente verschrieben bekommen oder wurden in psychiatrischen Kliniken oftmals notversorgt. Ein Umstand, der durch die Pandemie nur an Schärfe gewonnen zu haben scheint. Sicher, diese Feststellung ist mehr Anekdote als Empirie, doch nichtsdestotrotz bereitet sie mir zunehmend schlaflose Nächte. Diffuse Ängste über die eigene Zukunft scheinen sich mit einem Ohnmachtsgefühl in der Gegenwart zu paaren. Menschen, deren Eltern als (Gast-)Arbeiter*innen über Jahrzehnte hinweg schufteten, im vagen Traum ihren Kindern eine ›bessere Zukunft‹ zu bieten, sehen sich nun in Anbetracht ihrer vermeintlich ›unendlichen Möglichkeiten‹ von Perspektivlosigkeit und Ohnmacht geplagt. Das Produkt sind oftmals verstrickte und verzwickte Schuld- und Schamkomplexe, die die einen zur endlosen, aufopfernden Tätigkeit treiben und die anderen in einem ohnmächtigen Erstarren verharren lassen. Ich wechselte im atemberaubenden Tempo vom einen in den anderen Zustand, bis sich letztlich eine Art zyklisches System entwickelte aus abwechselnder rastloser Tätigkeit und dissoziativer Untätigkeit. Auch Phasen der Tätigkeit, die äußerlich immer wieder als starke Selbstbeherrschung gelesen wurden, schufen kein Gefühl der Kontrolle in mir, ganz im Gegenteil. Ich hatte den Eindruck eine Art passiver Spielball ernüchternder externer Ansprüche und Anforderungen geworden zu sein, was zunehmend meine Selbstständigkeit in Frage zu stellen drohte. Während ich weiter (materielle) Sicherheit (durch prestigeträchtigere Jobs, Studium) gewann, breitete sich eine

Unsicherheit in mir aus. Mein ›Scheitern‹ wusste ich klar bei mir selbst zu verorten, meinen ›Erfolgen‹ begegnete ich mit misstrauen: *Hatte ich das verdient? Wenn nein, wie lange würde es dauern bis ich aufflöge?*

Etwas ganz ähnliches beobachteten Richard Sennet und Jonathan Cobb (1993) bei Fabrikarbeitern in Boston. Der schiere Umstand, dass sich die Arbeiter*innen selbst von Sorgen geplagt fühlten, führte sie zu einem Gefühl eigener Unzulänglichkeit. Schließlich habe man materiellen Erfolg gehabt und damit den Respekt seiner Mitmenschen erworben. Fühle man sich in Anbetracht dessen immer noch unglücklich, hilflos, ausgeliefert, so müsse das ein Ausdruck der eigenen Minderwertigkeit sein: *»His unhappiness seems to him a sign that he simply cannot become the kind of person other people can respect.«* (Cobb/ Senett 1993: 26). Sie fühlen sich gefangen in einem Spiel, in dem ihnen die Regeln gänzlich unbekannt sind, wo der Gewinn jedoch Anerkennung und die Niederlage Untergang zu bedeuten scheint (ebd., 27). Doch wer fällt das drohende Urteil der eigenen Unzulänglichkeit?

> *»This fear of being summoned before some hidden bar of judgement and being found inadequate affects the lives of people who are coping perfectly from day to day; it is a matter of hidden weight, a hidden anxiety, in the quality of experience, a matter of feeling inadequately in control where an observer making material calculations would conclude the working man had adequate control. «*[20] *(ebd., 33f.)*

Die Angst vor Urteil ist weder neu noch irrational: Sie ist Produkt von gesellschaftlichen Herrschaftsstrukturen. Intersektionale Theorien helfen Menschen zu verstehen, wie Spaltung und Hierarchisierung in unserer Gesellschaft anhand verschiedener Scheidelinien (insb. Race, Class, Gender) wirken, doch für sich allein können sie noch nicht greifen, wie allumfassend der Prozess des gesellschaftlichen Urteils ist. Das wir von Geburt bis zu unserem Tod kategorisiert, bewertet und beurteilt werden: Hinsichtlich unserer Leistungs- bzw. Arbeitsfähigkeit, unserer Produktivität und letztlich unseres ›Wertes‹ und unserer Würde. So entscheiden Schulen, Behörden und Ministerien welche Schüler*innen ›gut‹ und welche ›schlecht‹ sind, welche Leistungen Anerkennung verdienen und welche nicht, welche Kompetenzen gefördert und welche unterdrückt gehören, welche Möglichkeiten ihnen zukünftig offenstehen,

20 »Die Angst vor das Gericht des gesellschaftlichen Urteils gezogen zu werden und als unzulänglich befunden zu werden, trifft auch Menschen, die in ihrem Alltag scheinbar gut zurechtkommen; es ist es eine Frage einer verborgenen Last, einer verborgenen Verunsicherung, in der Qualität der Erfahrung, ein Gefühl mangelnder Kontrolle in Situationen, in denen ein außenstehender Beobachter zum Schluss kommen würde, der arbeitende Mann habe ausreichende Kontrolle über sein Tun.« (Cobb/Sennet 1993: 33f.; eigene Übersetzung).

welche Förderung welchen Schüler*innen zugunsten kommt. Dass diese Entscheidungen weder meritokratisch noch fair sind, dass sie viel häufiger geleitet sind von der tatsächlichen oder zugeschriebenen sozialen Herkunft, ist in der Bildungsforschung fast schon ein Gemeinplatz:

> *»In Deutschland besteht wie in keinem anderen vergleichbaren OECD-Mitgliedsland ein ungebrochener Zusammenhang zwischen der sozialen und ethnischen Herkunft der Schüler einerseits, ihren Leistungen und ihren Chancen andererseits, eine höher qualifizierende Schule zu besuchen und erfolgreich abzuschließen.« (Radtke 2004: 145)*

Die stets wachsenden und wandelnden Bewertungs- und Urteilsschemata sind stets eng verwoben mit der »Tyrannei der Selbstverantwortung« (Bröckling 2013: 290). Gesellschaftliche Probleme und Herausforderung werden schlichtweg in individuelle Probleme umdefiniert, im irrsinnigen Glauben sie durch Neustrukturierung und Formung des Individuums lösen zu können. Ein besonders bezeichnendes Beispiel für die Beurteilungsmaschinerie der modernen Gesellschaft sind die Neuerungen der Hartz-IV-Gesetzgebung. Mit einer steigenden Arbeitslosigkeit konfrontiert, formten die Speerspitzen der neoliberalen ›New Work‹ Denkschule unter Gerhard Schröder und Tony Blair ein neues Diskursmuster. Unter dem perfiden Motto »das Sicherheitsnetz aus Ansprüchen in ein Sprungbrett in die Eigenverantwortung umwandeln« (Schröder/Blair 1999) unterliegt der Sozialstaat zunehmend einer ökonomischen Tauschlogik (Butterwegge 2010: 49; Grubner 2017, 267). Wer Leistungen erhalten möchte (oder dies auf Grund von Bedürftigkeit braucht), muss dafür selbst erstmal etwas leisten. Das strukturelle Problem steigender Arbeitslosigkeit wurde dahingehend ›beseitigt‹, indem die Ursache für die Arbeitslosigkeit statt in ökonomischen Bedingungen in den Betroffenen selbst gesucht wurde und wird. Wer seinen Job verliert und keinen neuen erhält, ist demnach nicht primär Betroffener ökonomischen Zyklen, Fluktuationen und Krisen, sondern ein Mensch der ›nicht genug aus sich selbst gemacht hat‹. Das Arbeitslosigkeit als solche, für die ›reibungslose‹ Funktionsweise des kapitalistischen Systems sogar notwendig ist, bleibt vergessen. Aus dem Sozialstaat als ›Reparaturbetrieb des Kapitalismus‹ wird zunehmend der Sozialstaat als Reparatur-Anleitung: Leisten muss man selbst. Damit trennt der Staat die Spreu vom Weizen: Die ›leistungsstarken‹ sollen von den ›faulen‹ Arbeitslosen getrennt werden. Dabei trifft Arbeitslosigkeit nicht alle Menschen gleich. Menschen aus benachteiligten sozialen Schichten bzw. Klassen sind häufiger und länger arbeitslos. Auch münden bei ihnen Phasen der Arbeitslosigkeit häufiger in sozial und ökonomisch prekären Beschäftigungsverhältnissen (vgl. hierzu:

Wunder 2005, Beblo/Wolf 2002, Trischler 2012). Im öffentlichen Diskurs wird dies häufig stigmatisierend mit der ›mangelnden‹ Bildung der Menschen begründet, doch auch hier bleibt unerklärt wer überhaupt Zugang zu dieser erfolgsversprechenden Bildung hat und zugleich ob ein Masterabschluss einem weiterhilft, wenn keine passende Stelle mit entsprechendem Gehalt zu finden ist. Dieser irreführende Tausch von Ursache und Wirkung folgt einem Ziel: Die Verantwortung für die Folgewirkungen des kapitalistischen Systems sind in erfolgreich in das Individuum verbannt – wer arm ist, bleibt selbst schuld. Diese Einstellungen werden allerdings nicht nur politisch, sondern auch gesellschaftlich gefördert und ermutigt. Reality-TV aber auch andere vergleichsweise hochgestochene Formate bedienen sich dem Armuts-Voyeurismus (*Poverty-Porn*) auf perfideste Art und Weise, wie folgendes Zitat von Harald Schmidt (2007) deutlich macht:

> *»Wir haben immer mehr Sub-Proletariat, das heißt Leute, die noch unterhalb vom Proletariat stehen. Eine große Menge von Leuten, die sich verabschiedet hat aus der Gesellschaft - quasi. Auch nicht mehr an Wahlen teilnimmt; für niemanden mehr zu erreichen ist. (…) Da hab ich mir gedacht: Es muss eine Figur erfunden werden, wie im Kinderbuch, die möglichst vielen Kindern sagt: Ja so bin ich, darin erkenn' ich mich wieder. Sub-Proletariat aber positiv. Ich schlage vor: Die neue Kinderbuchreihe ›Fetti und die Unterschichtenbande‹ (...) Ich könnte mir vorstellen, Fetti raucht, Fetti bewegt sich nicht, ernährt sich vorwiegend von Chips.«*

Dass Menschen in Anbetracht dieser Lage erhebliche Schuld- und Schamkomplexe entwickeln, die nicht selten in einer handfesten Depression enden, ist kaum verwunderlich: »*Psychische Erkrankungen liegen am Sockel der Sozialhierarchie um 40 Prozent*[21] *über der Rate an ihrer Spitze.*« (Wehler 2013: 125) Dabei sind die Effekte des Systems für Menschen aus benachteiligten sozialen Schichten nicht nur psychisch. Immer weniger Menschen erreichen, häufig auf Grund ihrer Arbeitsbedingungen, (gesund) das Rentenalter. Die Lebenserwartung von Männern in den unteren Einkommensschichten liegt sogar horrende 9 Jahre unter der, von Männern oberer Einkommensschichten (Butterwegge 2020: 137). Der Mechanismus, der Menschen in ihrem sozialen Stand festhält (und sie ggfs. sogar dort krank macht und umbringt) scheint sich munter weiter zu reproduzieren.

---

21 Es ist zudem fraglich, ob die Dunkelziffer nicht noch deutlich höher liegt. Schließlich ist der Zugang zu psychotherapeutischen bzw. psychiatrischen Systemen entlang der gegenwärtigen Sozialhierarchie moderiert. Menschen in sozial benachteiligten Lagen werden hier ggfs., in Abwesenheit einer durch die Systeme ausgesprochenen Diagnose, gar nicht erst erfasst.

Dabei beschränken sich die Beurteilungssysteme nicht lediglich auf klar ökonomische Lebensbereiche. Zunehmend werden immer mehr Lebensbereiche diesen Logiken unterworfen, sodass sich allmählich die Frage stellt, welcher Lebensbereich eigentlich nicht durchweg ökonomisiert ist:

> *»Das Individuum soll nicht nur seine Arbeitskraft, sondern sich selbst als Ganzes in jeder nur vorstellbaren Lebenssituation vermarkten, weil ökonomieorientiertes Denken für die gesamte Existenz mit all ihren Facetten Geltung erlangt.« (Grubner 2017, 222).*

Konzepte und Schlagworte wie ›Lebenslanges Lernen‹, ›Selbstoptimierung‹, ›etwas aus sich machen‹ suggerieren Freiheit und grenzenlose Möglichkeiten aber vermitteln letztlich oftmals nur ein klammes Ohnmachtsgefühl. Wenn man alle diese Möglichkeiten hat, müsse es dann nicht ein Zeichen von Schwäche sein, sie nicht zu ergreifen?

> *»Die Falle der singulären Verantwortlichkeit für die Machbarkeit und Glück, die den neoliberalen Anrufungen implizit ist, liegt in dem Auf-sich-selbst zurückgeworfen-Sein, also in der Idee als individuelle Schmiedin der eigenen Existenz zu fungieren und fungieren zu können. Daraus folgt, dass denjenigen, die ›es nicht schaffen‹, den Kranken, den sozial Schwachen, den Erwerbslosen und den Migrantinnen mangelnde Selbstdisziplin und irgendwie falsche Lebensführung zugeschrieben wird.« (Grubner 2017: 228)*

Platz für ›Schwäche‹ (besser wäre sicherlich: Überforderung) gibt es der Markt-fetisch basierten Gesellschaft wohl kaum. ›Effizienz‹ und ›Flexibilität‹ sind die Stichwörter der neuen Ökonomie und damit ebenfalls der neuen Gesellschaft (schließlich ist das eine kaum, ohne das andere zu denken). In »Der flexible Mensch. Die Kultur des neuen Kapitalismus« schildert der Soziologe Richard Sennet (2000) eindrücklich, wie die Flexibilisierung der Arbeitswelt zu Identitätsverlusten, Desorganisation und Orientierungslosigkeit führt: *»Wo nur das immer Neue gefragt ist, und keine Routine entstehen darf, werden langfristige Bindungen unmöglich. (…) Nicht Freiheit ist also das Ergebnis, sondern ein tiefes Gefühl der Ohnmacht.«* Während damit Individualisierung und Unsicherheit in den Vordergrund rücken, drohen Verantwortung, Verlässlichkeit und Routine zu verblassen. Der Flexibilisierungs-Zwang fordert aber einen hohen Preis: Das was nicht mehr vermarktbar ist, ist dem Untergang geweiht und das Leben, das daran hängt, auch. *»Flexibilität ist die Fähigkeit zu zerstören was man zuvor selbst geschaffen hat«* so Richard Sennet (2000).

Die Verhaltenstherapie scheint in diesem Zeitalter der Individualisierung nur an Zuspruch zu gewinnen. Ob es einen Zusammenhang zwischen dem Erstarken neoliberaler Ideen und dem Aufschwung der Verhaltenstherapie besteht, mag ich nur vermuten (Angelika Grubner kann da weiterhelfen). Sie fügt sich jedoch mit bemerkenswerter Reibungslosigkeit in das neoliberale System ein. Ich möchte den Mehrwert dieser Therapieform keineswegs per se in Frage stellen, ganz im Gegenteil: Ohne Verhaltenstherapie wäre ich vielleicht nicht mehr am Leben und vielleicht hätte ich dann auch diesen Artikel nie geschrieben und vielleicht hätten Sie ihn auch nicht gelesen. Ich möchte aber in Frage stellen, inwieweit die Verhaltenstherapie in ihrer breiten Einsetzung überhaupt einen Ausweg aus dem Ohnmachtsgefühl bietet. Sicher: Sie kann helfen Gefühle zu sortieren und zu verarbeiten, Resilienz stärken und einen kleinen temporären Rückzugsraum vor der Alltagsgewalt bieten. Aber ohne eine kritische Auseinandersetzung mit den gesellschaftlichen Rahmenbedingungen, den Ursachen dieser Krise(n) der Psyche, droht sie als solches zu einem »effektiven Reparaturbetrieb gesellschaftlicher Schädigungen« (Hardt 2011 in Grubner 2017: 15) zu verkommen.

Das Sprechen mit Patient*innen über ihre Erfahrungen als Teil einer gesellschaftlichen Machtstruktur führt nicht zur Ohnmacht. Die Ohnmacht war schon vorher dar. Sie ist allgegenwärtig, wenn man aufwacht, wenn man einschläft. Sie ist omnipräsent. Stattdessen ermutigt das Gespräch, das Einordnen der eigenen Erfahrungen und stößt kollektive Bewältigungsprozesse an. Der radikale Pädagoge Paulo Freire (2017) beschreibt das in seinem Buch *Pädagogik der Unterdrückten* als »Partnerschaft in der Benennung (Deutung) der Welt«. Eine solche solidarische Verbundenheit, kann stärken. Sie kann Hoffnung geben und vor allem, immer wieder einen schützenden Raum bieten, in dem man sich der Alltagsgewalt entziehen kann.

Die US-amerikanische, feministische und anti-rassistsiche Aktivistin und Autorin *bell hooks* (1994) schreibt in ihrem Essay: *Theory as Liberatory Practice* (Theorie zur Befreiung), sie habe im kritischen Denken, im Deuten und Einordnen, einen Zufluchtsort vor der Gewalt des Alltags gefunden. Es bot Hoffnung für eine Zukunft, ohne Gewalt, ohne Diskriminierung, eine Zukunft der Gerechtigkeit, wo Liebe möglich ist. So schreibt auch Grubner eindrücklich wie wichtig es ist, diese individualisierten Erfahrungen strukturell zu verorten und somit die »Tyrannei der Selbstverantwortung« (Bröckling 2013: 290) in ihrem Wesen und ihrer gewaltigen Wirkung auf das Leben und Leiden der Menschen zu beschränken:

»Ich erachte es daher als eine psychotherapeutische Aufgabe, in dieser Art Gegenentwürfe für Krankheitsursachen anzubieten, um das vermeintlich private, individuelle Versagen oder Nichtentsprechen zu erschüttern und gegebenenfalls auch politische Handlungsfähigkeit anzudenken. (...) Beispielsweise die Frage, ›Inwiefern sehen Sie einen Zusammenhang zwischen Ihrem Problem, Ihrer Befindlichkeit oder Lebenssituation und der aktuellen gesellschaftspolitischen Situation?‹, lässt mitunter erstaunliche Ideen entstehen.« (Grubner 2017, 335)

Die Psyche ist kein politisch neutraler Raum, sie ist Spiegel historischer Machtverhältnisse. In ihren Auswirkungen verbindet sie letztlich Menschen. Die Trauer, Wut, Schmerz und Angst betreffen uns nicht allein, und auch nicht auf gerecht verteilte Art und Weise. Sie trifft uns nahezu alle, mit der Unterscheidung, dass sie diejenigen die ohnehin von Jobcentern, ausbeuterischen Arbeitgeber*innen, Schulen, Universitäten, Politiker*innen und Parteien, Reality-TV und anderweitig ächtenden Formaten erniedrigt und benachteiligt, bevormundet und fremdbestimmt werden, umso härter trifft. Die Antwort kann keine weitere Individualisierung sein, denn sonst fügt sie sich all zu leicht in die neoliberale Ideologie ein, sie muss von Kollektivität geprägt sein. Wer sich der Heilung, Gesundung oder Stärkung der Seele, des Geistes oder der Psyche verschrieben hat, darf vor diesen Herausforderungen nicht zurückschrecken; darf nicht durch Prozesse der Individualisierung die Tyrannei forttragen, darf sie nicht als Rand- oder Sonderthema begreifen oder sich in einen Raum vermeintlicher Neutralität zurückziehen. Sicher, es wird einiges an Abwägung und Reflexion bedürfen, wie viel kritische Sozialanalyse letztlich in einer Therapie Platz hat, denn schließlich kann die Arbeit an sich selbst, dass ›Management‹ oder ›Regieren‹ der eigenen Psyche und den dazugehörigen Bedürfnissen und Gefühlen auch Linderung vor der Qual des Alltags versprechen, letztlich wird sie aber nicht die Umstände beheben, die die Herrschaft und Kontrolle über das Selbst überhaupt nötig machten.

Literaturverzeichnis

Butterwegge, Christoph (2010): Neoliberalismus, Sozialstaatsentwicklung und Armut. In: Unsichtbare Hand – unsichtbare Faust. Informationen über Krisen und Kriege. Schulheft 140. Studien Verlag, Insbruck/Wien/Bozen.

Butterwegge, Christoph (2020): Ungleichheit in der Klassengesellschaft. Papyrossa Verlag.

Bröckling, Ulrich (2013): Das unternehmerische Selbst. Soziologie einer Subjektivierungsform. Suhrkamp, Frankfurt/Main.

Cobb, Jonathan / Richard Sennet (1993): The hidden injuries of Class. W. W. Norton & Company, New York.

Freire, Paulo (2017): Pedagogy of the Oppressed. Penguin Classics, London.

Grubner, Angelika (2017): Die Macht der Psychotherapie im Neoliberalismus. Eine Streitschrift. Mandelbaum Verlag, Wien.

hooks, bell (1994): Theory as Liberatory Practice. In: Teaching to Transgress. Routledge, New York.

Radtke, Frank-Olaf (2004): Die Illusion der meritokratischen Schule. Lokale Konstellationen der Produktion von Ungleichheit im Erziehungssystem. In: Institut für Migrationsforschung und Interkulturelle Studien (Hrsg.): IMIS Beiträge Heft 23/2004, Universität Osnabrück.

Schmidt, Harald (2007): Fetti und die Unterschichtenbande [Video]. Youtube. Online einsehbar unter: *https://www.youtube.com/watch?v=Hpm1Y9z9VL0*. Abgerufen am 14.12.2022.

Schröder, Gerhard / Tony Blair (1999): Der Weg nach vorne für Europas Sozialdemokratien. Abgerufen am 15.04.2022. Online einsehbar unter: http://www.glasnost.de/pol/schroederblair.html

Sennet, Richard (2000): Der flexible Mensch. Die Kultur des neuen Kapitalismus. Btb Verlag, München.

Wehler, Hans-Ulrich (2013): Die neue Umverteilung. Soziale Ungleichheit in Deutschland. C.H. Beck, München.

Psychismus. Die Diskriminierung entlang der ›Psyche‹ als Individualisierung und die Schwierigkeiten des kollektiven Widerstandes

von Janne Lauff

Die gestörte Psyche
Ich werde psychisch gestört
Ich bin psychisch gestört
Ich habe eine psychische Störung
Ich störe die ›Psyche‹ – ich störe Psychismus.

Psychismus als Begriff, um die Diskriminierung aufgrund der ›Psyche‹ zu benennen

Wenn – wie in diesem Band – kritisch nach kollektiven Umgangsformen mit ›mentaler Gesundheit‹[22] gefragt wird, reicht es nicht, eine Psychiatriekritik aufzustellen. Es ist ebenfalls nicht ausreichend, ›psychische Gesundheit‹ als Ideologie zu entlarven, wie es im englischsprachigen Diskurs um *Sanism* geschieht (Ingram 2011, Poole 2012, Wolframe 2012, Poole/Jivraj 2015).

Die ›Psyche‹ als gesellschaftliche Ordnungsinstanz

Stattdessen müssen wir unser Verständnis der ›Psyche‹ selbst hinterfragen, die ›Psyche‹ als gesellschaftliche Ordnungsinstanz, durch welche Menschen auf sich selbst, eben auf ihre ›Psyche‹ zurückgeworfen werden und danach bewertet werden, wie normkonform sie mit diesem Umstand umgehen. Es ist bereits die Annahme einer ›Psyche‹ selbst, die dazu führt, dass Menschen, die den gesellschaftlichen Normvorstellungen hinsichtlich ihrer ›Psyche‹ nicht entsprechen, diskriminiert und unterdrückt werden. Um dies benennbar zu machen, kristallisierte sich in aktivistischen Selbsthilfe-Seminaren mit Psychiatrie-Erfahrenen in Deutschland sowie durch meine wissenschaftlich theoretische Arbeit der Begriff *Psychismus* heraus.

22 Ich setze Begriffe in Anführungszeichen, um deutlich zu machen, dass ich mich von ihrer geläufigen Bedeutung distanziere. Bspw. stehen ›medizinisch‹, also lat. Heilkundig, und ›psychiatrisch‹, die Heilkunst der Seele betreffend, im Widerspruch zu der gewaltvollen Behandlungswirklichkeit. Diese wird durch den Euphemismus ›mentale Gesundheit‹ zusätzlich verdeckt.

Aus einer psychismuskritischen Perspektive kann es derzeit keine wirksame kollektive Praxis hinsichtlich sozio-emotionalem Wohlbefinden und Zufriedenheit geben. Denn es gibt keine Orte, an denen die ›Psyche‹ als Diskriminierungskategorisierung berücksichtigt wird. Dieser Mangel brachte mich dazu, die letzten Jahre an der Theoriebildung zu *Psychismus* zu arbeiten. In diesem Artikel möchte ich einiger meiner theoretischen Gedanken mit euch teilen, die bewusst machen, warum Kollektivierung, also ein gemeinschaftliches Zusammenfinden und Vorgehen gegen Probleme, mit denen Menschen mit non-normativen ›Psychen‹ konfrontiert sind, so schwierig ist. Auch möchte ich erste Wege aus diesen Schwierigkeiten heraus aufzeigen (Kapitel 3).

Kritik am Begriff der ‹Stigmatisierung‹

Ausgangspunkt dafür ist eine diskriminierungskritische Herangehensweise, die sich grundlegend von bisherigen verbreiteten Denkweisen über ›Psychische Krankheit‹ unterscheidet. Obwohl das Wissen um die Notwendigkeit dieser herrschaftskritischen Perspektive bereits seit längerem einsehbar ist (aufgezeigt u.a. von Holley et al. 2013: 59), wird insbesondere im deutschsprachigen Kontext noch immer fast ausschließlich mit dem Begriff der ›Stigmatisierung‹ argumentiert[23], wenn es um ›Psychisch Kranke‹[24] geht. ›Stigma‹ kommt aus dem Altgriechischen und bedeutet ›Wundmal‹. In der Medizin meint es ein auffälliges, negativ bewertetes, krankhaftes Merkmal. Wenn wir die Stigmatisierung kritisieren, kritisieren wir, dass eine Person auf ihr ›krankhaftes Merkmal‹ reduziert wird und ihre anderen Seiten nicht mehr gesehen werden. Wir stellen allerdings das ›krankhafte Merkmal‹ selbst nicht in Frage und verhindern so eine emanzipatorische, d.h. befreiende Sicht auf die non-normative ›Psyche‹.

Diskriminierung als Bewertung von Unterschieden

Stattdessen von Diskriminierung zu sprechen, bedeutet anzuerkennen, dass eine zunächst neutrale, horizontale Differenzierung, also Unterscheidung, mit unterschiedlichen Bewertungen versehen wird. Dabei kommt es zu einer hierarchischen Anordnung, die dazu führt, dass ›normale‹ oder ›psychisch gesunde‹ Menschen als wertvoller angesehen werden und bevorteilt werden, während ›Unnormale‹ oder

23 Diese geschieht sowohl in der Sozialpsychiatrie als auch in psychiatriekritischen Arbeiten und der politischen Selbsthilfe- und Interessensvertretung Psychiatrie-Erfahrener

24 Oftmals wird mit der Bezeichnung ›Psychisch Kranke‹, der Begriff Mensch weggelassen. Einerseits wird damit deutlich, dass die ›Psychische Krankheit‹ stigmatisierend als ein den ganzen Menschen einnehmendes Merkmal gesehen wird, andererseits ergibt sich daraus die Frage, inwiefern ›Psychisch Kranke‹ gesellschaftlich überhaupt noch als Menschen angesehen werden. Um dies kritisch vorzuführen, verwende ich ›Psychisch Kranke‹ als Nomen in Anführungszeichen.

›Psychisch Kranke‹ abgewertet werden und benachteiligt werden. Sie werden unterdrückt und diskriminiert.

Drei weitere Merkmale von Diskriminierung sind dabei hilfreich in den Blick zu nehmen:

Ideologische oder diskursive Ebene	Glaubenssätze oder Auseinandersetzungen, wie sie bspw. in den Medien oder auch wissenschaftlichen Veröffentlichungen sichtbar werden
Institutionelle oder strukturelle Ebene	Institutionen wie die Psychiatrie oder z.B. auch Gesetze wie die Psychisch Kranken Gesetze
Zwischenmenschliche oder interpersonelle Ebene	der direkte Kontakt zwischen Menschen
Individuelle oder intrapersonelle Ebene	Menschen ›verinnerlichen‹ Diskriminierung und sehen sich selbst als weniger wertvoll an.

Tabelle 1 Ebenen der Diskriminierung

Wirkungsebenen von Diskriminierung

Erstens gilt es zu berücksichtigen, dass Diskriminierung auf verschiedenen Ebenen (vgl. Schmidt 2009: 83-88) wirkt, wie in Tabelle 1 dargestellt ist. Während die Selbsthilfe oder der Peer-Support die intra- und interpersonelle Ebene adressieren, wird durch die Psychiatriekritik vor allem die institutionelle Ebene kritisiert. Die diskursive Ebene wird jeweils weniger in den Blick genommen. Indem ich die Diskriminierungskritik durch die Infragestellung der Kategorisierung ›Psyche‹ erweitere, wird es möglich, alle Ebenen gleichermaßen zu adressieren.

Geschichtliches Gewordensein und Unumkehrbarkeit von Diskriminierung

Zweitens ist Diskriminierung und Unterdrückung auf all diesen Ebenen durch historische gewachsene Strukturen gekennzeichnet. Das meint, dass die Anordnung, in der wir zueinander stehen, wie hier bspw. in hierarchischen Verhältnissen, über die Jahrtausende ein stabiles Gefüge bekommen hat. Diese Festigkeit basiert auf einem komplexen Ineinander-Wirken der Ordnungsmechanismen auf den verschiedenen Ebenen. Dies hat zur Folge, dass es keine Umkehrung von Diskriminierung und Unterdrückung gibt. Dies ändert sich auch nicht, wenn es in spezifischen Situationen kurzfristig eine Möglichkeit zur Machtausübung für benachteiligte und unterdrückte

Menschen geben kann, denn der größere Rahmen dieser Ordnung bleibt bestehen.

Double-Binds

Das dritte Merkmal von Diskriminierung ist, dass sie in Double-Binds, d.h. in sich widersprechenden Aufforderungen erfolgt, die die diskriminierte Personengruppe nicht gleichzeitig befolgen kann (vgl. Boger 2019: 13). Ein Beispiel dafür sind die Aufforderungen, sich zu integrieren und dahin zurückzugehen, wo man herkäme (vgl. ebd.: 27). Dies hat zur Folge, dass auch die Widerstandsstrategien gegen Psychismus gegensätzlich sind (bspw. die Forderungen als ›normaler‹ Mensch wahrgenommen zu werden oder in besonderen Bedürfnissen berücksichtig zu werden).

Die dreifache Störung

Die folgenden Kapitel sind an der dreifachen Störung orientiert. Damit wird die Störung in ihren drei Phasen aufgedeckt: Soziale Missstände und enge Rollenerwartungen (vgl. Plumb 1994: 5) verursachen ein Gestört-Werden, welches der zweiten, pathologisierten Störung vorausgeht. Der Störung als Krankheit wiederum kann durch die dritte Störung, ein bewusstes Stören von Psychiatrisierung, Psychismus und »Psyche«, entgegengewirkt werden. So erkläre ich zunächst, was Psychismus und was die ›Psyche‹ ist, die gestört wird (1). Als einen der Kollektivierung besonders entgegenstehenden psychistischen Wirkmechanismus gehe ich der Individualisierung nach (2). Dieser Prozess verursacht, dass die Störung ›psychisch‹ wird bzw. das Individuum ›psychisch gestört‹ oder ›psychisch krank‹. Anschließend entwerfe ich die Störung als widerständige Störpraktik gegen Vorstellungen von ›Psyche‹ und gegen Psychismus – dabei beleuchte ich die zahlreichen, besonderen Schwierigkeiten, die den kollektiven Widerstand erschweren, und zeige erste mögliche Auswege daraus auf (3).

1 ›Psychisch‹ Gestörtwerden – was ist die ›Psyche‹, was ist Psychismus?

Psychismus: die Diskriminierung entlang der Kategorisierung ›Psyche‹

Psychismus ist die Diskriminierung entlang der Kategorisierung ›Psyche‹. *Kategorisierung* bedeutet, dass eine Kategorie, d.h. ein Einteilungsschema oder Grundbegriff sozial hergestellt wird[25]. Das Wort

25 Die Substantivierung durch die Endung *-sierung* findet sich häufiger in diesem Text und meint auch an den anderen Stellen, dass es sich um eine Tätigkeit handelt, die etwas entstehen lässt, bspw. werden durch Psychiatrisierung Konsument*innen des psychosozialen Hilfesystems produziert. Diese Prozesse der gesellschaftlichen Herstellung von Dingen, die dann als natürlich und selbstverständlich hingenommen werden (Konstrukte), aufzuzeigen, wird auch Dekonstruktion genannt.

Kategorie kommt dabei aus dem Altgriechischen und bedeutet Anklage, Vorwurf, Beschuldigung oder wider jemanden reden, was bezeichnend ist für den Vorgang, Menschen zu kategorisieren. Die ›Psyche‹ ist demnach der Grundbegriff, mithilfe dessen Menschen in eine Hierarchie eingeteilt und beschuldigt werden. Was mit ›Psyche‹ gemeint ist, scheint selbstverständlich und wird selten erklärt. Die allerdings sehr vielfältigen Vorstellungen darüber, was ›Psyche‹ sein soll, lassen sich in drei für das Verständnis von Psychismus bedeutsame Perspektiven bündeln:

Psychologische Definition: ›Psyche‹ als Erleben und Verhalten

Die erste Perspektive, die psychologische Definition als ›Erleben und Verhalten‹, umfasst äußerlich sichtbare Regungen und Handlungen und das innere ›Erleben‹. Auch dieses ›Erleben‹ verstehe ich als Handlungen, die ich mit Wahrnehmen, Fühlen und Denken expliziere. Des Weiteren gibt es in der Psychologie die Idee der Persönlichkeit, die eine Konnotation von Substanz oder Essenz hat, also ein beständiger, innerer ›Wesenskern‹, der die individuelle Person ausmacht (vgl. Schönpflug 2006: 6).

Begriffsetymologie: ›Psyche‹ als Atemhauch

Die zweite Perspektive ist ein eher spirituelles Verständnis von Seele als ›Atemhauch‹. Ursprünglich kommt der Begriff der ›Psyche‹ aus dem Altgriechischen psȳchḗ (ψυχή) und bedeutet »Hauch, Atem, Leben, Lebenskraft, Seele (des Verstorbenen), Geist, Gemüt« (›Psyche‹ in: Pfeifer 1993: o.S.). Das dazugehörige Verb beinhaltet auch ›ohnmächtig werden, sterben, abkühlen, erfrischen‹ (ebd.). Interessanter Weise beinhaltet der Begriff ›Psyche‹ im Wortursprung also eine Ohnmacht, die auch beinhaltet, dass die ›Psyche‹ erst sichtbar wird, wenn sie nicht mehr da ist oder eben gestört wird.

›Psyche‹ als Geist

Das Verständnis von ›Psyche‹ als Geist im metaphysischen oder transzendentalen Sinn überdauert bis heute im alltagssprachlichen Gebrauch. Es ist allerdings aus der wissenschaftlichen Psychologie ausgelagert und in die Wissensgebiete nicht universitär institutionalisierter Spiritualität verlagert (wobei ›spiritus‹ das lateinische Äquivalent zu Altgriechisch psȳchḗ ist). Diese Ausgrenzung überschneidet sich mit der Etikettierung von spirituellen Erfahrungen als ›psychisch krank‹[26] und ist somit auch im Rahmen von einer Psychismuskritik von Interesse.

›Psyche‹ als Innerlichkeit

Eine Alternative zu diesen Verständnissen ermöglicht die dekonstruktivierende Perspektive auf die ›Psyche‹, wie sie durch Judith Butler

26 Vgl. hierzu weiterführend Farber, Seth (2012): The Spiritual Gift of Madness. The Failure of Psychiatry and the Rise of the Mad Pride Movement. Rochester, Vermont: Inner Traditions.

vorgeschlagen wird. So stellt they[27] die Existenz eines psychischen Raums, »verstanden als inneres Theater der einen oder anderen Art« (Butler 2017: 24) in Frage. Und positioniert sich ungewöhnlich direkt:

> *Ich vertrete die Auffassung, daß dieser Prozeß [sic!] der Verinnerlichung der Psyche die Unterscheidung zwischen innerem und äußerem Leben bewirkt, womit wir eine Unterscheidung zwischen dem Psychischen und dem Sozialen gewinnen [...]. (ebd.)*

Trennung zwischen Innen und Außen

In meinem Leseverständnis dieser vielschichtigen Passage ist die ›Psyche‹ Butler zufolge ein Konstrukt, das ein vom sozialen Äußeren getrenntes Inneres bezeichnet. Die ›Psyche‹ wird als innerer, »psychologischer Kern« (Butler 2019: 201) des Menschen am weitesten von gesellschaftlichen Verwobenheiten entfernt gedacht. Es handelt sich um das Tiefe, das Eigene, von dem so gerne angenommen wird, es liege außerhalb der Reichweite eines äußeren Zugriffes. Dabei, so Butler, erweist sich diese erfundene

> *Innerlichkeit als Effekt und Funktion eines entschieden öffentlichen, gesellschaftlichen Diskurses bzw. der öffentlichen Regulierung der Phantasie [...], die das Innen vom Außen differenziert. (ebd.: 200; Hervorh. J.L.)*

Wie diese soziale Konstruktion, die Herstellung der ›Psyche‹, vollzogen wird, zeige ich im folgenden Kapitel anhand der Individualisierung als Ausgangspunkt auf. Zuvor sei darauf hingewiesen, dass Butler nicht nur die Innerlichkeit als abstrakten Raum dekonstruiert, sondern auch jene als ›Psyche‹ vorgestellte Handlungen wie Wahrnehmen, Fühlen, Denken und Verhalten. So versteht they bspw. affektive Reaktionen oder Gefühle als gesellschaftlich vermittelt (vgl. Butler 2010: 40, 46).

27 Judith Butler hat am 31.1.2020 bei their Vortrag in der TU Berlin bekannt gegeben, dass their Pronomen sie/ihre oder das singuläre they/their sind (Fischer 2020) und sich in einem Interview als non-binär geoutet (Ferber 2020). Um dies auch in dieser Arbeit sprachlich sichtbar zu machen, wird vorwiegend das Pronomen they/their verwendet.

2 ›Psychisch‹ Gestörtsein – Individualisierung als (eine) zentrale Wirkweise von Psychismus

An dieser Stelle möchte ich zunächst theoretisch erörtern, inwiefern die Individualisierung eine zentrale Wirkweise von Psychismus darstellt. Dies bildet die Grundlage, um im Kapitel 3 der Frage nachzugehen, inwiefern sie der Kollektivierung entgegensteht.

Individualisierung: Verlagerung sozialer Probleme in die individuelle ›Psyche‹

Im Rahmen einer Psychismuskritik kann Individualisierung verstanden werden als der Prozess, bei dem soziale Probleme und soziale Ungerechtigkeit einem einzelnen Menschen angelastet und in dessen imaginären ›inneren‹ Raum, in die ›Psyche‹ verlagert werden. Dies kritisierte bereits 1994 die Psychiatrie-Überlebende und Aktivistin Anne Plumb, indem sie anstatt von ›psychischer Krankheit‹ von *Distress*[28]/*Dissent* sprach, was mit *Krise*[29]/*Protest* übersetzt werden kann. Mit dieser Begriffskombination betonte sie das Widerstreben gegen soziale Rollenzuschreibungen und den Protest gegen gesellschaftliche Missstände, welche individueller Not und Leiden vorausgehen (vgl. Plumb 1994: 5).

Hoffnung auf individuellen Ausgang aus dem Leiden

Die Individualisierung der Krise durch pathologisierende Narrative, also Erzählungen über ›Psychische Krankheit‹ funktioniert dennoch auch unter Psychismus-Betroffenen so gut, da darin auch die Hoffnung transportiert wird, einen individuellen Ausgang aus dem Leid zu finden. Psychistisch zum Imperativ gewendet, wird diese Hoffnung in die Erwartung verkehrt, dass das Individuum in der Lage sein müsste, das eigene Leiden zu bekämpfen.

Sackgasse biomedizinisches Erklärungsmodell ›psychischer Krankheit‹

Allerdings führt die Annahme der individuellen Ursächlichkeit für eine Notlage in Kombination mit dem heute vorherrschenden biomedizinischen Erklärungsmodell ›psychischer Krankheiten‹ in eine Ausweglosigkeit: So wird der Mensch als durch den Körper, bspw. durch Gene, Hormone oder Neurotransmitter bestimmt gedacht.

---

28 Distress aus dem Englischen kann mit Not, Bedrängnis, auch Unterdrückung oder Folter, Verzweiflung, Leiden und Schmerz, allerdings auch Beschreibungen von Reaktionen, wie Angst und Panik übersetzt werden. Dies umfasst eine Notlage, ohne zwangsläufig von einer Pathologie auszugehen, d.h. ohne die individuelle Person als krank oder ursächlich für die Notlage zu sehen. Es handelt sich um eine neutrale Bezeichnung von Schmerz oder Not, ohne dass explizite Ursachen diagnostiziert werden – weder im Individuum noch im Sozialen.

29 Im Gegensatz zu Krise, die mit »gefährlicher Lage« oder »Wendepunkt« (vgl. »Krise« in: Pfeifer 1993: o.S.) ebenso äußere Umstände bezeichnet, wird mit Leid oder Schmerz nur ein ›innerer‹ Zustand oder Prozess gemeint.

Diese Problemverortung in der Neuroanatomie oder -physiologie der*des Einzelnen wird von der Neurodiverstiätsbewegung aufgegriffen, von der sowohl in aktivistischen als auch wissenschaftlichen Kontexten eine Ausbreitung zu verzeichnen ist (vgl. McWade et al. 2015: 305). Für den Psychismusbegriff erachte ich es als wichtig, die strategischen Argumentationen, die mit Neurodiversität verbunden sind, zu kennen und kritisch reflektieren zu können. Mit dem Argument der Unveränderlichkeit der neurologischen Konstitution geht die wichtige Forderung einher, die Umwelt an Bedürfnisse, die von Psych-Normen abweichen, anzupassen (vgl. Graby 2015.: 237), zum Beispiel in Form von Unterstützung und Assistenz (vgl. ebd.: 240). Das Ziel ist nicht die Veränderung oder Normalisierung des Individuums, sondern die soziale Anerkennung und Chancengleichheit für alle Individuen unabhängig ihrer ›Neurologie‹ (vgl. ebd.: 234).

Anpassung der Umwelt an non-psych-normative Bedürfnisse

Verbunden ist diese Argumentation jedoch mit einem Biologismus, der nur allzu leicht in Naturalismus übergeht. Die vermeintlich neurologischen Konstitutionen werden als natürliche, also vor-soziale und unveränderliche ›Tatsachen‹ vorgestellt, die keiner Heilung bedürfen. Dies ist besonders problematisch, wenn sie für sozio-emotionale Zustände übernommen werden, die qua Definition leidhaft sind, z.B. bei dem Diagnoselabel ›Depression‹. Erfolgt hier also eine Annahme im Sinne der Neurodiversitäts-bewegung, wird ein leidvoller Zustand als natürlich gegebene Konstitution gesetzt und unveränderbar. Damit geht auch die Verstetigung des Leids im Körper einher. Wenn der Körper, insbesondere in seiner ›genetischen Konstitution‹, als Ursache für das Leiden gesetzt wird, liegt es nicht mehr in der Macht des Subjekts, dieses Leiden zu verändern, obwohl es als individueller Ort der Ursache des Leidens konstruiert wird.

Biologismus, Naturalismus und die Verstetigung des Leids im Körper

Die Wirkmächtigkeit dieser psychistischen Mechanismen selbst bei ansonsten diskriminierungskritischen Menschen muss sich in kollektiven Vorhaben, mit Krisen umzugehen, bewusst gemacht werden. Eine mögliche Schlussfolgerung wäre, die Argumentation von der Neurologie auf das Wahrnehmen, Fühlen, Denken und Verhalten zu verlagern, welches in seiner Vielfalt anerkannt und gestärkt werden sollte. Dabei sollte in den Fokus gerückt werden, wie in der sozialen Umwelt diese Vielfalt ermöglicht werden kann, indem die vorausgegangenen sozialen Bedingungen berücksichtigt werden.

Außerdem muss beachtet werden, dass die Vorstellung von einer ›Psyche‹ als dem Eigenen, dem Wesentlichen, dem, was den einzelnen Menschen ausmacht, gleichzeitig das Produkt als auch den Vorgang

Individualisierung als Herstellung von ›Psyche‹

der Individualisierung darstellt. Es handelt sich nicht um die bloße Zuschreibung spezifischer Wesensmerkmale auf Grund einer bestimmten Ausprägung von Wahrnehmen, Fühlen, Denken und Verhalten oder ›Psyche‹. Vielmehr wird durch die Schaffung der Kategorie ›Psyche‹ die Zuschreibung von Merkmalen hinsichtlich des ›Wesens‹ einer Person erst möglich. Es handelt sich hier um eine Schleife, die wir im Denken vollziehen müssen, um Individualisierung als psychistischen Wirkmechanismus zu verstehen (weiterführend hierzu Lauff 2020: 75).

Psychistische Deprivilegierung: Die Enteignung des ›Innenraums‹

Entgegen dem herkömmlichen Verständnis von Individu-alisierung erweitert diese psychismuskritisch betrachtet gerade nicht den Raum für individuelle Bedürfnisse. Es ist wichtig zu verstehen, dass durch die Verlagerung gesellschaftlicher Probleme in den ›Innenraum‹ eben jener besetzt und enteignet wird. Johanna Hedva erläutert mit Merton, dass ›Privileg‹ von lat. ›privus‹, also individuell/ privat kommt und als Möglichkeit zu Privatsphäre verstanden werden kann (vgl. Hedva 2016: o.S., letzter Abschnitt). Durch Psychismus deprivilegiert zu sein bedeutet, die Möglichkeit auf die Privatsphäre in Bezug zur ›Psyche‹, dem individuell Eigenen, dem vorgestellten ›Wesenskern‹ oder eben mit Butler dem ›inneren Raum‹, zu verlieren. So werden Menschen durch unzählige ›psychologische‹ Fragebögen genötigt, ihr Inneres preiszugeben. Dies führt sich oft durch anmaßendes Verhalten des nahen sozialen Umfeldes fort. Besonders wirksam wird die Enteignung der ›Psyche‹ dadurch, dass weiterhin das Individuum als Ursache für die ›Psychische Krankheit‹ gesehen wird. Auch hier führt das entzogene Recht auf die Privatsphäre einer ›Psyche‹ wieder in eine Sackgasse der Ohnmacht, denn sie bleibt als Ursprung der Probleme angesehen, während die Möglichkeit, aus einem und in einen ›Innenraum‹ zu handeln, enteignet wird.

3 Die ›Psyche‹ stören?! – Schwierigkeiten und Möglichkeiten des kollektiven Widerstandes

Aus der Individualisierung, die mit der Konstruktion der ›Psyche‹ zusammenhängt, ergeben sich Schwierigkeiten der Kollektivierung, denen ich im Folgenden vertiefend nachgehe. Neben diesem wichtigen Schritt der Entwicklung des Problembewusstseins darüber, entwerfe ich auch erste visionäre Auswege aus diesen Schwierigkeiten.

Vielfältige Probleme verhindern bereits das Zusammenkommen, das die Kollektivierung zuallererst braucht. So fehlt es bisher an einer kollektivierenden Kategorie dazu. Aus theoretischer Sicht ist die Kategorisierung ›Psyche‹ nicht als gemeinsames Merkmal zur Kollektivierung geeignet, da sie ja gerade als das Individuelle, das ganz Eigene vorgestellt wird. Auch wird die binäre, d.h. zweiteilige Unterscheidung in ›psychisch‹ gesund/normal und krank/unnormal weiter ausdifferenziert, z.B. in Diagnosemanualen, in denen Kategorisierungen verschiedenster Krankheitsbilder gezeichnet werden. Auf diese kreativen Symptombündelungen folgen mitunter sehr unterschiedliche ›psychiatrische‹ Behandlungen. Daher verwundert es nicht, dass auch die politischen Widerstandsstrategien der Behandelten unterschiedlich bis gegensätzlich sind.

Fehlende kollektivierende Kategorie

Ein Ausweg draus ist, diese Unterschiede explizit zu thematisieren. So kritisiert die Aktivistin und Professorin für Mad Studies Jasna Russo verkürzende Identitätslabel wie *Madness*[30] und zeigt mit Faulkner eine Alternative auf, die ich als wertvoll erachte: »It seems to me that we need more words rather than less to describe experiences« (Faulkner 2002: 7,8, zit. n. Russo 2016: 64). Bspw. braucht es Gespräche darüber, welche Behandlungen wir genau erfahren haben. Geschlossen stationär unter richterlichem Beschluss oder ambulante Psychotherapie? Rechtliche Betreuung, Heim-unterbringung und Behindertenwerkstatt? Ohne, dass die Unter-schiede uns trennen, können sie uns helfen, unsere unterschiedlichen Haltungen zu verstehen. Selbstverständlich dabei sollte sein, dass diejenigen von uns, die stärkere Entmachtungserfahrungen erleiden mussten, von jenen, die hilfreiche Unterstützung erfahren durften, unterstützt werden und den Raum erhalten für die Artikulation gegen das Unrecht.

Statt verkürzende Identitätslabel Unterschiede explizieren

Darüber hinaus ist zu beachten, dass manche Menschen in ›psychischen‹ Krisen keine direkten Erfahrungen mit psychiatrischer Gewalt machen mussten, da sie z.B. auf Grund von Migration keinen Zugang zum psychiatrischen System haben (vgl. Joseph 2019: 10) oder sich der Gefahr, die ein stationärer Psychiatrieaufenthalt birgt, bewusst sind und diesen vermeiden. Diese Menschen bleiben ohne Unterstützung, sind jedoch bisher von der Psychiatrie-Erfahrenen-Bewegung ausgeschlossen. Z.Zt. können diejenigen, die sich an hegemonialen

Ausschlüsse und Hierarchien in Psychiatrie-Erfahrenen-Bewegungen

30 Die Bezeichnung *Mad* (dt. Ver*rückt) geht aus der User-/Survivor- und der Mad Pride-Bewegung hervor, in der sie als re-aneignende Selbstbezeichnung verwendet wird. Das meint die Zurückeroberung eines vormals als diskriminierende Beschimpfung verwendeten Wortes.

Psych[31]Fabeln orientieren, d.h. die Erzählungen von Neurologie und Krankheit aufgreifen, und von positiven therapeutischen Erfahrungen berichten, am lautesten sprechen – wie an den zunehmenden Outings als ›psychisch krank‹ von berühmten Personen deutlich wird. Auch die Frauenbewegung formierte sich anfänglich anhand männlicher Zuschreibungen von Weiblichkeit. Dies führt allerdings zu Festschreibungen von Unterschieden, die insbesondere, wenn diese Unterschiede nicht nur Leiden bewirken, sondern das Leiden selbst sind, in die bereits erwähnten Sackgassen führen. Es ist zu hoffen, dass auch bei ›Psyche‹ wie bei Geschlecht die dekonstruktivierenden Strategien zunehmen.

Geringe Sichtbarkeit

Dies ist allerdings problematischer als bei vielen anderen Diskriminierungsformen. Denn auf Grund der geringen Sichtbarkeit – die ›Psyche‹ ist per definitionem nicht sichtbar – fehlt es sowohl an Erkennungsmerkmalen zum Zusammenschluss von Betroffenen als auch an Unterstützungsangeboten durch potenziell solidarisierungsbereite Menschen. So wird zwar unbewusst durchaus anhand von sichtbaren Merkmalen diskriminiert (z.B. Mimik, Gestik, Körperhaltung wie Unsicherheit, Narben und weiteres sichtbares Verhalten), diese führen jedoch i.d.R. nicht zu ausgleichenden Formen sozialer Gerechtigkeit. Ein Ausweg daraus ist: mehr Outings. Fast immer, wenn ich in normativen, bspw. universitären Räumen, erwähne, dass es meine eigene Psychiatrie-Erfahrung ist, die mich zu meiner theoretischen Arbeit bewegt hat, kommen Menschen danach mit mir ins Gespräch und vertrauen mir ihre eigene Psychiatrie-Erfahrung an. Nur wenn wir uns zeigen, können wir miteinander alternative kollektive Wege gehen.

31 Die Vorsilbe Psych- bezieht sich auf den englischen Begriff des . Damit wird eine Gruppe von Wissenschaften und Professionen beschrieben (Psychologie, Psychoanalyse, Psychiatrie, aber auch angrenzende Berufsgruppen wie Sozialpädagogik, Ergotherapie etc.). Diese werden, so Pulido-Martinez, gemeinsam analysiert, da sich ihre Ansätze komplementieren, also gegenseitig ergänzen, um das Soziale zu normalisieren, standardisieren und essentialisieren (vgl. Pulido-Martinez 2014).

Abbildung 1 Ansteck-Button ›Psychos Unite‹

Hierfür erachte ich auch (Selbst-)Bezeichnungen, die eine Kollektivierung ermöglichen, als notwendig, um die Not zu wenden. Daher schlage ich vor, den Ansatz von *Mad* als Erfahrung struktureller psychiatrischer Gewalt zu erweitern. *Mad* oder andere Begriffe wie *Ver*rückt* oder *Psycho* könnten dann die Erfahrung von Psychismus aus einer deprivilegierten Position bedeuten. Ein erfahrungsbasiertes Verständnis von Identitätslabel bedeutet jedoch nicht unbedingt auch eine machtkritische Haltung (vgl. Voronka 2016: 198). Ein Umgang damit wäre, Identitätslabel wie *Mad*, *Ver*rückt* oder *Psycho* als Ausdruck des eigenen Bestrebens nach psychismuskritischer Bewusst seinsbildung (aus unterdrückter Positionierung) zu verstehen.

Selbstbezeich-nungen zur Kollektivierung: Mad, Ver*rückt und Psycho

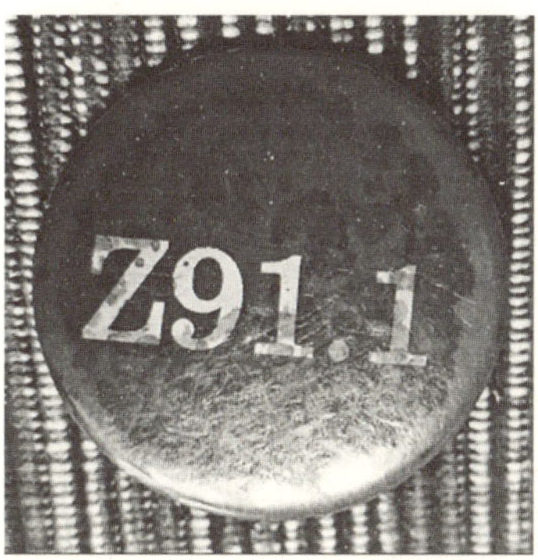

Abbildung 2 Ansteck-Button Diagnose ›Z 91.1‹

In Bewegungen sexueller und geschlechtlicher Vielfalt werden Erkennungszeichen in Form von Flaggen und anderen Symbolen geschaffen.

Auch dies kann ein sinnvoller Weg sein, um sich gegen Psychismus zusammenfinden zu können (siehe Abbildungen 1 und 2).

Identifizierung mit der ›Psyche‹

Dies birgt allerdings wiederum eine Sackgasse, die in dieser Form auch in Bewegungen zu Geschlecht und Sexualität zu finden ist: die Verstärkung der Identifikation mit der jeweiligen Ausprägung der diskriminierten Eigenschaft. Bei der ›Psyche‹ erscheint mir dies als besonders extrem, da es sich nicht nur um die Identifikation mit einer Eigenschaft handelt, die zur Persönlichkeit beiträgt, sondern mit der individuellen Persönlichkeit selbst. Das erklärt das starke Anhaften an die ›Psyche‹ und die besonders schweren und erbitterten internen Kämpfe, die innerhalb der Bewegungen zur Selbsthilfe und Interessensvertretung von Psychiatrie-Erfahrenen und ›Psychisch Kranken‹ allgegenwärtig sind. Die sich entgegenstehenden Strategien gegen Unterdrückung werden dann besonders explosiv vertreten.

Re-Aneignung des ›Innenraums‹

Eine Alternative kann es sein, ›Psyche‹ als bewusst diskriminierungskritisch belebbaren Innenraum re-anzueignen, d.h. zurückzuerobern. Als eine Art persönlicher safer space besonders beschützt, kann aus diesem Innenraum heraus ein selbstbestimmter, re-angeeigneter Abstand zur Außenwelt gewahrt werden, um einen flexiblen, ja selbstwidersprüchlichen Umgang mit unterschiedlich diskriminierenden Situationen zu hegen. Ich schlage hiermit also eine *Widerholung* [sic!], die widerständige Verschiebung der ›Psyche‹ als Störpraktik vor. Das Konzept der ›Psyche‹ als Innenraum, als scheinbar individuelles, vom sozialen Außen entferntes Wahrnehmen, Fühlen, Denken und Verhalten, wird weiterhin widerholt [sic!]. Dies geschieht jedoch gerade dadurch, dass dieser Innenraum sich den diskriminierenden Adressierungen und Zuschreibungen z.B. als fest, kohärent oder vereinzelt, bewusst und unabhängig entzieht und sich den vorherrschenden Normen nur kurzzeitig in Situationen hinwendet, in denen es strategisch nötig und klug ist.

Damit geht auch einher, diese innere Flexibilität nach Möglichkeit so auszurichten, dass eine Kollektivierung gestärkt wird. Indem der innere Raum gerade dazu genutzt wird, die innere Fixierung zu lockern und aufzugeben, kann es zu einer Verbindung mit einer größeren Menge von Menschen kommen, also zur Kollektivierung. Indem die Verbindung zu dem je eigenen Wahrnehmen, Fühlen, Denken und Verhalten gestärkt wird, können von dort aus auch andere ver*rückte Subjekte oder politische Vorgehensweisen wahrgenommen und das Verstehen untereinander erweitert werden.

Die Verstehbarkeit[32], genauer gesagt das Unverstehen, mit dem die Normalen* den Ver_Rückten – und auch die Ver*rückten sich untereinander – begegnen, ist eine weitere psychistische Wirkweise. Foucault zeigt auf, dass »Wahnsinn« als Gegenteil von Verstand per Definition das ist, was vom Diskurs ausgeschlossen ist (vgl. Foulcault 1994: 11), was nicht verstanden wird – oder verstanden werden muss. Die *Unverstehbarkeit* des elementar Anderen, der*des ›Psychisch Kranken‹ und die *Gefährlichkeit*[33] sind Formen der Verallgemeinerung und des Nicht-Sehens des Individuums und damit die diskriminierenden Gegenspieler der Individualisierung. In einem Prozess des Fremdmachens, des Otherings (vgl. Riegel 2016) wird die*der ›Psychisch Kranke‹ als nicht mehr verstehbar hergestellt und abgeschrieben, die menschliche Verbindung bricht ab. Damit einher geht die verbreitete Deutung des*der ›Psychisch Kranken‹ als gefährlich, denn mit der Überzeugung, jemensch überhaupt nicht mehr verstehen zu können, kann ein Gefühl von Unberechenbarkeit und Bedrohung entstehen (vgl. Lüthi 2019: 222). Die Gefährlichkeit hat eine zweifache Angst zur Folge – vor ›Psychisch Kranken‹ und davor, selbst ver_rückt zu werden, d.h. »Gegenstand psychzentrischer (Zwangs-)Maßnahmen und Einlesungen zu werden« (Lüthi 2019: 223). Darüber hinaus geht mit der Konstruktion der*des unberechenbaren und gefährlichen ›Psychisch Kranke*n‹ die breite gesellschaftliche Akzeptanz der Internierung und Folter der Menschen ohne Vorliegen jeglicher Straffälligkeit einher.

Nicht-Verstehbarkeit

Zu dem Nicht-Verstehen, mit dem den ›Psychisch Kranken‹ begegnet wird, trägt die starke Delegitimation von ›Trotz‹ als Kommunikationsmittel bei. Mai-Anh Boger definiert Trotz als den »Widerstand der Ohnmächtigsten unter uns« (Boger 2019: 385.), derjenigen, die keine Macht über Andere und sich selbst mehr haben (vgl. ebd.). Es handelt sich um »eine Form von Widerstand, die sich darin zeigt, zu trotzen, nicht folgsam zu sein, sich zu entziehen« (ebd.). Dabei erreichten diese Arten der Politiken der Verweigerung, »niemals mehr als

Trotz, Ver_rücktheit

32 Verstehbarkeit sollte, so Richard A. Ingram, in Frage gestellt werden (vgl. Ingram 2016: 12). In meiner Arbeit versuche ich, die Verstehbarkeit zu parodieren, sie vorzuführen, indem ich sie in ihre Extreme führe. So habe ich mich entschieden, die Marginalisierung des Unverstandenen widerständig zu wiederholen, in dem ich das, was meine Arbeit zugänglicher macht, an den Rand dränge: die Marginalien, die Randnotizen, die aus meinem eigenen Ringen um Verständlichkeit hervorgingen, um meine Ordnung des Psych@os.

33 Ich danke Eliah Lüthi für den Vorschlag, die Gefährlichkeit als wichtigen Wirkmechansimus von Psychismus zu untersuchen.

ebenjenen Entzug« (ebd.), so Boger. Auch *Madness* oder *Ver*rücktheit* kann als Synonym für solch widerständiges non-psychnormatives Wahrnehmen, Fühlen, Denken und Verhalten gesehen werden. Obwohl Boger bestätigt, dass viele von uns Be_Hinderten und Ver_Rückten »mit gewaltsamen Mitteln dazu erzogen [wurden], nicht zu pöbeln, nicht zu trotzen, in einem ›reifen, erwachsenen Ton konstruktive Kritik anzubringen‹, wie die Normalos* es nennen« (ebd.: 386), hält sie an der »Möglichkeit einer gewaltlosen Erziehung zu Höflichkeit, Freundlichkeit und respektvollem Umgang« (ebd.) fest. Durch eine »Etüde der Logik« leitet sie her, warum die am Trotz als Widerstandsstrategie Zweifelnden den Trotzenden überlegen seien. Sie konstatiert:

> *[D]ie Zweifelnden nämlich können beides: trotzen und es unterlassen; pöbeln und sanftmütig sein. Sie sind mächtiger, denn sie haben mehr Macht über sich selbst. […] Denn es geht nicht darum, den Eigensinn aufzugeben; es geht darum, mehr als nur den eigenen Sinn zu sehen. (ebd. 387; Hervorh. i. O.)*

Boger deklariert hiermit eine ethische und universale Wertvorstellung, die weit verbreitet ist. Für eine Psychismuskritik entscheidend ist der zumeist folgende Schritt, aus dieser universalen Wertvorstellung die Rechtfertigung abzuleiten, dass auf andere Menschen formierend einzuwirken sei, wie es Boger mit der Forderung einer »gewaltlosen« Erziehung[34] vollzieht. Hier drehe ich also mit Lucy Costa die Perspektive[35] und blicke auf Bogers Argumentation, auf die Norm(alos*) und auf ihr Selbstverständnis als dazu ethisch aufgerufen, psychnormierend auf gestört-Störende, Ver*rückte und Trotzende einzuwirken.

Alternative: Verstehen statt Verändern des Trotzes

Ich möchte hierzu eine psychismuskritische Haltung und alternative Handlungsmöglichkeiten vorstellen, die ich für potentiell solidarisches und unterstützendes Verbünden als wichtig erachte. Denn selbst wenn ich bestimmte Psychnormen, wie Freundlichkeit, Leidfreiheit oder Lebensfreude in meiner ethischen Wertevorstellung teile, kann ich – aus privilegierter Positionierung – aus dem psychistischen

---

34 Der Erziehungswissenschaftler Wolfgang Brezinka definiert Erziehung als *„Handlungen […], durch die Menschen versuchen, das Gefüge der psychischen Dispositionen anderer Menschen in irgendeiner Hinsicht dauerhaft zu verbessern oder seine als wertvoll beurteilten Bestandteile zu erhalten oder die Entstehung von Dispositionen, die als schlecht bewertet werden, zu verhüten."* (Brezinka 1990: 95)

35 Costa fordert unter dem Slogan »Flip the scope« dazu auf, aufzuhören ›Psychisch Kranke‹ zu erforschen und stattdessen Normale, angepasste, ausgeglichene und sichere Leute zu erforschen (vgl. Costa 2014: o.S).

Unterdrückungsverhältnis nur heraustreten, wenn ich das Paradoxon wage und die Bewertung, sowie die damit einhergehende Hierarchisierung, aufgebe. Das bedeutet, dass ich die Macht, die ich als trotzende und am Trotz zweifelnde Person innehalte, nicht mehr dafür verwende, psychnormativ auf eine andere Person einzuwirken, sie zu ›erziehen‹ oder zu ›therapieren‹. Im Gegenteil sollte ich die Möglichkeit, die Reaktion auf mein Gegenüber wählen zu können, dazu nutzen, Wege zu finden, in einen Kontakt zu kommen, in ein Verstehen des als unverständlich diskreditierten ver_rückten Ausdrucks – ohne diesen verändern zu wollen. Paradoxer Weise bewirkt gerade die Anerkennung der non-psychnormativen Äußerungen einer Person potenziell jene Veränderung, die zu verfolgen ich zuvor aufgegeben habe. Dies rührt daher, dass durch diese Anerkennung der Subjektstatus und damit eine Handlungs-fähigkeit wieder hergestellt wird, die die Entmächtigung zumindest in einem ersten Moment wieder löst. Praktisch bedeutet dies die Hinwendung, das Bemühen um Verstehen, wo zuvor Unversteh-barkeit herrschte, ein Wahrnehmen, ein Einlassen auf die trotzende, ver_rückte Person. Mehr als den eigenen Sinn, als den Eigensinn in den Ver*rückten, Irren und Psychos, müssen in erster Linie gerade diejenigen sehen, die psychnormativ privilegiert sind. Sie sind es, die lernen müssen, die widerständigen Kommunikationsinhalte in Madness, Trotz und Wahnsinn anzuerkennen und zu verstehen. Nur von einer Beziehung, statt von Erziehung aus, kann antidiskriminierendes Verbünden und Verändern gelingen.

Frech-Sein

Für diejenigen unter uns, die auf Entmächtigung durch Trotz und Selbstentzug bis zu Formen des »Nichtseinwollen« (vgl. Dernbach 2022 und in diesem Band) reagieren, möchte ich hier eine neue Strategie teilen, die ich mit Frech-Sein bezeichne[36]. Frech kann es sein, trotz Nicht-Verstanden-Werdens sich immer wieder zuzumuten, sich zu zeigen, ja, sich vielleicht sogar aufzudrängen, anstatt sich zu entziehen. Das kann beinhalten, non-normatives Wahrnehmen, Fühlen, Denken und Verhalten zu teilen auch da, wo dessen normative Regulierung erwartet wird. Es kann die Forderung nach Verstanden-Werden bedeuten, um eine Verbindung aufrechtzuerhalten. Für mich ist der Trotz als Selbstentzug mit dem Schmerz des Nicht-Verstanden- und Verlassen-Seins verbunden. Doch wenn wir uns mit dem Leiden zeigen, stehen wir vor einer Zwickmühle, die eine Verbindung in Bezug

36 Das Wort ›Frech‹ verwende ich hier als Re-Aneignung psychistischer und adultistischer (die Unterdrückung von ›Kindern‹ durch ›Erwachsene‹ betreffende) Sprache. Vielen Dank an Thomas für die gemeinsame, stärkende Wendung des Trotzes.

zu Leiden und damit die Kollektivierung, die seine Linderung zum Ziel hätte, erschwert.

Leiden als Entpolitisierung

Erstens wirkt das Leiden individualisierend und damit entpolitisierend. Denn unbehelligt von aller gesellschaftlicher Kritik drängt sich der Schmerz immer wieder in den Vordergrund, macht sich selbst zur *Leid/tfrage* mit der Dringlichkeit, die naheliegendste, schnellstmögliche Lösung zu ergreifen, um behoben zu werden. Wenn ich mit gebrochenem Bein auf der Straße liege, möchte ich auch nicht erst einen Artikel über die politische Reform des Gesundheitssystems schreiben müssen, um Linderung meiner Schmerzen und die bestmögliche Versorgung zu erhalten. Der Schritt, aus einer schmerzerfüllten Positionierung heraus zu sehen, dass es möglich ist, anstatt dieser individuellen, hegemonial gesetzten Perspektive auf das individuell empfundene Leid eine antidiskriminierende Perspektive einzunehmen, ist ein Schritt, der leider z.Zt. für die Mehrheit psychistisch deprivilegierter Menschen zu weit entfernt liegt. Doch dieser Schritt ist notwendigerweise der erste zu kollektiven, antidiskriminierenden Widerständigkeiten. Ohne eine politische, theoretische und antipsychistische Perspektive, die eine Draufsicht auf unsere unterdrückte Situation ermöglicht und die gesellschaftlichen Missstände hinter den persönlichen Krisen aufdeckt, werden wir keine nachhaltigen, kollektiven Leid lindernden Umgangsweisen aufbauen können.

Verhinderung von emotionaler und persönlicher Ebene durch Theoretische Perspektive

Zweitens hat jedoch auch die Theoretisierung des Leidens, die Kritik von Psychiatrie und Psychismus eine Kehrseite, die ebenfalls in eine Sackgasse führt. Ich habe mich entschieden, mich nicht auf die Erzählung meiner individuellen Leidensgeschichte reduzieren zu lassen. Diese Form des *Recovery Porns*[37], die Geschichten von ›psychischer Krankheit‹ und Genesung, sind meist das Einzige, was Psychiatrie-Erfahrene überhaupt artikulieren dürfen. Eigene Gedanken, die über die individuelle Erfahrung hinausgehen, sind nicht erwünscht. Dem setzte ich eine Arbeit voller theoretischer und gesellschaftskritischer Analyse entgegen, die zum Diskutieren einlädt. Doch hinter meinen Analysen stehen meine Verletzungen – und ich bin nicht bereit, diese in Frage stellen zu lassen. Auch wenn ich hier eine Abstraktion aus meinem Schmerz heraus leiste und eine Metaperspektive anbiete, möchte ich keine Diskussion, sondern ein Verstehen. Das Verlassen der individuellen, emotionalen Ebene scheint eine zwischenmenschlich verständnisvolle und empathische Verbindung jedoch zu erschweren.

37 Ich danke L.E. dafür, mich auf diesen Begriff aufmerksam gemacht zu haben.

Leiden und Verletzbarkeit als Basis zur Kollektivierung?

Wie wird es also möglich, eine psychismuskritische Politisierung zusammenzubringen mit verbindender, zwischenmenschlicher Kollektivierung zur gegenseitigen Unterstützung? Leid fungiert (bisher) nicht als kollektivierende Kategorie. Dennoch sollte diskutiert werden, inwiefern die Verletzbarkeit und die Prekarität als gemeinsame Identität zur Kollektivierung beitragen kann. Butler konstatiert, dass »wir in einer Welt von Wesen leben, die per definitionem physisch voneinander abhängig sind und wechselseitig physisch verletzbar sind« (Butler 2012: 44). They schlägt vor, dass wir uns die Gemeinschaft als eine vorstellen, in der wir jeweils einzeln und gerade durch unsere Differenzen diese eine Bedingtheit, die Abhängigkeit und Verletzbarkeit, gemeinsam haben (vgl. ebd.). Es ist das Ausgesetztsein vor dem Anderen, das wir Butler zufolge nicht länger als Unerträglichkeit begreifen sollten, »sondern stattdessen [...] als Zeichen einer geteilten Verletzlichkeit, einer gemeinsamen Körperlichkeit, eines geteilten Risikos« (Butler 2003: 100). Ich stimme Butler darin zu, dass aus der Verletzbarkeit auch eine Neukonzeption der Verantwortung abgeleitet werden kann (vgl. Butler 2010: 39). Wir können – und sollten – auf unsere Verletzbarkeit mit Verantwortung und gegenseitiger Fürsorge, anstatt mit Herrschaft und Ausbeutung reagieren, die uns doch immer nur begrenzte Sicherheit bieten können.

Perversität der Psychiatrie: Kultivierung von Hass und Gewalt

Ein zugewandter und unterstützender Umgang mit Verletzbarkeit und Leiden – ohne die Voraussetzung, eine individuelle Veränderung müsse folgen – ist jedoch gegenwärtig selten zu finden. Stattdessen prägt die psychiatrische Behandlungswirklichkeit auch das Gegeneinander unter Psychiatrie-Erfahrenen: Die Kultivierung von Hass und Gewalt, die in der Psychiatrie praktiziert wird, wird als Norm (unbewusst) übernommen. So wird das dominante und erpresserische Verhalten der Behandler*innen in der psychistischen Hierarchie als gesund und erstrebenswert angesehen und ist das, woran sich orientiert wird. Hilfreich wird hier die Entwicklung kollektiver Bewusstwerdung und die Kultivierung von Wohlwollen, Güte und Verständnis sein. Insbesondere denjenigen unter uns gegenüber, die am stärksten durch das psychiatrische System geschädigt worden sind. Nur so kann ein re-angeeigneter ›Innenraum‹ flexibel antipsychistisch genutzt werden.

Warnung vor Vereinnahmung

Die letzte Schwierigkeit, die ich hier aufzeigen möchte, ist zugleich die, die am wichtigsten zu berücksichtigen ist: Der Psych-Komplex hat eine lange Tradition darin, psychistische Unterwerfungs-praktiken als Hilfsangebote zu rahmen und so besteht für den Psychismusbegriff die besondere Gefahr der Vereinnahmung[38]. Diese Aneignung oder Enteignung meint einen Prozess, bei dem eine dominante Gruppe versucht, eine schwächere, aber für die Fortsetzung der Macht der dominanten Gruppe bedrohliche Opposition zu absorbieren oder zu neutralisieren (vgl. Penney/Prescott 2016: 35). Dabei ist die Intentionalität oder Absicht der dominanten Gruppe nicht relevant. Trotz des Vorsatzes, anderen Menschen zu helfen, bewirkt Vereinnahmung die Aufrechterhaltung des Status quo (vgl. ebd.). Penney und Prescott weisen darauf hin, wie häufig Sprache, Ideen und persönliche Erzählungen marginalisierter Gruppen selektiv übernommen werden, so dass Begriffe nur noch leere Buzzworte sind, Ideen verwässert werden, bis sie unbedrohlich und ineffektiv werden und Erzählungen ihre Stärke verlieren. Dabei wird angedeutet, dass Rechte der marginalisierten Gruppe unterstützt würden, während ihre Ziele tatsächlich untergraben werden (vgl. ebd.). Perspektivisch wird eine starke Herrschaftskritik im Umgang mit dem Psychismusbegriff zentral sein. Es wird unerlässlich sein, bei jeglichen Arbeiten zu Psychismus stets darauf hinzuweisen, was Vereinnahmung ist und wie sie wirkt, um möglichst vielen potentiellen Verbündeten zu vermitteln, wie sie nicht unintendiert psychismuskritisches Wissen vereinnahmen. Dazu muss stets an das Ausmaß von Psychismus erinnert werden – seit 2008 weisen UN-Sonderberichterstatter für Folter kritisch auf die Praktiken, wie sie auch in deutschen Psychiatrien angewendet werden, hin und klassifizieren diese als Folter (siehe Nowak 2008: 16, Abs.: 63; Mendéz 2013: 16, 17, Abs. 64; Melzer 2020: 11, Abs. 37) – damit die am schwersten geschädigten Personen nicht wiederum aus dem Blick geraten.

4 Und wenn sie nicht gestorben sind...

haben wir diesen Ort erschaffen. Unten eine Teestube mit Hängesesseln und gemütlichen Sofas für alle, draußen ein Kräutergarten, oben eine Etage mit Werkraum und Atelier, im Dachgeschoß die Bibliothek. Es ist ein Ort, an dem Menschen immer ankommen und sein dürfen, immer ein offenes Ohr finden. Hier ist die Quelle eines Netzwerks an Menschen in der ganzen Stadt, die miteinander antipsychistische, kollektive Unterstützung erproben. Es gibt Seminare und Vorträge darüber und Arbeitsgruppen für psychismuskritische Bewusstseinsbildung. Wir verbinden diskriminierungskritische

38 Siehe weiterführend zur Vereinnahmung von Mad Studies Beresford/Russo (2016).

Theorie mit praktisch-solidarischer Unterstützung, wir verbinden uns, mit uns selbst, miteinander, mit der Natur. Wir schenken wohltuende Kräutertees aus und laden ein zum Werkeln und Ausruhen in der Selbsthilfe-Villa. Alle Trotzend-Zweifelnden haben hier einen Ort zum Frech-Sein, zum lebendig sich selbst erfahren, den Körper zu bewohnen und den eigenen ›Innenraum‹ zurückzuerobern. Von hieraus widersetzen wir uns kreativ und flexibel psychistischer Unterdrückung. Wir teilen unsere Strategien, wir werden mehr und irgendwann weckt unser Wahrnehmen, Fühlen, Denken und Verhalten immer mehr Neugier und Interesse bei denen, die Verstehen wollen.

Literatur- und Quellenverzeichnis

Beresford, Peter/Russo, Jasna (2016): Supporting the sustainability of Mad Studies and preventing its co-option, In: Disability & Society,Jg. 31, H. 2. S. 270-274. Online einsehbar unter: http://dx.doi.org/10.1080/09687599.2016.1145380 [Abrufdatum 28.12.2022]

Boger, Mai-Anh (2015): Das Trilemma der Depathologisierung. In: Schmechel, Cora/Dion, Fabian/Dudek, Kevin/Roßmöller, Mäks* (Hrsg.): Gegendiagnose. Beiträge zur radikalen Kritik an Psychiatrie und Psychologie. Münster. S. 268-288.

Boger, Mai-Anh (2019): Theorien der Inklusion – Die Theorie der trilemmatischen Inklusion zum Mitdenken. Münster.

Boger, Mai-Anh (2019): Politiken der Inklusion – Die Theorie der trilemmatischen Inklusion zum Mitdiskutieren. Münster.

Brezinka, Wolfang (1990): Grundbegriffe der Erziehungswissenschaft. 5. Auflage. München.

Butler, Judith (2003): Kritik der ethischen Gewalt. Adorno Vorlesungen 2002. Erweiterte Ausgabe. Frankfurt am Main.

Butler, Judith (2010): Raster des Krieges. Warum wir nicht jedes Leid beklagen. Frankfurt, New York.

Butler, Judith (2012 [2005]): Gefährdetes Leben. Politische Essays. 4. Auflage. Frankfurt am Main.

Butler, Judith (2017 [2001]): Psyche der Macht. Das Subjekt der Unterwerfung. 9. Auflage. Frankfurt am Main.

Butler, Judith (2019 [1991]): Das Unbehagen der Geschlechter. 20. Auflage. Frankfurt am Main.

Costa, Lucy (2014): Mad Studies – What it is and why you should care. Blogeintrag. Online einsehbar unter: https://madstudies2014.

wordpress.com/2014/10/15/mad-studies-what-it-is-and-why-you-should-care-2/ [Abrufdatum: 28.12.2022]

Dernbach, Kristina Schrank (2022): Narrating »Suicidality«: What Happens to Our Stories? In: International Association of Autoethnography and Narrative Inquiry (Hrsg.): Proceedings of the 2022 International Symposium on Autoethnography and Narrative, S. 269-275.

Farber, Seth (2012): The Spiritual Gift of Madness. The Failure of Psychiatry and the Rise of the Mad Pride Movement. Rochester, Vermont.

Ferber, Alona (2020): Judith Butler on the culture wars, JK Rowling and living in ›anti-intellectual times‹. The philosopher and gender theorist discusses tensions in the feminist movement over trans rights. In: The New States Men. Online einsehbar unter: https://www.newstatesman.com/uncategorized/2020/09/judith-butler-culture-wars-jk-rowling-and-living-anti-intellectual-times [Abrufdatum: 28.12.2022]

Fischer, Kathryn (2020): Das Pronomen ist frei vom Körper - aber es ist nicht frei vom Geschlecht. In: Der Tagesspiegel. Online unter: https://www.tagesspiegel.de/gesellschaft/queerspiegel/gender-und-grammatik-das-pronomen-ist-frei-vom-koerper-aber-es-ist-nicht-frei-vom-geschlecht/25826376.html [Abrufdatum 28.12.2022]

Foucault, Michel (1994): Die Ordnung des Diskurses. Frankfurt am Main. S. 9-44.

Graby, Steve (2015): Neurodiversity: bridging the gap between the disabled people's movement and the mental health system survivors' movement? In: Spandler, Helen/Anderson, Jill/Sapey, Bob (Hrsg.): Madness, Distress and the Politics of Disablement. Bristol. S. 231-243.

Hedva, Johanna (2016): In Defence of Depersons. Guts Magazine. FUTURES Issue, Spring 2016. Online einsehbar unter: https://gutsmagazine.ca/in/ [Abrufdatum: 28.12.2022]

Holley, Lynn/, Layne/Bashor, Kathy (2012): Reconceptualizing Stigma: Toward a Critical Anti-Oppression Paradigm. In: Stigma Research and Action, 2 (2), S. 51-61.

Ingram, Richard (2011): Sanism in Theory and Practice. Presentation for Second Annual Critical Inquiries Workshop. British Columbia, Vancouver. Online einsehbar unter: https://web.archive.org/web/20140317045503/http://www.socialinequitles.ca/wordpress/wp-content/uploads/2011/07/Ingram.Sanism-in-Theory-and-Practice.CI_.2011.pdf [Abrufdatum: 28.12.2022]

Ingram, Richard (2016): Doing Mad Studies: Making (Non)sense Together. In: Intersectionalities: A Global Journal of Social Work Analysis, Research,

Polity, and Practice. Special Issue: Mad Studies: Intersections with Disability Studies, Social Work, and ›Mental Health‹, 5 (3), S. 11-17.

Joseph, Ameil (2019): Constituting ›Lived Experience‹ Discourses in Mental Health: The Ethics of Racialized Identification/Representation and the Erasure of Intergeneration Colonial Violence. In: Journal of Ethics in Mental Health, 10, S. 1-23.

Lauff, Sonja (2020): Die gemiedene Kategorie der Psyche in der intersektionalen Diskriminierungskritik. Psychismus als Diskriminierungsform denken wagen. In: Hahmann, Julia et. al. (Hrsg.): Geschlechterforschung in und zwischen den Disziplinen: Gender in Soziologie, Ökonomie und Bildung. Leverkusen. S. 63-79.

Lüthi, Eliah (2019): PsychGewalt_ig: Psych(iatrische) Gewalt als Diskriminierungsstruktur verstehen. In: Mader, Esto/Schmechel, Cora/Kawalska, Kim/Steinweg, Alex (Hrsg.): Gegendiagnose II. Beiträge zur radikalen Kritik an Psychiatrie und Psychologie. Münster. S. 214-233.

McWade, Brigit/Milton, Damian/Beresford, Peter (2015): Mad studies and neurodiversity: a dialogue. In: Disability & Society, 30 (2), S. 305-309.

Melzer, Nils (2020): Torture and other cruel, inhuman or degrading treatment or pun-ishment. Report of the Special Rapporteur. (UN-Dok. A/ / HRC/43/49, 20.3.2020).

Mendéz, Juan E. (2013): Bericht des Sonderberichterstatters über Folter und andere grausame, unmenschliche oder erniedrigende Behandlung oder Strafe. (UN-Dok. A/HRC/22/53, 1.2.2013).

Nowak, Manfred (2008): Torture and other cruel, inhuman or degrading treatment or punishment. Report of the Special Rapporteur. (UN-Dok. A/63/175, 28.7.2008).

Penney, Darby/Prescott, Laura (2016): The co-optation of survivor knowledge: the danger of substituted values and voice. In: Russo, Jasna/Sweeney, Angela (Hrsg.): Searching for a Rose Garden: Challenging Psychiatry, Fostering Mad Studies. Monmouth. 35-45.

Pfeifer, Wolfgang et al. (1993): Etymologisches Wörterbuch des Deutschen. digitalisierte und von Wolfgang Pfeifer überarbeitete Version im Digitalen Wörterbuch der deutschen Sprache, online einsehbar unter https://www.dwds.de/d/wb-etymwb [Abrufdatum 28.12.2022]

Plumb, Anne (1994): The Medicalisation of Distress and Dissent. In: Splander, Helen/Sapey, Bob/Spandler, Helen (Hrsg.; 2012): Distress or Disability. Lancaster: Centre for Disability Research, S. 3-12. Online einsehbar unter: https://eprints.lancs.ac.uk/id/eprint/69391/1/Distress_or_Disability.pdf [Abrufdatum: 28.12.2022]

Poole, Jennifer M./Jivraj, Tania (2015): Mental Health, Mentalism and Sanism. In: Wright, James D. (Hrsg.): International Encyclopia of the Social and Behavioral Sciences, Vol. 15. Oxford: Elsevier, S. 200-203.

Poole, Jennifer/Chiasson, Sheila/Hakimy, Husnia/Pasini, Jessica/Reid, Jenna (2012): Sanism, ›mental health‹ and social work/education: A review and call to action. In: Intersectionalities: A Global Journal of Social Work Analysis, Research, Polity, and Practice, 1 (1), S. 20-36.

Pulido-Martinez, H. C. (2014). Psy-complex. In Teo, T. (Hrsg.), Encyclopedia of Critical Psychology, S. 1598–1599. Online einsehbar unter: https://doi.org/10.1007/978-1-4614-5583-7_254 (Abrufdatum 28.12.2022)

Riegel, Christine (2016): Bildung – Intersektionalität – Othering. Pädagogisches Handeln in widersprüchlichen Verhältnissen. Bielefeld.

Russo, Jasna (2016): Towards our own framework, or reclaiming madness part two. In: Russo, Jasna/Sweeney, Angela (Hrsg.): Searching for a Rose Garden: Challenging Psychiatry, Fostering Mad Studies. Monmouth. S. 59-68.

Schmidt, Bettina (2009): Den Anti-Bias Ansatz zur Diskussion stellen. Beiträge zur Klärung theoretischer Grundlagen in der Anti-Bias-Arbeit. Oldenburg.

Schönpflug, Wolfgang (2006): Der Begriff der Seele und die Vielfalt seelischer Phänomene. In: ebd.: Einführung in die Psychologie. Weinheim, Basel. S. 1-30.

Voronka, Jijian (2016): The Politics of ›people with lived experience‹. Experiential Authority and the Risks of Strategic Essentialism. In: Philosophy, Psychiatry, & Psychology, 23 (3/4), S. 189-201.

Wolframe, PhebeAnn M. (2012): The Madwoman in the Academy, or, Revealing the Invisible Straightjacket: Theorizing and Teaching Saneism and Sane Privilege. In: Disability Studies Quaterly 33 (1), S. 1-24.

Nichtseinwollen befreien
Über Möglichkeiten und Begrenzungen einer suizidalen Selbsthilfe.

von Kristina Shrank Dernbach

In diesem Beitrag möchte ich dazu einladen, die Auseinandersetzung mit unseren suizidalen Erfahrungen als Befreiungsweg zu denken. Ich richte mich damit vor allem an diejenigen unter euch, die auch mit dem Leben hadern. Falls du dazu gehörst, fühl dich ganz besonders bedacht. Die Erfahrung, nicht sein zu wollen, ist häufig auch mit besonderen Unterdrückungserfahrungen verbunden. Anders als für andere Arten von Leid- und Unterdrückungserfahrungen existieren bislang kaum selbst geschaffene Räume, um zusammenzufinden und in Austausch über suizidale Erfahrungen zu kommen. Im Beitrag werde ich die theoretischen Überlegungen Alexandre Barils zur Unterdrückung suizidaler Menschen vorstellen, für die er den Begriff *Suicidism* (dt. Suizidismus) einführt. Diese verbinde ich mit eigenen Erfahrungen und Überlegungen dazu, wie Unterdrückungsmechanismen es erschweren, dass suizidale Menschen einander finden. Ziel dieser Überlegungen soll die Frage sein, was Bedingungen, Haltungen und konkrete Handlungsweisen einer emanzipatorisch-suizidalen Selbsthilfe sein könnten. Dazu greife ich die über zehn Jahre gesammelten Erfahrungen der *Alternatives to Suicide* Gruppen der Wildflower Alliance auf und bringe sie mit eigenen Erfahrungen im Projekt *Mit Suizidgedanken leben* zusammen.

Am Anfang das Wort

Bereits der Titel dieses Textes war eine Herausforderung. Ich habe um ein Wort gerungen, das meine Erfahrung ausdrückt. Es sollte Menschen mit ähnlichen Erfahrungen ansprechen und ermöglichen, einander zu finden. Offenbar bin ich nicht allein in diesem Ringen um Worte: David Webb (2002) beschreibt in *The Many Languages of Suicide* sein Gefühl der Unsichtbarkeit, als er »Suizid-Überlebende« in die Internet-Suchmaschine eingab und fast ausschließlich Seiten für Hinterbliebene fand:

Wie nenne ich mich selbst? Wie kann ich andere Überlebende erreichen, wenn es keinen Namen für uns gibt? Ich weiß es immer noch nicht? Und noch immer kann ich viele meiner Seelenverwandten nicht finden, trotz der vielen Tausenden von uns, von denen wir wissen, dass sie ›da draußen‹ sind. (Webb 2002: 2, meine Übersetzung)

Das Fehlen eines gemeinsamen Wortes lässt auch mich immer wieder auf die altbekannte Suizid-Terminologie (»Suizidalität«, »Suizidgedanken« etc.) zurückgreifen. Sie erscheint neutral und selbsterklärend. Es ist diejenige Terminologie, die am eheste verstanden wird, wenn wir als suizidale Menschen sichtbar sein wollen. Ich selbst habe sie in der Selbsthilfearbeit sehr oft verwendet. Mittlerweile denke ich, dass diese Sichtbarkeit mit einem hohen Preis kommt: Diese Begriffe sind klinisch besetzt und untrennbar mit Vorstellungen von Pathologie, Krankheit, Labilität, Unberechenbarkeit und Hilfebedürftigkeit verwoben. Dieses Netz von Vorstellungen und Bedeutungen schwingt also mit, wenn ich »suizidal« sage, um über menschliche Erfahrungen zu sprechen. Das klinische »suizidal« meint aber eben nicht eine menschliche Erfahrung, sondern ein korrekturbedürftiges Symptom, das im schlimmsten Fall Übergriffe durch Polizei und Psychiatrie rechtfertigen kann.

Als ich das erste Mal »suizidal« genannt wurde, tat dies ein Psychiater. Ich habe mir nicht selbst diesen Namen gegeben. Dennoch hat diese Fremdbezeichnung einen Einfluss auf mein Selbstverständnis gehabt und prägt mich sogar dann weiter, wenn ich sie ablehne. Durch die Bevorteilung professioneller Diskurse in der Öffentlichkeit kann »suizidal« auch jenseits von Psychiatrien pathologisieren. »Suizidal« gehört zu denjenigen Arten von Bezeichnung, die Louis Althusser und Judith Butler *Anrufung* nennen. Zur Wirkweise der Anrufung gehört es, dass sie »dem anderen eine Prägung zuspricht und diese zugleich für ›passend‹ oder ›geeignet‹ erklärt« (Butler 2013: 52 f.). Sie macht also ihre eigene Wirkweise (uns zu prägen) unsichtbar – auch vor uns selbst. Es braucht Aufdeckungsbemühungen, um zu dekonstruieren, wie »suizidal« klinisch besetzt wurde und weiterhin wird und wie es seine Macht erhält, uns in eine untergeordnete gesellschaftliche Rolle zu verwerfen[39]. Das kann ein wichtiger Ansatzpunkt für Befreiungsarbeit[40] sein. Zu entdecken, wo Begriffe herkommen und wie sie ihre Wirkung entfalten, kann helfen, meine Erfahrungen nicht als mein persönliches Problem zu sehen. Auszuprobieren, wie ich über meine Erfahrungen stattdessen sprechen und Worte neu besetzen will,

---

39 Den Begriff des Verwerfens habe ich der deutschen Übersetzung *Haß spricht* von Butlers *Excitable speech* entnommen: Das Subjekt wird außerhalb *»des möglichen Kreislaufs der Anerkennung [...], in der Verworfenheit« konstituiert* (Butler 2013: 15).

40 Diesen Begriff habe ich von Nkem Ndefo übernommen und übersetzt (»liberation work«).

kann sehr empowernd sein. Butler (1997: 15, 40f.) schlägt vor, dass die unterwerfende Macht von Fremdbezeichnungen aufgehoben werden kann, indem wir diese in neuen Kontexten verwenden und sie damit resignifizieren.

Suizidalität als soziale Erfahrung

Eine Möglichkeit der Resignifizierung, die ich selbst nutze, ist, Suizidalität[41] als soziale Erfahrung zu verstehen und damit neu zu besetzen. Das ermöglicht mir, die Konstruiertheit der Kategorie »suizidal« aufzudecken und davon ausgehend zu thematisieren, wie wir gesellschaftlich und psychiatrisch be_handelt werden, wenn wir derart kategorisiert werden. Dies so zu sehen und zu nutzen, wurde mir durch die Arbeiten Alexandre Barils (2018, 2020) eröffnet. Indem er die spezifische Unterdrückungsform benennt und beschreibt, die suizidale Menschen erfahren, erhält die Suizid-Terminologie einen neuen Kontext: Der Fokus ist nun nicht mehr auf suizidalen Menschen und ihrer vermeintlichen Andersartigkeit, sondern wird auf die normative Konstruktion von Nichtseinwollen als »falsch« verschoben. Das lenkt den Blick außerdem darauf, wie die Gesellschaft mit uns umgeht und lädt dazu ein, die dahinterstehenden Glaubenssysteme aufzudecken. Dadurch werden suizidale Wissens-Weisen priorisiert und gestärkt.[42] Baril kritisiert die bislang existierenden Modelle von Suizid dafür, dass sie ausschließlich auf nichtsuizidalen Perspektiven basieren. Er zeigt auf, dass selbst soziale und diskriminierungskritische Modelle den Suizid als falsche und inakzeptable Lösung menschlichen Leids konstruieren. Diese Grundannahme habe zur Folge, dass suizidale Menschen zum Schweigen gebracht werden – ihr Weg ist nicht »richtig«, ihre Perspektive nicht gefragt. Dem gesellschaftlichen Umgang mit suizidalen Menschen liege ein Glaubenssystem zugrunde, welches Baril *die Anordnung zu leben und zu Zukunft*[43] nennt. Dieses

41 Ich verwende Suizidalität/suizidal ohne Anführungszeichen, um über die sozialen Erfahrungen lebensmüder, nichtseinwollender und/oder sterbewilliger Mensch zu schreiben. Ich verwende »Suizidalität«/ »suizidal« in Anführungszeichen, um sie als Kategorie, klinisches Konzept oder Anrufung sichtbar zu machen. Mit den Anführungszeichen distanziere ich mich von der dominanten klinischen Besetzung des Begriffs.

42 Diese Praktik der Verschiebung ist in den Mad Studies zentral und wurde von Lucy Costa (2014) mit der Aufforderung »Flip the Micro-Scope« formuliert. Baril (2020) bezieht sich auf die Praktiken des *Queering* aus den Queer Studies und Queerem Aktivismus und des *Cripping* aus der Crip Theory und den Critical Disability Studies. Bei beiden geht es um die Enttarnung von Normen, Annahmen und populären Darstellungen. Baril übernimmt diese Herangehensweise für die Enttarnung von Normen rund um »Suizidalität«.

43 »injonction à la vie et à la futurité« (vgl. Baril 2018: 191); »injunction to live and to futurity« (vgl. Baril 2020). Baril weist mehrfach darauf hin, dass die Anordnung zu leben wiederum zwischen körperlich gesunden »psychisch Kranken« auf der einen Seite und alten, kranken und

Glaubenssystem lasse die Ausgrenzungen, Diskriminierungen und die Gewalt, die suizidale Menschen erfahren, als gerecht(fertigt) und »zu ihrem Besten« erscheinen. Diese Zusammenhänge nennt Baril in Analogie zu anderen -ismen *Suizidismus* und definiert diesen als

> *[...] System der Unterdrückung (auf Basis nichtsuizidaler Perspektiven konstruiert) auf normativer, diskursiver, medizinischer, rechtlicher, sozialer, politischer, ökonomischer und epistemischer Ebene, in dem suizidale Menschen verschiedene Formen von Ungerechtigkeit und Gewalt erfahren (Diskriminierung, Stigmatisierung, Ausgrenzung, Pathologisierung, Kriminalisierung, etc.). (Baril 2018: 193, meine Übersetzung)*

Die Diskriminierung suizidaler Menschen reicht von Ausschlüssen aus Lebensversicherungen, Wohnungs- oder Jobkündigungen nach Suizidversuchen, der Verweigerung von medizinischer Sterbehilfe[44], Bevormundung im Privaten sowie bei der Inanspruchnahme verschiedenster Unterstützungsangebote und der Ausgrenzung aus sozialen Zusammenhängen bis hin zu psychiatrischer Gewalt (vgl. Baril 2020; vgl. Stefan 2016: 372ff.). Baril weist darauf hin, dass Suizidismus eng mit Ableismus und Psychismus[45] verwoben ist: Häufig wird auf Argumente rund um »mentale Stabilität/Kapazität« zurückgegriffen, um suizidalen Menschen ihre »Stimmen und Handlungsmacht« abzusprechen (Baril 2020; vgl. Stefan 2016: 1f). Suizidale Menschen erleiden also auf Basis dieses Unterdrückungsmechanismus (und nicht als Konsequenz eines inneren Zustands[46]) einen Verlust von Stimme und Handlungsmacht. Psychismus basiert nach Janne Lauff »[...] auf einer weit verbreiteten und meist in tiefe

---

beHinderten Menschen auf der anderen Seite diskriminiere. Wessen Suizid als (in)akzeptabel gelte, hänge in den meisten Ländern von dessen »Verwertbarkeit« nach kapitalistischen und ableistischen Logiken ab (vgl. Baril 2020).

44 Medizinische Sterbehilfe für Menschen, die nicht im physischen Sinne tödlich erkrankt sind, ist ein kontrovers diskutiertes Thema. Bislang haben alle suizidalen Menschen, mit denen ich darüber sprach, ihren Ausschluss dem Personenkreis, der medizinische Sterbehilfe in Anspruch nehmen kann, als diskriminierend, invalidierend und entwürdigend empfunden. Eine grundsätzliche Möglichkeit der Inanspruchnahme von Sterbehilfe sahen sie als Chance, endlich offen über ihre Sterbewünsche sprechen zu können und dafür menschliche Begleitung, statt psychiatrischer Intervention, zu erhalten.

45 »sanism« im Englischen (vgl. Baril 2020). Ich verwende den von Janne Lauff (2020, 2021) für den deutschen Sprachraum vorgeschlagenen Begriff Psychismus, der, wie Lauff begründet, die Diskriminierungskategorie benennt und damit ihre Dekonstruktion erleichtert.

46 »Innerer Zustand« bezieht sich hier auf »Suizidalität« als psychopathologisiertes Phänomen. Ich erkenne an, dass starke Schmerzen (egal welchen Ursprungs) eine bewusstseinsverändernde Wirkung und einen Effekt auf unser Verhalten haben (vgl. Scarry 1985: 30, 52f). Daraus ergibt sich aus ethischer Sicht ein Anspruch auf Linderung der Schmerzen/des Leids. Unterdrückung hingegen erzeugt und verstärkt Leid (vgl. Lauff 2020: 72).

›psychische‹ Strukturen verinnerlichten Ideologie über eine psychische Normkonstitution« (Lauff 2020: 72). Das Konstrukt einer »Psyche« sei gleichsam Ergebnis ebenjenes Prozesses der Verinnerlichung. In anderen Worten, wir haben Normvorstellungen darüber verinnerlicht, eine »Psyche« zu haben sowie darüber, wie eine »Psyche« sein sollte. Nicht leben zu wollen entspricht nicht diesen Normen. Umgekehrt können auch Abweichungen von diesen Normvorstellungen dazu führen, nicht mehr sein zu wollen (»So darf/will ich nicht sein«; »So, wie ich bin, gibt es keinen Platz für mich«). In Bezug auf das Erkennen von sozialen Ursachen von Leid spielt nach Lauff Psychismus außerdem eine weitere Rolle, da »[…] die Psyche als innerer Kern des Menschen am weitesten von gesellschaftlichen Verwobenheiten entfernt gedacht wird« (Lauff 2020: 75).

Durch die Konstruktion einer »Psyche« ist es also möglich, Leid, das mit gesellschaftlichen Bedingungen verwoben ist, zu individualisieren (Lauff 2020: 72; 2021). Für den Zusammenhang mit Suizidismus bedeutet dies: Die Ursachen für Nichtseinwollen werden ins imaginierte Innere von Suizident*innen verschoben und durch Psychopathologisierung als reparable Ver-rückung hergestellt (vgl. Reynolds 2016: 169, 171). In medialen Darstellungen werden Suizide fast ausschließlich als das Ergebnis »psychischer Krankheit« dargestellt. Selbst bei weitgehend anerkannten Diskriminierungsformen werden Debatten um die Ursachen von Suiziden oft auf subtile Weise wieder entpolitisiert. Dies geschieht etwa, wenn rassistische Diskriminierungserfahrungen oder politische Motive eines Suizids zwar benannt werden, in einem Hinweis an suizidale Menschen und ihre Angehörigen diese jedoch an die Telefonseelsorge oder Psychiatrie verwiesen werden. Hinweise auf BIPoC-Organisationen oder auf Unterstützung nach rassistischen Vorfällen bleiben aus. Auch bei Berichten über Suizide von trans* Personen und Suizide im Zusammenhang mit Zwangspsychiatrisierungen wird regelmäßig die erfahrene Gewalt unsichtbar gemacht. Diese Verbindungen rufen umso mehr dazu auf, Psychismus und Suizidismus zukünftig in intersektionale Analysen mit einzubeziehen (vgl. Baril, 2020; Lauff, 2020).

Emanzipatorisch-suizidale Selbsthilfe

Diese Kritik würde ich gerne in Überlegungen zu suizidaler Selbstorganisation übersetzen: Suizidismus als Unterdrückungssystem benannt zu sehen und einen Namen dafür zu erhalten, hilft mir, viele meiner sozialen Erfahrungen im Zusammenhang mit Nichtseinwollen einzuordnen. Es wurde für mich zu einer »interpretativen Ressource« (vgl. Fricker 2007: 1). Solche interpretativen Ressourcen haben großes Potenzial für die persönliche und gemeinschaftliche Selbsthilfe: Neben der Klärung, dass unsere Erfahrungen kein individuelles Problem sind (vgl. Baril 2020), können sie Werkzeuge sein, um Gegenwissen zu schaffen. Umgekehrt trägt die Selbsthilfe dazu bei, diese interpretativen Ressourcen zu bilden, indem Menschen mit ähnlichen Erfahrungen zusammenkommen und beginnen, Muster und Parallelen in ihren Erfahrungen zu entdecken (vgl. Chamberlin 1988: 73).

Der Alternatives to Suicide-Ansatz

Ich hatte das Privileg, in verschiedenen Kontexten von Menschen der Wildflower Alliance[47] über ihren Ansatz *Alternatives to Suicide* (Alt2Su) lernen zu dürfen. Der Ansatz wurde 2008 weitestgehend betroffenenkontrolliert und unter Einbezug möglichst vieler Betroffenenperspektiven entwickelt (vgl. Davidow & Mazel-Carlton 2020: 183). Das Ziel der Gruppen war und ist, offene Gespräche über suizidale Gefühle zu fördern und die Gruppen möglichst vielen zugänglich zu machen. Elemente, die durch Einflüsse des traditionellen Versorgungssystems zunächst Teil des Konzepts waren (etwa ein Anmeldeprozedere, Gruppenregeln wie »keine Details«, klinische Supervision), wurden bald wieder aufgegeben, da die Beteiligten erkannten, dass sie dem Ziel der Gruppen entgegenwirkten (vgl. ebd.: 182f). Die Alt2Su sind deutlich in ihrer Haltung, dass die Gründe von und der Umgang mit Suizid nicht von Fragen sozialer Gerechtigkeit zu trennen sind (vgl. Forestell & White 2017). Die Gruppen sollen daher auch ein sicherer Raum sein, in welchem Teilnehmende ihre Erfahrungen mit Rassismus, Sexismus, Queerfeindlichkeit, Transfeindlichkeit, Ableismus und Psychismus ausdrücken können – und sich auch jenseits der Gruppentreffen verbünden können. Ein weiterer Teil der Haltung ist die Ablehnung einer Trennung zwischen »Geheilten« und »zu Behandelnden«. Die Gruppenmoderator*innen der Alt2Su nehmen so wie alle anderen Mitglieder an den Treffen teil und können sie ebenso nutzen, um in dunklen Zeiten Schmerz zu teilen und Unterstützung zu erhalten. Es wird davon ausgegangen, dass das Hadern mit dem Sinn des Lebens nichts ist, das »geheilt« werden müsste, weil viele von uns damit leben, dass diese Zeiten kommen und gehen (vgl. Davidow & Mazel-Carlton 2020: 184). Die Alt2Su sehen sich nicht als »Suizidpräventionsangebot«. Grund

47 Betroffenenkontrollierte Organisation in den USA, bekannt als Western Massachussetts Recovery Learning Community. Im Jahr 2020 hat sich die Community in Wildflower Alliance umbenannt, *»um unsere gemeinschaftsbildende Mission und unsere internationale Bildungs- und Aufklärungsarbeit besser widerzuspiegeln«* (wildfloweralliance.org, 2020, meine Übersetzung).

dieser Abgrenzung ist die Ausrichtung von Suizidprävention, suizidale Menschen auszusondern, zu diagnostizieren und zu kontrollieren. Viele Gruppenmitglieder haben Erfahrung mit eingreifenden Interventionen durch Polizei[48] und Psychiatrie. Die Alt2Su setzen dem eine Haltung der Neugier und Erkundung von Sterbewünschen entgegen – ebenso wie von Gründen, die uns am Leben halten. In ihrer Werte-Charta formulieren die Alt2Su ihr Verständnis von Verantwortung[49]: Statt sich in Verantwortung *für* andere Personen und deren Leben zu nehmen, übernehmen die Gruppenmitglieder Verantwortung, in schweren Zeiten miteinander zu sein und dabei ehrlich, transparent und präsent zu sein (vgl. ebd.: 182). Auch dieses Verständnis ist auf das Ziel hin orientiert, den Raum für offene Gespräche über Suizidgedanken zu halten. Durch die Erfahrung in diesen Räumen ergab sich außerdem die Erkenntnis, dass es für viele Menschen wichtig ist, über Details von Sterbewünschen oder traumatischen Erfahrungen sprechen zu können. Nach Davidow und Mazel-Carlton (2020: 184) vermitteln Regeln wie »keine Details« die Botschaft, jemandes Geschichte sei zu schlimm, als dass andere sie anhören könnten – also womöglich auch zu schlimm, um damit leben zu können. Grundsätzlich wird in den Alt2Su allen Teilnehmenden zugetraut, sich herauszunehmen, wenn etwas zu viel für sie wird. Starke Reaktionen und Gefühle werden nicht als etwas Schlimmes behandelt, das vermieden werden muss. Stattdessen werden sie als Chance gesehen, zu erkennen, wo wir berührbar sind und was wir vielleicht selbst in uns tragen, über das es gut sein könnte, zu reden (ebd.). Dies ist nur ein Ausschnitt der Arbeit der Alt2Su, soweit ich sie miterleben und mir erlesen konnte. Schilderungen aus zweiter Hand können der Arbeit der Gruppen sicher nicht gerecht werden. Daher ist der beste Weg zu einem eigenen Einblick immer noch die persönliche Kontaktaufnahme.

Versuche in Deutschland: Das Projekt »Mit Suizidgedanken leben«

Mit Suizidgedanken leben war ein Selbsthilfeprojekt in Trägerschaft des Bundesverbandes Psychiatrie-Erfahrener (BPE) e.V., das von 2018 bis 2020 durch die BARMER finanziell gefördert wurde. Mit der Entwicklung der

48 In den USA kann die Polizei im Rahmen so genannter »Police Welfare Checks« ohne Durchsuchungsbefehl in Wohnungen eindringen, um den psychischen Gesundheitszustand oder die Wohnsituation einer Person zu erkunden. In Deutschland ermöglichen »Psychisch-Kranken«-Sondergesetze den Sozialpsychiatrischen Diensten, unter Zuhilfenahme des Rechtskonstrukts »Gefahr im Verzug« Wohnungen gewaltsam zu betreten.

49 Für eine gesonderte Kritik der Verantwortungszuschreibung auf Professionelle siehe Marsh (2010), S. 58-62.

Projektidee begann ich 2017, die Wurzeln reichen in einen Workshop zurück, den ich 2014 auf der Jahrestagung des BPE angeboten hatte. Mein Hauptanliegen war, die Arbeit David Webbs zu Suizid im deutschsprachigen Raum bekannter zu machen. David Webbs Arbeit dreht die gängige pathologisierende und wertende Sichtweise auf den Kopf:

> *Wir alle erwägen zu irgendeinem Zeitpunkt mal unseren Tod und viele von uns denken ernsthaft darüber nach, unser Leben zu beenden. Ignoriert diejenigen, die sagen, ihr seid suizidal, weil ihr verrückt, schlecht oder irgendwie kaputt seid. Stattdessen ehrt die Lebensgeschichte, die euch zu diesem Moment geführt hat, wie traurig und schmerzhaft sie auch sein mag. (Webb 2010: 3, meine Übersetzung)*

Die Forschung David Webbs hebt die Rolle der gelebten Erfahrung als wichtigsten Zugang zu Wissen hervor. Ein weiteres Anliegen des Projekts war daher, bereits vorhandenes Wissen über den Umgang mit (eigenem) Nichtseinwollen in der deutschen Selbsthilfe zusammenzutragen und sichtbar zu machen. Über den zweijährigen Projektzeitraum fanden insgesamt sieben Workshops mit zwischen fünf und 25 Teilnehmer*innen statt. Begleitend gab es eine Telefonzeit, in der zeitweise vier Psychiatrie-Erfahrene als Berater*innen wirkten. Die Schlussfolgerungen, die ich hier anbiete, entspringen meiner persönlichen Perspektive und Rückschau. Sie erheben keinen Anspruch, die Perspektiven der Teilnehmer*innen oder Mitwirkender zusammenzufassen. Zugleich wären sie ohne die vielen Gespräche in Gruppen und am Telefon nicht möglich. Dasselbe gilt für den Austausch mit den Menschen der Wildflower Alliance. In Bezug auf die Möglichkeiten suizidaler Selbsthilfe bin ich überzeugt:

Gruppen ausschließlich für Menschen mit gelebter Erfahrung von Nichtseinwollen sind für viele von uns eine Grundvoraussetzung, um wirklich frei sprechen zu können.

Eigene Gruppen sind eine Chance, mit wichtigen Erfahrungen und Gedanken unseres Lebens nicht mehr allein zu sein und sich nicht als Minderheit in einer Gruppe zu einem anderen Überthema wiederzufinden (und womöglich Diskriminierung zu erfahren).

Sehr vieles an Selbsthilfe und gegenseitiger Unterstützung unter suizidalen Menschen findet informell und unbezahlt statt. Sei es in privaten Kontakten, in Internetforen oder auf Klinikstationen, auf denen häufig Regeln gebrochen werden (müssen), um sich zu vernetzen und zu unterstützen. Die vielen Formen von Selbsthilfe und gegenseitiger Unterstützung suizidaler Menschen sind oft Überlebensressource und Widerstandspraxis zugleich. Sie sollten als solche anerkannt und geschützt werden.

Jeder suizidale Mensch hat die Kompetenz und das Recht, die eigene Erfahrung zu definieren und ihr Sinn zu geben. Geschützte Räume unter suizidalen Menschen unterscheiden sich oft von »gemischten« Gruppen durch die bedingungslose Anerkennung dieser Kompetenz.

Nichtseinwollen, Sterbewünsche und selbstzerstörerische Handlungen sind oft eine Antwort auf nicht auszuhaltende Schmerzen und Leiden. Das jetzige »Hilfe«system ist nicht an subjektivem Leid ausgerichtet und versagt ganz grundlegend daran, dieses zu lindern. Linderung erfahren Menschen in Begegnungen, in denen ihr Leid gesehen und anerkannt wird. Selbsthilfegruppen können ein solcher Raum sein.

Suizidale Menschen können die Sterbewünsche anderer verstehen und respektieren. Respekt ist nicht dasselbe wie Bestärkung. Oft ermöglicht die respektvolle Haltung erst die Freiheit, unsere Gründe und Möglichkeiten des Weiterlebens zu erkunden, weil die Richtung der Antwort nicht festgeschrieben ist. Menschen, die Nichtseinwollen erfahren (haben), können oft besser als andere anerkennen und aushalten, wenn es keine Antwort gibt.

Die Erkundung des eigenen Nichtseinwollens führt oft zu Fragen, wie wir eigentlich leben wollen und was uns behindert oder stört[50]. Da unsere Chancen auf gutes Leben und zu Teilhabe nicht gleich sind, ist diese Erkundung direkt mit Fragen sozialer Gerechtigkeit verbunden.

Neben diesen Möglichkeiten sehe ich auch Begrenzungen suizidaler Selbsthilfe. Die folgenden möchte ich zu bedenken geben:

Auch wir sind nicht frei von Normvorstellungen rund um »Suizidalität«. Viele von uns haben die Gleichung »Suizid = falsch« verinnerlicht. Es ist wichtig, dass Selbsthilfe sich bewusst für Befreiungsarbeit (oder dagegen[51]) entscheidet und Möglichkeiten schafft, verinnerlichte Normen und ihre Wirkungen auf unser Handeln zu hinterfragen.

Verinnerlichte Vorurteile können uns erschweren, uns miteinander und mit nichtsuizidalen Menschen zu verbünden. Etwa, wenn wir das Gefühl haben, uns ganz besonders dafür rechtfertigen zu müssen, überhaupt selbstorganisiert aktiv zu werden. Judi Chamberlin (1988: 69) weist darauf hin, dass unsere Erfahrungen als Psychiatrie-Patient*innen häufig Verletzungen in unserem Selbstvertrauen hinterlassen. Aber auch das Gegenteil kommt vor:

50 Ich danke Janne Lauff für ihrex Umdeutung von »Störungen«, durch die ich mich hier inspirieren ließ.

51 Unter Befreiungsarbeit verstehe ich ein Erforschen und sich-Befreien von Normen rund um »Psyche« und Nichtseinwollen. Viele Selbsthilfegruppen arbeiten normierend unter einem Krankheitsparadigma. Da dieses Paradigma dominant ist, wird die Entscheidung dafür in der Regel nicht bewusst getroffen.

Erfahrungen unter Insass*innen/Patient*innen, nur untereinander offen reden und sich gegenseitig unterstützen zu können, können erst das Selbstvertrauen geben, das nötig ist, um eigene Strukturen aufzubauen (ebd.: 84).

In der Medienberichterstattung wird zwischen suizidalen und ex-suizidalen Menschen diskriminiert. Letztere werden häufig als Held*innen portraitiert, während ersteren allenfalls eine tragische Existenz zugesprochen wird.[52] Derartige Rollenerwartungen finden auch ihren Weg in die Selbsthilfe und können allen Beteiligten schaden. Nicht nur fördern sie Hierarchien zwischen ehemals und aktuell suizidalen Menschen. Sie schaffen auch Barrieren für Menschen, die sich als ex-suizidal identifizieren, aber wieder in die Situation kommen, mit dem Leben zu hadern. Solange es Rollenbilder gibt, die Menschen dafür belohnen, Suizidalität »überwunden« zu haben, ist es schwer, aus dieser Rolle herauszutreten und sich in die unterworfene Rolle als suizidaler Mensch zurückzubegeben.

Wir haben alle unsere Grenzen im Kontakt mit anderen Menschen. Nicht für jede*n von uns ist eine Gruppe der ideale Rahmen für Selbsthilfe und gegenseitige Unterstützung. Trotzdem können auch diejenigen von uns, die sich allein oder zu zweit am wohlsten fühlen, von einer Gruppe profitieren. Dafür müssten die Barrieren niedrig gehalten werden, z.B. indem es keine Aufnahmebedingungen gibt und alle Teilnehmenden jederzeit nach Hause gehen können.

Finanzielle Förderung für suizidale Gruppen zu erhalten kann durch suizidistische Haltungen erschwert sein. Emanzipation zu fördern, gehört leider nicht zum Versorgungsauftrag von Krankenkassen. Dennoch können Freiheiten entstehen und genutzt werden, sobald der Raum dafür geschaffen ist. Viele Prozesse sind nicht planbar. So wurde ein Projekt, das ursprünglich darauf zugeschnitten war, ein (krankenkassen)förderfähiges Angebot zu sein, zunehmend zu einem Raum gemeinsamer Wissensproduktion zwischen »Anbieter*innen« und »Nutzer*innen«.

Solidarität und suizidal-offene Räume

Da Professionelle und ihre Fachverbände in der Öffentlichkeit besonders präsent sind, konzentriert sich häufig auch die Vernetzungsarbeit der Psychiatrie-Erfahrenen-Selbsthilfe auf diese Gruppen. Die Mehrheit der Gesellschaft

52 Baril (2020) vergleicht diese Rollenzuschreibung mit der medialen Berichterstattung über BeHinderung: Auch beHinderte Menschen werden in den Medien häufig (aus nichtbeHinderter Perspektive) als Held*innen dargestellt, die ihre Hindernisse überwinden, oder aber als tragische Figur, falls sie nicht ableistischen Normen hinterhereifern.

besteht allerdings nicht aus Professionellen. Es ist aus meiner Sicht aussichtsreicher und stärkender, Solidarität aus der Zivilgesellschaft zu bekommen. Ich schlage vor, zwischen *emanzipatorisch-suizidaler Selbsthilfe* und *suizidal-offenen Räumen* zu unterscheiden. Erstere muss betroffenenkontrolliert sein und einen Raum ausschließlich für Betroffene halten. Suizidal-offene Räume könnten eine konkrete Herangehensweise aller anderen Gruppen und Räume sein, die Solidarität mit suizidalen Menschen praktizieren möchten. Ein wichtiger Schritt hierzu wäre, suizidale Menschen in Überlegungen einzubeziehen, wie die Räume barrierearm, inklusiv und diskriminierungssensibel (um)gestaltet werden können. Dazu gehört, sie nicht unsichtbar zu lassen und in Flyern, Broschüren oder Ausschreibungen mit anzusprechen. Für viele Menschen, die ich getroffen habe, war es lebensentscheidend, zu erfahren, dass es »da draußen« Menschen mit ähnlichen Erfahrungen gibt, die sich organisiert haben. Auf solche Anlaufstellen und Vernetzungsmöglichkeiten hinzuweisen, kann auch in Räumen jenseits der Selbsthilfe umgesetzt werden. Andere Möglichkeiten laden dazu ein, von euch gedacht und getan zu werden.

Literaturverzeichnis

Baril, Alexandre 2018: Les personnes suicidaires peuvent-elles parler? Théoriser l'oppression suicidiste à partir d'un modèle sociosubjectif du handicap. In: Criminologie, 51. Jg., H.2, S. 189-212.

Baril, Alexandre 2020. Suicidism: A new theoretical framework to conceptualize suicide from an anti-oppressive perspective. In: Disability Studies Quarterly, 40. Jg., H. 3. Online einsehbar unter https://dsq-sds.org/article/view/7053/, zuletzt geprüft am 14.6.2022.

Chamberlin, Judi 1988: On our own. Patient-controlled alternatives to the mental health system. Britische Ausgabe, MIND (Hg.). London.

Costa, Lucy 2014: Mad Studies – what it is and why you should care. Blogeintrag, online einsehbar unter: https://madstudies2014.wordpress.com/2014/10/15/mad-studies-what-it-is-and-why-you-should-care-2/, zuletzt geprüft am 14.6.2022.

Davidow, Sera/Mazel-Carlton, Caroline 2020: The »alternatives to suicide« approach: a decade of lessons learned. In: Page, Andrew C./Stritzke, Werner G. K. (Hg.): Alternatives to suicide: Beyond risk and toward a life worth living. London. S. 179-199.

Forestell, Lisa/White, Caroline 2017: Alternatives to Suicide. Präsentation beim Alternatives to Suicide Forum, MercyCare, Australien, Februar 2017. Online einsehbar unter https://www.youtube.com/watch?v=KV_rfw9KgKA

(Teil 1), https://www.youtube.com/watch?v=FqdU_VP4B4M (Teil 2), zuletzt geprüft am 14.6.2022.

Fricker, Miranda 2007: Epistemic injustice: Power and the ethics of knowing. Oxford University Press, gedruckt von Oxford Scholarship Online, 5.5.2021.

Lauff, Sonja Mari Janne (2020). Die gemiedene Kategorie der Psyche in der intersektionalen Diskriminierungskritik – Psychismus als Diskriminierungsform denken wagen. In: Hahmann, Julia/Knobloch, Ulrike/Kubandt, Melanie/Orlikowski, Anna/Plath, Christina (Hg.): Geschlechterforschung in und zwischen den Disziplinen: Gender in Soziologie, Ökonomie und Bildung. Leverkusen. S. 63-79.

Lauff, Sonja Mari Janne 2021: Confronting psychism. Naming the discrimination of the »psyche« with mad and deconstructive perspectives. Symposium Confronting Discrimination, Universität Innsbruck, 29.10.2021. Online einsehbar unter https://www.youtube.com/watch?v=PljIKYpf-4M, zuletzt geprüft am 14.6.2022.

Marsh, Ian 2010: Suicide. Foucault, History, and Truth. Cambridge.

Stefan, Susan 2016: Rational Suicide, Irrational Laws. Examining Current Approaches to Suicide in Policy and Law. Oxford.

Reynolds, Vikki 2016: Hate kills: a social justice response to »suicide«. In White, Jennifer/Marsh, Ian/Kral, Michael J./Morris, Jonathan (Hg.): Critical Suicidology: Towards creative alternatives. Vancouver. S. 169-187.

Webb, David 2002: The many languages of suicide. Präsentation auf der Suicide Prevention Australia Conference, Sydney, Juni 2002. Online einsehbar unter https://thinkingaboutsuicide.files.wordpress.com/2012/11/spa-02paper.pdf, zuletzt geprüft am 14.6.2022.

Webb, David 2010: Thinking about suicide: Contemplating and comprehending the urge to die. Ross-on-Wye.

Trauma, Stigma, Therapie: Die Pathologisierung von Betroffenen von sexualisierter Gewalt

von Lilian Schwerdtner

Einleitung

Wenn eine Person sexualisierte Gewalt erlebt und sich daraufhin ihrem Umfeld anvertraut, ist die Wahrscheinlichkeit ziemlich groß, dass ihr eher früher als später der Vorschlag unterbreitet wird, daraufhin eine Therapie zu machen. Das ist vermutlich fürsorglich gemeint, enthält aber auch einen problematischen Subtext. Zum einen kommt darin die Vorstellung zum Ausdruck, dass Betroffene von sexualisierter Gewalt traumatisiert sind und bleiben – also zerbrechlich und verletzt, verstört, unberechenbar, ohnmächtig und wenig belastbar sind. Die Betroffenen müssen ›geheilt‹ werden, während mit der sie umgebenden Gesellschaft alles in Ordnung ist. Zum anderen verbirgt sich darin die Annahme, dass ein ›professioneller‹ Umgang mit der Gewalt und ihren Folgen hilfreicher oder angemessener ist als die Unterstützung durch ein informelles soziales Support-Netzwerk, bzw. dass eine Therapie eher als etwa ein freundschaftliches Gespräch der richtige Ort ist, um darüber zu sprechen. In diesem vermeintlich harmlosen Ratschlag schwingt also eine Pathologisierung von Betroffenen mit.

Natürlich ist es unabdingbar, dass Betroffene sich an externe Unterstützungsstrukturen wenden können, wenn sie das wollen, und demnach auch darüber Bescheid wissen bzw. informiert werden. Darüber kann und darf keine Diskussion bestehen. Ich sehe diese Ratschläge jedoch im Kontext einer umfassenden Psychiatrisierung der Gesellschaft, wie sie zum Beispiel von Eva Illouz in ihrem Werk *Die Errettung der modernen Seele* beschrieben wurde. (Illouz 2011) Damit ist die Tendenz gemeint, als abweichend wahrgenommenes Verhalten oder soziale Probleme anhand von psychologisch-psychiatrischen Begrifflichkeiten zu erklären und der Medizin bzw. der Psychologie zugleich die Lösungskompetenz für diese Probleme zuzuschreiben. Damit einher geht die Übernahme psychologischer Fachtermini und

Verhaltensdeutungen in die Alltagssprache, die (Selbst-)Identifikation mit bestimmten psychiatrischen Diagnosen und auch die Normalisierung und damit Entstigmatisierung der mit diesen Diagnosen verknüpften Störungen oder Persönlichkeitsstrukturen. Damit kann die Entpolitisierung sozialer und politischer Probleme einhergehen: Diese werden durch die Psychiatrisierung letztlich als zu therapierende Probleme von Individuen verstanden, statt sie in ihrem übergeordneten gesellschaftlichen Zusammenhang zu verorten.

In diesem Aufsatz werde ich die Pathologisierung der Betroffenen und die damit einhergehenden Implikationen und Probleme näher beschreiben und den größeren Kontext der Stigmatisierung sexualisierter Gewalt bzw. der Betroffenen betrachten. Eine Vorbemerkung noch dazu: Es ist in diesem Kontext wichtig, zwischen psychiatrischen Trauma-Diagnosen wie zum Beispiel ›posttraumatischer Belastungsstörung‹ (PTBS) und der alltagssprachlichen, verwässerten Verwendung von ›Trauma‹ zu unterscheiden. Insofern durch den Begriff ›Trauma‹ lediglich ausgesagt werden soll, dass Betroffene durch sexualisierte Gewalt verletzt und erschüttert wurden und die Folgen dieser Verletzung(en) potenziell noch lange spürbar sind, ist es trivialerweise richtig, die meisten Betroffenen als ›traumatisiert‹ zu betrachten – auch wenn natürlich nur die Betroffenen selbst sagen können, ob bzw. wie sehr sie leiden. Interessant und kritikwürdig finde ich vor allem den Blick, der von außen auf Betroffene bzw. auf sexualisierte Gewalt gerichtet wird, der sich *einseitig* auf die Themen Traumafolgestörungen und deren Therapie *verengt* und dessen Spuren auch in Alltagsdiskursen überdeutlich sichtbar sind.[53]

Begriffsklärung

Zunächst ist es wichtig, insbesondere die Grundbegriffe sexualisierte Gewalt, Stigmatisierung und Pathologisierung zu klären, um darauf aufbauend das Problem der Pathologisierung in Bezug auf sexualisierte Gewalt genauer zu erörtern.

Sexualisierte Gewalt

Ich arbeite mit der Definition sexualisierter Gewalt des RESPONS Kollektivs:

53 Für Kritisches zum Traumakonzept siehe auch der Beitrag von Catalina Körner in *Gegendiagnose Band 1.*

*»Unserem Verständnis nach umfasst sexualisierte Gewalt viele Formen und Ausprägungen. Ganz allgemein verstehen wir unter sexualisierter Gewalt all diejenigen Formen eines sowohl physischen als auch psychischen sexualisierten Kontakts, die nicht auf einem konsensualen Einvernehmen beruhen. So können z.B. je nach Kontext und Situation eine sexualisierte Sprache sowie sexualisierte Bilder und Gesten als sexualisierte Gewalt erlebt werden. Sexualisierte [Gewalt] wird dabei oft von anderen Formen der Gewalt begleitet, wie z.B. von verbaler, psychologischer, finanzieller und weiteren Formen physischer Gewalt. Hieraus kann sich ein Muster der wiederholten Gewalt ergeben, gerade in intimen Partner*innenbeziehungen – in romantischen Beziehungen, in Familien oder gegenüber Kindern.« (RESPONS 2018: 33)*

Dies ist ein sehr weites Verständnis von sexualisierter Gewalt.[54] Ich finde das wichtig und bevorzuge diesen Begriff gegenüber ›sexueller Gewalt‹ oder ›Vergewaltigung‹. Die Verwendung von ›*sexueller* Gewalt‹ suggeriert, dass es dabei letztlich um Sex oder zumindest Lustbefriedigung aufseiten des*r Täters*in geht, was jedoch auf sehr viele Fälle nicht zutrifft und ein verkürztes Verständnis sexualisierter Gewalt offenbart. Die ausgeübte Gewalt ist vielmehr ein Instrument zur Demütigung und zum Etablieren oder Aufrechterhalten von Macht- und Unterdrückungsbeziehungen – zuvorderst, aber nicht ausschließlich, patriarchalen Machtbeziehungen. Der Begriff ›Vergewaltigung‹ wiederum ist mit engen und starren Vorstellungen verbunden, wie sich die entsprechenden Situationen genau abspielen und wer die beteiligten Personen sind: Ein gewalttätiger Fremdtäter, der die (cis weibliche, junge, normschön attraktive) Betroffene mit einem Penis vaginal penetriert. Wenn die Erlebnisse einer*s Betroffenen nicht zu diesen sehr konkreten Vorstellungen passen, führt das potenziell dazu, dass Außenstehende und eventuell sogar die betroffene Person selbst sie nicht als Vergewaltigung erkennen. Es ist also wichtig zu betonen, dass sexualisierte Gewalt viele unterschiedliche Formen annehmen kann, von denen ein relevanter Teil dem skizzierten Stereotyp *nicht* entspricht.

Letztendlich ist die Definition sexualisierter Gewalt für meine Argumentation jedoch gar nicht der ausschlaggebende Punkt – viel wichtiger noch sind die Vorstellungen und Erwartungen in Bezug auf die *Folgen* der Gewalt für die Betroffenen, also deren Verhalten in den Stunden, Tagen und Wochen nach der Tat bzw. den Taten sowie die mittel- und langfristigen Auswirkungen auf deren Lebensführung. Auch diese Vorstellungen von Betroffenen, ihrem Verhalten und ihren Lebensläufen, sind von Stereotypen geprägt, die etwa Teresa

54 Warum ich das richtig und wichtig finde, habe ich in meinem Buch *Sprechen und Schweigen über sexualisierte Gewalt* ausführlicher argumentiert (Schwerdtner 2021).

Mallt als die Erwartung von *Fragilität* bezeichnet. (Mallt 2017) In meinem Buch *Sprechen und Schweigen über sexualisierte Gewalt* habe ich dies etwas provokant als Erwartungshaltung an eine ›Opfer*performance‹ bezeichnet, die von sichtbarer Verletztheit und anhaltender Ohnmacht geprägt ist.

Stigmatisierung

Stigmatisierung bedeutet die Diskriminierung bzw. negative Bewertung bestimmter Personen aufgrund tatsächlicher oder zugeschriebener negativ bewerteter Eigenschaften. Ein *Stigma* ist ein negativ bewertetes *Zeichen* oder *Kennzeichen*. Ein Stigma führt daher, je nachdem, worum es sich handelt, auf offensichtliche oder subtilere Art und Weise zu geringerer sozialer Anerkennung und Teilhabe und vielleicht sogar zu einem gesellschaftlichen Ausschluss.[55] Für Betroffene, die an einer stigmatisierten Krankheit/Störung leiden (wie zum Beispiel HIV oder diverse, mit Diagnosen versehene psychische Störungen), bedeutet die Stigmatisierung ein zweites Leiden.

Sexualisierte Gewalt ist in der Gesellschaft, in der wir leben, mit einem Stigma belegt: Sie wird abgelehnt und negativ bewertet. Oft wird zudem gesagt, dass sexualisierte Gewalt mit einem Tabu, also einem Sprech- und Denkverbot belegt ist. Ich denke, das stimmt mittlerweile nicht mehr grundsätzlich – Sprechen über sexualisierte Gewalt ist nicht unmöglich, aber desto schwieriger und prekärer, je konkreter es ist. Trotzdem leben wir in einer Gesellschaft, in der sexualisierte Gewalt noch immer *nicht genug* benannt wird und in der Täter*innen nicht genug stigmatisiert werden. Das Stigma bezieht sich auf die Gewalt, aber nicht gleichermaßen auf diejenigen, die sie ausüben. Für diesen Zustand gibt es einen Namen: Rape Culture. Das bedeutet, dass sexualisierte Gewalt gesellschaftlich ermöglicht, verharmlost und legitimiert wird. Ich unterstelle daher, dass die oft gehörte Ablehnung sexualisierter Gewalt zumindest teilweise eine rhetorische ist, denn tatsächlich wird sexualisierte Gewalt noch viel zu oft geduldet und die Betroffenen im Stich gelassen. In einer Rape Culture zu leben, bedeutet daher im Grunde auch, dass sexualisierte Gewalt nicht ausreichend stigmatisiert ist und es nach wie vor Täter*innen gibt, die sich dazu berechtigt und sicher genug fühlen, sexualisierte Gewalt auszuüben: Sie befürchten also keine oder nicht genug negative Konsequenzen wie eben Stigmatisierung bzw. Ächtung aufgrund ihrer Täter*innenschaft.

In ganz bestimmten Hinsichten wird das mit sexualisierter Gewalt verknüpfte Stigma jedoch zum Problem, und zwar ausgerechnet für die Betroffenen. Auf eine merkwürdige Art und Weise geht das Stigma der sexualisierten

55 Obwohl es schon älter ist, ist zu dem Thema immer noch Goffmans Buch *Stigma* einschlägig (im englischen Original 1963 erschienen).

Gewalt auf sie über, also gerade auf diejenigen, die keinerlei Verantwortung für die erlebte Gewalt tragen und die am meisten darunter leiden. Die negative Bewertung sexualisierter Gewalt im Allgemeinen *sollte* im Besonderen auf die Täter*innen und deren Umfeld sowie die soziale Gemeinschaft übertragen werden, innerhalb derer die Gewalt stattgefunden hat. Ausgerechnet die Betroffenen sind jedoch am stärksten mit dem Stigma sexualisierter Gewalt konfrontiert. Das Stigma wird also gewissermaßen verschoben: dorthin, wo man die Gewalt zweifelsfrei lokalisieren kann. Die Körper der Betroffenen als ›Orte‹ der Gewalt bzw. ihre Worte als Bestätigung des Geschehenen sind der manifeste (und möglicherweise einzige) Beweis für die Gewalttaten, während Täter*innen oft unsichtbar bleiben.

Im Bereich sexualisierte Gewalt gibt es noch mehr von diesen Verschiebungen. Ihnen gemeinsam sind die destruktiven Auswirkungen auf Betroffene und den Kampf gegen sexualisierte Gewalt. Weitere Beispiele sind die Umkehr von Schuld für die Gewalttaten und von Verantwortung für die Unversehrtheit der potenziellen Betroffenen. Beide werden an die Betroffenen bzw. die Menschen, die für potenzielle Betroffene gehalten werden, weitergereicht (zum Beispiel durch Ratschläge, keine zu ›aufreizende‹ Kleidung zu tragen oder nicht allein nachts unterwegs zu sein), statt sie bei den Täter*innen zu belassen. Analog dazu wandert auch das Stigma von den Täter*innen zu den Betroffenen. Ich denke, dass dies auch mit der geltenden Unschuldsvermutung und damit einhergehenden geringen Verurteilungsraten zu tun hat, von der Täter*innen profitieren.[56]

Nicht jedes Stigma lässt sich seiner*m Träger*in ansehen – so auch nicht das Stigma, sexualisierte Gewalt erlebt zu haben. Es gibt auch unsichtbare Stigmata, von denen Außenstehende nur durch Zufall, Verrat oder dadurch erfahren, dass die entsprechenden Personen sich einer*m anvertrauen. Dazu gehören unter Umständen bestimmte Be_hinderungen oder Krankheiten, aber auch materielle Armut. Erving Goffman unterscheidet in diesem Sinne in seinem Buch *Stigma* daher (neben der durchaus provokant so bezeichneten Gruppe der ›Normalen‹) zwischen den ›Diskreditierten‹ und den ›Diskreditierbaren‹: Erstere sind diejenigen, bei denen entweder offensichtlich oder bekannt ist, dass sie von dem abweichen, was von der Mehrheit als ›normal‹ bzw. akzeptabel betrachtet wird. Die Diskreditier*baren* hingegen sind diejenigen, deren Merkmal nicht gleichermaßen sichtbar bzw. offensichtlich ist und die daher über (wenn auch prekäre) Möglichkeiten verfügen, es geheim zu halten und als ›normal‹ durchzugehen. Die Diskreditierbaren sind in besonderer Weise dadurch herausgefordert, Informationsmanagement zu betreiben und

56 Zum Umgang mit sexualisierter Gewalt vor Gericht siehe den Beitrag von Anne Roth und Clara Kern in *Gegendiagnose Band 2*.

sich – wenn die Situation eine Wahl zulässt – zu überlegen, welche Menschen sie einweihen wollen oder müssen. (Goffman 1990: 57) In diesem Sinne gehören Betroffene von sexualisierter Gewalt also zu den Diskreditier*baren*, denn sie können oft entscheiden, ob und wem sie von ihren Gewalterfahrungen erzählen. Dieses Sprechen der Betroffenen kann wiederum oft die einzige Möglichkeit für andere sein, überhaupt davon zu erfahren. Ihr Stigma, also wörtlich genommen das *Zeichen*, an dem sie erkannt werden können, ist mehr oder weniger unsichtbar. Zwar gibt es, wie oben bereits erwähnt, starke gesellschaftliche Vorstellungen davon, wie Betroffene von sexualisierter Gewalt sich verhalten oder wie sich ihr Leben entfaltet. Diese suggerieren aber letztlich eine falsche Erkennbarkeit von Betroffenen und machen es für viele von ihnen recht einfach, für nicht betroffen gehalten zu werden.

Umso bestürzender ist demgegenüber, dass tatsächliche Anzeichen für das Stattfinden von sexualisierter Gewalt häufig ignoriert werden. Das können unangemessene Bemerkungen oder Berührungen sein, die man mitbekommt, die plötzliche Veränderung einer nahen Person, oder auch wenn diese die erlebte Gewalt direkt benennt. Daran zeigt sich (abermals) der widersprüchliche Umgang mit sexualisierter Gewalt und den Zeichen, an denen sie sich erkennen lässt. Der Umgang schwankt zwischen bewusstem Nicht-wissen-Wollen und der Stigmatisierung derer, die es wagen, ihr Stigma offenzulegen.

Pathologisierung

Pathologisierung bedeutet zunächst einmal die Deutung von etwas (einer Eigenschaft, Verhaltensweise, eines Gedankens…) als krankhaft. Mit der Einordnung von etwas als Krankheit/Störung wird zunächst mitgesagt, dass es besser ist, wenn das entsprechende Phänomen nicht vorliegt (also alles ›normal‹ ist). Es geht also, ebenso wie bei der Stigmatisierung, eine Abwertung damit einher. *Zusätzlich* wird eine Zuständigkeit zum Umgang damit verteilt, und zwar an das System Medizin/Psychologie/Psychiatrie. Damit verbunden ist der Ausblick auf Heilung oder Verbesserung des als krankhaft eingeordneten Zustands.

Nicht alles, was stigmatisiert wird, wird auch pathologisiert (siehe vergangene Gefängnisaufenthalte oder Armut).[57] Nicht alles, was als krankhaft gilt, wird auch stigmatisiert (vor allem nicht körperliche Krankheiten, wobei es da

57 Auch wenn es in Bezug auf etwa Armut, Obdachlosigkeit oder Folgen von Diskriminierungserfahrungen solche Tendenzen durchaus gibt, und zwar in der Betonung, dass sie (körperlich und/oder psychisch) krank machen. Ich sehe das ebenfalls als Teil der Medikalisierung und Psychiatrisierung der Gesellschaft: Politische Probleme werden über den Umweg der Pathologisierung der Betroffenen problematisiert. Diese sollten jedoch *an sich* als negativ gelten und bekämpft werden, und nicht nur wegen ihrer krankmachenden Folgen für die Einzelnen.

natürlich Unterschiede gibt, etwa zwischen Grippeviren und HI-Viren). Manches, was sich als krankhaft oder zumindest ungesund bezeichnen lässt, wird auch gar nicht stigmatisiert, zum Beispiel Glutenunverträglichkeit oder die Bräunung von Haut nach Sonnenexposition.

Der Begriff ›Pathologisierung‹ wird allerdings, soweit ich weiß, stets kritisch verwendet. Wenn ein Phänomen richtigerweise als Krankheit betrachtet wird (etwa eine Magen-Darm-Grippe), dann ergibt sich nicht gleichermaßen die Notwendigkeit, darauf hinzuweisen, dass Übelkeit und Erbrechen eventuell fälschlicherweise als krankhaft betrachtet werden. Bei der Verwendung des Begriffs ›Pathologisierung‹ wird also unterstellt, dass es sich bei den Phänomenen, auf die sich bezogen wird, nicht *tatsächlich* um Krankheiten handelt, sondern entweder um etwas, das als ›normal‹ *gelten sollte* (zum Beispiel trans* zu sein oder queeres Begehren) oder um *soziale oder politische* Probleme statt medizinischer/psychischer Probleme (zum Beispiel die Auswirkungen von Mobbing, sexualisierter, rassistischer oder antisemitischer Gewalt oder ausbeuterischen Lohnarbeitsverhältnissen).

Grundsätzlich gibt es zwei Möglichkeiten, mit Abweichungen vom ›Normalen‹, Erwarteten umzugehen: Entweder dessen *Ausschluss* (so geschieht es den Stigmatisierten) oder dessen *Normalisierung*. In Bezug auf Normalisierung gibt es wiederum zwei Möglichkeiten, die Abweichung in die Normalität zu integrieren: Entweder es ändert sich das bzw. wird angepasst, was als ›normal‹ verstanden wird (also indem sich soziale Normen verändern), oder die *Abweichung* muss sich verändern, zum Beispiel durch Therapie/Heilung. Pathologisierte/stigmatisierte Gruppen drängen häufig im Wunsch nach bzw. dem Kampf um Anerkennung auf ihre Normalisierung (Beispiele dafür sind die Ehe für alle, die Anerkennung des dritten Geschlechts im Grundgesetz, Anerkennung alternativer Lebensweisen). Wenn Krankheiten beschreibbar und therapierbar sind, vermindert sich auch das damit verknüpfte Stigma – auch wenn es dadurch nicht aufgehoben wird (zum Beispiel Krätze, aber auch Depressionen).

Soweit ich sehe, werden *immer mehr* Verhaltensweisen und Vorkommnisse pathologisiert, insbesondere als psychische Störungen. Diesen Prozess beschreibt der Begriff *Psychiatrisierung*, der bereits in der Einleitung aufgegriffen wurde. Diese Entwicklung ist ambivalent: Einerseits werden dadurch Unterstützung und Therapien verfügbar, und es kann für die jeweiligen Personen entlastend wirken, einem Problem einen Namen geben zu können und zu wissen, dass man damit nicht alleine ist. Andererseits werden Probleme dadurch möglicherweise entpolitisiert, individualisiert, aus ihrem sozialen Zusammenhang gerissen und falsche Zuständigkeiten verteilt.

Diesen Prozess der Psychiatrisierung sehe ich auch in linken und queerfeministischen Kreisen, wobei hier durchaus widersprüchliche Tendenzen auftreten: Einerseits gibt es die klassische Psychiatriekritik, also explizite *Kritik* an Diagnosen und der Stigmatisierung von als abweichend wahrgenommenem Verhalten und etwa die Forderung nach betroffenenkontrollierten Ansätzen. Dem entgegengesetzt ist die Tendenz zur *Entstigmatisierung* von Diagnosen und ein explizit positiver Bezug auf die jeweiligen Störungsbilder und Therapiemöglichkeiten. Nur letzteres gehört zum Prozess der Psychiatrisierung. Letztlich haben beide Ansätze jedoch eine gemeinsame Stoßrichtung, auch wenn sich die Herangehensweise unterscheidet: Das, was gesamtgesellschaftlich bislang als Abweichung gilt, soll als Teil der Normalität anerkannt werden.[58]

Pathologisierung von Betroffenen

Zunächst zwei Vorbemerkungen: Der historische Hintergrund des Problems, das ich nun erörtern möchte, ist der folgende: Weiblichkeit wurde schon immer tendenziell mit Wahnsinn oder Irrationalität verknüpft bzw. als Abweichung markiert. Dahinter steckt Misogynie, also Frauenfeindlichkeit. Die Verknüpfung von Ver_rücktheit mit Weiblichkeit folgt einer Strategie, denn das Sprechen von Ver_rückten kann als sinnlos gelten und ignoriert werden. Die Pathologisierung von FLINTA ist also eine Ausprägungsform patriarchaler Herrschaft. In diesen Kontext reiht sich die Pathologisierung von Betroffenen von sexualisierter Gewalt ein. (Ussher 1991)

Zudem darf man es sich auch nicht zu leicht machen mit einer Kritik an der Pathologisierung, denn wie so oft in diesem Themenfeld zeigen sich zahlreiche Ambivalenzen. Betroffene und ihre Erfahrungen sind vielgestaltig, und so auch ihr Umgang mit und Verarbeitungsweisen der sexualisierten Gewalt. Im derzeitigen System ist Pathologisierung auch für die Betroffenen *funktional*, denn sie ermöglicht Zugang zu Unterstützung, die auf anderem Weg oft nicht zugänglich ist. Das Leiden der Betroffenen und damit der Bedarf nach Unterstützung ist ja real und nicht nur unterstellt. Die Kritik, die ich üben möchte, bezieht sich daher, wie bereits in der Einleitung gesagt, auf die *Einseitigkeit* der Fokussierung und die dadurch entstehenden Probleme. Wenn man die Pathologisierung von jetzt auf gleich sein ließe, den Status quo ansonsten aber belässt, würde dadurch ein großer Teil der momentanen Unterstützungsmöglichkeiten für Betroffene wegfallen.

58 Zur Ambivalenz von Depathologisierungs- und Entstigmatisierungskämpfen siehe auch Mai-Anh Boger in *Gegendiagnose Band 1.*

Betroffene von sexualisierter Gewalt werden, wie bereits gesagt, häufig als traumatisiert, gebrochen, ohnmächtig und auf jeden Fall therapiebedürftig betrachtet. Wie stark dieses stereotypische Bild zum Zuge kommt, hängt unter anderem davon ab, um welche Art von sexualisierter Gewalt es sich (vermeintlich oder tatsächlich) handelt – sicher ist diese Vorstellung in Bezug auf sexualisierte Gewalt in Kindheit und Jugend stärker ausgeprägt als etwa in Bezug auf übergriffige Berührungen im Arbeitskontext. Die Erwartung von außen an bestimmte Folgen von Gewalt bzw. bestimmte Verhaltensweisen der Betroffenen sind jedoch fehl am Platz – mal ganz abgesehen davon, dass sie den Betroffenen ohnehin nicht ohne weiteres abgelesen werden können (Stichwort unsichtbares Stigma).

Die Pathologisierung und Psychiatrisierung im Kontext sexualisierter Gewalt ist nicht nur negativ zu betrachten, denn dadurch, etwa durch die Vergabe der Diagnose ›posttraumatische Belastungsstörung‹, eröffnen sich Zugänge zu Hilfsangeboten und Erklärungen für Trauma-Symptome. Diese Erklärungen können eine Entlastung für Betroffene darstellen, insofern ihre Reaktionen angesichts der außerordentlich belastenden Umstände als angemessen betrachtet werden. Es muss sogar als Errungenschaft betrachtet werden, dass die potenziell erschütternden, zerstörerischen Auswirkungen sexualisierter Gewalt endlich anerkannt wurden, statt sie zu trivialisieren. Die Pathologisierung der Betroffenen macht diese Belastungen sichtbar und beschreibbar und macht Betroffenen Unterstützungs- und Therapieangebote über das Gesundheitssystem zugänglich. (Brenssell 2014)

Problematisch daran ist aber dreierlei: Erstens sollten diese Unterstützungsangebote auch unabhängig von Diagnosen zugänglich sein, zweitens sind nicht alle Betroffenen traumatisiert, würden sich aber vielleicht trotzdem bzw. andere Formen der Unterstützung wünschen, und drittens wird das zu therapierende ›Problem‹ im Körper bzw. der Psyche der Betroffenen lokalisiert, statt sexualisierte Gewalt als politisches Problem zu erfassen.

Zum ersten und zweiten Punkt ist zu sagen, dass es für Betroffene, sofern sie sich eine Therapie wünschen, oft sehr schwierig ist, über das Gesundheitssystem tatsächlich daran heranzukommen. Wer eine Therapie als Kassenleistung abrechnen möchte, muss einen langen Weg von einer Diagnose als unabdingbarer Voraussetzung dafür bis zu einer*m passenden und verständnisvollen Therapeut*in gehen. Dies hängt auch damit zusammen, dass allgemein zu wenig Therapieplätze vorhanden sind. Dass viele Betroffene in ihren Therapien wiederum mit Vorurteilen konfrontiert sind, die negative Auswirkungen bis hin zu Retraumatisierungen haben können, ist noch ein zusätzliches Problem. Die Unterstützung durch das medizinisch-psychiatrische System ist also letztlich eine Farce. Einfacher wäre es, eine Therapie selbst zu bezahlen. Beide Wege führen jedoch dazu, dass Menschen, die überhaupt nicht oder nicht unmittelbar für die sexualisierten Gewalt als *Ursache* des Problems verantwortlich sind, für die Therapie ihrer Auswirkungen bezahlen: entweder die Betroffenen selbst oder, über das Solidarsystem der Krankenkassen, letztlich alle (krankenversicherten) Menschen. Eigentlich wäre es notwendig, Betroffenen unkompliziert, schnell und ohne den Bezug zu konkreten Diagnosen Unterstützung zur Verfügung zu stellen. Beratungs- oder Krisenanlaufstellen können umfangreicher, also nicht nur psychisch, sondern auch juristisch oder lebenspraktisch Hilfestellung leisten. Dass es von der entsprechenden Infrastruktur immer zu wenig gibt und sie zudem nur prekär finanziert wird, zeigt ihren skandalös niedrigen Stellenwert auf.

Außerdem denke ich, dass das reflexartige Empfehlen von Therapien auch dazu führen kann, dass andere Arten des Umgangs aus dem Blick verloren oder entwertet werden. Damit meine ich zum Beispiel den Support durch das Umfeld (Zuhören, Körperkontakt, Ablenken, Hilfestellung im Alltag), Selbstfürsorge, das Machen von Selbstwirksamkeitserfahrungen, aber auch Strategien wie Wut ausleben oder Rachefantasien. Sich über das Stigma auszutauschen oder sexualisierte Gewalt als politisches statt als Problem von Einzelnen zu begreifen, kann auch heilsam sein. Mit der Empfehlung einer Therapie entlastet sich das Umfeld selbst, denn es kann ja die Betroffenen in die Hände von Expert*innen geben, statt selbst für sie da zu sein – oder sich gar selbst mit den Ursachen sowie den Folgen der Gewalt und die jeweils eigenen Anteile daran zu beschäftigen. Letztlich steht hier die Frage im Hintergrund, was eigentlich ein ›professioneller‹ oder angemessener Umgang mit sexualisierter Gewalt ist und in wessen Verantwortungsbereich dieser liegt.

Dies leitet über zum dritten Punkt, also der Individualisierung und Entpolitisierung, die mit der Pathologisierung von Betroffenen einhergeht: Sexualisierte Gewalt ist keine Krankheit, sondern ein zwischenmenschliches, ein soziales und politisches Problem. Den *Ursprung* des zu therapierenden Phänomens im Körper oder in der Psyche der Betroffenen zu verorten, kommt also gewissermaßen einer Fehldiagnose gleich. Betroffene wurden nicht von irgendetwas ›angesteckt‹ oder haben ihr Trauma schicksalhaft entwickelt wie einen Tumor. Die Gewalt wurde ihnen vielmehr von einem (oder mehreren) anderen Menschen angetan, die sich aktiv dafür entschieden haben und die die sozialen Rahmenbedingungen vorgefunden haben, ihre Entscheidung um setzen zu können.

Wenn sexualisierte Gewalt (implizit) als Krankheit betrachtet wird, haben die dahinterstehenden Krankheitsbilder, so denke ich, auch einen Einfluss auf den Umgang mit den Betroffenen. Es gibt unentrinnbare Krankheiten, wie zum Beispiel Krebs oder Demenz, und Ansteckungskrankheiten, gegen die man sich schützen kann, indem man die richtigen Verhaltensweisen ergreift. Werden diese Vorstellungen jedoch auf sexualisierte Gewalt übertragen, ergibt sich jeweils eine Verzerrung: Sexualisierte Gewalt ist weder etwas, das schicksalhaft und unabwendbar über eine Person hereinbricht – denn ihre Ermöglichungsbedingungen sind strukturell angelegt und der*die Täter*in entscheidet sich aktiv dazu, die Gewalt auszuüben – noch ist es möglich, sich davor durch entsprechende Vorsichtsmaßnahmen zu schützen. Stellt man sich sexualisierte Gewalt als Ansteckungskrankheit vor, schwingt dabei eben die Idee mit, dass die Betroffenen sich nicht ausreichend davor geschützt haben. Damit wird den Betroffenen eine Mitschuld am Erlebten übertragen. Zudem wird ihr Leiden möglicherweise ebenfalls wiederum als etwas Ansteckendes angesehen, von dem man sich also lieber fernhält – als würden Menschen kontaminiert, wenn sie sich von Betroffenen, ihren Geschichten berühren lassen und sich mit ihnen (zum Beispiel in der Auseinandersetzung mit den Täter*innen) solidarisch zeigen.

Interessanterweise kommt man mit dem Bild der Verletzung oder eben Wunde in Bezug auf sexualisierte Gewalt vermutlich am weitesten. Dieses kommt auch der altgriechischen Ursprungsbedeutung von Trauma als ›Wunde‹ am nächsten. Das Trauma ist die Verletzung, die von außen zugefügt wird – aber eben, und das ist wichtig, nicht durch einen Unfall oder die eigene Unachtsamkeit, sondern willentlich durch eine andere Person. Bei sexualisierter Gewalt besteht jedoch die Tendenz, nur noch die Wunde und ihre*n Träger*in zu sehen und den*die Verursacher*in darüber zu vergessen. Im Gegensatz zu körperlichen Verletzungen (die bei sexualisierter Gewalt ja häufig ebenfalls zugefügt werden) und deren Nachwirkungen ist es nicht möglich, die Art und Schwere der Wunde und des Schmerzes auf der Grundlage dessen vorherzusagen, was passiert ist, denn unterschiedliche Menschen reagieren unterschiedlich auf einander vordergründig gleichende Gewalterfahrungen. Die zugefügte Verletzung kann zwar heilen, aber vermutlich wird eine ›Narbe‹ oder Schwäche als ›Zeichen‹, als Erinnerung zurückbleiben. Manche Wundheilungsprozesse sind unkompliziert und schnell, andere hingegen bergen Komplikationen oder werden gar chronisch.

Es stellt sich in dem Zusammenhang ohnehin die Frage, was ›Heilung‹ in Bezug auf sexualisierte Gewalt überhaupt bedeuten soll – denn auf sexualisierte Gewalt nicht mehr ›betroffen‹ zu reagieren, wäre ja vielmehr Abstumpfung. Allein die Frage macht offensichtlich, dass die Lösung nicht bei den Betroffenen selbst liegt, sondern bei den Täter*innen und dem Umfeld, das sexualisierte Gewalt ermöglicht. Mindestens genauso wichtig wie ein individueller, guter Umgang mit den eigenen Gewalterfahrungen ist es daher, dass es weniger von dieser Gewalt gibt.

Ich habe noch eine weitere, damit in Zusammenhang stehende These: Es gibt, wie gesagt, ein starkes gesellschaftliches Bild davon, inwiefern sich sexualisierte Gewalt traumatisch auf Betroffene auswirkt und wie diese Menschen sich dann verhalten. Jede*r Betroffene*r, die*der sich zeigt und auf die*den diese Vorstellungen mehr oder weniger zutreffen (und von ihnen gibt es klarerweise sehr viele) bestätigt dieses Bild. Diese Sichtbarkeit bringt auch ihre spezifische Leerstelle mit sich: Betroffene, die diesen Vorstellungen nicht entsprechen, bleiben unsichtbar. Vielleicht wollen sie nicht als Betroffene erkannt werden, denn es ist riskant, sich anderen als verletzte und gedemütigte Person zu zeigen. Um noch einmal mit Goffman zu sprechen: Betroffene gehören nicht zu den Diskreditierten, sondern zu den *Diskreditierbaren,* insofern sie Möglichkeit haben, sich nicht als solche zu erkennen zu geben (und es bringt durchaus viele Vorteile mit sich, sich nicht zu outen). Es kann jedoch auch sein, dass sie sich gerade als solche positionieren und ihre Täter*innen anklagen, und ihnen dennoch aufgrund falscher Vorstellungen, wie Betroffene sich verhalten und auftreten, nicht geglaubt und die Betroffenheit abgesprochen wird.

Zusammengenommen führt die *Vorstellung* der klaren Erkennbarkeit von Betroffenen entlang der genannten Kriterien sowie die *faktisch gegebene Nicht-Erkennbarkeit* meiner Meinung nach dazu, dass sexualisierte Gewalt bzw. deren Relevanz und Prävalenz von vielen Menschen im eigenen persönlichen Umfeld radikal unterschätzt wird. Wir wissen: Jede dritte Frau erlebt in ihrem Leben sexualisierte Gewalt. Aber weil man die Betroffenen, die man kennt, teilweise nicht *als Betroffene* (er)kennt, diese den erwarteten Verhaltensweisen möglicherweise nicht entsprechen (wollen), führt das dazu, dass sexualisierte Gewalt nach wie vor von vielen Menschen als Problem der ›Anderen‹ betrachtet wird statt als genuin eigenes Problem. Als Lösung dieses spezifischen Problems sehe ich die Notwendigkeit, Vorstellungen von Betroffenheit zu diversifizieren und denen, die es schon gibt, andere an die Seite zu stellen.

Schluss

Es hat sich gezeigt, dass der Fokus auf das tatsächliche oder unterstellte Trauma der Betroffenen ein medizinisch-psychiatrischer Blick auf jeweils einzelne Individuen ist. Sexualisierte Gewalt als politisches Problem sowie ihre strukturellen, sozialen Ermöglichungsbedingungen bleiben dabei unterbelichtet. Die Betroffenen rücken als Ort des zu kurierenden Problems in den Mittelpunkt, statt die Art des Zusammenlebens zu hinterfragen, die Gewalt begünstigt und hervorbringt. Die Pathologisierung der Betroffenen ist Teil der Stigmatisierung sexualisierter Gewalt. Vielleicht kann man in diesem Zusammenhang von einer *stellvertretenden Stigmatisierung* sprechen, die die Täter*innen verschont und sich stattdessen auf die Betroffenen bezieht.

In diesem Aufsatz konnte aus Platzgründen nicht weiter beleuchtet werden, dass es auch das Phänomen der Pathologisierung von Täter*innen gibt. Dieses geht aber interessanterweise nicht zwangsläufig mit einer parallelen Stigmatisierung, sondern tendenziell mit Verharmlosung oder auch mit Othering/VerAnderung einher. Wenn Täter*innen als Monster, als ›krank‹ oder als Triebtäter*innen gesehen werden, führt das *entweder* dazu, dass Täter*innen im eigenen sozialen Umfeld oder die, die ›ganz normal‹ und angepasst wirken, nicht als solche erkannt werden – denn das Bild des pathologischen Monsters ist schlecht vereinbar mit der netten Nachbarin oder dem Genossen aus der Politgruppe. Dadurch wird sexualisierte Gewalt abermals als Problem der jeweils ›Anderen‹ kategorisiert. *Oder* aber die Pathologisierung der Täter*innen führt indirekt zu einer Verschleierung der individuellen Verantwortung für und Entscheidungsfähigkeit über die eigenen Taten. Die zugeschriebene ›Krankheit‹ (mangelnde Impulskontrolle oder auch Pädophilie) erklärt und entschuldigt damit bis zu einem gewissen Grad die ausgeübte Gewalt. Auch Projekte wie *Kein Täter werden* der Berliner Charité tragen zu dieser Entwicklung bei. *Kein Täter werden* richtet sich als Präventionsprojekt an Menschen, die befürchten, (erneut) sexualisierte Gewalt gegen Kinder auszuüben. Der dabei angelegte Fokus auf eine ›Störung der Sexualpräferenz‹ als Ursache für sexualisierte Gewalttaten suggeriert, dass der Umgang mit sexualisierter Gewalt (in dem Fall gegen Kinder) in professionelle, sprich: psychologisch-medizinisch gebildete Hände gehört. Wenn sexualisierte Gewalt auf Täter*innenseite als Pathologie von Einzelpersonen gefasst wird, liegt ihre Verhinderung abermals auf der individuellen Ebene – die politische und soziale Basis des Problems wird wiederum ausgeblendet. (Ansichtssache 2014)

Literaturverzeichnis

Ansichtssache 2014: Über die aktuelle Richtung des Diskurses in den Medien. Online einsehbar unter http://ansichtssache.blogsport.eu/2014/10/21/ueber-die-aktuelle-richtung-des-diskurses-in-den-medien/, zuletzt aktualisiert am 21.10.2014, zuletzt geprüft am 11.11.2021.

Brenssell, Ariane 2014: Traumaverstehen. In: Ariane Brenssell und Klaus Weber (Hg.): Störungen. texte kritische psychologie 4. Hamburg. S. 123–150.

Goffman, Erving 1990: Stigma. Notes on the management of spoiled identity. London.

Illouz, Eva 2011: Die Errettung der modernen Seele. Therapien, Gefühle und die Kultur der Selbsthilfe. Berlin.

Mallt, Teresa 2017: Fragile Frauen. Über die Vorstellung von Betroffenheit durch sexuelle Gewalt. In: Sina Holst und Johanna Montanari (Hg.): Wege zum Nein. Emanzipative Sexualitäten und queer-feministische Visionen; Beiträge für eine radikale Debatte nach der Sexualstrafrechtsreform in Deutschland 2016. Münster. S. 161–169.

RESPONS 2018: Was tun bei sexualisierter Gewalt? Handbuch für die Transformative Arbeit mit gewaltausübenden Personen. Münster.

Schwerdtner, Lilian 2021: Sprechen und Schweigen über sexualisierte Gewalt. Ein Plädoyer für Kollektivität und Selbstbestimmung. Münster.

Ussher, Jane M. 1991: Women's Madness. Misogyny or Mental Illness? New York, NY, London, Toronto, Sydney, Tokyo, Singapore.

Chancen und Herausforderungen in der Peer-Beratung von trans* und nicht-binären Personen

von Teo T.C. Schlögl

Trans* und nicht-binäre[59] Personen werden in Deutschland noch immer massiv durch Gesetzgebung und medizinische Behandlungsvorschriften diskriminiert (vgl. Fütty 2019: 70). Einen Weg vorbei an Psychopathologisierung[60] gibt es für diejenigen unter ihnen, die körperverändernde Maßnahmen im Rahmen einer Krankenkassenregelversorgung benötigen oder eine rechtlich wirksame Änderung von Vornamen und Geschlechtseintrag erreichen wollen, im derzeitigen System[61] nicht.

---

59 Trans* (substantivische Verwendung) sowie trans* (adjektivische Verwendung) wird im Folgenden als Oberbegriff für Personen verwendet, die sich nicht oder nicht ganz mit dem Geschlecht identifizieren, das ihnen bei der Geburt zugeordnet wurde. Der Asterisk steht hierbei für eine offene Endung, welche die Bildung von möglichst vielen Komposita zulässt (z.B. Transgeschlechtlichkeit, Transidentität, usw., oder transgeschlechtlich, transident, transsexuell, transgender usw.). Trans* Personen können sich sowohl einem binären Geschlecht (Mann oder Frau) zuordnen, als auch Geschlechtsidentitäten haben, welche die zweigeschlechtliche Norm überschreiten, sich ihr verweigern oder sich außerhalb von ihr befinden, z.B. genderqueer, genderfluid, etc. Gleichzeitig hat sich in den letzten Jahren unter Personen, die sich nicht einem binären Geschlecht zuordnen, auch im deutschsprachigen Raum die Selbstbezeichnung nicht-binär (auch non-binär oder abinär) durchgesetzt. Nicht alle Personen, die diese Selbstbezeichnung nutzen, verstehen sich auch als trans*. Ich benenne sie deswegen im Text explizit.

60 Pathologisierung bedeutet, Verhaltensweisen, Empfindungen, Wahrnehmungen, Gedanken, soziale Verhältnisse oder zwischenmenschliche Beziehungen als krankhaft darzustellen und diese Bewertung als medizinische Tatsache zu deklarieren, um die betreffende(n) Person(en) nicht ernst nehmen zu müssen und letztlich entmündigen zu können (vgl. Allex 2015: 15). Psychopathologisierung bedeutet analog, etwas für eine psychische Erkrankung zu erklären.

61 Stand 2021.

Das Format der Peer-Beratung[62] von trans* und nicht-binären Personen[63] versucht, diesen im Umgang mit diskriminierenden rechtlichen und medizinischen Systemen zur Seite zu stehen und durch die Bereitstellung von Rat und psychosozialer Unterstützung ein Gegengewicht zu Marginalisierung und Diskriminierung zu schaffen. Das Konzept von Peer-Beratung entwickelte sich aus grassroots-Aktivismus von trans* und nicht-binären Personen selbst und stellt eine Praktik der Selbstermächtigung im Angesicht unterdrückender Strukturen dar. Der folgende Text stellt eine Zusammenschau meiner eigenen Beobachtungen und Analysen aus meiner Arbeit als Peer Berater_in dar.

Was sind Vorteile des Formats der Peer-Beratung in der Arbeit mit trans* und nicht-binären Menschen?

In Deutschland gibt es seit Ende 2018 offiziell vier Möglichkeiten, das Geschlecht rechtlich zu dokumentieren: männlich, weiblich, divers sowie ein offen gelassener Eintrag. Die gesellschaftliche Wahrnehmung bleibt jedoch zweigeschlechtlich strukturiert. Personen, die Geschlechtergrenzen überschreiten und Geschlecht(er) haben, die sich nicht eindeutig in diesem System zuordnen lassen, werden durch medizinische und psychiatrische Systeme und durch Gesetze pathologisiert und gesellschaftlich marginalisiert. Trans*, inter*[64] und nicht-binären Personen wird im derzeitigen medizinischen und rechtlichen System abgesprochen, selbstbestimmt Entscheidungen über ihre Körper, ihre Namen und Geschlechtseinträge in Dokumenten treffen zu können. Um offiziell Vorname(n) und Geschlechtseintrag ändern zu können, müssen trans* und nicht-binäre Personen im

62 Peer-Beratung von Englisch peer (= gleichrangig) bedeutet, dass die beratende Person mit der ratsuchenden Person mindestens ein identitätsstiftendes Merkmal teilt, bzw. gesellschaftlich auf mindestens einer Strukturebene gleich oder ähnlich positioniert ist. Für die Peer-Beratung von trans* und nicht-binären Personen heißt das, dass die beratende Person selbst trans* und/oder nicht-binär ist. Geprägt wurde der Begriff Peer-Beratung (Peer Counseling) in den USA in den 1960/70er Jahren, wo er im Zuge der Independent Living Bewegung an Bedeutung gewann, die sich für die Rechte von Menschen mit Behinderung einsetzt(e).

63 Viele der im folgenden Text genannten Aspekte können auch für Peer-Beratungsangebote für inter* Personen eine Rolle spielen. Dieser Text ist größtenteils ein Erfahrungsbericht und fokussiert deswegen die Peer-Beratung von trans* und nichtbinären Personen. Für mehr Informationen zur Peer-Beratung von inter* Personen siehe z.B. Netzwerk Trans* Inter* Sektionalität 2016. Zu Menschenrechten von intergeschlechtlichen Menschen siehe z.B. Angius 2016. Siehe Ghattas/Kromminga 2019 und TransInterQueer 2021 für autobiographische Erzählungen von inter* Personen.

64 Inter* Personen erfahren ebenfalls durch die zweigeschlechtliche Gesellschaftsordnung Ausschlüsse, Gewalt und Diskriminierung, gerade auch im medizinischen System, vgl. Klöppel, 2016.

Rahmen von Begutachtungsprozessen noch immer höchst intime Fragen von sogenannten »Expert_innen« über sich ergehen lassen.[65] Auch bei körperverändernden Maßnahmen werden vielerorts von Operateur_innen psychiatrische oder psychotherapeutische Stellungnahmen gefordert, selbst wenn die betreffende Person keine Kostenübernahme durch die Krankenkasse anstrebt.[66] Psychotherapeut_innen und Ärzt_innen, an die sich trans* und nicht-binäre Personen eventuell mit der Bitte um Hilfe und Unterstützung wenden, sind Teil der Institutionen, die trans* und nicht-binäre Personen pathologisieren. Gleichzeitig ist in Deutschland die psychiatrische Diagnose einer Persönlichkeitsstörung (F64.0) bisher noch die Voraussetzung dafür, dass gesetzliche Krankenkassen medizinische Transitionsmaßnahmen für trans* Personen[67] bezahlen. Ärzt_innen und Therapeut_innen befinden sich dadurch in einer sehr machtvollen Position, da sie durch die Vergabe einer Diagnose und das Gewähren oder Vorenthalten von Unterstützung entscheiden können, ob eine trans* Person Zugang zu medizinischen und rechtlichen Transitionsschritten erhält.[68] Die Hierarchie zwischen trans* oder nicht-binärer Person und Ärzt_in oder Therapeut_in ist sehr groß und (bis auf wenige Ausnahmefälle) ein gewollter Rahmen, der bewusst aufrechterhalten wird (Günther 2021), weil »professionelle Distanz« in den allermeisten Settings immer noch einen unhinterfragten Grundsatz medizinischen und therapeutischen Arbeitens darstellt.

Aber auch Peer-Beratung ist nicht frei von Hierarchien, da schon durch die Beratungssituation und eventuelle Wissensunterschiede Machtgefälle entstehen können. Im Konzept von Peer-Beratung ist es jedoch angelegt, dass Beratende weder Diagnosen vergeben noch von Krankenkassen anerkannte Gutachten schreiben.[69] Strukturell befinden sich

65 Eine Reformierung des sogenannten Transsexuellengesetzes, welches dieses Vorgehen vorschreibt, wird seit Jahren von verschiedenen Bundesregierungen verschleppt. Im Koalitionsvertrag der Bundesregierung aus SPD, Grünen und FDP, die seit 2021 regiert, wird die Einführung eines Selbstbestimmungsgesetzes angekündigt, das die Änderung von Vornamen und Personenstand nach Selbstaussage ermöglichen soll. Nach aktuellem Stand soll die Gesetzesreform Ende 2022 abgeschlossen sein (Stand Juni 2022).

66 .II dnaB esongaidnegeG ni (9102) dleflaaS niboR nov gartieB ned hcua eheiS

67 Die 2020 veröffentlichte Begutachtungsanleitung des Medizinischen Diensts der Krankenkassen (MDK) schließt eine Finanzierung von geschlechtsangleichenden Maßnahmen für nicht-binäre Personen durch die gesetzlichen Krankenkassen über die Diagnose F64.0 explizit aus, obwohl dies wissenschaftlichen Standards wie der S3-Leitlinie Geschlechtsinkongruenz, Geschlechtsdysphorie und Trans*gesundheit der AWMF von 2019 ausdrücklich widerspricht und rechtlich nicht haltbar ist. Trotzdem werden dadurch Transitionsmaßnahmen für nicht-binäre Personen in Deutschland noch schwerer zugänglich gemacht.

68 Zur Konstruktion der medizinischen Deutungsmacht an Inter* siehe Krämer 2021.

69 Ausnahmen stellen hier bisweilen die sogenannten Indikationsschreiben für eine Hormontherapie dar, die manche Beratungsstellen für kooperierende Ärzt_innen ausstellen können.

Peer-Berater_innen in einer ähnlichen Position wie Ratsuchende und haben möglicherweise selbst die Erfahrung gemacht, abhängig von der Bewertung einer Ärzt_in oder Therapeut_in zu sein. Dadurch kann es leichter sein, in der Beratungssituation ein Vertrauensverhältnis aufzubauen. Gerade für Personen, die negative Erfahrungen mit Ärzt_innen und/oder Psychotherapeut_innen gemacht haben, kann das Setting der Peer-Beratung eine Alternative zu klinischen Kontexten sein, in der Ratsuchende ohne Pathologisierung gesehen und ernstgenommen werden. Ratsuchende stehen hier nicht unter dem Druck, eine bestimmte, normative und binäre Art von trans* Sein darzustellen, um Zugang zu Gutachten oder medizinischen Leistungen zu erhalten.[70] Sondern die Peer-Beratung kann im Gegenteil ein Ort sein, an dem Umgangsstrategien mit Begutachtungssituationen und beengenden diagnostischen Erwartungen von »Fachpersonen« erarbeitet werden können und Menschen in ihrer ganz persönlichen Auseinandersetzung mit ihrem trans* oder nicht-binär Sein jenseits von einengenden Diagnosekriterien unterstützt und begleitet werden. Die Schaffung eines solchen Raumes wird auch ermöglicht durch die individuellen Erfahrungen und das gelebte Wissen, das die Peer-Beratenden mit in die Beratungssituation einbringen, das körperlich und emotional verankert ist und dadurch eine andere Qualität hat als rein theoretisch erworbenes Fachwissen.[71]

Für manche Ratsuchende ist der_die Peer-Beratende die erste trans* oder nicht-binäre Person, der sie bewusst begegnen. Gerade in Phasen, in denen Ratsuchende viele Fragen und Ängste bezüglich ihrer eigenen Geschlechtsidentität haben, kann es sehr bestärkend sein, in der Beratung auf eine trans* oder nicht-binäre Person zu treffen, die trotz struktureller Diskriminierung ein gutes Leben lebt, vielleicht bestimmte Hürden gemeistert hat und sich für andere trans* und nicht-binäre Personen einsetzt. Umgekehrt kann es auch für beratende Personen eine stabilisierende und empowernde Erfahrung sein, eigenes Wissen und Erfahrungen weiterzugeben und in Beratungen vielen trans* und nicht-binären Personen zu begegnen, die alle eigene Ressourcen und Geschichten haben.

Da Peer-Beratungsangebote meistens aus Aktivismus von und für trans* und nicht-binäre Personen entstehen, sind sie in der Regel kostenlos[72] und bemühen sich auch sonst um Niedrigschwelligkeit. Dahinter steht nicht zuletzt eine Kritik an medizinischer Deutungshoheit und das Verständnis, dass

---

70 Für einen Erfahrungsbericht von nicht-binären Personen in Therapie siehe Kalle H. und Blu D. (2019) in Gegendiagnose Band II.

71 Zu gelebtem Wissen wurde bisher vor allem im Kontext von Rassismus geschrieben, siehe z.B. Hill Collins, 1990.

72 Mehr zu Schwierigkeiten im Zusammenhang damit im nächsten Unterkapitel.

die dort verfügbaren Informationen und Unterstützung für alle Personen frei zugänglich sein sollten. Beratungen können auf Wunsch anonym wahrgenommen werden und erfordern keine Mitgliedschaft in einer Krankenkasse. Viele Peer-Beratungsstellen stellen unterschiedliche Beratungsformate zur Verfügung, die sich an den Bedürfnissen der jeweiligen ratsuchenden Person orientieren (online, telefonisch, persönlich, per E-Mail oder Chat). Manche Peer-Beratungsangebote haben offene Formate, die ohne Terminvereinbarung wahrgenommen werden können.

In der Peer-Beratung haben wir als Beratende die Möglichkeit, Personen so zu begegnen, wie wir uns gewünscht hätten, dass uns begegnet wird. Das bedeutet, wir können parteilich sein, und uns im Angesicht diskriminierender Strukturen und Vorfälle klar auf die Seite der Ratsuchenden stellen. Peer-Beratung für trans* und nicht-binäre Personen anzubieten, bedeutet auch, mitzudenken, dass andere Kategorien wie Rassifizierung, Behinderung/chronische Krankheit, Alter, sozialer Status usw. mit trans* und nicht-binär Sein zusammenspielen und für unterschiedliche Erfahrungen und Ausschlüsse sorgen können. In der Peer-Beratung, wie ich sie kennengelernt habe, begreifen wir trans*- und nichtbinär Sein als liebenswerte und gesunde Normvarianten (Günther et al. 2019) und nicht als Krankheit oder Störung. Wir unterstützen Menschen bei ihrer Auseinandersetzung mit ihren Identitäten und dabei, Klarheit über ihre eigenen Bedürfnisse zu bekommen. In diesem Zusammenhang hinterfragen wir normative Vorstellungen von trans* und nicht-binär Sein, die oft aus medizinischen Konzepten von trans* Sein und medialen Repräsentationen gespeist werden, wie z.B. Annahmen darüber, wie sich eine Transition gestalten muss und welche rechtlichen und medizinischen Schritte dazu gehören, auf welche Arten und wie öffentlich Personen ihr trans* oder nicht-binär Sein leben sollen oder können, oder welche Begriffe Personen für sich verwenden dürfen. Wir ermutigen Menschen, sich bei der Beantwortung dieser Fragen an ihren eigenen Bedürfnissen zu orientieren und verstehen dabei Identitätskonzepte als gesellschaftliche Konstruktionen, die zu einem größeren Wohlbefinden der ratsuchenden Person führen sollen, anstatt neue Einschränkungen zu produzieren.

Was sind Grenzen und mögliche Schwierigkeiten?

Peer-Beratungsstellen für trans* und nicht-binäre Personen deutschlandweit verzeichnen schon seit Jahren eine große Zunahme von Anfragen. Gleichzeitig sind die meisten Peer-Beratungsstellen für trans* und nicht-binäre Personen nur sehr unzureichend oder gar nicht finanziert. Wenn es Finanzierung gibt, reichen die bezahlten Stellen meistens nicht im Ansatz aus, um den Beratungsbedarf zu decken. Wenn es keine finanzierten Stellen gibt, wird alle Arbeit ehrenamtlich geleistet, was natürlich bedeutet, dass Berater_innen meistens nur einige Stunden in der Woche für die Arbeit aufwenden können. Wenn Peer-Beratungsangebote sich aus selbstorganisiertem Aktivismus entwickeln, können sie sich auf wenig oder keine Organisationsstruktur stützen. Das bedeutet, dass von der wenigen zur Verfügung stehenden Zeit und Energie auch noch einiges auf Selbstorganisation verwendet werden muss.

Es gibt in Deutschland bisher keine Ausbildungen mit standardisierten Qualitätskriterien für die Peer-Beratung von trans* und nicht-binären Personen, wie sie in anderen psychosozialen Feldern existieren. Zwar gibt es einzelne Fortbildungsangebote für Peer-Beratende[73], aber um an diesen teilnehmen zu können, müssen Personen über die notwendigen zeitlichen und auch finanziellen Ressourcen verfügen.[74] Ansonsten läuft es oft darauf hinaus, dass Beratende sich sehr individualisiert selbst fortbilden und beratungsrelevante Informationen eigenständig recherchieren. Dies ist sehr aufwändig und zehrt an oft ohnehin knappen Kapazitäten und führt dazu, dass Personen, die Mehrfachdiskriminerung erfahren, noch schwerer Zugang zu diesen Strukturen finden.[75] In ehrenamtlichen Beratungsteams wird die Einarbeitung von neuen Beratenden auch oft von Personen übernommen, die schon länger Beratungen anbieten. Gleichzeitig kann es gerade in ehrenamtlichen Teams eine hohe Fluktuation der Mitarbeitenden geben, die dazu führt, dass Expertise nicht weitergegeben wird und verloren geht, bzw. immer wieder von neuem erarbeitet werden muss.

Dazu kommt, dass es bei ständiger Überlastung für Peer-Beratende oft schwer ist, regelmäßig Zeit und Energie für Intervision[76] zu finden, obwohl diese eigentlich ein wichtiger Bestandteil psychosozialer Arbeit ist. Supervision[77] kostet nicht nur Zeit, sondern auch noch Geld und ist vor allem für Beratungsstellen oder Beratende ohne Finanzierung kaum erschwinglich.

---

73 Die deutsche Gesellschaft für Transidentität und Intersexualität (dgti) und der Bundesverband Trans* (BVT*) bieten Fortbildungen für Peer-Beratende an.

74 Trans* Personen erfahren Diskriminierung auf dem Arbeitsmarkt und sind überdurchschnittlich oft arbeitslos oder erwerbsunfähig. In Beschäftigungsverhältnissen werden sie unterdurchschnittlich entlohnt (vgl. Franzen/Sauer 2010).

75 Zu rassifizierten Ausschlüssen in ehrenamtlicher Arbeit in queeren Kontexten siehe Mader 2021.

76 Intervision bedeutet, sich innerhalb eines Teams über die Anliegen der Klient_innen vertraulich auszutauschen und gegenseitig zu beraten.

77 Supervision bedeutet Austausch und Beratung zu Ratsuchenden oder Teamprozessen mit einer externen Person, die dafür qualifiziert ist.

Das ist sehr problematisch, da Intervision und Supervision essenziell sind, um auf Dauer gute Beratung anbieten zu können. Einerseits tragen sie zur Qualitätssicherung der Beratungen bei, andererseits leisten sie einen wichtigen Beitrag zur Selbstfürsorge von Beratenden.

Intervision und Supervision sind umso wichtiger, da trans* und nichtbinäre Personen oft Diskriminierung und Gewalt erfahren, oft auch auf intersektionalen Strukturebenen (vgl. LesMigraS 2012). Eine trans* Person mit Fluchtgeschichte, die sich gerade im Asylverfahren befindet und in einer Unterkunft für Geflüchtete wohnt, erfährt beispielsweise komplexe Diskriminierungen, die sich nicht nur aufaddieren, sondern sich multiplizieren und ihr Leben auf spezifische Weise beeinflussen, und zwar auf rechtlicher, administrativer und medizinischer Ebene, sowie im Alltag. Für Peer-Beratende bedeutet das auch, dass Traumatisierungen[78] implizit oder explizit in Beratungen mit verhandelt werden, selbst wenn das Beratungssetting nicht als Antidiskriminierungs- oder Antigewaltberatung benannt ist. Peer-Beratende ohne entsprechende Schulungen können davon stark überfordert werden. Aber auch mit entsprechenden psychosozialen Ausbildungen können sie von Sekundärtraumatisierungen betroffen sein.

Ständiger Kapazitätenmangel, eventuell fehlende Ausbildungen, wenig Gelegenheit für Intervision und Supervision in Kombination mit hohem persönlichem Engagement durch eine biographische Motivation und ein aktivistisches Selbstverständnis können letztendlich dazu führen, dass Peer_Beratende überlastet werden und ausbrennen.

Darüber hinaus sind Communitys von trans* und nicht-binären Menschen in den meisten Städten recht überschaubar. Wenn Peer-Beratende über längere Zeit an einem Ort Beratungen anbieten, begegnen ihnen im Rahmen dieser Tätigkeiten viele Ratsuchende. Das kann dazu führen, dass Peer-Beratende mit der Zeit immer mehr Überschneidungen mit ehemaligen oder aktuell Ratsuchenden in anderen Community-Angeboten haben. Wenn sich herumspricht, dass eine Person Peer-Beratung anbietet, kann es auch vorkommen, dass diese Person auch außerhalb des Beratungssettings von ratsuchenden Menschen angesprochen wird. Auch wenn sich Berater_in und ratsuchende Person nach oder während eines intensiveren

78 Trauma wird in der Psychologie generell definiert als (Reaktion auf) Ereignisse oder Erfahrung(en), die von der betroffenen Person nicht verarbeitet oder integriert werden können. Zunehmend findet aber auch das Verständnis von langanhaltender struktureller Gewalt als traumatisierend Eingang in Debatten zu Rassismus, Trans*feindlichkeit und Homo*feindlichkeit. Dieses Verständnis von gesellschaftlichen Strukturen als Ursache von komplexen Traumatisierungen geht über das Konzept von »minority stress« (Minderheitenstress, vgl. Meyer 2005) hinaus. Zur Anerkennung von Rassismus als Trauma vgl. Gostelli 2021. Zu Trauma und trans* Sein vgl. z.B. Mizock/Lewis 2008.

Beratungsprozesses außerhalb des Beratungskontextes wiederbegegnen, kann auf beiden Seiten Unsicherheit darüber entstehen, wie ein guter Umgang damit aussehen kann, dass der_die Berater_in viele intime Informationen über die ratsuchende Person erhalten hat.

Auch Organisationen und Aktivist_innen, die Peer-Beratung für trans* und nicht-binäre Personen anbieten, sind in der Regel miteinander vernetzt, und zwar lokal, aber auch bundesweit. Peer-Beratende kennen durch ihre Arbeit also auch viele andere Beratende. Bei eigenem Beratungsbedarf kann es daher für Peer-Berater_innen schwierig sein, eine Anlaufstelle zu finden, wenn sie ihr Anliegen nicht mit bereits bekannten Kolleg_innen besprechen möchten. Das kann dazu führen, dass Berater_innen mit ihren persönlichen Anliegen allein bleiben oder viel Energie aufwenden müssen, um eine Beratungsmöglichkeit außerhalb der eigenen Vernetzung zu finden.

Alle diese Schwierigkeiten für Beratende haben indirekt oder direkt auch Auswirkungen auf Ratsuchende. Mangelnde Kapazitäten von Beratungsstellen machen sich darin bemerkbar, dass Menschen teilweise mehrere Monate auf einen Termin oder auch nur auf eine Antwort auf ihre Anfrage warten müssen. Da Beratungsanfragen oft sehr dringende Anliegen beinhalten, kann das sehr frustrierend sein und Gefühle von Einsamkeit und Verzweiflung bei Ratsuchenden noch verstärken. Trans* und nicht-binäre Personen, die sich zum ersten Mal an eine Beratungsstelle wenden, kostet dieser Schritt oft große Überwindung. Wenn dann lange keine Antwort auf die Anfrage kommt oder Termine erst mit langer Wartezeit vergeben werden können, sind die Anfragenden berechtigterweise enttäuscht. Oft dringend benötigte Beratungsreihen für kontinuierliche Unterstützung und Begleitung können vor allem von ehrenamtlichen Beratungsstellen nicht immer geleistet werden. Wenn Beratende unter prekären Bedingungen arbeiten müssen, können sie Ratsuchende nicht optimal versorgen.

Wie gehen Beratende mit diesen Herausforderungen um?

Grundlegende Richtlinien psychosozialer Arbeit können zwar in der Peer-Beratung von trans* und nicht-binären Personen eine Orientierung bieten, jedoch sind sie innerhalb von kleinen Communitys nicht immer realistisch umsetzbar und auch nicht immer sinnvoll. Eine Schweigepflicht für Beratende beispielsweise schützt Ratsuchende, schafft Klarheit und ist ein wichtiger Bestandteil eines ethischen Umgangs. Die beratende Person verpflichtet sich, alles, was ratsuchende Personen mit ihr teilen, für sich zu behalten, außer sie wird ausdrücklich (schriftlich) von der Schweigepflicht gegenüber bestimmten Personen entbunden.

Für Peer-Beratende ist es auf der anderen Seite auch wichtig, einen für sie passenden Umgang mit Abgrenzung gegenüber Ratsuchenden zu finden. Der ursprünglich aus der Psychoanalyse stammende Begriff der »Abstinenz«, der besagt, dass Therapeut_innen über den therapeutischen Prozess hinaus nicht mit Klient_innen kommunizieren dürfen, geht von der Objektivität medizinisch-psychiatrischer Fachpersonen aus. Diese wird im Konzept der Peer-Beratung in Frage gestellt. Für einen verantwortungsvollen Umgang mit den eigenen Grenzen und den Bedürfnissen aktueller oder ehemaliger Klient_innen gibt es kein pauschales Rezept, sondern diese müssen bei Bedarf gemeinsam ausgehandelt werden.

Es ist darüber hinaus zu beobachten, dass viele Peer-Beratungsstellen von und für trans* und nicht-binäre Personen sich in einem Prozess der Professionalisierung befinden (vgl. Meyer 2016). Diese Prozesse werden in der Regel in der Hoffnung angestoßen, dass durch mehr bezahlte Stellen mehr Kapazitäten und bessere Arbeitsbedingungen für Beratende geschaffen werden können und dadurch die Versorgung von Ratsuchenden verbessert werden kann. Professionalisierungsprozesse können aber auch neue Problemfelder kreieren. Professionalisierung kann tiefgreifende Umstrukturierungsprozesse für bestehende Teams bedeuten, die bisher ehrenamtlich gearbeitet haben. Wenn plötzlich einige der Beratenden für ihre Arbeit finanziell entlohnt werden, während andere Teammitglieder ihre Arbeit weiterhin ehrenamtlich machen, kann das unerwünschte Hierarchien schaffen und zu Konflikten führen. Umstrukturierungsprozesse müssen ausreichend begleitet werden, um solchen Konflikten vorzubeugen oder sie konstruktiv zu bearbeiten. Dies wiederum ist aufgrund der bereits genannten Knappheit an finanziellen und zeitlichen Kapazitäten oft nicht möglich.

Wird eine Finanzierung von externen Geldgeber_innen beantragt, müssen bestehende oder sich neu konstituierende Angebote sich an das Vokabular der entsprechenden Institution (und damit an normative Vorstellungen) anpassen. Werden dann Gelder bewilligt, kann dies bedeuten, dass zu den bereits bestehenden Aufgaben neue hinzukommen, um die Schaffung von bezahlten Stellen zu rechtfertigen. Dem Kapazitätenmangel wird in diesem Fall keine Abhilfe geschaffen, sondern er wird paradoxerweise eher verstärkt. Aus öffentlichen Geldern finanziert zu werden, bedeutet außerdem auch, dass Organisationen sich an bestimmte Regeln halten müssen und eventuell sehr radikale aktivistische Haltungen aufgeben müssen. Die durch Finanzierung entstehende Bürokratie kann viele Ressourcen binden. Es kann passieren, dass Organisationen sich von Communitys entfernen, für die sie eigentlich arbeiten, und zunehmend mit dem Erhalt der einmal geschaffenen Strukturen oder dem Ausbau derselben beschäftigt sind, sodass für Arbeit »nach außen« weniger Kapazität bleibt, als wünschenswert wäre.

Professionalisierung kann für einzelne Beratende auch bedeuten, sich beraterisch oder therapeutisch weiterzubilden. Dies kann dabei helfen, zu lernen, sich im Beratungsprozess ausreichend abzugrenzen und gut für sich selbst zu sorgen. Viele Beratende entscheiden sich für Weiterbildungen in systemischer Beratung oder Therapie.[79] Hier stellt sich wieder die Frage der Zugänglichkeit, da solche Weiterbildungen Geld, Zeit und Energie kosten. Ein gewisses Maß an Professionalisierung kann aber zentral dafür sein, dass Beratende ihre Arbeit weiter machen können, ohne sich aufzureiben.

Wie weiter?

Es ist nicht überraschend, dass die größten Schwierigkeiten für die Peer-Beratung von trans* und nicht-binären Personen struktureller Art sind. Mangelnde Kapazitäten, wenig gesellschaftliche Wertschätzung und Unterfinanzierung des Angebots spiegeln sich auch darin wider, dass es bisher nur wenig Forschungs- und Fachliteratur gibt, die sich aus einer solidarischen und trans*affirmativen[80] Perspektive mit Fragestellungen der Peer-Beratung auseinandersetzt.[81] Gleichzeitig wird deutlich, dass das Format der Peer-Beratung durch Hierarchiearmut, Niedrigschwelligkeit und eine entpathologisierende, trans*affirmative und gesellschaftskritische Haltung ein Format darstellt, das eine wertvolle und von vielen trans* und nicht-binären Personen dringend benötigte Alternative zu mehr institutionalisierten Hilfestrukturen ist, und das es weiter auszubauen und zu fördern gilt.

79 Vgl. Schwulenberatung Berlin 2017.
80 Vgl. Meyer 2015.
81 Vgl. Hamm 2020.

Literatur

Allex, Anne 2015: Stop Trans*-Pathologisierung. Berliner Positionen zur internationalen Kampagne. Neu-Ulm.

AWMF 2019: Geschlechtsinkongruenz, Geschlechtsdysphorie und Trans-Gesundheit: S3-Leitlinie zur Diagnostik, Beratung und Behandlung, https://www.awmf.org/uploads/tx_szleitlinien/138-001l_S3_Geschlechts-dysphorie-Diagnostik-Beratung-Behandlung_2019-02.pdf (Zugriff am 04.10.2021)

Baumgartinger, Persson Perry 2017: Trans Studies. Historische, begriffliche und aktivistische Aspekte. Wien.

Franzen, Jannik/Sauer, Arn 2010: Benachteiligung von Trans*Personen, insbesondere im Arbeitsleben. Berlin.

Fütty, Jules Tamás 2019: Gender und Biopolitik. Normative und intersektionale Gewalt gegen Trans*Menschen. Bielefeld.

Ghattas, Dan/Kromminga, Ins 2019: My Intersex Story. Personal accounts by intersex people living in Europe.

Gostelli, Dshamilja 2021: Anerkennung von Rassismus als Trauma: Verantwortlichkeiten psychologischer Berufspraxis. In: à jour! Psychotherapie-Berufsentwicklung 7. Jg., H. 1, 24-27.

Günther, Mari 2015: Psychotherapeutische und beratende Arbeit mit Trans* Menschen – Erfahrung, Haltung, Hoffnung. In: Verhaltenstherapie & psychosoziale Praxis H. 47, 113-124.

Günther, Mari/Teren, Kirsten/Wolf, Gisela 2019: Psychotherapeutische Arbeit mit trans* Personen. Handbuch für die Gesundheitsversorgung. München.

Günther, Mari 2021: Unsicherheitstoleranz, Resonanzgeschehen und Respekt in der transitionsbegleitenden psychotherapeutischen Arbeit mit trans* Personen. In: Familiendynamik. Systemische Praxis und Forschung 46. Jg. H. 3, 208-215.

H., Kalle/D., Blu: Nicht-binär_trans* in Therapie? Eine (Selbst-)Reflexion aus zwei Perspektiven. In: Mader, Esto/Schmechel, Cora/Steinweg, Alex/Kawalska, Kim (Hg.): Gegendiagnose 2. Beiträge zur radikalen Kritik an Psychologie und Psychiatrie. Münster. S. 31-42.

Hamm, Jonas A. 2020: Trans* und Sex. Gelingende Sexualität zwischen Selbstannahme, Normüberwindung und Kongruenzerleben. Gießen.

Klöppel, Ulrike 2016: Zur Aktualität kosmetischer Operationen »uneindeutiger« Genitalien im Kindesalter, in: Bulletin Texte / Zentrum für Transdisziplinäre Geschlechterstudien / Humboldt-Universität zu Berlin H. 42, 3-85.

Krämer, Annike 2021: Die Konstruktion der medizinischen Deutungsmacht über Inter*. In: Mader, Esto/ Gregor, Joris A./Saalfeld, Robin K./

Hornstein, René_ Rain/Müller, Paulena/ Grasmeier, Marie C./Schadow, Toni (Hg.): Trans* und Inter* Studien. Aktuelle Forschungsbeiträge aus dem deutschsprachigen Raum. Münster.

Mader, Esto 2021: Queering Economies – Produktion einer queeren Ökonomie. In: Mader, Esto/Gregor, Joris A./Saalfeld, Robin K./Hornstein, René_ Rain/Müller, Paulena/Grasmeier, Marie C./Schadow, Toni (Hg.): Trans* und Inter* Studien. Aktuelle Forschungsbeiträge aus dem deutschsprachigen Raum. Münster.

Meyer, Erik 2015: Trans*affirmative Beratung. In: psychosozial 38. Jg., H. 140, 71–86.

Meyer, Erik 2016: Trans*beratung zwischen Selbsthilfe und Professionalisierung. In: Hoenes, Josch/Koch, Michaela (Hg.): Wissenschaftspolitik an den Grenzen heteronormativer Zweigeschlechtlichkeit. Oldenburg. S. 163-173.

Meyer, Erik/Sauer, Arn 2017: Wie ein grünes Schaf in einer weißen Herde. Lebenssituationen und Bedarfe von jungen Trans*-Menschen in Deutschland. Forschungsbericht zu »TRANS*- JA UND?!«. Berlin.

Meyer, Ilan H. 1995: Minority Stress and Mental Health in Gay Men. In: Journal of Health and Social Behavior. 36. Jg., H. 1, 38-56.

Mizock, Lauren/Lewis, Thomas K. 2008: Trauma in Transgender Populations: Risk, Resilience, and Clinical Care. In: Journal of Emotional Abuse 8. Jg., H. 3, 335-354.

Netzwerk Trans*-Inter*-Sektionalität 2016: Intersektionale Beratung von/zu Trans* und Inter*. Ein Ratgeber zu Transgeschlechtlichkeit, Intergeschlechtlichkeit und Mehrfachdiskriminierung. Berlin.

LesMigraS/Lesbenberatung Berlin e.V. (2012): »...nicht so greifbar und doch real.« Eine quantitative und qualitative Studie zu Gewalt und (Mehrfach-)Diskriminierungserfahrungen von lesbischen, bisexuellen Frauen und Trans* in Deutschland. Berlin.

Hill Collins, Patricia 1990: Black Feminist Thought: Knowledge, Consciousness and the Politics of Empowerment. New York.

Saalfeld, Robin K. 2019: Von »Zwischengeschlechtlichkeit«, Störungen der Geschlechtsidentität und Geschlechtsdysphorie. Beschreibung einer Genealogie der Transsexualität als Emanzipationsversuch. In: Mader, Esto/Schmechel, Cora/Steinweg, Alex/Kawalska, Kim (Hg.): Gegendiagnose 2. Beiträge zur radikalen Kritik an Psychologie und Psychiatrie. Münster. S. 184-200.

Schwulenberatung Berlin gGmbH (2017): »Ich fühlte mich verstanden, und das ist alles, was zählt.« Wissenschaftliche Begleitforschung zum Pilotprojekt »Inter* und Trans* Beratung QUEER LEBEN«, die professionalisierte, community-basierte Beratungsstelle für Inter* und Trans*. Berlin.

TransInterQueer 2021: Inter* Perspektiven. Berlin.

Verstrickte Diskurse – Verwobene Kämpfe

Zur politischen Instrumentalisierung der Schnittstelle von nicht-cis Geschlechtlichkeit, Gewalterfahrungen und Ver_rücktheit[82]

von Samuel Baltus

Inhaltswarnung: Beschreibung von (cis)sexistischer Gewalt, Erwähnung sexualisierter Gewalt

Positionierung: Ich schreibe diesen Beitrag aus einer trans männlichen, *weißen*, queeren, akademisch-mittelständischen Perspektive. Ich habe selbst verschiedene Formen von (intergenerationaler) Trauma und Pathologisierung, sowie von Therapie erlebt. Diese Erfahrungen, sowie das Miterleben der wiederkehrende (Zwangs-)Psychiatrisierung und -Medikamentisierung meiner mir nahe stehenden, als schizophren diagnostizierte Großmutter, prägten meine kritische Sicht auf Psychologie und Psychiatrie.

Thema dieses Beitrags[83] sind die medizinisch-pathologisch determinierten und politisch instrumentalisiert Diskurse[84] rund um die Schnittstelle trans und nicht-binärer Identitäten und Trauma- und Gewalterfahrungen, die mit den Diskursen um Ver_rücktheit verwoben sind.

Ich möchte in diesem Artikel aufzeigen, dass die Argumente, mit denen trans und nicht-binären Personen Ressourcen vorenthalten werden und zur Gewalt gegen sie aufgerufen wird, auf ableistische, pathologisierende Ideen

---

82 Ver_rücktheit nutze ich im Sinne einer zumeist positiven (Selbst-)Beschreibung von Wahrnehmungs- und Verhaltensweisen, die von der medizinisch-sozialen Norm abweichen.

83 Dieser Beitrag greift zurück auf meine Bachelor-Arbeit »*(Gegen-)Diskurse zur Verbindung von trans & nicht-binärer Identität mit Trauma- & Gewalt-Erfahrungen - Eine Analyse aus Sicht der queer-feministischen Antipsychiatrie*«. (2021, ASH Berlin).

84 In Bezug auf die Begriffe ›diskursiv‹ und ›Diskurs‹ orientiere ich mich am Foucaultschen Diskurs-Begriff, der (verkürzt) besagt, dass »*Diskurs eine Praxis des Denkens, Schreibens, Sprechens und auch Handelns (ist), die diejenigen Gegenstände, von denen sie handelt, zugleich selbst systematisch hervorbringt*«, z.B. »*solche sozialen Gegenstände wie ›Wahnsinn‹, ›Sexualität‹ oder ›Normalität‹ und die ihnen entsprechenden individuellen und kollektiven Subjektivitäten*«. (Parr 2014: 234).

von Ver_rücktheit zurückgreifen. Gleichzeitig bedienen sie sich, wie auch die Gewalt gegen ver_rückte Menschen, einer Täter_innen-Opfer-Umkehr.

Ich möchte dabei auch sichtbarer machen, dass die Kämpfe von trans und nicht-binären Menschen um Ressourcenzugänge und Schutz vor Gewalt zwingend eine anti-pathologische Analyse erfordern, um zum Kern der entrechtenden Diskurse vorzudringen. Dazu werde ich im Folgenden vier präsente Diskurse beleuchten, mit denen ich mich in meiner vieljährigen Arbeit in der Beratung für trans und nicht-binäre Menschen immer wieder auseinandergesetzt habe.

I) Trans und nicht-binäre Personen seien ver_rückt – und somit Gewalt-Täter_innen

Trans und nicht-binäre Personen werden in rechtspolitischen Diskursen sowohl als gesellschaftliche Bedrohung im Sinne einer ›Gender-Ideologie‹ als auch als (individuelle) Gewalt-Täter_innen konstruiert. Dies geschieht vor allem dann, wenn sie auf Exkludierung aufmerksam machen oder grundlegende Zugänge fordern, z.B. zu Gesundheitsversorgung, Wohnen, oder staatliche Anerkennung. Massiver Widerstand gegen die Ermöglichung dieser Zugänge wird von Gruppen betrieben, die sich ›Gender Critical‹ nennen und sich in Zusammenhang mit (Radikal-)Feminismus setzen. Von Außenstehenden wird international auch die Bezeichnung TERFs (Abkürzung für: Trans-exkludierende Radikal-Feministinnen) genutzt. Diese Strömungen sind von neu-rechten und biologistisch-anti-feministischem Gedankengut geprägt. (vgl. Lavery 2020)

In besonderer Heftigkeit zeigt sich die Konstruktion als Gewalt-Täter_innen in der Debatte um Zugänge zu öffentlichen Toiletten. Diese sind für trans und nicht-binären Menschen oft schwer zugänglich, was eine erhebliche Einschränkung des Alltags nach sich zieht. So fordern sie mehr Inklusivität, sei es durch die Nutzung der individuell passenden Toilette oder die Schaffung von Unisex-Toiletten. Die ›Gender Critical‹ Bewegung begegnet diesen Bestrebungen mit dem Szenario, dass in Folge Männer vorgeben würden, trans zu sein, um auf Toiletten Gewalt ausüben zu können – oder es per se Gewalt wäre, wenn eine trans Person diese Räume betreten würde. Seine Kraft zieht dieser Diskurs nicht aus der Vorstellung, einzelne Männer würden sich als trans Frauen ausgeben – dann müsste nämlich die Gewalt, die von cis Männern ausgeht, als Ursprung des Problems gesehen werden – sondern aus der Vorstellung, alle trans Frauen wären ›eigentlich‹ verkleidete Männer. Die Konstruktion von trans Frauen als ›verkleidete, gewalttätige Männer‹ oder ›irre Mörder‹ wurde seit Jahrzehnten medial – z.B. durch Alfred Hitchcocks Horror-Klassiker ›Psycho‹

– geprägt. (vgl. Feder/Scholder 2020) Das Narrativ von trans Identität, Verrückt_heit und Gewalt-Täter_innenschaft entfaltet somit starke Wirkung.

Dieser Wirkung bedient sich als eine der zentralen Figuren der ›Gender Critical‹ Bewegung in den UK auch J.K. Rowling, die dieses Narrativ vom ›verkleideten Mann, der Frauen ermordet‹ u.a. für einen Kriminalroman (Troubled Blood, 2020) nutzte. In ihren medialen Äußerungen verstrickt die Autorin ihre eigenen Erfahrungen sexualisierter Gewalt – durch einen Mann (!) – mit der These, leichtere rechtliche Zugänge für trans Personen würden zu Gewalt in Frauenräumen führen:

> *»Am Samstagmorgen las ich, dass die schottische Regierung mit ihren umstrittenen Plänen zur Geschlechtsanerkennung fortfährt, die im Grunde genommen bedeuten, dass ein Mann nur noch sagen muss, dass er eine Frau ist, um ‚eine Frau zu werden'. Um ein sehr zeitgenössisches Wort zu gebrauchen: Ich war ‚getriggert'. (...) die Erinnerungen an einen schweren sexuellen Übergriff, den ich in meinen Zwanzigern erlitten hatte, [kehrten] in einer Schleife [...] wieder. Dieser Übergriff geschah zu einem Zeitpunkt und an einem Ort, an dem ich verletzlich war, und ein Mann nutzte die Gelegenheit. Ich konnte diese Erinnerungen nicht verdrängen und es fiel mir schwer, meine Wut und Enttäuschung über die Art und Weise, wie meine Regierung meiner Meinung nach leichtfertig mit der Sicherheit von Frauen und Mädchen spielt, zu zügeln«. (Rowling 2020, eigene Übersetzung)*

Die Zuschreibung, dass trans Personen bedrohliche Täter_innen seien, trifft dabei primär trans Frauen und männlich zugeordnete nicht-binäre Personen. Trans Männer und weiblich zugeordnete nicht-binäre Personen werden durch die ›Gender Critical Bewegung‹ hingegen als ›verwirrte‹ Opfer einer imaginären ›Trans Lobby‹ dargestellt (vgl. Abschnitt IV). Dabei folgt die Argumentation patriarchalen Muster, die sich am zugeordneten Geschlecht orientieren: Auf der einen Seite gewalttätige ›Männer‹, auf der anderen Seite infantilisierte, verwirrte oder unzurechnungsfähige ›Frauen‹.[85] Das Täter_innen-Narrativ greift dabei auf eine Vermischung von Geschlechtsidentität mit Sexualität zurück, bei der als ›abweichend‹ markierte Geschlechts-Identitäten als eine Form von Sexualität konstruiert und z.T. zusätzlich als ›pervers‹, ›über-sexualisiert‹, übergriffig und ›unkontrolliert‹ markiert werden. Dieses Narrativ wird erweitert durch die Vorstellung, dass ›richtige‹ trans Personen aufgrund ihres Körpers keine Sexualität leben können. (vgl. kollektiv sternchen und steine 2012: 73) Zugleich bleiben

85 In dieser binären Logik, die das Spektrum körperlicher Geschlechtlichkeit als irrelevant betrachtet, gibt es zudem keinen Raum für die Erfahrungen von inter Personen.

Zugänge zu selbstbestimmter, konsensueller Sexualität für viele trans und nicht-binäre Personen beschränkt. (vgl. Giese 2018)

Ia) Gegendiskurs: Die politische Instrumentalisierung ist eine Täter_innen-Opfer-Umkehr

Eine erhöhte Täterinnenschaft von trans Frauen ist wissenschaftlich nicht belegt. Die meisten Statistiken zu Gewalt erfassen trans und nicht-binäre Personen nicht. Die wenigen Studien, die es dazu gibt, legen jedoch nahe, dass trans und nicht-binäre Personen sehr selten als Täter_innen in Erscheinung treten – gerade in den Bereichen, wo sie als übergriffig konstruiert werden. So zeigte eine Studie des Williams Instituts, dass es in Gegenden, wo trans und nicht-binäre Personen die Toilette nach Selbstdefinition nutzen dürfen, weniger Übergriffe gab als in Gegenden, wo dies nicht gewährleistet war. (vgl. Hasenbush, Flores & Herman 2018) Wie Forschung zu sexualisierter Gewalt aufzeigt, ereignet sich die Mehrzahl an Übergriffe zudem im privaten Umfeld, nicht im öffentlichen Raum, wohin die Übergriffe konstruiert werden.[86]

Statistisch bewiesen ist jedoch, dass trans und nicht-binäre Personen in herausragendem Maße von Ausgrenzung und_oder körperlicher Gewalt bis zur Ermordung (auch in geschlechtsbezogenen Räumen) betroffen sind. Je mehr Marginalisierung, z.B. durch Intersektionen mit Rassismus, Sexismus und_oder Klassismus, hinzukommt, desto stärker die Bedrohung. So sind Schwarze trans Frauen und Sexarbeiterinnen am stärksten von Gewalt betroffen. Gleichzeitig werden jedoch trans Frauen nicht ausreichend durch Frauenhäuser geschützt. (vgl. Frauenhauskoordinierung e.V.) Dabei sehen viele Aktivist_innen einen direkten Zusammenhang zum politischen Diskurs:

> *»Wir beobachten einen unproportionalen Anstieg [der Mord-Fälle] im selben Moment, in dem die Politik und vor allem die Regierung öffentlich, und das auch auf internationaler Ebene, ihre und Anti-trans- und Anti-Gender-Positionen einnimmt. (...) (D)ie Regierung (macht) aus trans Personen Feind*innen, indem sie sich gegen die Debatte um Gender-Diversität positioniert. (...)*

86 Anmerkung aufgrund des Hinweis einer betroffenen Person: Die Konstruktion von trans/ nicht-binären Personen als Täter_innen hat z.T. auch den Effekt, dass Übergriffen innerhalb trans/ nicht-binärer Beziehungen von den Betroffenen bewusst nicht öffentlich gemacht werden. Community-Erfahrungen von Diskriminierung und Gewalt durch Meldestellen, Polizei und_ oder Justizsystem verstärken diesen Effekt.

Wenn sich das im Geist des normalen Bürgers festsetzt, spornt das Hass an, der sich im Mord entfaltet. Das Gesprochene an sich tötet nicht, aber es bestimmt ein Ziel der Gewalt.« (Nachrichtenpool Latein-Amerika 2021)

Dabei ist nicht ausschließlich körperliche Gewalt gefährdend, sondern auch Hate Speech, Misgendern, sozialer Ausschluss und Stigmatisierung. Diese schädigen die psychische Gesundheit und können bis zum Suizid führen. (vgl. Antidiskriminierungsstelle des Bundes 2021) Trans und nicht-binäre Personen sind zudem häufig Opfer sexualisierter Übergriffe. Diese resultieren teils aus dem Anspruch von cis Personen, über trans und nicht-binäre Körper ›Bescheid wissen zu dürfen‹ und ›mal nachschauen zu dürfen‹. Werden diese Übergriffigkeiten abgewehrt, kommt es z.T. zu körperlicher Gewalt. (vgl. queer.de 2018) Auch im medizinischen Bereich gibt es häufig sexualisierte, übergriffige Fragen. So kommt es in »*(fast) allen Bereichen der Gesundheitsversorgung […] [vor], dass trans und nicht-binäre Menschen wesentlich mehr unpassendere und intimere Dinge (z.B. über ihre Geschlechtsorgane) gefragt werden, die zudem nicht medizinisch relevant sind.*« (Schwulenberatung 2019: 4)

Dies korreliert mit Vorstellungen, dass trans und nicht-binäre Personen den eigenen (!) Körper primär zur sexueller Erregung durch medizinische geschlechtsangleichende Maßnahmen objektifizieren würden. Diese wurde u.a. durch Ray Blachards Thesen zu ›Autogynophilie‹, sowie durch Janice Raymonds ›*The Transsexual Empire: The Making of the She-Male*‹ (1979) geprägt. Raymond stellte die These auf, dass »*alle Transsexuellen die Körper von Frauen vergewaltigen, indem sie die reale weibliche Form zu einem Artefakt reduzieren, sich diesen Körper für sich selbst aneignen*«, und dass in Folge »*dem Problem des Transsexualismus am besten damit gedient wäre, seine Existenz durch sittliches Gebot zu beenden*«. (Lavery 2020, eigene Übersetzung) Dieser essentialistische Denkrichtung widersprachen Feminist_innen wie Gayle Rubin und Judith Butler. Letztere_r argumentierte, »*dass es keine einzelne ›reale weibliche Form‹ gibt, zu der die Körper aller Frauen konform gemacht werden können – dass die Unterdrückung von Frauen nicht aufgrund ihrer biologischen Beschaffenheit erfolgte, sondern aufgrund ihrer sozialen Position*‹. (ebd., eigene Übersetzung)

IIa) Trans und nicht-binären Personen seien ver_rückt – und das rechtfertige Gewalt gegen sie

In Debatten um sexualisierte Gewalt gegen Frauen treten immer wieder sexistische Begründungsmuster auf, die (Mit-)Schuld bei Opfer suchen. In ähnlicher Form sind auch trans und nicht-binäre Personen von einem cis-sexistischen Diskurs betroffen, der die Schuld für Gewalt beim Opfer sucht, indem ein – mehr oder weniger unterschwelliger – Vorwurf der ›Provokation‹ dieser Gewalt erfolgt. So wird sichtbares trans oder nicht-binär Sein als soziale Provokation gedeutet, die Gewalt als berechtigte, oder zumindest nachvollziehbare Sanktion hervorruft. Zudem wird – auch durch Stigmatisierung als ›verrückt‹- den Opfer von (cis-) sexistischer Gewalt häufig nicht geglaubt. (vgl. Klocke 2017) Dies zeigt sich besonders drastisch in der Nutzung der ›Gay/trans panic defense‹ bei Strafprozessen in den USA. Dies benennt eine – mittlerweile in mehreren Staaten verbotene – Strategie, mit der Täter_innen versuchen, ihre Gewalttaten mit der geschlechtlichen oder sexuellen Identität ihres Opfers zu rechtfertigen: Das Lernen über die Identität des Opfers führe zu Panik und Kontrollverlust, die Gewalt gegen das Opfer begründet. (vgl. The LGBT Bar) Diese Strategie wurzelt auch in der Vorstellung, dass LGBTIQ Personen psychisch krank seien (vgl. Mallory, Sears, Vasquez 2021: 21) – und das gewalttätige Reaktionen auf psychische Erkrankung gerechtfertigt seien.

(Strukturelle) Diskriminierung funktioniert durch Verantwortungs-Zuweisung an die Opfer: Täter_innen nutzen die Zugehörigkeit des Opfers als Rechtfertigung für Gewalt, bzw. wählen das Opfer aufgrund eines bestimmten Merkmals aus. Dies erfolgt auch auf institutioneller Ebene: So wurden trans Personen nach der Einführung des SGB II teilweise schon im Vorfeld der Antragsstellung abgewiesen mit der Begründung, sie seien nicht vermittelbar. Trotz der offiziellen Beendigung dieser Praxis im Jahr 2008 betreibt das Jobcenter z.T. noch Verfahren zur Feststellung von Erwerbsunfähigkeit. (vgl. Brussig, Frings, Kirsch 2019: 33f.) So wird durch die Arbeitsagentur trans Personen selbst die Schuld an ihrer schwierigen Situation auf dem Arbeitsmarkt gegeben bzw. diese erst erzeugt. Auch in Asylverfahren suchen Gerichte häufig Verantwortung für die erfahrene Gewalt bei den queeren Antragssteller_innen – die sich ja nicht so ›auffällig‹ hätten verhalten müssen – oft mit Abschiebungsfolge. (vgl. Klein 2021)

IIb) Gegendiskurs: Gewalt gründet in Macht- und Unterdrückungs-Strukturen

Täter_innenschaft und Opferschaft schließen sich gegenseitig nie aus, dies gilt sowohl auf individueller als auch auf kollektiver Ebene. (vgl. Körner 2015) Gesellschaftliche Machtpositionen haben jedoch einen entscheidenden Einfluss darauf, wessen Täter_innenschaft welche Konsequenzen hat und wo Sichtbarmachung von Opferschaft unterdrückt wird. Durch Pathologisierung des_der Einzelnen eröffnet sich dabei die Möglichkeit, Probleme zu individualisieren, Gewalt als ›Problem‹ oder ›Verantwortung‹ des Einzelnen zu begreifen – des ›gestörten Einzeltäters‹ (vgl. Abschnitt I.) oder eines Opfers, das ›die Gewalt provoziert hat‹. So wird Macht als ermöglichender Faktor von Gewalt unsichtbar gemacht und strukturelle Probleme werden verborgen. Trans und nicht-binär Sein ist jedoch keine ›individuelle Störung‹, Gewalt keine individuelle Erfahrung, sondern beide Phänome sind nur begreiflich als etwas, was sich im sozialen Raum, auf gesellschaftlichen und individuellen Beziehungsebenen abspielt und die spezifische Form innerhalb der jeweiligen Rahmenbedingungen annimmt. (vgl. Kalkstein/ Dittel 2015, Butler 1991)

IIIa) Personen werden durch Gewalt trans und nicht-binär – und somit ver_rückt

Trans und nicht-binär Sein wurde – seit Beginn der psychologischen Diagnostizierung – lange als entweder eigenständige Störung oder aber pathologisches Symptom einer tieferliegenden Störung begriffen. Im aktuellen Diagnosekatalog ICD10 findet sich trans Identität[87] – bezeichnet als ›Transsexualismus‹ – in der Kategorie ›F.64.: Störungen der Geschlechtsidentität‹ im Abschnitt zu ›Persönlichkeits- und Verhaltensstörungen. Trans Sein wird somit als ›psychische Störung‹ pathologisiert. (vgl. Rauchfleisch 2018) Diese Vorstellung schreibt sich häufig auch in die Identität betroffener Menschen ein, welche sich in Folge als ›krank‹ begreifen. Dadurch wird die psychische Gesundheit stark negativ belastet. (vgl. Schwulenberatung 2019: 7)

Viele Argumentationen, die zur Begrenzung der Rechte trans und nichtbinärer Menschen genutzt werden – die Konstruktion als ›Gefahr‹ in gleichgeschlechtlichen Sportmannschaften und Militär, als Bedrohung für die ›heile‹ Familie und sexuelle ›Verführer_innen‹ – wurden zunächst als rassistische Erzählungen etabliert, sowie gegen Lesben und Schwule gerichtet.

---

87 Nicht-binäre Identitäten finden keine Erwähnung im ICD10. Dies wird durch deutsche Krankenkassen genutzt, um die Kostenübernahme für medizinischer Transition zu verweigern.

Die ›Beeinflussungs-› und ›Verführungshypothesen‹ bedienen sich Pathologisierung, indem sie voraussetzen, dass es sich um ein ›unnatürliches‹ bzw. ›sozial krankhaftes‹ Verhalten handele und somit ›erlernt‹ worden sein muss. Zudem setzen sie voraus, dass es sich beim ›Erlernen‹ um einen gewaltvollen, übergriffigen Vorgang handelt. Diese Hypothese begründet sich in einem Zirkelschluss selbst: Da das Verhalten ›unnatürlich‹ ist, muss es durch jemand anderen erlernt sein. Ruft ein Lernvorgang schädliches Verhalten hervor, handelt es sich um einen schädigenden Vorgang, der durch Gewalt erfolgt.

Der Vorwurf der ›Verführung zur trans oder nicht-binären Identität‹ richtet sich einerseits konkret gegen Unterricht über sexuelle und geschlechtliche Vielfalt in Schulen, die Thematisierung verschiedener Familienkonstellationen in der Kita oder gegen Zugänge zu geschlechtlich zugeordneten Räumen, andererseits abstrakter gegen eine angebliche ›Trans Lobby‹ oder allgemein ›die Medien‹. Hier finden sich Parallelen zu Ideologien der ›Frühsexualisierung‹, in der Angst vor der Aufklärung von Kindern über sexuelle und geschlechtliche Identitäten geschürt wird. (vgl. Faye 2018, Schutzbach 2017) Eine für trans und nicht-binäre Personen mit Trauma- und Gewalt-Erfahrungen besonders schädliche Variante dieser ›Entstehungshypothesen‹ ist es, trans und nicht-binäre Identität als ›Traumafolgestörung‹ oder Folge sexualisierter Gewalt zu erklären, während gleichzeitig die reale sexualisierte Gewalt gegen diese Gruppe ignoriert wird. (vgl. Abschnitt I. und IV.)

IIb) Gegendiskurs: ›Normale‹ Geschlechtsentwicklung ist ein Spektrum

Zurzeit verschiebt sich die medizinische Sicht auf trans und nicht-binäre Menschen. So hat

> *»im Zuge der Überarbeitung der ICD […] die zuständige Arbeitsgruppe […] empfohlen, die Kategorie Transsexualismus (F64.0) als Geschlechtsinkongruenz, d. h. als eine Nichtübereinstimmung der Geschlechtsidentität mit den Geschlechtsmerkmalen des Körpers […] neu zu konzipieren. […]. Damit ist ein wesentlicher Schritt in Richtung Entpathologisierung getan. […] Außerdem referiert die Diagnose Geschlechtsinkongruenz nicht auf ein Zweigeschlechtermodell und stellt auch insofern einen Fortschritt (…) dar.« (Rauchfleisch 2018)*

Auch die soziale Perspektive auf trans und nicht-binäre Menschen verschiebt sich in den letzten Jahren hin zu mehr gesellschaftlicher Akzeptanz geschlechtlicher Vielfalt (vgl. Grimm 2018) Auf staatlicher Ebene zeigen sie sich in der Einführung des dritten Geschlechtseintrags im Geburtenregister (2017), und Ausweis (2018), sowie des aktuell vorgestellten ›Selbstbestimmungsgesetz‹ (2022). Für diese Veränderungen haben trans, inter und nichtbinäre Menschen jahrzehntelang gekämpft. (vgl. De Silva 2018)

Aus Sicht der Antipsychiatrie ist die Praxis der Diagnostizierung insgesamt in Frage zu stellen. So fassen Kalkstein und Dittel zusammen, dass *»viele psychologische Theorien [...] bestehende Unterdrückungsformen [legitimieren und naturalisieren] oder [...] diese unsichtbar [machen], Diagnosen sind ein Teil davon.«* (Kalkstein / Dittel 2015) Als Beispiele benennen sie Geschlechtsidentitätsstörungen, Essstörungen und Persönlichkeitsstörungen wie Borderline. (vgl. ebd.) Dabei wird die Wirkungsweise dieser Legitimation und Naturalisierung folgendermaßen zusammengefasst:

> *»Bestimmte (›krankheitsrelevante‹) Merkmale werden aus einer sehr komplexen Konstellation fokussiert, andere als nicht wichtig erachtet. Diagnosen verrücken somit den Blick auf das individuelle Erleben, obwohl es doch erst einmal offen ist, wie Menschen bestimmt Erfahrungen interpretieren und sie beispielsweise als leidvoll, erkenntnisbringend, unterstützend usw. erleben. Menschen haben immer Gründe für ihr Verhalten – das verschleiern Diagnosen.« (ebd.)*

Diagnosen bieten momentan die einzigen Möglichkeit, ›Behandlungen‹ über Krankenkassen zu finanzieren. (vgl. ebd.: 212ff) Individuell kann die Praxis der Diagnosestellung auch entlastende Wirkungen haben, indem sie ein Wort und eine Erklärung für bestimmte Erfahrungen bietet. Dies kann ermöglicht, nach Angeboten, Informationen und Austausch zu recherchieren. Diese positiven Aspekte der Diagnosestellung könnten jedoch erhalten bleiben, wenn sich die sozial-medizinische Perspektive weg von der Diagnose hin zur ›Bedarfs- und Erfahrungs-Beschreibung‹ verschieben würde. Eine veränderte Praxis setzt dabei sowohl den solidarischen Umgang mit individuellen Erfahrungen als auch struktureller Umstände voraus:

> *»Wir als linke Bewegung müssen dazu kommen, dass das Verhalten einzelner auch Symptom einer kaputten Gesellschaft darstellt. Wir müssen einen anderen Umgang mit Krisensituationen, von außen nicht nachvollziehbarem Verhalten und persönlicher Überforderung finden, als die bürgerlich-kapitalistische Gesellschaft es vorsieht. Statt mit der Absprache von Selbstbestimmung, naturalistischen Ideologien oder mechanischen Tipps wie Therapie oder Medikamentation zu reagieren, sollten wir uns in einer solidarischen Form von direkter und diskursiver Unterstützung üben.« (Steinweg 2019: 23)*

IV) Gewalt-Erfahrene seien ver_rückt – und Ver_rückte unfähig zur Selbstdefinition

Um die Anerkennung identitärer Selbstaussagefähigkeit von trans und nicht-binären Personen, insbesondere Kinder und Jugendlichen, drehen sich aktuell viele Debatten. Durch die ›Gender Critical Bewegung‹ wird dabei besonders die Aussagefähigkeit von trans Jungen in Frage gestellt. Diese Debatte bedient sich dabei sexistischer und ableistischer Argumente, wie auch u.a. der ahistorischen Aussage, dass es sich beim trans-Sein um ein gefährliches neues Phänomen und einen ›Trend‹ handele. (vgl. Gill-Peterson 2021) In den UK nimmt auch hier wiederum J. K. Rowling eine prominente Sprecherinnen-Position ein. So behauptet die Autorin, die wachsende Akzeptanz von trans Personen führe dazu, dass junge Menschen, im Besonderen cis Mädchen, unter Druck gesetzt würden, zu transitionieren, wenn sie es gar nicht wollen. (vgl. MCNamara 2020) Eine weitere Protagonistin der UK-Debatte ist die Detransitionierin Keira Bell, die gegen ihre eigene geschlechtsangleichende (bzw. in diesem Falle ›umwandelnde‹) Behandlung als Jugendliche geklagt hat. (vgl. Holt 2020) Diese Klage hat dazu geführt, dass die Behandlung mit Hormonblockern für unter 16jährige Jugendliche in UK zwischenzeitlich ausgesetzt bzw. verboten wurde. (vgl. Lavery 2020)

Zentral war dabei nicht die Frage nach schädigender Wirkung von Hormonblockern. Diese wurde im Prozess auch durch Expert_innen widerlegt und bestätigt, dass die Behandlung mit Hormonblockern, wie sie nach medizinischen Standards durchgeführt wird, keine irreversiblen Folgen hat.[88] Vielmehr stand die (generelle) Selbstaussagefähigkeit von Kindern (hier: ab 10 Jahre) und Jugendlichen zur Diskussion. So heißt es in der Urteilsverkündung, dass *»der zentrale Punkt der Klage […] die Frage [ist], ob eine informierte Einwilligung im rechtlichen Sinne von solchen Kindern und Jugendlichen gegeben werden kann.«* (Bell vs. Tavistock and Portman NHS Foundation Trust 2020: 3/ Absatz 6f., eigene Übersetzung)

Diese Debatte hat massive Auswirkungen auf die Gesundheitsversorgung von trans Jugendlichen. Die ohne die Behandlung einsetzende Pubertät hat gerade für trans Mädchen irreversible Folgen, z.B. Senkung der Stimme oder der Veränderung der Knochenstruktur. Dies kann Körper-Dysphorie hervorrufen oder verstärken. Zudem wird das soziale Passing erschwert, z.T. lebenslang. Die Behandlung mit Hormonblockern wird hingegen gerade dazu

88 Diese Medikamente sind bereits seit Jahrzehnten in der Medizin etabliert und werden vorrangig zur Behandlung von cis Kindern mit verfrüht eingesetzter Pubertät eingesetzt. Parallel dazu erfolgt der häufigste, normalisierte Einsatz von Hormontherapie ebenfalls bei cis Patient_innen, vor allem nach Beginn der Wechseljahre.

genutzt, Kindern und Jugendlichen eine Zeit des Entscheidungsaufschubs und der Selbstfindung zu verschaffen. (vgl. Lavery 2020 , Günther/Teren/Wolf 2019: 289)

In der Debatte wird im Besonderen auch die Selbstaussagefähigkeit autistischer und – durch Sexismus – gewaltbetroffener trans Jungen in Frage gestellt:

» Ich bin besorgt über die enorme Zunahme junger Frauen, die transitionieren wollen, und auch über die steigende Zahl derer, die detransitionieren (zu ihrem ursprünglichen Geschlecht zurückkehren), weil sie es bereuen, Schritte unternommen zu haben, die in einigen Fällen ihren Körper unwiderruflich verändert und ihre Fruchtbarkeit genommen haben. [...] Im Vereinigten Königreich ist die Zahl der Mädchen, die für eine Transitionsbehandlung überwiesen werden, um 4400 % gestiegen. Autistische Mädchen sind in dieser Gruppe stark überrepräsentiert.(...)« (Rowling 2020, eigene Übersetzung)

In Bezug auf ihre Aussage auf autistische Jugendliche gibt es starke Gegenwehr aus der (queeren) autistischen Community (vgl. The Mighty Staff 2020 und C. 2020), die andere, selbstermächtigende Erklärungen für diese Korrelation finden:

»Vieles, was Rowling in ihrem Essay sagt, ist sehr irreführend oder schlichtweg gelogen, aber ihre Aussage über die Überrepräsentation von autistischen AFABs[89], die eine Transition anstreben, entspringt tatsächlich der Wahrheit. Viele Quellen verweisen auf die Überrepräsentation autistischer Züge in Trans-Populationen sowie auf die Überrepräsentation von transgender und nicht-binären Menschen in autistischen Populationen. (...) Innerhalb der autistischen Trans-Gemeinschaft sind wir in der Lage, die Verbindung zwischen unserem neurodivergenten Status und unserer geschlechtsuntypischen Darstellung und unserem inneren Selbstverständnis zu erkennen. Dies steht im Gegensatz zu der groben Unterstellung, die J.K. Rowling macht. Sie erkennt nicht an, dass die Autismus-Gemeinschaft biologische und soziale Gründe für ein unkonventionelles Verhältnis zu Geschlecht hat. Tatsächlich zitiert sie in ihrem Essay überhaupt keine autistischen Stimmen (…). Stattdessen unterstellt sie uns, dass wir manipuliert, ausgetrickst oder zu einer Transition gezwungen werden.« (The Mighty Staff 2020, eigene Übersetzung)

Auch die Perspektive auf De-transitionier_innen als ausschließlich ›Bereuende‹ ist eine entmündigende: Sie werden hier als Opfer einer ›Trans-Lobby‹, verwirrte oder fehlgeleitete Frauen generalisiert. Es gibt jedoch viele Gründe

89 Assigned female at birth, also Personen, die bei ihrer Geburt weiblich zugewiesen wurden.

für eine De-Transition oder eine Re-Transition. Ein Grund kann die soziale Stigmatisierung von trans und nicht-binären Menschen sein (vgl. Fenway Health 2021), ein anderer Grund ist die Unzufriedenheit mit Ergebnissen körpermodifizierender Eingriffe (vgl. Günther/Teren/Wolf 2019) oder die Unzugänglichkeit dieser, beispielsweise aufgrund einer Erkrankung. Ein weiterer Grund ist, dass die medizinische Versorgung nur für binäre trans Menschen zugänglich ist – wie zurzeit in Deutschland – und das nicht-binäre Menschen somit weniger Möglichkeit haben, ihre Identität frei zu erkunden. Es kann noch viele weitere persönliche Gründe zur De-Transition geben. Einige De-Transitionierer_innen, z.B. Eli Kappo, die sich als nicht-binäre detrans Frau bezeichnet, stellen sich deutlich gegen die Instrumentalisierung von de-transitionierenden Menschen in transfeindlichen Kontexten. So schreibt Eli Kappo in ihrem Blog ›a detransitioning counternarrative‹[90]: »Sogar in meiner detransitionierten Form ist meine Existenz als transgeschlechtliche Person ein Problem für diese Gesellschaft, denn sie beweist, dass nicht nur das soziale Geschlecht, sondern das körperliche Geschlecht selbst formbar ist, temporär oder permanent.« (Kappo 2022)

Ein weiteres durch J.K. Rowling und andere ›Gender Critical‹ Aktivist_innen gespeistes Narrativ ist, dass jungen Menschen Transition als ›einfacher Ausweg‹ aus sexistischen Gewalterfahrungen angeboten würde (vgl. queer.de 2020):

> *»Die Schriften junger trans Männer offenbaren eine Gruppe von auffallend sensiblen und klugen Menschen. Je mehr ihrer Berichte über Geschlechtsdysphorie ich gelesen habe, mit ihren einfühlsamen Beschreibungen von Ängsten, Dissoziation, Essstörungen, Selbstverletzung und Selbsthass, desto mehr habe ich mich gefragt, ob ich, wenn ich 30 Jahre später geboren worden wäre, vielleicht auch versucht hätte, zu transitionieren. Die Verlockung, dem Frausein zu entfliehen, wäre groß gewesen. Als Teenager kämpfte ich mit einer schweren Zwangsstörung. Wenn ich online eine Gemeinschaft und Sympathie gefunden hätte, die ich in meiner unmittelbaren Umgebung nicht finden konnte, hätte ich mich wohl dazu überreden lassen, mich in den Sohn zu verwandeln, von dem mein Vater offen gesagt hatte, dass er ihn lieber hätte.« (ebd.)*

Dies konstruiert eine Idee vom ›leichten Ausweg durch Transition‹, die die Realität massiver Gewalt-Erfahrung und sozialer Unsicherheit von trans Personen, sowie die hohen Hürden medizinischer Versorgung und rechtlicher Anerkennung völlig außer Acht lässt (vgl. Diskurs I). Dies gilt gerade für Minderjährige, die wenig mobil und in einem hohen Ausmaß abhängig vom Wohlwollen ihrer Eltern, Lehrer_innen und anderer

90 Etwa: Eine Detransitions-Gegenerzählung.

Erwachsener sind. Individuelle Umgangsstrategien mit Sexismus, z.B. einen neuen geschlechtlichen Blick auf sich zu finden, werden verurteilt, nicht aber sexistische Systeme angegriffen.

Auf verschiedenen Ebenen, die mit Geschlecht, Alter, Gewalterfahrungen und ›Ver_rücktsein‹ verbunden sind, wird Menschen eine ›Unfähigkeit zur Selbstaussage‹ zugeschrieben. Neurodivergente Menschen, Kinder und Jugendliche, sowie gewalterfahrene AFAB werden als unmündige Gruppen konstruiert, denen die Fähigkeit zur Selbst-Erkenntnis bzw. das Recht zur Selbst-Bestimmung fehle. Auffällig ist dabei auch, das, je nach bedientem Narrativ, verschiedene Faktoren und die damit verbundenen Vorstellungen kombiniert werden. Das ›trans Frauen als Täter‹-Narrativ wird durch das Bild vom erwachsenen, berechnenden oder aber ›gewaltvoll-verrückten‹ Mann aufgeladen. Das Bild von trans Männern als Opfer durch die Kombination aus den Zuschreibungen ›jung‹, ›verwirrt‹, ›behindert‹, ›autistisch‹ usw.:

> *» Transphobe Personen, die über trans Männer sprechen, bezeichnen uns fast nie als Männer. Sie verwenden nicht einmal das Wort ›Frauen‹, was zwar beleidigend und falsch wäre, aber zumindest eine grundlegende Anerkennung der Tatsache darstellen würde, dass wir eine Handlungsfähigkeit haben und unsere eigenen Entscheidungen treffen. Stattdessen sprechen die Anti-Trans-Aktivisten in ihren Diskussionen über Oberkörperchirurgie oder die Auswirkungen der Testosterontherapie immer von Mädchen, Teenagern, verletzlichen Mädchen, jungen Mädchen und Töchtern.« (Urquhart 2021)*

IVb) Gegendiskurs: Jeder Mensch ist fähig, über sich selbst zu bestimmen

Menschen, die trans und nicht-binär sind und_oder die ver_rückte Erfahrungen machen, sind betroffen von Argumentationen, ihnen den Wert ihrer Wahrnehmung und die Fähigkeit ihrer Selbstbestimmung absprechen. Gleichzeitig wird ihnen durch bestehende Praxen der Zugang zu grundlegenden Ressourcen verwehrt. Besonders getroffen werden davon Menschen, die sowohl trans oder nicht-binär sind, als auch von zusätzlicher psychologischer Pathologisierung betroffen sind oder psychischen Gesundheitsbedarf haben. Zentral getragen sind diese Debatten und Praxen durch zwei verstrickte Glaubenssätze: ›Bestimmte Menschen könnten nicht über sich selbst bestimmen. Und nicht jede Person hat ein Recht auf Zugänge zu Ressourcen und Deckung von Grundbedarfen.‹ Es handelt sich letztendlich um eine Frage des Menschenbildes und eine Frage von Ressourcenverteilung.

Antipsychiatrischer, sowie trans und nicht-binärer Aktivismus begegnet diesen Debatten mit grundsätzlichen Gegen-Annahme: ›Jede Person ist fähig, über sich selbst zu bestimmen. Jede Person hat Recht auf Zugang zu grundlegenden Ressourcen, z.B. Gesundheitsversorgung, Wohnen, Einkommen, politisches Mitbestimmungsrecht.‹ So sind Ziele der Antipsychiatrie (vgl. Steinweg 2019) auch Ziele von trans und nicht-binärem Aktivismus: Pathologisierung, Fremdbestimmung und Zwang beenden, Selbstbestimmung ermöglichen, Gesundheitsversorgung zugänglich machen, gehört und geschätzt werden in einer spezifischen Wahrnehmung, die ebenso bereichernd ist wie die spezifische Wahrnehmung aller Menschen.

Dabei können Communitys von Menschen, die trans oder nicht-binäre sind und_oder ver_rückte Erfahrungen machen, spezifisches Wissen nutzen: Sie wissen um die Möglichkeit, dass sich die eigene körperliche, psychische und_oder soziale Wahrnehmung verändern kann. Sie wissen darum, das Identität und Wahrnehmung Prozesse sein können. Sie wissen darum, dass es sehr unterschiedliche und scheinbar widersprüchliche Perspektiven gibt, die gleichzeitig wahr sind. Sie wissen, dass es nicht auf eine ›Heilung‹, sondern um einen Umgang mit schwierigen Erfahrungen und Voraussetzungen ankommt. Sie wissen darum, dass Befreiung aus Isolation möglich ist. Das Prozess- und Bedürfnis-Orientierung hilfreicher sind als feste identitäre Ziele und Erwartungen.

Die Entpathologisierung trans und nicht-binärer Menschen ist im Kern nicht möglich ohne die Entpathologisierung ver_rückter Erfahrungen und umgekehrt. Debatten, die sich gegen Selbstbestimmung und Wahrnehmungs-Vielfalt richten, muss aus beiden Communitys gemeinsam und solidarisch begegnet werden, um ihre menschenverachtenden Grundannahmen offenzulegen. Dies kann und muss in vielfältigen Praxen umgesetzt werden: Einander Zuhören und ernst nehmen. Sprache finden für die eigene Biografie – und die Widersprüche in ihr. Sprache finden für den eigenen Körper und körperliche Erfahrungen, für die eigene Psyche und psychische Erfahrungen. Wahrnehmung und Wahrung der eigenen Grenzen üben. Gemeinsamkeiten und Unterschiede anerkennen. Fürsorglich sein mit sich selbst und anderen. Gemeinsam sichtbar werden im öffentlichen Raum und Beziehungen. Ressourcen teilen und einander Zugänge schaffen. Sicherere Räumen gestalten. Einander begleiten und teilhaben lassen.

Literaturverzeichnis

Antidiskriminierungsstelle des Bundes (Hg.) o.A.: Was sind die Probleme für trans Personen in Deutschland und welche Diskriminierung erleben sie?,https://www.antidiskriminierungsstelle.de/DE/ThemenUndForschung/Geschlecht/trans/trans_node.html (Zugriff am 19.05.2021)

Bell vs. Tavistock and Portman NHS Foundation Trust 2020, https://www.judiciary.uk/wp-content/uploads/2020/12/Bell-v-Tavistock-Judgment.pdf, (Zugriff am 29.05.2021)

Brussig, Martin/Frings, Dorothee/Kirsch, Johannes 2019: Diskriminierungsrisiken in der öffentlichen Arbeitsvermittlung, https://www.antidiskriminierungsstelle.de/SharedDocs/Downloads/DE/publikationen/Expertisen/diskriminierungsrisiken_in_der_oeffentlichen_arbeitsvermittlung.html (Zugriff am 22.03.2022)

Butler, Judith 1991: Das Unbehagen der Geschlechter, Frankfurt am Main, Suhrkamp.

De Silva, Adrian 2018: Entwicklungen der Transbewegung in Deutschland,https://www.bpb.de/gesellschaft/gender/geschlechtliche-vielfalt-trans/245379/transbewegung-in-deutschland (Zugriff am 28.05.2021)

Faye, Shon 2018: Today's anti-trans rhetoric looks a lot like old-school homophobia, https://www.theguardian.com/commentisfree/2018/apr/19/anti-trans-rhetoric-homophobia-trans-rights (Zugriff am 30.05.2021)

Fenway Health (Hg.) 2021: New Study Shows Discrimination, Stigma, and Family Pressure Drive ‹Detransition" Among Transgender People, https://fenwayhealth.org/new-study-shows-discrimination-stigma-and-family-pressure-drive-detransition-among-transgender-people/ (Zugriff am 29.05.2021)

Frauenhauskoordinierung e.V. (Hg.) o.A.: Gewaltformen, https://www.frauenhauskoordinierung.de/themenportal/gewalt-gegen-frauen/gewaltformen/ (Zugriff am 22.03.2022)

Giese, Linus 2020: Toiletten ohne Angst, https://editionf.com/transfeindlichkeit-toiletten-dritte-option/ (Zugriff am 22.03.2022)

Gill-Peterson, Jules 2021: 'Trans kids are not new': a historian on the long record of youth transitioning in America, https://www.theguardian.com/us-news/2021/apr/01/trans-children-history-jules-gill-peterson-interview, (Zugriff am 29.05.2021)

Grimm, Robert 2018: Jeder zweite Deutsche sieht wachsende Toleranz gegenüber Transgendern, https://www.ipsos.com/de-de/jeder-zweite-deutsche-sieht-wachsende-toleranz-gegenuber-transgendern (Zugriff am 28.05.2021)

Günther, Mari/Teren, Kirsten/Wolf, Gisela 2019: Psychotherapeutische Arbeit mit trans Personen – Handbuch für die Gesundheitsversorgung. München.

Hasenbush, Amira/Flores, Andrew/Herman, Jody 2019: Gender Identity Nondiscrimination Laws in Public Accommodations: a Review of Evidence Regarding Safety and Privacy in Public Restrooms, Locker Rooms, and Changing Rooms. In: Sex Res Soc Policy 16. S. 70–83.

Holt, Alison 2020: NHS gender clinic 'should have challenged me more' over transition, https://www.bbc.com/news/health-51676020 (Zugriff am 29.05.2021)

Kalkstein, Fiona/Dittel, Sera 2015: Zur Ver_rückung von Sichtweisen. Weiblichkeit* und Pathologisierung im Kontext queer-feministischer psychologischer Auseinandersetzungen In: Schmechel, Cora/Dion, Fabian/Dudek, Kevin/Roßmöller, Mäks* (Hg.): Gegendiagnose. Münster. S.210-244.

Kappo, Eli 2022: Eine experimentelle Behandlung, https://shesindetransition.wordpress.com/2022/03/12/eine-experimentelle-behandlung/ (Zugriff am 22.03.2022)

Klein, Jeja 2021: Trans Kamerunerin droht Abschiebung als ›schwuler Mann, https://www.queer.de/detail.php?article_id=38853 (Zugriff am 19.05.2021)

Klocke, Ulrich 2017: Einstellungen, Wissen und Verhalten gegenüber Trans- und geschlechtsnonkonformen Personen, https://www.psychologie.hu-berlin.de/de/prof/org/download/klocke2017_2/ (Zugriff am 10.07.2022)

kollektiv sternchen & steine (Hg.): Begegnungen auf der Transfläche, Münster, 2012

Körner, Catalina 2015: Trauma-Konzepte im Spannungsfeld zwischen psychischer Störung und gesellschaftspolitischer Anerkennung, In: Schmechel, Cora/Dion, Fabian/Dudek, Kevin/Roßmöller, Mäks* (Hg.): Gegendiagnose. Münster. S. 194-209.

Lavery, Grace 2020: A High Court Decision in Britain Puts Trans People Everywhere at Risk, https://foreignpolicy.com/2020/12/15/uk-transphobia-transgender-court-ruling-puberty-blockers/ (Zugriff am 22.03.2022)

MCNamara, Mary 2020: Column: J.K. Rowling and the curse of bathroom politics, https://www.latimes.com/entertainment-arts/story/2020-06-18/jk-rowling-trans-rights-bathroom-politics (Zugriff am 29.05.2021)

Mallory, Christy/Sears, Brad/Vasquez, Luis. A. 2021: Banning the use of gay and trans panic defenses, https://williamsinstitute.law.ucla.edu/wp-content/uploads/Gay-Trans-Panic-Apr-2021.pdf (Zugriff am 19.05.2021)

NPLA - Nachrichtenpool Latein-Amerika (Hg.) 2021: Morde an trans Personen im Jahr 2020 um 41 Prozent gestiegen, https://www.npla.de/thema/feminismus-queer/morde-an-trans-personen-im-jahr-2020-um-41-prozent-gestiegen/ (Zugriff am 22.03.2022)

Feder, Sam/Scholder, Amy 2020: Disclosure [Deutscher Zusatz-Titel: Hollywoods Bild von Transgender], Dokumentarfilm, https://www.netflix.com/title/81284247 (Zugriff am 22.03.2022)

Parr, Rolf 2014: Diskurs In: Kammler, Clemens/Parr, Rolf/Schneider, Ulrich Johannes/ Reinhardt-Becker, Elke (Hg.): Foucault-Handbuch. Heidelberg. S. 233-237.

Queer.de (Hg.) 2018: Fotofahndung: Leipziger Polizei sucht nach brutalem Trans-Hasser, https://www.queer.de/detail.php?article_id=32543 (Zugriff am 22.03.2022)

Queer.de (Hg.) 2020: Perfide Rechtfertigung - Rowling verteidigt Transfeindlichkeit mit Missbrauchserfahrung, https://www.queer.de/detail.php?article_id=36315 (Zugriff am 22.03.2022)

Rauchfleisch, Udo 2018: Medizinische Einordnung von Transidentität‹, https://www.bpb.de/gesellschaft/gender/geschlechtliche-vielfalt-trans/245353/medizinische-einordnung-von-transidentitaet (Zugriff am 21.05.2021)

Rowling, Joanne 2020: J.K. Rowling Writes about Her Reasons for Speaking out on Sex and Gender Issues, https://www.jkrowling.com/opinions/j-k-rowling-writes-about-her-reasons-for-speaking-out-on-sex-and-gender-issues/ (Zugriff am 22.03.2022)

Schwulenberatung Berlin 2019: Diskriminierung von schwulen, lesbischen, trans, inter* und queeren Menschen im Gesundheitssystem in Berlin. Berlin.

Schutzbach 2017: Die Gender-Ideologie will unsere Kinder in ihrer sexuellen Identität verunsichern und frühsexualisieren oder sogar homosexualisieren, In: ›Gender raus!‹ 12 Richtigstellungen zu Antifeminismus und Gender-Kritik, https://www.gwi-boell.de/de/2017/07/24/die-gender-ideologie-will-unsere-kinder-ihrer-sexuellen-identitaet-verunsichern-und (Zugriff am 29.05.2021)

Steinweg, Alex 2019: ›Irre‹, ›Krank‹ und ›Wahn‹ - eine (zu) kurze Einführung in die Psychiatriekritik In: Mader, Esto/Schmechel, Cora/Kawalska, Kim/ Steinweg, Alex (Hg.): Gegendiagnose II. Münster. S. 9-26.

The LGBT Bar (o.A.): LGBTQ+ ›Panic‹ Defense, https://lgbtbar.org/programs/advocacy/gay-trans-panic-defense/ (Zugriff am 22.03.2022)

The Mighty Staff, 2020: Nonbinary Autism Community Claps Back at J.K. Rowling's Transphobic Comments, https://themighty.com/2020/06/jk-rowling-autism-we-are-not-confused/ (Zugriff am 29.05.2021)

Urquhart, Evan 2021: Elliot Page Is a Grown-Up - But a culture that infantilizes transmasculinity refuses to treat him like one, https://slate.com/human-interest/2021/03/elliot-page-trans-men-infantilization.html (Zugriff am 29.05.2021)

Wir trinken Tee

von Miou Sascha Hilgenböcker

Wir sitzen vor Pfützen
in denen sich
Chaos spiegelt
unsere sprechenden Augen
haben gesungen
wir zeichnen Narben
während ihr
hohle Risse flickt
schließen die Zweifel
mit Dämmerungen
Wir trinken Tee
haben so viel gemeinsam
maßgeblich verschieden
blitzen wir auf
aus uns fluten Fragen
während wir
keine Schubladen füllen
einander nicht täuschend
ent_täuschen
wir euch

Die Polizei als Krisenbeschleuniger:in

von Tina Füchslbauer

Einleitung

Die Ermordung des Afro-Amerikaners George Floyd rückte rassistische Polizeigewalt auch in Europa verstärkt in die öffentliche Wahrnehmung (Loick 2018: 10). Allerdings kommt es zu Polizeigewalt nicht immer aufgrund der Hautfarbe und zugeschriebener *race*, sondern auch aufgrund anderer Eigenschaften, die Menschen von der *weißen* Dominanzgesellschaft (Rommelspacher 1995) unterscheiden. Rund ein Viertel der seit 2015 von der Polizei ermordeten Menschen in den USA hatten nachgewiesenermaßen eine psychiatrische Diagnose (Washington Post Database zit. nach ebd.). Die Relevanz von Ableismus wurde auch am Beispiel von George Floyd, der an Panikattacken und Opioidabhängigkeit litt, offensichtlich (Goff/Porter 2021). In Österreich und Deutschland sind ebenfalls etliche Fälle wie jener von Christy Schwundeck[91] (Thompson 2021a: 67) bekannt, in denen psychiatrieerfahrene Menschen von der Polizei ermordet wurden (taz 2017a; taz 2017b, derstandard 2021).

»Wer in Deutschland von Polizisten [sic!] erschossen wird, ist mit hoher Wahrscheinlichkeit psychisch krank oder befindet sich zumindest in einer akuten psychischen Ausnahmesituation. Auch die Folgen von Drogenmissbrauch

---

91 Es ist aufgrund der hohen Anzahl der Opfer nicht möglich, ihnen gerecht zu werden und jedem Opfer die Aufmerksamkeit zukommen zu lassen, die es verdient hat. Es kann an dieser Stelle exemplarisch auf Vanessa E. Thompsons Texte verwiesen werden, in denen sie einige Fälle verdeutlicht. (2018: 197f.) Darüber hinaus dokumentiert die Initiative in Gedenken an Oury Jalloh (2022) auf ihrer Homepage rassistische Morde von Polizist:innen und Wachebeamt:innen. Dort finden sich auch Links zu anderen Initiativen, beispielsweise zu jener für Christy Schwundeck. Während ich diesen Beitrag schreibe, erscheint in den Nachrichten, dass ein neues Gutachten beweist, dass Oury Jalloh, der vor 17 Jahren in einer Polizeizelle in Sachsen-Anhalt verbrannt ist, mit Benzin übergossen wurde (Parbey 2021). Eine Stunde später höre ich im Radio, dass sich eine Person im Maßnahmenvollzug in der Justizanstalt Stein in Österreich aus Verzweiflung über die Unabsehbarkeit der Dauer seiner Haftstrafe suizidiert hat. (Ö1 Radiothek 2021) Rassistische und ableitische Gewalt sind traurigerweise allgegenwärtig.

spielen eine nicht unwesentliche Rolle. Es trifft Menschen, die in Stresssituationen nicht mehr adäquat reagieren können [...].« (taz 2017b)

Nicht in allen, aber doch in vielen Fällen spielen zusätzlich Rassismus, Klassismus, (Cis-)Sexismus, Sozialdarwinismus und Obdachlosenhass eine entscheidende Rolle. Dies zeigt die Wichtigkeit eines intersektionalen Blickes (Thompson 2018: 2010) und die Notwendigkeit, Polizeikritik mit Psychiatriekritik und umfassenderer Gesellschaftskritik zu verbinden. Schließlich gibt es auch noch andere staatliche Institutionen und Berufsgruppen, die Kontrollfunktionen ausüben.

Da es im deutschsprachigen Raum bislang noch vergleichsweise wenig Auseinandersetzung zu Zusammenhängen von Psychiatrie- und Polizeikritik gibt (Brazzell 2018: 1; Thompson 2021c), ist es Ziel dieses Artikels, die Kritik aus den *Mad Studies* und aus dem nordamerikanischen Raum ebenso auf die Verhältnisse hierzulande anzuwenden, wie die Relevanz der Forderung von *BLM* nach der Abschaffung der Polizei für *Mad Lives* zu diskutieren.

Dazu wird zuerst eine kurze Einführung in die Polizeikritik, den psychiatriekritischen Zugang der *Mad Studies* sowie (queer)feministische Perspektiven zum Thema gegeben. Infolge wird der Begriff des Polizierens erörtert, bevor detaillierter auf die erhöhte Vulnerabilität von Personen in psychischen Krisen hinsichtlich Polizeigewalt eingegangen wird. Abschließend gehe ich der Frage nach, welche Alternativen wir im Umgang mit psychischen Krisen brauchen, damit sich wirklich alle sicher fühlen und gewaltvolle Institutionen obsolet werden.

Polizei- und Psychiatriekritik: Zusammenhänge und Bezugspunkte

Hinter der Forderung nach der Abschaffung der Polizei (›Abolish Police!‹) wie sie aktuell besonders prominent von Aktivist:innen von *Black Lives Matters (BLM)* Bewegungen geäußert wird, steht die Überzeugung, dass die Polizei als gewaltvolle Institution inhärent rassistisch, klassistisch und nicht reformierbar ist, weshalb sie nicht mehr existieren sollte (Vitale 2018). Nicht Reformen des Polizeiapparates, sondern seine komplette Auflösung sind das Ziel. Abolitionistische (vom englischen to abolish = abschaffen) Polizeikritik tritt deshalb, im Gegensatz zu reformistischer Kritik, für die »grundsätzliche Abschaffung oder Überwindung der Polizei« (ebd.) ein. Abolitionismus meint damit nicht lediglich den Wegfall der Institution der Polizei, sondern die Schaffung von Alternativen, damit sich alle im gesellschaftlichen

Zusammenleben sicher fühlen. Dies würde dann auch Menschen ohne Papiere, Armutsbetroffene, psychiatrisierte Menschen, Obdachlose und Sexarbeiter:innen inkludieren (Loick 2017: 80ff.)

Eine Parallele zur Gefängniskritik besteht darin, dass es darum geht, eine Welt zu kreieren, die diese Institutionen nicht mehr benötigt und in der sich – nicht trotzdem, sondern deshalb - alle sicher fühlen können (Alexander 2017; Brazzell 2017). Auch Gefängniskritik zielt nicht lediglich auf die Verbesserung der Lebensbedingungen für Inhaftierte, sondern auf die Abschaffung der rassistischen und klassistischen Gefängnisindustrie ab (Alexander 2017).

Zwischen Gefängnissen und Psychiatrien besteht wiederum der Zusammenhang, dass es sich bei beiden, so der kanadische Soziologe Erving Goffman, um »totale Institutionen[92]« (Goffman 2018: 15) handelt und beiden Zwang und Gewalt inhärent sind. Die *Mad Studies*, entstanden in den 1960er Jahren im angloamerikanischen Raum und in England, zeigen diese gewaltvollen Kontinuitäten und gesellschaftliche Ausschlüsse auf (Lefrancois/Menzies/Reaume 2013). Das vormals abwertend verwendete Adjektiv *mad* (verrückt) wird dabei – ähnlich wie der Begriff *queer* – angeeignet und in etwas Positives, Widerständiges verwandelt.[93] Der Begriff *studies* wird ebenso bewusst verwendet, um das Erfahrungswissen sich als ›ver-rückt‹ verstehender Menschen akademischem Wissen gleichzusetzen (ebd.).

Sich an den *Disability Studies* orientierend, richten sich *Mad Studies* gegen biologistische Zuschreibungen einer angeborenen Verrücktheit, ebenso wie die *Gender Studies* die Idee eines naturgegebenen Geschlechts ablehnen. Gemeinsam ist ihnen allen – also *Gender- Disability* und *Mad Studies* - die Ablehnung jedes biologistischen Determinismus und das Eintreten dafür, uns selbst mit all unseren Eigenschaften als sozial hergestellt zu betrachten (Schneider/Waldschmidt 2007). Konkret bedeutet das, dass Menschen eben nicht behindert sind, sondern in einer barrierevollen Welt dazu gemacht werden, dass Frauen nicht sozial kompetent geboren werden, sondern ihnen diese gesellschaftliche Rolle zufällt, dass es nicht lediglich zwei Geschlechter-, sondern einen gesellschaftlichen Zwang zur Zweigeschlechtlichkeit gibt und so weiter. In derselben Logik liegt bei den *Mad Studies* der Fokus auf der gesellschaftlichen Herstellung und Bedingtheit von ›Ver-Rücktheit‹.

---

92 Goffman beschreibt die ›Totale Institution‹ folgendermaßen: »Ihr allumfassender oder totaler Charakter wird symbolisiert durch die Beschränkung des sozialen Verkehrs mit der Außenwelt« (Goffman 2018: 15f.) und zählt dazu unter Anderem Altenheime, Waisenhäuser, Armenasyle, Sanatorien und Psychiatrien, Gefängnisse, Internate, Kasernen ebenso wie Orte des selbstgewählten Rückzugs wie Klöster. (Ebd.: 16).

93 Besonders eindrucksvoll geschieht dies im Rahmen von *Mad Prides*. Das Organizing-Handbuch von *Mindfreedom International* (2019) bietet Tipps zur Organisierung.

Bislang haben sich *Mad Studies* im deutschsprachigen Raum nicht durchgesetzt, aber durch die stärkere Berücksichtigung von Neuro-Diversität[94] in den *Disability Studies* (Schneider/Waldschmidt 2007) nimmt ihre Bedeutung zu (Beresford 2013: ix). Das Potential der *Mad Studies* liegt darin, dass sie – im Gegensatz zur bloßen Psychiatriekritik – interdisziplinär und intersektional ausgerichtet sind (Lefrançois/Menzies/Reaume 2013: 13). Der kritische Blick auf die eigene Disziplin und ihre Ausschlüsse ist ebenso fixer Bestandteil wie die Auseinandersetzung mit »First Nations and other racialized people, LGBTQ people, women, the poor, seniors, and youth« (Lefrançois/Menzies/Reaume 2013: 265).

Zur Notwendigkeit einer queer-feministischen Perspektive

Lange Zeit lag der Fokus hinsichtlich Polizeigewalt primär auf den Schwarzen, männlichen Opfern in den USA, wo diese Morde als Fortsetzung von Sklaverei und Rassentrennung gelesen werden. (Khan-Cullors 2020: 236f.) Kimberlé Crenshaw, afroamerikanische Bürgerrechts-Anwältin und Begründerin des Intersektionalitäts[95]-Ansatzes, macht unter dem Hashtag ›#SayHerName‹ darauf aufmerksam, dass auch viele Schwarze Frauen Opfer von Polizeigewalt sind (Khan-Cullors 2020: 245). *BLM* ist zudem vom herausragenden Engagement von trans Aktivistinnen geprägt, die die Vulnerabilität im öffentlichen Raum aus eigener Erfahrung kennen (Khan-Cullors 2020: 233).

Wie eingangs festgestellt, gibt es bislang im deutschsprachigen Raum erst wenig Auseinandersetzung zur Intersektion von Ableismus, Rassismus und Polizeigewalt. Vanessa E. Thompson (2021a) verknüpft in ihrem Artikel ›Policing in Europe: disability justice and abolitionist intersectional care‹ die Kritik der *Mad Studies* an Normierungen und Gewalt gegen psychiatrieerfahrene Menschen mit antirassistischen Arbeiten und der Forderung nach Abschaffung

---

94 Kurz für neurologische Diversität. Das Video ›Ich sehe was, was du nicht siehst‹ – abrufbar unter https://www.youtube.com/watch?v=GcpgPrYsapM erklärt sehr anschaulich, was unter Neurodiversität zu verstehen ist.

95 Das Konzept der Intersektionalität wurde von Crenshaw entwickelt, um die Mehrfachbetroffenheit von verschiedenen Diskriminierungsformen nicht nur additiv, sondern in ihrer Komplexität zu verstehen. Crenshaw verwendet die Metapher der Straßenkreuzung: »Consider an analogy to traffic in an intersection, coming and going in all four directions. Discrimination, like traffic through an intersection, may flow in one direction, and it may flow in another. If an accident happens in an intersection, it can be caused by cars travelling from any number of directions and, sometimes, from all of them. Similarly, if a Black woman is harmed because she is in the intersection, her injury could result from sex discrimination or race discrimination.« (Crenshaw 1989: 149).

der Polizei. Wenn sie die »Bestialisierung« (ebd.: 68) von Schwarzen Frauen und nicht-binären Personen sowie ihre Darstellung als »unkontrollierbar« (ebd.) kritisiert, bringt sie zudem noch (Cis)Sexismen ins Spiel und erweitert die Debatte um wesentliche Aspekte. Esto Mader (2015: 76ff.) wiederum hat bereits im 1. Band der ›Gegendiagnose‹ eindringlich aufgezeigt, wie sich sexistische und rassistische Logiken in die Konstruktion vermeintlich ›verrückter‹ People of Color, Jüd*innen und Rom*nija einschreiben. (Mader 2015)

Am Beispiel von Christy Schwundeck, die 2011 in Frankfurt-am-Main in einem Jobcenter erschossen wurde, wird deutlich, wie nicht nur Polizeibeamt:innen, sondern auch Behörden polizieren. Schwundeck litt unter Depressionen und hatte bereits einen Monat lang ihre Arbeitslosenunterstützung nicht erhalten, als sie ins Jobcenter ging, um sich darüber zu beschweren. Anstatt Unterstützung zu erfahren, wurde sie von der Polizei kurz nach deren Einschreiten ermordet. Angeblich handelte die Polizistin in Notwehr, weil Schwundeck ein Messer hatte, es gibt aber zahlreiche Widersprüche und auch hier hat die Polizei offensichtlich eskaliert statt zu de-eskalieren (Thompson 2021a: 67). Vanessa Thompson deckt auf, dass der Polizeibericht voll von anti-Schwarzem-Rassismus und diskriminierender Äußerungen gegen Menschen mit psychischen Problemen ist (ebd.). Auch »weiße Fantasien über das Schwarze weibliche Subjekt« (Bruce-Jones 2021: 64) dürften bei der Tat eine Rolle gespielt haben: »Sie galt als verrückt, außer Kontrolle geraten in ihrer Aggression und ihrem Hass auf die Polizistin.« (ebd.) Schwundecks Angst angesichts dessen, in einer existenzbedrohlichen finanziellen Notlage zu sein wurden ausgeklammert, über den Einsatz von Methoden zur Deeskalation ist nichts bekannt. Eddie Bruce-Jones fragt deshalb zurecht: »Inwieweit kann Schundecks Körper als Leinwand verstanden werden, auf die rassistisch geprägte Ängste und Befürchtungen der deutschen Gesellschaft projiziert werden?« (ebd.)

Die Geschichte der Psychiatrie ist – neben dem »medizinische[n] Rassismus« (Thompson 2021a) – voller sexistischer Zuschreibungen und Pathologisierungen von FLINTA[96] Personen, wie der Blick auf die Diagnose der Hysterie exemplarisch zeigt (Chesler 1977; Dietz 2000). Das sexistische Bild der verrückten Frau, ›die durchdreht‹ ist zwar nicht mehr im Diagnosehandbuch zu finden, lebt aber weiter in der Vorstellung, dass Frauen in psychischen Ausnahmesituationen nicht mehr unter Kontrolle zu kriegen wären. Dies führt zu unangemessenen Polizeieinsätzen wie dem in der Wohnung jener Frau, die am

96 Der Begriff bezeichnet konkret Frauen, Lesben, trans* Personen sowie asexuelle Personen, bezieht sich aber letztlich auf viel mehr Kategorien, die nicht alle genannt werden können, also auch auf non-binary und letztlich alle Personen, die sich nicht in der heteronormativen Geschlechterordnung sehen.

05. 01. 2021 in Wien von einem Polizisten erschossen wurde. Eine Heimhelferin hatte die Polizei gerufen, nachdem sie von der 67jährigen Frau, bei der eine psychiatrische Diagnose bekannt war, mit einem Küchenmesser bedroht worden war. Die Pflegerin flüchtete und als die Polizei kam, schoss ein Beamter der Frau in den Oberkörper[97] (derstandard 2021). Vor dem Schusswaffeneinsatz wurden keine gelinderen Mittel eingesetzt, um die Frau zu beruhigen. Hier könnte die Frage gestellt werden, inwiefern der Körper dieser Frau Projektionsfläche ableistischer und sexistischer Ängste und patriarchaler Vorstellungen vom Bezwingen eines wütenden weiblichen Subjekts war.

Zwänge zu Heterosexualität und Zweigeschlechtlichkeit sowie die Pathologisierung von LGBTIQ+ in der Psychiatrie (Daley 2013) äußern sich auch in einer medialen Darstellung von trans Personen als ›ver-rückt‹ (Lüthi 2016). Die gesellschaftliche Verharmlosung sexualisierter und rassistischer Gewalterfahrungen setzt sich in der Psychiatrie häufig fort (Logan 2021). Betroffenen werden seitens des Klinikpersonals ihre Erfahrungen abgesprochen oder sie werden im Sinne eines *victim-blaming* selbst dafür verantwortlich gemacht (ebd.).

Auch für das Nachdenken über Alternativen zu Polizei und Rechtsstaat sind (queer)feministische Debatten wichtig. Innerhalb (queer)feministischer Gruppen wird bereits seit Jahrzehnten darüber diskutiert, wie sexualisierter Gewalt gegen FLINTA und LGBTIQ+ Personen entgegengetreten werden kann, ohne auf die ebenfalls sexistische und männlich-dominante Institution der Polizei zurückzugreifen. In Gruppen zur Auseinandersetzung mit *Definitionsmacht* (Unterstützer_innengruppe DEFMA 2016) wurde und wird darüber ebenso diskutiert wie unter Aktivist:innen, die sich mit Ansätzen zu *Transformativer Gerechtigkeit* (auf Englisch: *Tranformative Justice*), die Verhaltensänderung statt Bestrafung zum Ziel hat, und *Community Accountability*, »übersetzt etwa: kollektiv Verantwortungsübernahme« (Brazzell 2017: 7) beschäftigen. Darauf wird im letzten Teil des Beitrags noch eingegangen.

97 Die AG Feministischer Streik Wien benennt diesen Mord als Feminizid, um die vergeschlechtlichte Komponente des Mordes sowie die staatliche Dimension von Gewalt sichtbar zu machen. »Am 5. 1. gipfelte Polizeigewalt wieder einmal in einem Mord«, heißt es in der Rede. »Im Fall des Mordes an der Pensionistin werden Abwertungen aufgrund des Alters und ihres Gesundheitszustandes vordergründig sein. Gewalt und Polizeigewalt ist eben nicht willkürlich, sie trifft nicht jede*n.« (AG Feministischer Streik 2021) Ageismus wäre hier als weitere Dimension näher zu untersuchen.

Wesentliche Argumente abolitionistischer Polizeikritik

Daniel Loick (2018: 10) unterscheidet zwischen Mehrheits- und Minderheitsperspektiven auf die Polizei. Während der Großteil der Angehörigen der Dominanzgesellschaft (Rommelspacher 1995) mit der Vorstellung der ›Polizei als Freund:in und Helfer:in‹ aufwächst, empfinden Angehörige von Minderheiten[98] die Polizei als Bedrohung. Dazu zählen psychiatrieerfahrene und rassifizierte Menschen ebenso wie Sexarbeiter:innen, Drogennutzer:innen, Obdachlose, Menschen ohne Aufenthaltstitel, armutsbetroffene Menschen. Viele von ihnen, so Loick, würden »niemals die Polizei rufen« (Lock 2017: 80), denn sie sind konfrontiert mit *racial profiling*[99], Verscheucht-werden aus dem öffentlichen Raum, Razzien und willkürlichen Festnahmen. Sie sind »aus der Gemeinschaft derer, deren Sicherheit die Polizei schützen soll, schlicht ausgeschlossen« (ebd.). Für sie ist die Polizei »ein Unsicherheitsfaktor« (ebd.: 29).

> *»Die Angehörigen marginalisierter Communities müssen also zum einen davon ausgehen, dass die Polizei an ihrer Stigmatisierung, Kriminalisierung und Schikanierung mitwirkt, zum anderen können sie von ihr im Zweifelsfall auch selbst kein Schutz erwarten: Bei den tagelangen rassistischen Pogromen in Rostock-Lichtenhagen 1992 schritten die anwesenden Polizeibeamten ebenso wenig ein wie bei der Hetzjagd auf Migrant*innen durch Neonazis in Chemnitz im Sommer 2018.« (Loick 2018: 24)*[100]

Die Polizei als Institution des Staates wurde geschaffen, um Dominanz- und Besitzverhältnisse aufrecht zu erhalten (Loick 2018: 15) und steht schon deshalb im Gegensatz zu linksradikalen Politiken, die eine Veränderungen derselben und Soziale Gerechtigkeit im Sinne eines guten Lebens für alle anstreben. Im liberalen (und später neoliberalen) Staat rückt die Frage nach Sicherheit in den Fokus, die aber niemals die Sicherheit aller meint. Verstärkte Polizeipräsenz und Überwachung(skameras) im öffentlichen Raum richten

98 Mit Baig (2008: 104) möchte ich darauf hinweisen, dass sich der Begriff der Minderheit nicht auf eine quantitative Messung, sondern auf Herrschaftsverhältnisse bezieht.

99 Racial profiling meint auch, aber nicht nur rassistisch motivierte Ausweiskontrollen und Durchsuchungen. Racial Profiling und die damit verbundene Androhung physischer Gewalt stellen eine enorme psychische Belastung dar. (Thompson 2021: 79) Die Tatsache, dass strukturelle Gewalt per se zu psychischen Krisen führen kann, zeigt einmal mehr, wie verwoben Rassismus, Ableismus und andere Diskriminierungsformen miteinander sind.

100 Der rassistische Aspekt von Polizeimorden tritt besonders deutlich zutage, wenn wir uns vor Augen halten, dass der Großteil der Polizist*innen, die in den USA getötet werden, von *weißen* Täter:innen ermordet werden, die nach der Tat lebend gefasst werden. (Khan-Cullors 2020: 19).

sich nicht gegen Angehörige der Dominanzgesellschaft, sondern die oben genannten, marginalisierten Gruppen (Loick 2018: 15f.).

Angesichts dessen, dass viele psychiatrieerfahrene Menschen infolge von Krankheit und damit verbundener Diskriminierungen von Armut betroffen sind und obdachlos werden (Allex 2019: 141ff.; Vitale 2018: 90ff.), ist die Gewalt gegen psychiatrieerfahrenen Menschen direkt an die Kriminalisierung von Obdachlosigkeit geknüpft (Teidelbaum 2014; Vitale 2018: 90ff.). Armut wird nicht als Folge gesellschaftlicher Missverhältnisse, sondern als individuelles Scheitern gedeutet[101] (Ebd.).

In den letzten Jahren hat die Polizei stark an der Verbesserung ihres Images gearbeitet. Auf die Kritik der Menschenrechtsverletzungen wurde mit Diversity-Orientierung, Awareness-Trainings und einer stärkeren regionalen Vernetzung, unter anderem mit Sozialeinrichtungen, reagiert (Loick 2018: 26ff.). Das alles mag auch sinnvoll sein, allerdings, so meint zumindest Vitale, sei das alles »nicht sehr effektiv« (Vitale 2018: 8). Studien aus den USA belegen, dass eine Diversifizierung des Personals im Sinne der Anstellung mehrerer Schwarzer, asiatischer und Latino-Officers nicht automatisch zu einer signifikanten Veränderung beiträgt (ebd.: 12). Strukturelle und auch individuelle Rassismen bleiben aufrecht.

Das heißt nicht, dass alle Forderungen nach Reformen obsolet sind. Die Einrichtung einer »unabhängigen Kontroll- und Beschwerdestelle gegen polizeiliches Fehlverhalten« (Blackvoices Volksbegehren 2020) wäre notwendig, um in Einzelfällen gegen die Gewalttäter:innen vorzugehen. Das würde aber nichts daran ändern, dass die Polizei – solange sie existiert – »ein Unsicherheitsfaktor« (Loick 2018: 29) bleibt.

Wer poliziert?

Polizeikritik muss demnach – ebenso wie Psychiatriekritik im Sinne Franco Basaglias[102] – Gesellschaftskritik sein, denn »Polizeiarbeit existiert [...]

101 Fatal ist, dass in der Regel davon ausgegangen wird, dass die Opfer von Polizeigewalt schon ‚irgendwas angestellt' hätten und eine Täter-Opfer-Umkehr erfolgt. Dazu die BLM Aktivistin Khan-Culors (2020: 203): »Anders als bei Tötungsdelikten, die von Nicht-Polizisten verübt werden, geht man bei Cops davon aus, der Killer sei im Recht gewesen, seine Entscheidung sei vernünftig, notwendig sowie zum Wohl und zur Sicherheit der Öffentlichkeit erfolgt.«

102 Der italienische Reformpsychiater Franco Basaglia schrieb: »Deshalb hat unser Feldzug gegen die Institutionen, die Psychiatrie (d. h. gegen jedes sektorielle Denken) nur dann einen Sinn, wenn er nicht auf unser spezifisches Aktionsfeld beschränkt bleibt. Die polemische Auseinandersetzung mit dem System der Institutionen geht über den Bereich der Psychiatrie hinaus, um bis zu den systemtragenden sozialen Strukturen vorzudringen. Von uns wird die wissenschaftliche

nicht im luftleeren Raum, die Vorstellungs- und Gefühlswelt der einzelnen Beamten spiegelt vorherrschende gesellschaftliche Stimmungen und Einstellungen wider und ist von den breiteren sozialen und kulturellen Prozessen beeinflusst« (Loick 2018: 19).

Eine Gesellschaft, die psychisch kranke Menschen stigmatisiert und insbesondere Menschen mit der Diagnose Schizophrenie gemeinhin als gefährlich einstuft und somit kriminalisiert (Vitale 2018: 81), bringt eine Polizei hervor, die mit toxisch männlichem und aggressivem Habitus gegen Menschen in Krisen vorgeht. Das, was Stuart Hall mit »moral panic« bezeichnet (Hall et al 1978: 3ff.) – nämlich die diskursive Herstellung einer vermeintlichen Gefahr durch eine bestimmte Gruppe – trifft auch auf psychische Krisen zu. Diese Panik tritt dann zutage, wenn Menschen, mit Psychosen oder Menschen, die Drogen konsumieren, als bedrohlich eingestuft werden.

Um die Kritik an staatlicher Gewalt in einem breiteren Kontext zu betrachten, ist es hilfreich, sich zu überlegen, wer in einer Gesellschaft Funktionen des Polizierens übernimmt. Das Verb meint – auch wenn es von dem Begriff der Polizei abgeleitet wird – nämlich nicht nur das Verhalten der Polizei, sondern auch das anderer (Berufs)Gruppen. Während sich Ordnungsdienste und selbsternannte Hilfssheriffs den Habitus der Polizei im Sinne eines paternalistischen, normierenden und gewaltvollen Auftretens bewusst aneignen, gibt es viele Personen in unterschiedlichsten gesellschaftlichen Funktionen, die polizieren, ohne sich dessen bewusst zu sein oder dies reflektieren zu wollen. Dazu können Behördenmitarbeiter:innen ebenso zählen wie Psychiater:innen, Pflegepersonal, Sozialarbeiter:innen, Psychotherapeut:innen, Streetworker:innen und Angehörige ähnlicher helfender Berufe. Sie sehen sich selbst gerne als die ›Guten‹ und als absoluten Gegenpol zur Polizei, erfüllen aber nichtsdestotrotz gesellschaftliche Normierungs- und Ordnungsaufträge (Füchslbauer/Hofer 2022).

Die Polizei als Unsicherheitsfaktor für Menschen in psychischen Krisen

Die Grenze zwischen ableistischer und rassistischer Gewalt ist in vielen Fällen nicht eindeutig zu ziehen. Die bereits genannten Beispiele von George Floyd und Christy Schwundeck sind nur zwei von vielen, in dem sich Rassismus und Ableismus kreuzen. Die US-amerikanische Aktivistin Patrisse Khan-Cullors, die unter dem Hashtag ›#Black Lives Matter‹ zu rassistischer

Neutralität, auf die sich die herrschenden Werte stützen, in Frage gestellt; unser Tun ist Kritik und politische Aktion.« (Basaglia 1971: 7).

Polizeigewalt twittert und so der Bewegung ihren Namen gab, beschreibt in ihrer Autobiografie, wie ihr Bruder Monte, der psychische Probleme hat, immer wieder im Laufe seines Lebens mit Polizeigewalt konfrontiert ist. Sie beklagt, dass »Cops anscheinend nie daran denken, dass Schwarze psychisch krank sein könnten« (Khan-Cullors 2020: 130) und beschreibt, wie es unmöglich war, adäquate psychiatrische Hilfe zu bekommen und stattdessen die Polizei gerufen werden musste, als ihr Bruder einen psychotischen Schub hatte (Khan-Cullors 2020: 78f.).[103]

Auch wenn die »mental health crisis« (Vitale 2018: 76) aufgrund des schlechten Sozial- und Gesundheitssystems in den USA noch viel größer ist als in Deutschland und Österreich, sind auch hierzulande Tote durch Polizeigewalt zu beklagen (Reibenwein 2022: 20). In Deutschland veröffentlicht die Kampagne »Death in Custody« (https://doku.deathincustody.info/) auf ihrer Homepage, wie viele Menschen in Deutschland in Polizeigewahrsam und durch Polizeigewalt sterben[104] (Parbey 2021). Viele Fälle kommen nie an die Öffentlichkeit. Bekannt ist aber, dass alleine von 1990 bis 2017 in Deutschland 269 Menschen laut taz an Polizeigewalt starben[105]. (taz 2017b) In Österreich ist die Dokumentationslage schlechter.

Nicht alle Opfer von Polizeigewalt, die zum Zeitpunkt ihrer Ermordung psychische Probleme hatten, sind auch rassistisch diskriminiert. Aber es steigt die Gefahr, Opfer von Polizeigewalt zu werden, je marginalisierter ein Mensch ist.

Im Nachhinein ist es oft schwierig, festzustellen, ob eine psychische Krise bereits vor dem Polizeieinsatz vorlag, denn Polizeipräsenz löst bei den meisten Menschen Stress aus und provoziert somit auch bei nicht psychiatrieerfahrenen Menschen mit hoher Wahrscheinlichkeit psychische Ausnahmezustände (Thompson 2021: 79). Bewaffnete, uniformierte Polizist:innen wirken in den wenigsten Fällen deeskalierend. Je stärker die psychischen Probleme einer Person schon vor Ankunft der Polizei waren, umso schwieriger wird es ihr sein, »sich so zu verhalten, dass sich die Polizist*innen wohl und sicher fühlen« (Bruce-Jones 2021: 65). Die Konsequenzen können tödlich sein.

Der US-amerikanischen antipsychiatrischen Initiative *Mindfreedom International* ist das Problem schon lange bekannt:

103 »Übrigens befinden sich in den USA mehr Menschen mit psychiatrischen Störungen hinter Gittern als in allen psychiatrischen Kliniken zusammen.« (Khan-Cullors 2020: 74).

104 Auf der Homepage ist nachzulesen: »Aktuell wissen wir von 199 Todesfällen von Schwarzen Menschen, People of Color und von Rassismus betroffenen Personen in Gewahrsam und durch Polizeigewalt in Deutschland seit 1990 (Stand: 01.11.2021).« (Death in Custody 2021).

105 Einige wenige von ihnen haben ihren Tod in dem Wissen darum, bei gewissen Verhaltensweisen mit Polizeigewalt rechnen zu können, bewusst provoziert (taz 2017b). In den USA wird dafür der Begriff »suicide by cop« (Suizid durch Polizist:in) verwendet (Vitale 2018: 79).

»Calling the police to deal with a mental health crisis is risky. According to the Washington Post, 998 people in the US have been killed by the police in 2018. 25 percent of the victims were considered to be experiencing a mental health crisis. This doesn't include deaths in prisons and jails. These tragedies are preventable.« (Mindfreedom International 2019: 130)

Alex Vitale beginnt sein abolitionistisches Buch ›The End of Policing‹ damit, von Menschen zu erzählen, deren psychische Erkrankungen von der Polizei verkannt wurde (Vitale 2018: 1). Er betont, dass die Polizei in unserer Gesellschaft heutzutage eine Vielfalt von Aufgaben hat, für die sie nicht qualifiziert ist und hält die Entwicklung, dass immer häufiger die Polizei bei psychischen und psychiatrischen Krisen gerufen wird, für besonders problematisch (Vitale 2018: 76). Die Polizei sei, so Vitale (2018: 76) für die Aufgabe, in psychischen Krisen zu intervenieren, völlig ungeeignet. Dies wussten auch schon der Reformpsychiater Franco Basaglia und seine Genoss*innen. Nino Vascon, ein Mitarbeiter von Basaglia, schreibt, dass »ein Polizist nicht qualifiziert genug ist, weder die Methoden beherrscht noch die nötige Ausbildung hat, um mit einem kranken Menschen umgehen zu können« (Furio zit. nach Vascon 1971: 103).

Es mach also Sinn, dass Angehörige, Freund*innen und professionelle Helfer*innen ein Problem damit haben, jemanden der Polizei auszuliefern. (ebd.) Gleichzeitig gibt es meistens keine oder wenig Alternativen, wenn die Angehörigen befürchten, dass die Person sich selbst oder anderen etwas antun könnte. Die ganze Verantwortung bleibt durch dieses Dilemma beim nahen sozialen Umfeld (Katschnig 1984: 1ff), das sich dann oft notgedrungen doch dazu entschließt, die Polizei zu rufen. In den nächsten beiden Kapiteln wird deshalb der Frage nachgegangen, welche Hilfe es in psychischen Krisen braucht, um die Gewaltspirale zu unterbrechen, anstatt sie zu beschleunigen, wie es in der Regel durch Polizeieinsätze passiert.

Die Sicherheits-Krise als Care Krise

Wenn wir uns mit Alternativen zu Polizei, Gefängnissen und Zwangseinweisungen beschäftigen wollen, müssen wir uns mit unseren Sicherheitsbedürfnissen – und das heißt auch mit unseren Ängsten – beschäftigen. Spätestens dann wird klar, dass die Frage danach, was uns wirklich sicher macht (Brazzell 2017), eine sehr persönliche ist, die nicht schlicht mit mehr

Polizeipräsenz im öffentlichen Raum zu beantworten ist.[106] Ruth Wilson Gilmore ist der Meinung – und so lautet auch der Titel ihres Buches - dass es bei Abolitionismus um nichts weniger geht als darum, »alles zu verändern« (Gilmore 2022).

Es geht darum, wie wir leben, Beziehungen pflegen, sich um andere kümmern, gepflegt werden, Care-Arbeit leisten, Sex haben wollen. Abgesehen davon, dass bereits dargestellt wurde, dass die Polizei für viele Menschen eine Gefahr darstellt, reicht die Abwesenheit von Bedrohung nicht für ein umfassendes Sicherheitsgefühl aus. Ganz im Gegenteil kreiert diese »negative Sicherheit«, wie Brazzell (2021: 336) sie bezeichnet, immer weitere Unsicherheitsszenarien. Eine »positive/abolitionistische« (ebd.: 328) setzt im Gegensatz dazu den »Schwerpunkt nicht auf der Sicherheit *vor* etwas, sondern auf der Sicherheit *zu* etwas, nämlich zu handeln und Visionen zu verwirklichen« (ebd.: 336). Auf die Tatsache, dass wir in Beziehung zueinander stehen und voneinander abhängig sind und uns Vulnerabilität verbindet, müsste im Sinne einer »positiven Sicherheit« (ebd.) mit kollektiven Praxen reagiert werden. Dies impliziert dann auch Überlegungen dazu, wie wir miteinander umgehen und uns umeinander kümmern wollen, wenn jemand krank oder eben in einer krisenhaften Situation ist. Spätestens hier wird sichtbar, dass die Care-Krise die tatsächliche Sicherheitskrise ist (Laufenberg/Thompson 2021: 32).

Psychische Krisen können in mehrfacher Hinsicht als Sicherheitskrise geframt werden: In einer psychischen Ausnahmesituation ist eins unter Umständen seiner selbst nicht mehr sicher und dominiert von der Angst, ›den Verstand zu verlieren‹. Wenn dann keine adäquaten Hilfsangebote zur Verfügung steht, begünstigt dies Panikgefühle. In Österreich fehlen antipsychiatrische Räume wie das Berliner Weglaufhaus (Carri/Abrahamowicz 2013: 313ff.) oder Soteria[107]- Projekte, wo Menschen auch dann durch Psychosen begleitet werden, wenn sie sich gegen die Einnahme von Psychopharmaka entscheiden. Häuser, die nicht versperrt sind, in denen Krisen ausgehalten werden können (Mindfreedom International 2019: 134) sowie die Arbeit mit

106 Diese Antwort auf Unsicherheitsgefühle ist ohnehin unpassend, denn insbesondere für Frauen ist oft das zu Hause und nicht die Straße der gefährlichste Ort. Es zählt zu den großen Lügen des Patriarchats, dass die Gefahr ›draußen‹ lauert, um das Zuhause als weiblich zu konstruieren.

107 Der Begriff Soteria kommt aus dem Altgriechischen und bedeutet »Wohl, Bewahrung, Rettung, Heil« (Internationale Arbeitsgemeinschaft Soteria 2021). Den Begründern Loren Mosher und Lorenzo Burti ging es darum, wie man in der Gemeinde seelische Gesundheit fördert (Mosher/Burti 1994: 22). Sie waren überzeugt davon, dass Krankenhäuser nicht unbedingt notwendig seien, um Menschen mit psychischen Problemen zu begleiten. (Ebd.: 23) Die Unterstützung von Menschen in ihren Familien gehörte ebenso zu ihren Arbeitsansätzen wie der Aufbau mobiler Krisenteams, Wohngemeinschaften, Krisenzentren und (Mosher/Burti 1994: 144ff.).

Peers[108] können schon durch ihre Existenz zu einer Deeskalation beitragen und mithelfen, Polizeigewalt zu verhindern, da sie Betroffenen mehr Wahlfreiheiten geben[109].

Aber auch die Care-Krise der Spitäler in Form der schlechten Betreuungsschlüssel etc. verstärken ein Gefühl der Unsicherheit, wenn wir Angst haben müssen, bei psychischen oder physischen Problemen nicht adäquat versorgt zu werden. Jene, die die Psychiatrie als Zufluchtsort wahrnehmen, sollten dort auf ihren Wunsch hin bei Krisen Aufnahme finden und nicht wegen Bettennot weggeschickt werden, wie es häufig passiert. Während der Pandemie wurden in manchen Krankenhäusern psychiatrische Stationen geschlossen und somit wieder Handlungsoptionen in psychischen Krisen eingeschränkt.

Personalmangel - auch jener in Einrichtungen der Wohnungslosenhilfe und in sozialpädagogischen Einrichtungen - begünstigt Polizeigewalt, denn überfordertes Personal reagiert (direkt oder indirekt) gewaltvoller. Psychische Krisen zu begleiten und zu entschärfen, braucht Zeit und diese ist oft Mangelware. In überfordernden und angstmachenden Situationen scheint es dann – insbesondere wenn man beispielsweise im Nachtdienst alleine ist – noch immer am naheliegendsten, die Polizei zu rufen. Dieses Rufen der Polizei in Krisensituationen kann als Ausdruck von Hilfslosigkeit gelesen werden. Der Ausbau von Krisendiensten und Sozialer Arbeit ist deshalb essentiell. Wesentlich ist allerdings, dass die darin Tätigen gut in Krisenintervention und Deeskalation geschult sind und gesellschafts- und sicherheitspolitische Erwartungen an sie sowie ihr eigenes Polizieren reflektieren.

Alex Vitale plädiert dafür, dass Kriseninterventionen nicht zur Aufgabe der Polizei gehören sollen. Er schreibt:

»Police are violence workers. And that's what distinguishes them from all other forms of governement workes. So if you don't want violence, you shouldn't get the police involved. [...] If you don't want violence in your home when your son

108 Peer-Arbeit kann ebenfalls eine wichtige Rolle bei der Verknüpfung von Selbsthilfe und professioneller Hilfe spielen (Fabris 2013: 131) und wird auch von Initiativen wie Mindfreedom International (2019) begrüßt. Auch die Peer-Arbeit ist nicht frei von Hierarchisierung (Fabris 2013: 133), allerdings kann es für Psychiatrieerfahrene einen wesentlichen Unterschied machen, ob ihre Ersthelfer:innen selbst Erfahrung mit psychischen Krisen und ggf. auch mit psychiatrischer Gewalt haben oder nicht. Die Mitarbeit von Peers in Krisenteams kann deshalb sehr sinnvoll sein (ebd.: 132). Darüber hinaus bringen Peers wichtige Impulse in Teams und verändern den Umgang und die Sprache, wie über Nutzer:innen geredet wird (Mittermaier 2018: 25).

109 Vertiefend zum Thema Peer-Beratung siehe die Artikel *Chancen und Herausforderungen in der Peer-Beratung von trans* und nicht-binären* Personen von Teo T.C. Schlögl und den Artikel *Kolonialrassistische Kontinuitäten im (De-)Pathologisierungsdiskurs* von Parto Tavangar und To Doan in diesem Band.

is having a mental health crisis, don't get the police involved.« (Vitale 2020: TC[110][111] 09:37)

Alternativen zur Polizei im Umgang mit psychischen Krisen

Da die Forderung nach der Abschaffung der Polizei (›abolish police‹) mit jener danach, der Polizei keine oder im ersten Schritt weniger Gelder der öffentlichen Hand zu geben (›defund police‹) einhergeht, ist die Frage, wohin das freigesetzte Geld fließen könnte. Vitale (2018) fordert den Ausbau von Kriseninterventionsteams und von Angeboten Sozialer Arbeit. Dies ist unter dem Aspekt, dass Armut auch psychisch krank macht und viele obdachlose Menschen mit psychischen Problemen Opfer von Polizeigewalt werden, sinnvoll. Und alleine deshalb, weil Sozialarbeiter:innen im Gegensatz zur Polizei unbewaffnet sind, wäre eine Entspannung gewährleistet. Allerdings wäre es ein Irrtum, zu denken, dass es damit getan ist. Denn auch Sozialarbeiter:innen polizieren, teilweise – wie im Falle der österreichischen Kleinstadt Linz – sogar zusammen mit dem städtischen Ordnungsdienst (Kritische Plattform Stadtwache Linz 2019). Deshalb müssen wir bei der Entwicklung von Alternativen zur Polizei vorsichtig sein (Loick 2018: 28). Unkritische Soziale Arbeit ist Verwalterin von Privilegien, verfestigt Machtverhältnisse (Bratić 2010: 195) und kann ebenso als staatliches Mittel der Erziehung und Normierung betrachtet werden (ebd.: 199). Institutionalisiertes Helfen stellt immer eine Art des Regiert-Werdens dar (ebd.: 204) dar und insbesondere Psychiatrien sind stark in die Überwachung gesellschaftlicher Normen involviert.

Die Utopie einer Welt ohne totale Institutionen (Goffman 2018: 15) dehnt den Begriff des Abolitionismus auf die Abschaffung der Psychiatrien aus. Die Forderung danach ist legitim, allerdings ist zu bezweifeln, dass damit automatisch psychische Krisen mit abgeschafft werden. Nimmt man den Wunsch nach einer Welt, in der weder Polizei noch Gefängnisse noch Psychiatrien notwendig sind ernst, lohnt es sich, einen Blick auf alternative Care-Praktiken in Gemeinschaften wie jene von Kurd:innen in Rojava oder Zapatistas in Mexiko zu legen. Selbst dort ist es aber bislang noch so, dass ein

110 Während der Covid-19 Pandemie erhielt die Polizei noch mehr Aufgaben und die Polizeipräsenz im öffentlichen Raum wurde sichtbar verstärkt. Dies hat zu noch mehr Polizeiwillkür geführt. Laufenberg, Adensamer und Herbinger (2021) problematisieren dies und sprechen angesichts dessen, dass dieses Phänomen in den meisten Ländern der Welt aufgetreten ist, von einem »ersten globalen Polizeiereignis«.

111 TC steht für Time Code und bezieht sich auf die Zeit im Video, auf das sich die Quellenangabe bezieht.

großer Teil der Care-Arbeit und emotionaler Arbeit von FLINTA Personen geleistet wird. Deshalb muss die Kritik an Psychiatrie mit der Kritik an ungerechter Aufteilung der Care-Arbeit in patriarchalen und kapitalistischen Gesellschaften verbunden werden. Kollektive Verantwortungsübernahme bedeutet kollektive Care-Arbeit, gemeinsames Füreinander-Sorgen in Krisen. Konkret könnte das bedeuten, Krisenzimmer in WGs zur Verfügung zu stellen, Menschen durch Psychosen zu begleiten, Veränderungsprozesse zu begleiten und vieles mehr. Tatsache ist aber, dass das für viele von uns neben Erwerbsarbeitszwang und Selbstoptimierung nicht zu leisten ist und wir teils andere Prioritäten setzen, teils aber mit diesen Aufgaben einfach massiv überfordert sind. Erzwungene Kollektivität und ungern geleistete Care-Arbeit ist wiederum nichts, was Menschen in Krisen gut tut. Ebenso wie in Bezug auf Paargewalt bekannt ist, dass das Zuhause der unsicherste Ort für Frauen ist, ist es auch so, dass pflegebedürftige Menschen oft Opfer von Gewalt durch überforderte, pflegende Angehörige werden. Diese Gewaltförmigkeiten dürfen im Bereich der psychischen Krisen keinesfalls reproduziert werden. Schon Franco Basaglia hat im Zuge seiner Psychiatriereformen die Erfahrung gemacht, dass nicht alle Menschen nach der langen Zeit der Hospitalisierung über die Rückkehr in ihre Familien glücklich waren (Basaglia 1972: 30ff.). Viele kamen freiwillig ins Krankenhaus zurück (ebd.). Die Psychiatrie kann auch einen Rückzugsort darstellen, den Menschen freiwillig aufsuchen (Judith 2019: 247ff.). Der Vorteil professioneller Helfer:innen ist, dass mit ihnen keine lange, schwierige Geschichte wie mit Angehörigen geteilt wird. In einer kapitalistischen Gesellschaft inklusive der oben beschriebenen Probleme infolge von Erwerbsarbeitszwang und Ressourcenmangel ist es deshalb auch notwendig, zu überlegen, welche professionellen Hilfsangebote wir brauchen und wie professionalisiertes Helfen verändert werden kann, um weniger Gewalt in psychischen Krisen zu produzieren.

Die Erkenntnis, dass psychische Prozesse nicht isoliert in einer Person stattfinden, sondern wir soziale Wesen sind und darin Heilungspotential liegt, hat schließlich auch vor der Psychiatrie nicht Halt gemacht. Innerhalb der psychiatrischen Anstalten kam es im Zuge der Psychiatriereformen zur Entwicklung der Sozialpsychiatrie, in deren Kontext mehr Gewicht auf die soziale Dimension einer psychischen Erkrankung gelegt wurde (Dörner et al 2009; Katschnig 1984). Die Abkehr vom rein biologischen Modell war positiv, aber dieser Prozess ist längst nicht abgeschlossen, denn noch immer liegt der Schwerpunkt im Krankenhaus auf der biologisch-medizinischen Behandlung. Werden soziale Dimensionen berücksichtigt, so meist nur auf individuelle Lebensbiografien bezogen. Strukturelle Diskriminierungserfahrungen werden nach wie vor ausgeklammert (Logan 2021), wodurch es wieder zu einer Individualisierung von

Problemen kommt. Um Diskriminierungserfahrungen sichtbar zu machen, wäre es beispielsweise eine Möglichkeit, Rassismuserfahrungen in Diagnosemanuale aufzunehmen (Mader 2015: 96). Dementsprechend könnte auch polizeiliche Gewalterfahrungen und psychische Belastungen durch *Racial Profiling* in Anamnesen erfragt und so sichtbar gemacht werden.

Beim Nachdenken darüber, was wir alle dazu beitragen können, dass es allen gut geht und sich alle sicher fühlen, kommt das Konzepte der *Community Accountability* ins Spiel. Melanie Brazzell vom Transformative Justice Kollektiv Berlin (2017: 83) versteht unter *Community accountability* »kollektive Verantwortungsübernahme« im Sinne »machtsensible[r] Solidarität«. Sie umfasst sowohl die Verantwortungsübernahme für individuelles Verhalten als auch »für strukturelle Gewalthandlungen« (ebd.: 84) wie klassistische, rassistische, sexistische und ableistische Diskriminierungen. Umgelegt auf psychische Krisen, bei denen strukturelle Benachteiligungen ebenso eine Rolle spielen wie individuelle Faktoren, kann das bedeuten, dass die gesunde Dominanzgesellschaft mit verantwortlich dafür ist, dass es auch jenen, die eben gerade in einem psychischen Ausnahmezustand sind, (wieder) gut geht. Auch armutsbetroffene Menschen mit psychischen Problemen würden in dieser Logik nicht gesellschaftliche Ausgrenzung, sondern Solidarität, Loyalität und Unterstützung erfahren. (Brazzell/Transformative Justice Kollektiv Berlin 2017: 84) Gleichzeitig wäre im Sinne eines *Transformative Justice* Ansatzes, also einer Gerechtigkeit, die auf Verhaltensänderung abzielt (ebd.), die Einsicht der Person, die Täter:in geworden ist, wesentlich, um die Bereitschaft zum Ändern des eigenen Verhaltens zu führen. Mit einem nicht pathologisierenden Ansatz kann diese Einsicht auch von Menschen, die sich zum Tatzeitpunkt in psychischen Ausnahmezuständen befanden, erwartet werden. Dies setzt allerdings kollektive Reflexionsprozesse und intensive Beziehungsarbeit voraus.

Einige bereits bestehende Initiativen und Projekte könnten im Sinne dieser Zugänge ausgebaut werden. Für eine Begegnung auf Augenhöhe zwischen Krankenhauspersonal, Helfer:innen und Psychiatrieerfahrenen sind Initiativen wie der *Trialog* sinnvoll. Im *Trialog* begegnen sich, wie der Name sagt, drei Gruppen, nämlich Psychoseerfahrene, ihre Angehörigen (das kann auch Freund:innen einschließen) und Helfer:innen, um sich über ihre Erfahrungen mit Psychosen auszutauschen (Trialog Psychoseseminar 2019). Da Psychosen in der Regel die meisten Vorurteile und Angst hervorruft und Betroffene aus diesem Grund am stärksten von Stigmatisierung betroffen sind (Finzen 2000: 183), kann dieser Austausch Ängste abbauen und es kann besprochen werden, was Betroffene in psychischen Krisen brauchen.

Im Sinne einer *Community Accountability* könnte das Konzept auf einen *Tetralog*, also die zusätzliche Miteinbeziehung aller gesellschaftlicher Gruppen, ausgedehnt werden. Ähnlich wie es für Mitarbeiter:innen des öffentlichen Verkehrs Schulungen für den Umgang mit Menschen mit Demenz gibt (Deutsches Institut für Sozialwirtschaft 2018), könnten solche Kursangebote ausgebaut werden, so dass Menschen generell im Umgang mit psychischen Krisen, bei Panikattacken etc. geschult werden. Basiswissen sollte auch in Erste-Hilfe-Kurs eingebaut werden. Wir können davon ausgehen, dass psychische Krisen weniger Angst auslösen, wenn wir in mehr Austausch darüber treten. So könnten neue Narrative zu psychischen Krisen entstehen. Alleine dadurch könnten viele Polizeieinsätze vermieden werden.

Resümee

Wie ich dargestellt habe, ist die Polizei mit Sicherheit nicht die geeignete Institution, damit wir uns alle sicher fühlen. Die angeführten Beispiele von Polizeigewalt gegen psychiatrisierte Personen zeigen, wie wichtig es ist, an Alternativen zu arbeiten. Fatalerweise hat sich dennoch die Praxis etabliert, in psychischen Notfällen die Polizei zu rufen.

Die Pandemie hat die Konstruktion des eigenen Zuhauses als den einzig sicheren Ort verstärkt und zu mehr Individualisierung und sozialer Isolation geführt. Soziale Bedürfnisse mussten und müssen zur Vermeidung von Ansteckung hintangestellt werden. Gleichzeitig sind wir soziale Wesen, deren psychische Gesundheit voneinander abhängig ist. Sich diese Vulnerabilität bewusst zu machen und zu lernen, damit umzugehen, ist wichtig. Kollektive Praxen können zu einer Erhöhung unserer »positiven Sicherheit« (Brazzell 2021: 328) beitragen. Das Framing von der Sicherheitskrise als Care-Krise ist ein Weg, sich darüber klar zu werden, dass die Frage danach, wie wir uns sicher fühlen können, nicht mit mehr Polizeipräsenz beantwortet werden kann. Dies müssen wir uns auch gegenwärtig angesichts der Teuerungen und verschärften sozialen Notlagen immer wieder ins Bewusstsein rufen, denn Armut wird – wie anhand von Obdachlosigkeit erläutert – zunehmend kriminalisiert und stellt zudem eine psychische Belastung dar.

Gemeinsam eine Welt zu imaginieren, in der sich auch Menschen in psychischen Krisen sicher fühlen können und in der es keine geschlossenen Anstalten und keine Polizei braucht, ist herausfordernd. In der Auseinandersetzung mit Polizeigewalt hilft es, sich ins Bewusstsein zu rufen, dass wir alle – wenn auch in sehr unterschiedlichem Ausmaß – schon von Polizeigewalt betroffen sind, weil die Polizei immer »ein strukturelles Risiko für die Demokratie« (Loick 2018: 29) darstellt. Viele haben bereits selbst erlebt, welchen Stress Polizeipräsenz verursachen kann und wiederum viele Menschen haben bereits, auch ohne Psychiatrieerfahrung, psychische Krisen durchlebt. Darüber ins Gespräch zu kommen und sich nicht voneinander zu distanzieren wäre ein guter Beginn.

Literaturverzeichnis

AG Feministischer Streik 2021: Auszug der Rede zur Kundgebung gegen Feminizide. 5. 1. 2021.

Alexander, Michelle 2017: The New Jim Crow. Masseninhaftierung und Rassismus in den USA. Bonn.

Allex, Anne 2019: Keine Fiktion: Erst psychiatrisch begutachtet, dann wohnungslos. In: Mader, Esto/ Schmechel, Cora/Kawalska, Kim/Steinweg, Alex (Hg.): Gegendiagnose II. Beiträge zur radikalen Kritik an Psychiatrie und Psychologie. S. 141 – 153.

Baig, Samira 2008: Diversity und Ausschluss. In: Bakic, Josef/ Diebäcker, Marc/ Hammer, Elisabeth (Hg.): Aktuelle Leitbegriff der Sozialen Arbeit. Ein kritisches Handbuch. Wien. S. 91–105.

Basaglia, Franco 1971 (1968): Die negierte Institution oder Die Gemeinschaft der Ausgeschlossenen. Ein Experiment der psychiatrischen Klinik in Görz. Frankfurt am Main.

Blackvoices Volksbehren 2020: Forderungen. Online einsehbar unter https://blackvoices.at/. (Zugang: 5. 11. 2021).

Bratić, Ljubomir 2010: Politischer Antirassismus. Selbstorganisation, Historisierung als Strategie und diskursive Interventionen. Wien.

Brazzell, Melanie 2017: Was macht uns wirklich sicher? Ein Toolkit zu intersektionaler transformativer Gerechtigkeit jenseits von Gefängnis und Polizei. Online einsehbar unter https://www.transformativejustice.eu/wp-content/uploads/2017/07/toolkit-finished-1.pdf. (Zugang: 5. 11. 2021).[112]

Brazzell, Melanie/Transformative Justice Kollektiv Berlin 2017: Was ist die kollektive Verantwortungsübernahme und transformative Gerechtigkeit Bewegung? In: Brazzell, Melanie (Hg.): Was macht uns wirklich sicher? Ein Toolkit zu intersektionaler transformativer Gerechtigkeit jenseits von Gefängnis und Polizei. Münster. S. 83 – 89.

Brazzell, Melanie 2021: Von negativer/strafrechtsfeministischer zu positiver/abolitionistischer Sicherheit: Transformative Gerechtigkeit für Betroffene von geschlechtsbasierter Gewalt. In: Laufenberg, Mike/Thompson, Vanessa E. (Hg.): Sicherheit. Rassismuskritische und feministische Beiträge. Münster. S. 328 – 363.

112 In abgeänderter Form 2018 erschienen als Buch bei der edition assemblage, Münster.

Bruce-Jones, Eddie 2021: Deutsche Polizei an der Kreuzung: Intersektionalität von Rasse, Geschlecht, Migrationsstatus und psychischer Gesundheit. In: Laufenberg, Mike/Thompson, Vanessa E. (Hg.): Sicherheit. Rassismuskritische und feministische Beiträge. Münster. S. 56 – 74.

Carri, Christiane/Abrahamowicz, Martin 2013: Das Berliner Weglaufhaus als Beispiel antipsychiatrischer Praxis. In: Dellwing, Michael; Harbusch, Martin (Hg.): Krankheitskonstruktionen und Krankheitstreiberei. Die Renaissance der soziologischen Psychiatriekritik. Wiesbaden. S. 313 - 326.

Chesler, Phyllis 1977: Frauen – das verrückte Geschlecht? Hamburg.

Crenshaw, Kimberlé 1989: Demarginalizing the Intersection of Race and Sex: A Black Feminist Critique of Antidiscrimination Doctrine, Feminist Theory and Antiracist Politics. In: University of Chicago Legal Forum, Iss. 1, p. 139–167.

Daley, Andrea 2013: Spaces in Place: Negotiating Queer In/visibility within Psychiatric and Mental Health Service Settings. In: Lefrançois, Brenda A.; Menzies, Robert; Reaume, Geoffrey (Hg.): Mad Matters. A Critical Reader in Canadian Mad Studies. Toronto/Ontario. p. 298 – 308.

Death in Custody 2021: Todesfälle in Gewahrsam. Stand 1. 11. 2021. Online einsehbar unter https://doku.deathincustody.info/ (Zugriff: 5. 11. 2021).

Deutsches Institut für Sozialwirtschaft 2018: Demenz: Schulungsmaterialien für den Personennahverkehr. 2. 9. 2018. Online einsehbar unter https://www.seniorenpolitik-aktuell.de/mobilitaet/demenz-schulungsmaterialien-fu-er-den-personennahverkehr/. (Zugriff: 5. 11. 2021).

derstandard 2021: Mordermittlungen gegen Polizisten, der psychisch kranke Frau erschoss. 17. 3. 2021. Online einsehbar unter https://www.derstandard.at/story/2000125126830/mordermittlungen-gegen-polizisten-der-psychisch-kranke-frau-erschoss. (Zugriff: 5. 11. 2021).

Dietz, Christine A. 2000: Responding to Oppression and Abuse: A Feminist Challenge to Clinical Social Work. AFFILIA: Journal of Women and Social Work, Vol. 15. 3. 369 – 389.

Dörner, Klaus/Plog, Ursula/Teller, Christine/Wendt, Frank 2009: Irren ist menschlich. Lehrbuch der Psychiatrie und Psychotherapie. Bonn.

Fabris, Erick 2013: Mad Success: What Could Go Wrong When Psychiatry Employs Us as "Peers"? In: Lefrançois, Brenda A.; Menzies, Robert; Reaume, Geoffrey (Hg.) (2013): Mad Matters. A Critical Reader in Canadian Mad Studies. Toronto/Ontario. p. 130 – 139.

Finzen, Asmus 2000: Psychose und Stigma: Stigmabewältigung – zum Umgang mit Vorurteilen und Schuldzuweisung. Bonn.

Füchslbauer/Hofer 2022 (im Erscheinen)

Goff, Phillip A./Porter, Katie 2021: A Mental Health Crisis Is Not a Crime. July 6, 2021. Online einsehbar unter https://www.nytimes.com/2021/07/06/opinion/mental-health-police-violence-congress.html?searchResultPosition=12 (Zugriff: 5. 11. 2021).

Goffman, Erving 2018 (1961): Asyle. Über die soziale Situation psychiatrischer Patienten und anderer Insassen. 21. Auflage. Frankfurt am Main.

Hall, Stuart/Critscher, Chas/Jefferson, Tony/Clarke, John/Roberts, Brian (1978): Policing the Crisis. Mugging, The State and Law and Order. New York.

Initiative in Gedenken an Oury Jalloh 2022: Break the silence. Online einsehbar unter https://initiativeouryjalloh.wordpress.com/. (Zugriff: 16. 1. 2022).

Internationale Arbeitsgemeinschaft Soteria 2021: Soteria Gedanke. Online einsehbar unter https://soteria-netzwerk.de/entstehung-des-soteria-gedankens. (Zugriff: 17. 1. 2022).

Judith 2019: Würdest du freiwillig in die Psychiatrie gehen? – Eine Erlebnisreflexion. In: Mader, Esto/ Schmechel, Cora/Kawalska, Kim/Steinweg, Alex (Hg.): Gegendiagnose II. Beiträge zur radikalen Kritik an Psychiatrie und Psychologie. S. 247 – 260.

Katschnig Heinz 1984: Die vielen Seiten der Schizophrenie. In: Katschnig, Heinz (Hrsg.): Die andere Seite der Schizophrenie. Patienten zu Hause. München; Wien; Baltimore. S. 1 – 20.

Khan-Cullors, Patrisse 2020: # Black Lives Matter. Eine Geschichte vom Überleben. Köln.

Kritische Plattform Stadtwache Linz 2019: Sozialarbeit mit Stadtwache? Online einsehbar unter https://www.stadtwachelinz.at/sozialarbeit-mit-stadtwache. (Zugriff: 6. 1. 2022).

Laufenberg, Mike; Thompson, Vanessa E. 2021: Kritik der Sicherheit. Gesellschaftstheoretische und intersektionale Perspektiven. In: Laufenberg, Mike; Thompson, Vanessa E. (Hg.): Sicherheit. Rassismuskritische und feministische Beiträge. Münster: S. 7 – 55.

Lefrançois, Brenda A./Menzies, Robert/Reaume, Geoffrey (Hg.) 2013: Mad Matters. A Critical Reader in Canadian Mad Studies. Toronto/Ontario.

Lefrançois, Brenda A./Menzies, Robert/Reaume, Geoffrey 2013: Part V. Social Justice, Madness, and Identity Politics. In: Lefrançois, Brenda A.; Menzies, Robert; Reaume, Geoffrey (Hg.) (2013): Mad Matters. A Critical Reader in Canadian Mad Studies. Toronto/Ontario. p. 265 – 268.

Lefrançois, Brenda A./Menzies, Robert/Reaume, Geoffrey 2013: Introducing Mad Studies. In: Lefrançois, Brenda A.; Menzies, Robert; Reaume, Geoffrey (Hg.): Mad Matters. A Critical Reader in Canadian Mad Studies. Toronto/Ontario. p. 1 – 26.

Logan, Jenny 2021: Research Reveals Mental Health Professionals' Participation in Rape Culture. Standard clinical practices often enforce anti-blackness, rape culture, and sanism, normalizing sexual violence and misogyny. November 26, 2021. Online einsehbar unter https://www.madinamerica.com/2021/11/research-reveals-mental-health-professionals-participation-rape-culture/. (Zugriff: 6. 1. 2022).

Loick, Daniel 2018: Was ist Polizeikritik? In: Loick, Daniel (Hg.): Kritik der Polizei. Frankfurt am Main. S. 9 – 35.

Lüthi, Eliah H. 2016: Relocating Mad_Trans Re_presentations Within an Intersectional Framework. In: Intersectionalities, Vol. 5, No. 3 (Special Issue) Mad Studies: Intersections with Disability Studies, Social Work, and 'Mental Health'. p. 130 – 150.

Mackinger, Christoph 2020: Abnorme Strafe. 1. 12. 2020. Online einsehbar unter https://augustin.or.at/abnorme-strafe/. (Zugriff: 15. 1. 2022).

Mader, Esto. 2015: Psychopathologisierung und Rassismus in Deutschland. Eine feministische Perspektive. In: Schmechel, Cora; Dion, Fabian, Dudek, Kevin, Roßmöller, Mäks* (Hg.): Gegendiagnose. Beiträge zur radikalen Kritik an Psychiatrie und Psychologie. Münster: edition assemblage. S. 76 – 101.

Mindfreedom International 2019: Organizing Guide For Psychiatric Survivors. Eugene, OR. Online einsehbar unter https://mindfreedom.org/wp-content/uploads/2019/04/Organizing%20Guide%20for%20Psychiatric%20Survivors-2019-04-20.pdf. (Zugriff am 3. 1. 2021).

Mosher, Loren R.; Burti, Lorenzo 1994 (1989): Psychiatrie in der Gemeinde. Grundlagen und Praxis. Bonn: Psychiatrie Verlag. 2. Auflage.

Ö1 Radiothek 2001: Mittagsjournal 5. 11.: Kritik am Maßnahmenvollzug nach Suizid eines Häftlings. (Zugriff: 5. 11. 2021).

Ordnungsdienst Stadt Linz 2022: Startseite. Online einsehbar unter https://www.ordnungsdienst-linz.at/. (Zugriff: 6. 1. 2022).

Parbey, Celia 2021: „Initiative in Gedenken an Oury Jalloh: »Wir sind gezwungen, selbst zu ermitteln«. Online einsehbar unter https://www.zeit.de/zett/politik/2021-11/initiative-in-gedenken-an-oury-jalloh-brandgutachten-tod-polizeizelle-dessau. (Zugriff: 5. 11. 2021).

Reibenwein, Michaela 2022: Tödlicher Schuss auf Pensionistin: Ermittlungen gegen Polizisten laufen noch. Kurier. 6 Jänner 2022. Wien.

Rommelspacher, Birgit 1995: Dominanzkultur. Texte zu Fremdheit und Macht. Berlin.

Schneider, Werner/Waldschmidt, Anne (Hg.) 2007: Disability Studies, Kultursoziologie und Soziologie der Behinderung. Erkundungen in einem neuen Forschungsfeld. Bielefeld.

taz 2017a: Tödliche Polizeischüsse. Der Fall Grigorij S. Online einsehbar unter https://taz.de/Toedliche-Polizeischuesse/!5406008/. 16. 5. 2017. (Zugriff: 12. 12. 2021).

taz 2017b: Psychologe über tödliche Polizeischüsse. „Fast alle Fälle sind vermeidbar“. Online einsehbar unter https://taz.de/Psychologe-ueber-toedliche-Polizeischuesse/!5408530/. 17. 5. 2017. (Zugriff: 12. 12. 2021).

Teidelbaum, Lucius 2014: Obdachlosenhass und BettlerInnenfeindlichkeit in Österreich. In: Forschungsgruppe Ideologien und Politiken der Ungleichheit (Hg.): Rechtsextremismus. Entwicklungen und Analysen – Band 1. Wien. S. 170–197.

Thompson, Vanessa E. 2018: „There is no justive, there is just us!“: Ansätze zu einer postkoloinal-feministischen Kritik der Polizei am Beispiel von *Racial Profiling*. In: Loick, Daniel (Hg.): Kritik der Polizei. Frankfurt am Main. S. 197 – 219.

Thompson, Vanessa E. 2020: Gespräch. Die Sicherheit der Anderen. Für wen ist die Polizei gefährlich? In: LuXemburg. Gesellschaftsanalyse und linke Praxis (Hg.) Gegenhalten. 2/2020 Zeitschrift, anders zitieren! Berlin.

Thompson, Vanessa E. 2021a: Policing in Europe: disability justice and abolitionist intersectional care. In: SAGE Race & Class. Los Angeles/London/New Delhi/Singapore/Washington DC/Melbourne: Institute of Race Relations, Vol. 62(3). p. 61 – 67.

Thompson, Vanessa E. 2021b: Zum Polizieren von Differenz, feministischen Vergessenheiten und den (Un-)Möglichkeiten von intersektionaler Abolition. In: Laufenberg, Mike; Thompson, Vanessa E. (Hg.): Sicherheit. Rassismuskritische und feministische Beiträge. Münster. S. 75 - 101

Thompson, Vanessa E. 2021c: Polizieren von Schwarzsein in Europa. Zur Intersektionalität von I can‘t breathe und abolitionistischen Präsenzen. Ring Vorlesung Gender Studies: Politiken der Un_Sichtbarkeit. Online einsehbar unter https://gender.univie.ac.at/veranstaltungen/ringvorlesung-gender-studies/aktuelle-ringvorlesung-politiken-der-un-sichtbarkeit/. 7. 12. 2021. Eigene Mitschrift, TF.

Trialog Psychoseseminar 2019: Geschichte des Trialogs. Online einsehbar unter https://www.trialog-psychoseseminar.de/grundidee/geschichte-des-trialogs/. (Zugriff: 22. 1. 2022).

Unterstützer_innengruppe DEFMA 2016: Statement UG_D.E.F.M.A (DIY, Emanzipatorisch, Feministisch, Militant, Autonom), Wien. http://defma.blogsport.de/. (Zugriff: 5. 11. 2021).

Vascon, Nino 1971 (1968): Dokumentarische Einleitung. In: Basaglia, Franco (Hrsg.): Die negierte Institution oder Die Gemeinschaft der

Ausgeschlossenen. Ein Experiment der psychiatrischen Klinik in Görz. Frankfurt am Main. S. 10 – 121.

Vitale, Alex S. 2018: The End of Policing. New York/London.

Vitale, Alex S. 2020: No, police can not be reformed. Interview with For Hariet. https://www.youtube.com/watch?v=rBazDnubwwA. (Zugriff: 7. 11. 2021).

von Laufenberg, Roger/Adensamer, Angelika/Herbinger, Paul 2021: Polizieren der Pandemie als Mehrebenen-Problem. In: NK Neue Kriminalpolitik. Jahrgang 33 (2021), Heft 4. S. 437 – 455.

Wilson, Ruth Gilmore 2022: Change Everything: Racial Capitalism and the Case for Abolition. Chicago.

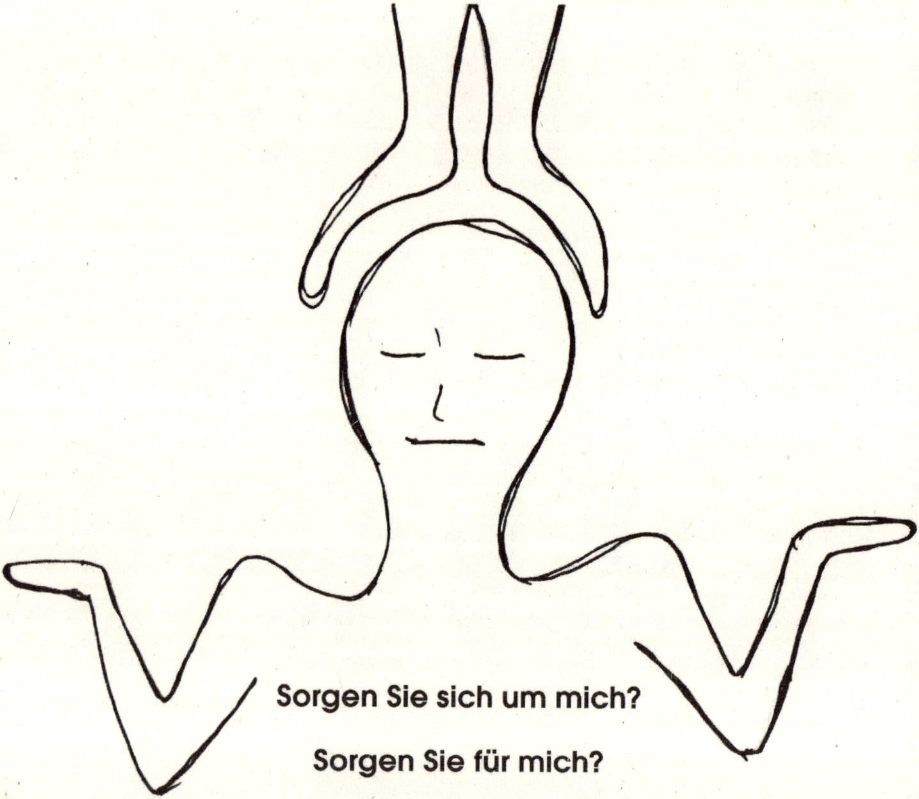
Sorgen Sie sich um mich?
Sorgen Sie für mich?
Oder sorgen Sie dafür, dass...?!?

Abb: Yvonne Schmidt

Eine Welt, die nicht brennt – Antidiskriminierungsarbeit und mentale Gesundheit

von Shirin Eghtessadi im Gespräch
mit Elisabeth Yupanqui Werner

»Another world is not only possible; she is on her way. On a quiet day, I can hear her breathing.« (Arundhati Roy)

Stell dir vor
Stell dir vor, in diesen Worten fließt das Wasser,
dass die Flammen begrenzt
Das Wasser, das meinen Körper genährt hat, ihm die Kraft gibt
Gedanken zu fassen, die in Beziehungsnetzen entstanden
Stell dir vor, diese Worte sind aus Freund_innenschaft geboren, aus
Seelentänzen und dem gemeinsamen Zeichnen von Hoffnungswolken,
Möglichkeitsräumen in Zwischenwelten

Ohne die liebevolle und kritische Beziehung, die ich mit mir selbst und anderen pflege, gäbe es diesen Artikel nicht. Durch Lernen, Lesen, Therapie, Poesie, Community und eine Praxis der Selbstfürsorge habe ich mir Schreiben als Heilungstool zurückerobert und nutze es hier, um einen kritischen Blick auf das Thema mentale Gesundheit und Antidiskriminierungsarbeit zu werfen. Der Text fragt nach dem Zusammenhang von Diskriminierung und mentaler Gesundheit und entwickelt einen Raum in dem diese Beziehung neu gedacht werden kann: Wie kommen wir weg von der Individualisierung von Diskriminierung und mentaler Gesundheit zu einer gemeinschaftlichen Idee und Bewegung?

Während meines Studiums habe ich gelernt, meine persönliche Erfahrung möglichst aus der Gleichung zu nehmen, um aus einer vermeintlich objektiven Perspektive zu schreiben. Auch wenn eine explizit subjektive Perspektive im Zentrum war, war sie doch nur ein Ausschnitt meiner Erfahrungswelt, nicht verkörpert in dem was tatsächlich ist, mit allen Facetten und Widersprüchlichkeiten.

Heute stecke ich mitten im Chaos, habe auf viele Fragen keine Antworten und Phasen, in denen ich nicht mehr weiterweiß.[113] Gleichzeitig richte ich mein Leben darauf aus, ganz und gar da zu sein. Mit allem was ist. In diesem Moment, mit diesen Worten, auf dieser Seite. Ich entscheide mich, hier zu sein und das ist ein kraftvoller transformativer Akt.

Mein Name ist Shirin Eghtessadi und ich lebe in einer offenen Beziehung mit meinem PoC sein, oft *weiß* gelesen, queer sein, ver_rückt sein mit vielen Privilegien, Unsichtbarkeit, dem Trauma von Krankheit, Tod und verlassen sein, nicht dazugehören. Ich trage viel Trauma in mir und lerne jeden Tag, dass es gleichzeitig so viel Liebe, Lust und Leichtigkeit in mir gibt. Ich schaffe poetische Heilungsräume in meinem Alltag, in meiner Beziehung zu mir selbst und anderen Menschen und in den Strukturen von Antidiskriminierungsarbeit (AD-Arbeit).

Elisabeth Yupanqui Werner war und ist eine wichtige Begleiterin in meinem Leben. Wir haben drei Gespräche geführt, welche die Grundlage dieses Artikels darstellen. Elisabeth ist Coach und Supervisorin und auch Teil einer kollektiv geführten Organisation, die Antidiskriminierungsarbeit macht. Unsere Beziehung und unsere Arbeit navigieren verschiedene Welten: wir sind Freund_innen, Guides, Kolleg_innen, in unseren Identitäten und Geschichten verbunden und doch verschieden. 2021 haben wir gemeinsam die Weiterbildung »Embodied Social Justice Certificate« von *The Embody Lab* besucht, die für uns beide einen wichtigen Wendepunkt in unserer Arbeit darstellte. Als gemeinsames Abschluss-Projekt haben wir einen Videodialog eingereicht. Wir haben dabei festgestellt, wie unser Gespräch unsere Kreativität beflügelt und wie wir zusammen über unsere eigenen Imaginationsgrenzen hinauswachsen. Das ist auch bei unseren Gesprächen für diesen Artikel passiert. Für Elisabeths Perspektive und Präsenz in meinem Leben und diesem Artikel bin ich unendlich dankbar.

In unserem *ersten Gespräch* haben Elisabeth und ich die aktuelle Situation beleuchtet: Wie ist die AD-Arbeit momentan gestaltet? Was bringt das für Schwierigkeiten, Chancen und Möglichkeiten mit sich? Wo reproduzieren wir soziale Ungerechtigkeit und warum brennen Berater_innen regelmäßig bei der Arbeit aus?

In unserem *zweiten Gespräch* haben wir uns damit beschäftigt, was bereits gut läuft, welche Instrumente und Mittel wir nutzen, um uns auf neue Wege zu begeben. Welche Rolle spielen Achtsamkeitspraktiken in Team-Meetings

---

113 Siehe zur Pathologisierung von ›Nichtmehrseinwollen‹ den Beitrag von Kristina Shrank Dernbach in diesem Band.

und eine macht-/rassismuskritische Organisationsentwicklung? Was haben wir bereits erreicht und wo drehen wir uns immer weiter im Kreis?

Im *dritten Gespräch* haben wir einen Sprung in die Zukunft gemacht und nachgezeichnet wie AD-Arbeit in einer Welt, die nicht in Flammen steht, aussehen könnte. Wie würde es sich anfühlen, in dieser Welt zu leben, zu atmen und zu arbeiten? Welche Maßstäbe würden wir bei unserer Arbeit anwenden und welche Bedürfnisse würden wir priorisieren? Wie würde eine Welt aussehen, in der das Wohlbefinden und die Mentale Gesundheit von Menschen im Zentrum stände? Welche Strukturen bräuchten wir, damit Menschen in ihrer Verschiedenheit nicht nur überleben, sondern aufblühen und sich mit ihren Fähigkeiten einbringen können?

Unser Gesprächsrhythmus hat Einfluss auf die Form dieses Textes genommen. Form und Themen unseres Gesprächs können an einigen Stellen ein Gefühl von Atemlosigkeit erzeugen. Leser_innen sind eingeladen, sich immer wieder mit ihrem Atem und ihrem Körper zu verbinden. Diese Einladung gilt im Besonderen für Personen, die selbst von Diskriminierung betroffen sind.

Elisabeth und ich haben gemeinsam erkundet, inwiefern Organisationen, die sich der AD-Arbeit widmen, Visionsräume sind, in denen ein neues Miteinander wachsen kann und wo sie dabei an Grenzen geraten. Wir arbeiten beide in vergleichbaren Organisationen, die unterschiedliche Wege gehen, um ein ähnliches Ziel zu erreichen. In der Vergangenheit hatten viele Menschen, die weniger von Diskriminierung betroffen waren, zentrale Stellen in der AD-Arbeit inne. Diese Situation ändert sich seit einigen Jahren. Es arbeiten immer mehr BIPoC, queere Personen, Menschen mit chronischen Erkrankungen und Behinderungen in der AD-Arbeit.

Da viele AD-Strukturen aus einer *weißen* akademisierten Perspektive heraus entwickelt wurden, halten sie oft nicht, was sie versprechen. Es gibt einige Ausnahmen wie LesMigras und Gladt e.V. in Berlin, die aus aktivistischer Arbeit heraus entstanden sind. In der Regel haben Menschen, die Mehrfachdiskriminierung erfahren, jedoch entweder gar nicht erst Zugang zur AD-Arbeit oder halten es aufgrund diskriminierender Strukturen und der hohen Arbeitsbelastung bei oftmals geringer Bezahlung nicht lange in diesem Arbeitsbereich aus. Der erschwerte Zugang ist auch bei ratsuchenden Personen ein großes Thema, das an einigen Stellen in unseren Gesprächen Raum bekommt. Wir selbst sind von Diskriminierung betroffen und gleichzeitig mit vielen Privilegien ausgestattet. Eine ehemalige Kollegin, die ebenfalls PoC ist, hat einmal gesagt: »Mir ist bewusst, dass ich nicht hier bin, weil ich PoC bin, sondern wegen meiner Privilegien.« Diese Erkenntnis ist schmerzvoll, da sie veranschaulicht, dass wir sogar in einem Arbeitsbereich, dessen ausdrückliche

Aufgabe es ist, eine sozial gerechtere Gesellschaft zu schaffen, Menschen mit Diskriminierungserfahrung nicht die Möglichkeit bietet, präsent und dabei sicher zu sein.

Ich bin der Überzeugung, dass tiefgreifende Veränderung nicht aus den dominanten Strukturen, sondern aus den Communitys selbst kommen muss. Menschen, die von den bestehenden Systemen profitieren, können viele Dinge nicht wahrnehmen. Verletzungen werden nicht bemerkt und neue Ideen führen häufig zu einer ungewollten Reproduktion des Alten. Wir, die sich zwischen den Welten bewegen, zwischen Mainstream-Strukturen und Community, können Verbindungen schaffen. Doch der Preis, den wir dabei zahlen, ist hoch. Selfcare, Communitycare, Therapie und Supervision sind Grundbedürfnisse und kein Luxus auf diesem Weg. Gleichzeitig brauchen wir eine kritische Selbstreflexion und Beziehungen, in denen wir uns offen und liebevoll gegenseitig hinterfragen. Die Reflexion von Privilegien wird oft als schwieriger Prozess beschrieben in dem Schuld, Scham und Widerstand viel Raum einnehmen. Ich verstehe das Hinterfragen meiner Privilegien und ihre Beziehung zu allen anderen Aspekten meines Seins als ein Näherkommen und in Beziehung sein – mit mir selbst und damit auch mit anderen Menschen.

Wie bereits erwähnt, haben Elisabeth (EYW) und ich (SE) während unserer Gespräche, die Unterschiede der Art wie unsere Organisationen an Veränderung herangehen, sichtbar werden lassen. Im Büro für Diskriminierungskritische Arbeit Stuttgart (BfDA), wo ich seit 2019 arbeite, hatten wir von Anfang an ein Übereinkommen, Diskriminierung offen anzusprechen. Inzwischen haben wir viele konflikthafte, teilweise extreme, Situationen hinter uns, die uns gleichzeitig immer noch begleiten. Elisabeth berichtet davon, dass bei adis e.V, der Organisation, bei der sie in Tübingen arbeitet, »dagegen der gemeinsame Boden gepaart mit der Großzügigkeit, über Schräglagen hinwegzusehen im Vordergrund« (EYW) stand. Im BfDA stehen wir aktuell vor einer Neuorientierung und der Frage nach der Gründung eines eigenen Trägers. Adis ist diesen Schritt bereits vor vielen Jahren gegangen und momentan stellt sich die Organisation der Frage, an welchen Stellen sich Diskriminierung und machtvolle Dynamiken im Zuge des Nicht-Ansprechens von Schräglagen dennoch reproduziert haben.

Die Gespräche basieren auf unserer Beziehung und Verbundenheit. Beziehung und Verbundenheit sind nicht nur Basis, sondern zentraler Bestandteil des Wissens, auf dem dieser Text basiert. Ohne Elisabeth könnte ich diese Arbeit nicht machen, ohne unsere Freundin Aïsha wäre unsere Verbundenheit eine andere. Ohne meine Kolleg_innen Anna, Susanne, Eden, Anke und viele mehr, hätte ich nicht dieses Wissen, das ich hier teile. Ohne Schwarzen Feminismus, im speziellen die Arbeit von bell hooks, Audre Lorde, adrienne maree brown, Prentis Hemphill und so vielen mehr, hätte ich kein Zuhause für meine Erfahrungen und keine Worte, um sie zu teilen. Ich bin unendlich dankbar für das Wissen, die Analyse, die Politik, Poesie, die Fürsorge und Liebe. Diese Role Models sind sowohl Nordsterne in meinem Leben als auch die Einladung, zu meinem eigenen Nordstern zu werden – für mich und für andere.

Erstes Gespräch: es brennt

»White supremacy is not the shark, it's the water« – Guante

Personen, die von struktureller Diskriminierung betroffen sind, machen immerzu Antidiskriminierungsarbeit und zwar in der Regel ohne Auftrag und vor allem ohne Bezahlung. All die kollegialen Gespräche, die wohl überlegten Anmerkungen, manchmal auch die Tränen und die geschluckte Wut, haben zu meinem Alltag gehört bevor ich angefangen habe im BfDA zu arbeiten. Ein Arbeitsumfeld in dem die Veränderung sozialer Ungerechtigkeit nicht nur geduldet wird, sondern zentrale Aufgabe ist, erschien mir als große Erleichterung. Mehr als das. Gleichzeitig war mir bereits bewusst, wie die AD-Strukturen in Deutschland entstanden sind und dass die Realität anders aussieht als in der Theorie.

Die AD-Beratung in Deutschland ist vor allem um das Allgemeine Gleichbehandlungsgesetz (AGG) herum entstanden, das im August 2006 in Kraft getreten ist. Ich möchte an dieser Stelle sagen, dass Aktivist_innen schon immer AD-Arbeit gemacht haben, die nicht institutionalisiert ist und damit im Mainstream unsichtbar. Des Weiteren gibt es, wie bereits erwähnt, einzelne AD-Organisationen, die aus den Communitys selbst entstanden sind. Da ich meinem aktuellen Arbeitsbereich beleuchten möchte, konzentriere ich mich auf die durch das AGG entstandene AD-Arbeit. In erster Linie handelt es sich dabei um Stellen, die Betroffenen Beratung anbieten, Lobby- und Weiterbildungsarbeit und seit einigen Jahren auch Empowermentarbeit machen.

Für diesen Artikel ist wichtig, dass das AGG und die Konzeption der AD-Arbeit vom Einzelfall ausgehen. Als Grundlage für das AGG wird von Folgendem ausgegangen: Es gibt ein System, das im Prinzip auf Gerechtigkeit beruht. Diskriminierung ›passiert‹, eine Person möchte sich gegen die ungerechte Behandlung wehren und wendet sich an die AD-Beratung. Während Einzelberatung von großer Bedeutung sein kann, gibt es einen grundsätzlichen Denkfehler in der Struktur des Arbeitsbereichs: Unsere Gesellschaft basiert nicht auf Gerechtigkeit. Entsprechend kann Ungerechtigkeit nicht über Einzelfälle ›zurechtgerückt‹ werden. Unsere Gesellschaft basiert auf diskriminierenden Systemen, die bestimmte Gruppen systematisch bevorteilen und andere systematisch benachteiligen. Diese Ungleichheit wird in der Regel nicht benannt und unsichtbar gemacht. Dieser Umstand erzeugt eine Grundspannung in der AD-Arbeit. Wir haben oft das Gefühl, der Ungerechtigkeit hinterherzulaufen, was Atemlosigkeit und Frustration erzeugt.

> *EYW: Das begegnet mir ganz, ganz oft in der Supervision – das ist wie ein Leck. Wenn du anfängst in der AD-Beratung zu arbeiten, muss dir klar sein, dass sie so gebaut ist, dass du immer das Gefühl haben wirst, dass du ganz vielen Menschen gar nicht helfen kannst, weil sie gar nicht so ausgelegt ist, dass sie diesen Menschen hilft. Und das ist dann immer eine Achillesferse. Für Berater_innen mit Diskriminierungserfahrungen ist das noch sehr viel schwieriger auszuhalten.*

Eine AD-Arbeit, die ganz grundlegend infrage stellt, dass wir bereits in einer gerechten Gesellschaft leben, wird als radikal gesehen und bekommt viel Gegenwind. Der Gebrauch von Begriffen wie Diversität, Inklusion, Interkulturelle Kommunikation und auch Antidiskriminierung gehen davon aus, das System, in dem wir leben zu korrigieren, aber grundsätzlich zu erhalten.

Im Zuge des gesellschaftlichen Wandels der letzten Jahre arbeiten immer mehr BIPoC in der AD-Arbeit, wodurch die verdeckte Reproduktion von Rassismus in einem schmerzvollen Prozess durch Betroffene aufgedeckt wird. Diese Entwicklung passiert größtenteils unsichtbar, da BIPoC häufig prekär beschäftigt sind, ausbrennen, den Job wechseln und die Umstände dafür von Organisationen unter den Teppich gekehrt werden. Die allgemein hohe Arbeitsbelastung und die fehlende nachhaltige Förderung von AD-Arbeit erschweren (selbst-)kritische Auseinandersetzung innerhalb der Organisationen.[114] Im Gleichen Atemzug möchte ich anmerken, dass die hohe Arbeitsbelastung und Dringlichkeit, mit der an die Arbeit herangegangen wird, auch eine Eigenschaft von einem *weißen* rassistischen Kapitalismus ist, dem Machterhalt dient und hinterfragt werden muss.

Ein Kriterium für die Qualität von AD-Beratung ist die Erfahrungsnähe. Das bedeutet, dass es vorgesehen ist, dass Menschen mit eigenen Diskriminierungserfahrungen in der AD-Arbeit tätig sind. Gleichzeitig sind die Strukturen nicht in der Lage, ein sicheres und unterstützendes Arbeitsklima für Menschen mit Diskriminierungserfahrung zu bieten. Durch die eigenen Erfahrungen sind Betroffene häufiger durch die Geschichten und Situationen der Ratsuchenden wiederum selbst betroffen. Aus diesem Grund bräuchte es eine größere Traumasensibilität neben der allgemein notwendigen

---

114 Ähnliche Arbeitsbedingungen finden sich auch bei der Peer-Beratung, die ähnlichen Logiken folgt. Siehe hierzu den Beitrag von Teo Schlögl in diesem Band.

machtkritischen Organisationsentwicklung. Über die eigene Betroffenheit hinaus, gibt es ein Phänomen, das Elisabeth als »Mythos der Unverletzlichkeit« in der Beratung beschreibt:

EYW: Es gibt so einen Mythos der Unverletzlichkeit. Mir scheint es manchmal, dass die Berater_innen gedacht wären, als wären sie unverletzlich. Denn dieser Schutz der Berater_innen muss so heftig eingefordert werden, der wird irgendwie nicht mitgedacht. Als wenn die Person, die da adressiert wird, als wenn da ein weißer Supermann gedacht worden wäre.

Auch die Diskrepanz zwischen dem Wissen um Ungerechtigkeit in der Gesellschaft und den Erfahrungen derjenigen Ratsuchenden, die wir tatsächlich erreichen, kann belastend wirken.

Die Pandemie hat bestehende Probleme in der AD-Arbeit sowie in der gesamten Gesellschaft an die Oberfläche gespült. Ein Beispiel ist die kontinuierlich hohe Zahl an Beratungsanfragen von Menschen, die das Tragen des Mundnasenschutzes umgehen wollen oder sich bei den Themen Coronaimpfung und Testen ungerecht behandelt fühlen. Häufig handelt es sich dabei um privilegierte Menschen, die zum ersten Mal in ihrem Leben die Erfahrung machen, etwas nicht zu bekommen aufgrund von etwas, das ihrer Auffassung nach nicht in ihrer Macht liegt. Die Empörung und Selbstverständlichkeit, mit der sich diese Personen an uns wenden und unsere Arbeit einfordern, ist für viele Menschen, die von struktureller Diskriminierung betroffen sind, undenkbar. Die Aggressivität, die gesellschaftlich immer wieder zum Ausdruck gebracht wird, hat uns auch in der Beratung getroffen und eine zusätzliche Belastung kreiert. Es gab teilweise lautstarke Beschwerden darüber, dass wir Menschen mit Deutschen Namen nicht zurückrufen würden und Personen haben infrage gestellt, ob wir Menschenrechte ernst nehmen würden, wenn wir unsere Zuständigkeit abgegrenzt haben. Situationen dieser Art haben in den letzten zwei Jahren viel Zeit und Energie in Anspruch genommen.

Was auf politischer Ebene nicht ausreichend adressiert wird, landet auf unseren Schreibtischen und in unseren Nervensystemen. Besonders als BIPoC-Berater_innen sind wir ungeschützt und gesellschaftlichen Problemen wie Rassismus unmittelbar ausgesetzt. Parallel wissen wir, dass sich tatsächliche Ungerechtigkeit während der Pandemie weiter ausgebaut hat und die Menschen, die direkt von deren Auswirkung betroffen sind, sich aufgrund hoher Barrieren nicht an uns wenden.

Eigentlich müssten die Strukturen der AD-Arbeit nicht nur weiterentwickelt, sondern neu aufgesetzt werden. Gleichzeitig muss auf die laufenden Anfragen eingegangen werden. Das ist das AD-Arbeits-Hamsterrad. Durch die

Arbeitsbedingungen gibt es einen häufigen Personalwechsel, was mit sich bringt, dass auch viel Erfahrungswissen verloren geht. Neue Mitarbeitende müssen sich dieses häufig wieder selbst erarbeiten. Auch dieser Umstand trägt zu der allgemeinen Arbeitsbelastung bei.

Welche Rolle spielt mentale Gesundheit in der AD-Arbeit?

Mentale Gesundheit ist nur sehr eingeschränkt ein Merkmal, das im Rahmen des AGG Schutz erfährt. Wenn sie nicht als Behinderung anerkannt ist, wird es schwierig sich bei Diskriminierung, bei der eine psychische Erkrankung im Zentrum steht, zu wehren. Auch hier gibt es einen starken Fokus auf den Einzelfall. Wie auch andere Diskriminierungsmerkmale kann mentale Gesundheit außerdem fluide sein.

Mentale Gesundheit/Erkrankung als Folge von Diskriminierungsserfahrung und in Wechselwirkung mit anderen Merkmalen bleibt weitestgehend im Verborgenen. Dileta Fernandes Sequeira untersucht in ihrem Buch »Gefangen in der Gesellschaft – Alltagsrassismus in Deutschland« die Folgen von Rassismus für die Psyche von Betroffenen und zeigt, wie tief sich Diskriminierung in die Psyche von Menschen einschreibt. Zugehörigkeit ist ein existenzielles Bedürfnis von Menschen, Ausgrenzung somit Gewalt, die traumatisierend wirken kann. Eine von Rassismus betroffene Person spricht darüber, wie tief Diskriminierung prägt:

> *»Ich habe viele Ängste. Angst, als Mensch nicht angenommen zu werden wegen meiner Äußerlichkeit und Herkunft, dass diese Sachen mehr zählen als Mensch sein. Ich antizipiere Rassismus – jede Sekunde ist er präsent. Obwohl ich eigentlich oft Opfer von Rassismus bin, fühle ich mich gerade als Täterin.« (Fernandes Sequeira 2015: 478)*

Dr. Amma Yeboah beschreibt im einem Fachpapier zu »Rassismus und psychische Gesundheit in Deutschland«:

> *»Die Botschaft lautet in jedem Fall: Du gehörst nicht in diesen sozialen Resonanzraum. Du bist (sozial) tot. Diese Botschaft ist ein Akt der Gewalt. Jede Erfahrung, aus der menschlichen Gemeinschaft ausgestoßen zu werden, also jede rassistische Erfahrung, kann traumatisch wirken.« (Yeboah 2016: 9)*

> *»Studien haben nachgewiesen, dass wiederkehrende Konfrontationen mit racial microaggressions Stressreaktionen aktivieren und die Entstehung von Depression, Angststörungen und physische Desintegration bei Schwarzen und PoC begünstigen.« (Carter 2007; Taylor & Turner 2002 zit. nach Yeboah 2016: 12).*

Diskriminierung hat unmittelbare und mittelbare Auswirkungen auf unsere mentale Gesundheit, weit über die diskriminierende Situation hinaus. Somit kann weder die Bekämpfung der Ungerechtigkeit allgemein, noch die Stärkung und Schaffung von heilenden Räumen für Betroffene individuell gedacht werden. Individualisierung ist eine Ablenkungsstrategie, die der Machtsicherung der bestehenden diskriminierenden Systeme dient. Doch Heilungsräume und mit diesen in Zusammenhang stehenden Strategie- und Handlungsräume für soziale Gerechtigkeit liegen in Community. Mentale Gesundheit ist politisch. Sie muss gemeinschaftlich und nicht individuell gedacht werden. Das gilt für die gesamte Gesellschaft sowie für Mitarbeitende der AD-Arbeit.

Zweites Gespräch: wir löschen und schaffen Inseln, auf denen es nicht brennt

»Freedom is not a secret. It's a practice.« (Alexis Pauline Gumbs)

Die Erkenntnis, dass Diskriminierung strukturell verankert ist und entsprechend Einzelfallberatung und -unterstützung nur ein Pflaster und kein wirkliches Heilmittel sein kann, ist nicht neu. Ich möchte nicht die Bedeutung, die eine gute Beratung für einzelne Personen haben kann, herunterspielen. Sie kann ein Heilungsort sein, in dem wir in unserem Schmerz gesehen und gehalten werden. Wenn wir jedoch Diskriminierung nicht als strukturelles Problem verstehen und bekämpfen, laufen wir für immer unserem Ziel und damit auch unserer mentalen Gesundheit hinterher.

Empowerment-Angebote sollen die Lücke zwischen der Vereinzelung von Diskriminierungserfahrung und der Notwendigkeit grundsätzlicher Systemveränderung überbrücken. Bereits die Nutzung des Begriffs Empowerment innerhalb der vorherrschenden Strukturen ist problematisch. Empowerment ist die Idee der Selbstbemächtigung innerhalb der Schwarzen Community (Schwarze US-Bürger_innenrechtsbewegung) und trägt explizit in sich, nicht an Dominanzstrukturen orientiert zu sein.

Der Begriff hat in den vergangenen Jahren immer mehr Aufmerksamkeit bekommen und viel Aneignung erfahren. Emanzipatorische Konzepte wie Empowerment werden vom Dominanzsystem genutzt, um Scheinveränderung und -beteiligung zu performen. Viele Organisationen stellen für diese Angebote BIPoC ein, die teils auch prekär angestellt, diese Themen abdecken sollen. Da der gesellschaftliche Druck, sich mit Diskriminierung zu beschäftigen, inzwischen höher ist, gibt es viele Organisationen, die nach außen hin etwas verkaufen. Innerhalb der Strukturen gibt es jedoch kaum Veränderung.

Veränderung wird performt, während nach innen die Machtposition von *weißen* Personen sowie die vorherrschenden Strukturen erhalten bleiben.

Auch in der klassischen AD-Arbeit gibt es immer mehr Empowerment-Angebote, die von Betroffenen für Betroffene gestaltet werden. Die Realität zeigt jedoch, dass Empowermentarbeit innerhalb der beschriebenen Strukturen enorm konfliktbehaftet ist. Abgesehen davon, dass innerhalb der Strukturen kaum Empowerment-Arbeit möglich ist, sind die aktuellen Arbeitsbedingungen für BIPoC nur bedingt geeignet. Das bringt mit sich, dass die Strukturen von BIPoC, mit größtenteils befristeten Arbeitsverträgen, selbst verändert werden müssen, was eine Reproduktion von Ungleichverhältnissen darstellt. Die Last auf den Schultern derjenigen, die ohnehin von den diskriminierenden Strukturen negativ betroffen sind, wird dadurch zusätzlich erhöht und potenziert. Parallel zu der ohnehin starken Arbeitsbelastung und den konfliktbehafteten Strukturen. Unsere Erfahrung im BfDA ist, dass Empowerment-Arbeit innerhalb dieser Strukturen in einer nachhaltigen Form nicht möglich ist. Wie auch in der Einzelberatung können in Empowerment-Workshops stärkende Räume und Community entstehen. Da Menschen und Beziehungen im Zentrum unserer Arbeit stehen, ist diese Wirkung von großer Bedeutung. Es bleibt jedoch die Frage wie zusätzlich zu vereinzelten widerständigen Räumen, nachhaltige Veränderung und neue Strukturen geschaffen werden können.

Auch für die AD-Beratung gibt es Ideen wie diese konzeptionell besser gefasst werden kann. Für Elisabeth, die bewusst nicht in der AD-Beratung arbeitet, gibt es aus supervisorischer Sicht die Notwendigkeit, konzeptionell zu fassen was eine Beratung von Betroffenen für Betroffene im Detail bedeutet. Es solle zum Beispiel eine Begrenzung der Aufnahme von Beratungsfällen geben, sodass die Arbeit nicht zur Selbstausbeutung werde.

Des Weiteren wäre es hilfreich, wenn z.B. *weiße* Berater_innen Anfragen rund um Corona bearbeiten würden. Dabei geht es gleichermaßen um Schutz von Betroffenen als auch um einen strategischen Einsatz von gesellschaftlicher Positionierung.

Die Erfahrung zeigt, dass dieses solidarische Miteinander keine Selbstverständlichkeit ist. Selbst, wenn sich Menschen zu diesem Miteinander bekennen und es auch wollen. Unsere Prägungen sitzen tief und die Strukturen begünstigen, dass wir schnell zurück in macht- und gewaltvolles Handeln fallen. Die Arbeitsbelastung und Dringlichkeit, mit der Aufgaben häufig behandelt werden, tragen auch dazu bei, dass unbewusste Handlungsmuster zum Tragen kommen. Das BfDA und Adis haben sich jeweils mit einer Organisationsentwicklung auf den Weg gemacht, um auf ein solidarisches Miteinander hinzuarbeiten.

In unseren Gesprächen hat sich herausgestellt, wie unterschiedlich die Ausgangspositionen und Wege sind, die unsere Organisationen eingeschlagen haben.

Als ich vor drei Jahren im BfDA angefangen habe, waren wir zwei PoC, die gemeinsam den Empowerment-Bereich aufbauen und die Strukturen durch die Organisationsentwicklung verändern wollten. Kurz gesagt: meine Kollegin hat bereits vor einiger Zeit die Strukturen wieder verlassen und ich werde dieses Jahr meine berufliche Situation verändern. Es arbeiten inzwischen zwei weitere BIPoC in unserem Team und wir sind weiter bemüht, die Strukturen zu verbessern. Aktuell sind wir jedoch noch Teil eines Trägers, der in den nächsten Jahren keine machtkritische Arbeit in Form einer Organisationsentwicklung und einem machtkritischen Miteinander plant. Das ist eine weitere strukturelle Ebene, die unsere Arbeit an vielen Stellen unmöglich macht und die mentale Gesundheit von Mitarbeitenden strapaziert.

Adis hat vor 7 Jahren einen eigenen Träger gegründet und ein kollegiales Führungsmodell eingeführt. Die Idee dahinter: wenn Hierarchien abgeschafft werden, wird diskriminierungskritisches Arbeiten automatisch möglich. Die Erfahrung der letzten Jahre hat jedoch gezeigt, dass sich im Miteinander dennoch Machtverhältnisses reproduzieren.

> *EYW: Wir versuchen, ein alternatives Organisationsmodell auszuprobieren und mit dem kollegial Geführten zu gucken, wie weit wir da kommen. Wir haben uns aber bisher noch nicht genug Zeit genommen, systematisch zu überlegen, inwiefern Macht- und diskriminierungskritisch auch schwierige Sachen laufen und wo es zu Reproduktionen kommt.*

Inzwischen gibt es jedoch den vertrauensvollen Raum dafür zu sagen:

> *EYW: Hey, auch wenn wir gerade versuchen, uns kollegial geführt eine neue Struktur zu geben, finden da hierarchische Sachen statt und das muss man erst mal benennen. Das müssen wir uns erst mal in aller Ruhe angucken. Nehmen wir uns die Zeit dafür. Und dann überlegen wir, was können wir stattdessen tun?*

Der OE-Prozess im BfDA basiert auf unserer machtkritischen Haltung und dem Wunsch diese vor allem nach innen und dann in Folge auch nach außen zu leben. Uns war klar, dass dies nur durch schwierige Gespräche, Selbst- und gemeinsame Reflexion entstehen kann. Es harkte oft daran, von der Metaebene ins Tun und ins tatsächliche Ansprechen zu kommen. Das Problem ist außerdem aus meiner heutigen Sicht, dass wir emotional und in unseren Körpern nicht für diesen Prozess bereit waren. Wir wussten vom Kopf her, worum es geht, waren aber überfordert vom WIE.

> *SE: Veränderung wurde vielleicht beschleunigt und ich würde auch sagen, dass wir viel gelernt haben im Prozess. Aber wir haben noch nicht unbedingt gelernt, WIE es funktionieren kann. Wir haben ziemlich viel darüber gelernt, wie es nicht funktioniert. Ziemlich viel, ziemlich tief und vielfältig und schmerzvoll auf jeden Fall auch.*

Durch diese Herangehensweise sind im BfDA viele, teilweise heftige Konflikte entstanden. Wir haben erfahren, dass die Strukturen negativ in unsere Beziehungen wirken können und Positionierung dabei zu einem Faktor werden kann, der viele Verletzungen mit sich bringt. Menschen sind gegangen und auch die Personen, die geblieben sind, haben einen hohen Preis bezahlt. Während bei Adis »großzügig über die ein oder andere Schräglage hinweggeschaut wurde« (EYW), mit der Hoffnung, dass sich einige Dinge durch die neue Form entwickeln, sind wir teilweise in die Themen, das Miteinander und die Konflikte direkt hineingegangen, ohne die richtigen Werkzeuge an der Hand zu haben. In *weißen* patriarchalen Systemen gibt es keine Erfahrung mit einer offenen konstruktiven Konfliktkultur. Auch das Wissen um die traumatischen Auswirkungen der Systeme sowie die Rolle von transgenerationellem Trauma findet nicht genug Beachtung, um Konflikten gut begegnen zu können. Emotionen, die mit Konflikten einhergehen, werden durch das System kontrolliert, was Veränderung blockieren kann. Je nach dem wer wir sind, wird unsere Wut pathologisiert und heftig sanktioniert. Konflikte werden häufig mit Gewalt in Zusammenhang gebracht, sollen vermieden und schnell und effizient gelöst werden.

Als Mensch mit psychischer Erkrankung habe ich viel Erfahrung mit inneren und äußeren Widersprüchlichkeiten, Herausforderungen und Konflikten. Meine Erfahrungen werden sowohl gesellschaftlich als auch durch internalisierte Sanktionsmuster schnell relativiert, infrage gestellt und unterdrückt. Heute kann ich sagen, dass einer der wichtigsten Schritte Richtung Heilung ist, mit dem zu bleiben was gerade ist, auch wenn es erst einmal unangenehm ist. Die größten Schmerzen und schwelenden Wunden entstehen, wenn wir vermeintlich Ungewolltes hinunterschlucken und versuchen, uns in ein vorgefertigtes Bild zu quetschen.

Das gilt auch für Konflikte und die Bandbreite an Erfahrungen, die bei gesellschaftlichen Veränderungen und auch in unseren Teamprozessen an die Oberfläche kommen. Kazu Haga schreibt in *Healing Resistance* über eine andere Sicht auf Konflikt. Seine Arbeit ist von *transformativer Gerechtigkeit* geprägt und er zitiert immer wieder Malidoma Patrice Somé:

»Conflict is the spirit of the relationship asking itself to deepen.«

Dieses Zitat beschert mir jedes Mal wieder eine Gänsehaut. Als Person, die weder in Elternhaus noch in Therapie oder politischen Gruppen eine Art zu Kommunizieren und Konflikten zu begegnen kennengelernt hat, die wirklich Beziehung und Liebe in sich trägt, sehe ich dieses Zitat als großzügige Einladung, zu mir selbst und in Beziehung zu anderen zu kommen.

Das Zitat erscheint mir wie ein Fenster zu der Welt, von der ich in meinem Herzen weiß, dass sie möglich ist. Gleichzeitig sind wir trotz unseres Wissens und unserer Ressourcen in der Arbeit im BfDA an eine Grenze gekommen. Ich bin an eine Grenze gekommen. Eine Grenze in der das, was ich einbringen kann, die Verbindung mit meinen Kolleg_innen, unsere gemeinsame Vision, nicht mehr ausreichend trägt. Der Preis, den ich vor allem in Form meiner mentalen Gesundheit zahle, ist zu hoch. Der fehlende Respekt für unsere Arbeit, die Härte der Strukturen und Menschen, die nicht bereit sind, sich auf einen diskriminierungskritischen Weg zu machen, haben zu viel Raum eingenommen.

Die Möglichkeit, den Moment der Verletzung anzuschauen und zu verstehen, wird häufig übergangen. Dabei tragen diese Momente Potential für Wachstum und Heilung in sich: sowohl für Einzelpersonen als auch die Gemeinschaft.

> *EYW: Es (der Moment der Verletzung) macht uns darauf aufmerksam, wo Wachstum möglich ist. Wenn da genau hingeguckt wird und wenn es eben nicht um Schuld und um solche Sachen geht, sondern einfach: Hey! Da passiert was und das verursacht auf beiden Seiten Schmerz, nur die eine Seite spürt es kaum.*

Wie können wir uns gegenseitig zuhören, unsere Erfahrung nicht absprechen und Momente der Diskriminierung und Verletzung als Chance für Veränderung verstehen? Dabei darf kein Verwischen der gesellschaftlichen Realität passieren: Die Erfahrung für Menschen, die von Diskriminierung betroffen sind und denjenigen, die sich auf der diskriminierungsverantwortlichen Seite befinden, ist nicht die gleiche und AD-Arbeit muss parteilich mit denjenigen sein, die negativ betroffen sind. Gleichzeitig leben wir in Systemen, die auf Diskriminierung basieren und Erfahrungen sind häufig vielschichtig, teilweise vermeintlich widersprüchlich. Das Auseinandernehmen der Systeme braucht Zeit, Ressourcen und Menschen, die bereit sind, sich selbst infrage zu stellen. Da neue Systeme menschliche Erfahrung und das

Wohlergehen von allen Menschen im Zentrum haben sollen, gibt es nur den langsamen Weg des spüren, zuhören und sprechen Lernens.

EYW: Wir brauchen eine Struktur oder eine Form, wo wir merken: wenn wir so miteinander sprechen, in dieser Verlangsamung, in dieser Genauigkeit, in diesen Gehört werden, dann passiert schon etwas. Das allein kann schon etwas lösen.

Die zentrale Herausforderung ist angesichts der Dringlichkeit und Geschwindigkeit der Arbeit – besonders in der Beratung – dennoch in eine Langsamkeit und Achtsamkeit zu kommen, die es uns ermöglicht, unsere eigene Haltung und Handlung sowie unsere Haltung und Handlung als Team und Organisation zu reflektieren und neue Wege zu gehen.

SE: Die Beratungsarbeit fühlt sich folgendermaßen an: du weißt eigentlich brennt es überall und du wirst dann zu einzelnen Stellen gerufen, bringst deinen Wassereimer mit und an dieser Stelle brennt es dann für fünf Minuten ein bisschen weniger. Aber da hinten brennt es einfach weiter. Und anstatt, dass man als Organisation, Person, Community, strategisch in Retreat geht und guckt wie ist es denn dazu gekommen, dass es überall brennt. Wir gehen davon aus, es brennt überall, weil wir es so kennen. Aber wie kann es anders aussehen? Und wie könnten wir strategisch alle an einem Strang ziehen, um großflächig etwas Neues entstehen zu lassen? Momentan rennen alle mit ihrem Wassereimer rum und sind total außer Puste. Und noch dazu bringt es nichts, weil es drei Tage später an derselben Stelle wieder brennt, weil das Feuer drumherum wieder Raum greift.
EYW: Es braucht einen Ort, wo du in Ruhe und nicht im Überlebensmodus bist. Sodass du überhaupt mal in Ruhe angucken kannst, was da brennt. Und vielleicht gibt es einen Impuls, dass die Beziehungen, die sich darunter befinden, eigentlich vertiefen und wachsen wollen. Und wie können wir einerseits diese eine Person, die gerade betroffen ist, im Schmerz ist, unterstützen? Und wie können wir aber grundsätzlich an dieser Stelle der Gesamtorganisation auch eine Hilfestellung leisten, über einen Beschwerdebrief hinaus. Mein Beschwerdebrief ist in deinem Bild übrigens: ich wollte Ihnen sagen, wenn Sie noch nicht gemerkt haben, hier brennt es übrigens und es tut weh, dass es da brennt.

Ich habe selbst lange gebraucht, um die Weisheit zu erkennen, die in den Symptomen meines Körpers und meiner Psyche liegen. Die Vorstellung, dass Krankheit etwas sei, das überwunden werden muss, um Leistung bringen zu können, hat mir viele Jahre und Jahrzehnte großen Druck verursacht. Heute spüre ich, dass ich an diesen Stellen, über die mir das System erzählt, dass ich abgeschnitten bin, eigentlich in tiefer Verbindung mit Welt, Erde und Gesellschaft stehe. Wo uns diese Verbindungsmöglichkeit, die in allen Menschen vorhanden ist, hinführen könnte, haben Elisabeth und ich in unserem dritten Gespräch erkundet.

Drittes Gespräch: eine Welt, die nicht brennt

> *»I time my breathing to your heart to find the ocean. My heart will race to meet your laughter: you are sky.« (Alexis Pauline Gumbs)*

Wie sieht sie aus, die Welt, die nicht brennt? Wie imaginieren wir eine Welt ohne Flammen, wenn die Flammen unser Denken von Anfang an geprägt haben und uns zu dem gemacht haben, wer wir sind? Wie begrenzen wir das Feuer in uns, denken mit Glut, ohne dabei zu verbrennen oder in willkürlichen Momenten erneut in Flammen aufzugehen?

Wir beziehen uns zurück auf ein anderes Wissen, unser Seelen- und Herzenswissen, die Weisheit unserer Ahn_innen, unsere Intuition, deren Ziel es ist, Verbindung in diesem Leben zu kreieren. In einer Welt der Trennung reicht es nicht, Ziel und Richtung festzulegen. Das WIE hat eine entscheidende Rolle.

Wir wissen von Audre Lorde: »The master's tools will never dismantle the master's house.«

Was sind also diese neuen Werkzeuge, die wir brauchen, um bestehende Systeme nicht nur zu verstehen und abzuschaffen, sondern auch Neues zu erschaffen. Wie kommen wir mit dem Wasser der Verbindung, unserem Ursprung in Kontakt? Wie schaffen wir Luft, Atem, Raum in unseren Körpern, Beziehungen und Vorstellungskräften? Wie erinnern wir unsere Wurzeln, das Land (Erde) von dem wir abstammen und das uns leise zu sich nachhause ruft. Wie werden die Flächenbrände zu wärmenden stärkenden Gluten, die uns Orientierung geben.

> *EYW: Für mich passt deine psychische Konstitution zur Zukunft. Das heißt, sie ist geprägt von einer bestimmten Durchlässigkeit und Sensibilität und ist schon connected mit der Zukunft, mit der zukünftigen Welt und aus der aus dem Hier und Jetzt betrachtet, scheint es als Krankheit und als fehlende Leistungsfähigkeit also als Problematik. Wenn wir es jetzt aber mal reframen und es mehr so sehen, dass deine psychische Konstitution uns den Weg in eine Zukunft weist, die für alle ein besseres Leben bereithält. Du bist wie unsere*

Fährtenleser_in, weil du schon damit verbunden bist und spüren kannst, in welche Richtung es geht. Und so fände ich für unseren Zukunfts-Fokus spannend zu überlegen, wie müsste das Feld denn gestaltet sein, dass Menschen mit so einer Konstitution eben dort einen guten Ort haben? Also wie darf sich das Ganze wandeln? Also nicht, du musst dich irgendwie an das System anpassen, sondern wie darf sich das System verändern, so dass du da einen guten Ort hast?

Als ich in Elisabeths Frage hineingespürt habe, war schnell klar, dass es neben einer Praxis der Achtsamkeit, Self-/Communitycare vor allem darum geht, dass alles da sein darf. Das heißt, dass zum Beispiel psychische Erkrankung/Behinderung kein Tabu ist. In dieser Welt gäbe es diese Kategorien gar nicht und alle Menschen würden offen über ihre Grenzen und Möglichkeiten sprechen, ohne dass es eine Bewertung gibt.

SE: Für mich ist es manchmal das Gefühl im Auge des Orkans zu sein. Die Welt brennt, es stürmt, wir wissen was passiert. Und ich wünsche mir so sehr und würde mir so von meinen Kolleg_innen wünschen, dass diese Energie, die wir alle haben, konzentrierter wäre.

Elisabeth beschreibt Vulnerabilitäten als Chance, neue Arbeitsstrukturen und ein neues Miteinander zu schaffen. Die Bedürfnisse von z.B. einer alleinerziehenden Berater_in, die Rassismus erlebt oder einer Person mit psychischer Erkrankung werden in die Konzeption der AD-Arbeit mit eingedacht: Stundenzahl, Urlaubsanspruch entsprechend angepasst. Das ist ein weiterer Punkt, der viele Fähigkeiten in den Bereichen Kommunikation und Umgang mit Konflikt braucht. Denn auch wenn Arbeitsbedingungen strukturell verankert werden müssen, braucht es weiterhin individuelle Aushandlungsräume, damit keine Reproduktion von Diskriminierung stattfindet.

Das Problem beim Aufbau von neuen Strukturen ist, dass er erfahrungsgemäß von Betroffenen ausgeht. Ich selbst arbeite gerade u.a. durch diesen Artikel an struktureller Veränderung und gleichzeitig habe ich die Entscheidung getroffen, dass ich im gleichzeitigen Beraten, arbeiten im Empowermentbereich, Teamprozesse in einem diversen Team durchlaufen und neue Strukturen aufbauen, an eine Grenze gekommen bin und die Organisation verlassen werde. Das zeigt wie Theorie und Praxis oftmals keinen Weg zueinander finden oder Menschen unterwegs ausbrennen.

Die Frage ist, wie die Struktur gestrickt sein müsste, in der Menschen, die von Mehrfachdiskriminierung betroffen sind, arbeiten und sein können. Wie kann die Erfahrung dieser Menschen zum Kompass für die Organisation werden und Verantwortung dafür gerecht verteilt werden. Gleichzeitig gibt es in *weiß* geprägten Organisationen nicht genug Bewusstsein, was es wirklich bedeutet Privilegien zu reflektieren und das Teilen dieser ins Leben und in die Zusammenarbeit zu bringen. Besonders beim Strukturumbau ist solidarische Zusammenarbeit unumgänglich. Wenn Betroffene auch auf dieser Ebene kämpfen müssen, geht zu viel Energie verloren und viele neue Verletzungen entstehen.

Es braucht ein solidarisches Bündnis, ein Verständnis davon, dass diese Strukturen nicht das Wohlergehen von Menschen im Kern haben und wir alle etwas davon haben, wenn wir neue Strukturen schaffen. Lilla Watson hat es auf den Punkt gebracht: »If you come here to help me you are wasting your time, but if you have come because your liberation is bound up with mine, then let us work together.« Für ein solidarisches Bündnis braucht es eine gemeinsame Vision. Besonders in der AD-Beratung ist das Fehlen einer Vision für die AD-Arbeit spürbar:

> *SE: Es fehlt einfach die Weite. Es fehlt Weite in der Antidiskriminierungsberatung. Es fehlt eine über den Einzelfall hinausgehende Vision, an der wir uns orientieren können. Es braucht einen anderen Bezugspunkt und eine Vision, wo wir hinwollen.*
> *Was bräuchte es in so einer Vision: dass die Norm ist, dass es keine Norm gibt, wie Menschen ticken. … Dass es mit diesen Verletzlichkeiten, von denen wir es vorhin auch hatten, und Bedürfnissen uns einfach klar ist: Wir sind komplett unterschiedlich und nur weil eine Person drei Termine und noch eine Abendveranstaltung machen kann, heißt es nicht, dass das jetzt die Norm ist und ich sagen muss: Ich habe weniger Energie als diese Person.*

Wie es auf Organisationsebene Achtsamkeit und Selfcare braucht, sind diese Themen auch in der inhaltlichen Arbeit zentral. Auch die Beratung soll an Empowerment und Bündnisarbeit orientiert sein, achtsame Begegnung ermöglichen. Darüber hinaus sollen stärkende Räume für Gruppen durch Empowerment-Arbeit geschaffen werden. Körperarbeit und kreative Methoden erleichtern den Zugang zu Stärkung und Verbindung auf einer tieferen Ebene.

> *EYW: Das ist auch ein Grund, warum ich zum Beispiel die EXIT[115]-Arbeit so schätze. Zum einen ist es nicht individualisiert, sondern es gibt einen Gruppen-Kontext und es ist klar, alle die jetzt hier in der Gruppe sind, haben ein gleiches Problem. Es wird aber kein Problem erzählt, sondern es wird versucht,*

115 EXIT - Expressive Arts in Transition.

ganz konkret Freude, Hoffnung, Körper, Atmung, Imagination zu stärken... Es wird an der Widerstandskraft und an Heilung gearbeitet und nicht an den Strukturen. Nicht die Beschwerde ist im Vordergrund, sondern eher dieses Okay, wie können wir uns als Gemeinschaft stärken und Schritte gehen, sodass morgen der Tag ein bisschen besser ist als der heutige Tag?

Ziel ist, dass wir aus einem Gefühl des Mangels in ein Gefühl der Fülle kommen. Das ist die Basis, dass wir uns sicher fühlen können und uns weniger vergleichen. Gerade Angst nimmt viel Energie in Anspruch und blockiert Kreativität.

SE: Früher (heute teilweise immer noch) ging viel von meinen Fähigkeiten zu imaginieren für die Angst drauf. Das ist krass, was du als Angst-Mensch, die ganze Zeit für eine Visionsarbeit machst. Nur dass es dabei um Schreckensszenarien oder die nächste Katastrophe geht.

In dieser Welt, die nicht brennt, brauchen wir Zeit und Raum, um Neues zu erkunden.

SE: Ich weiß nicht genau, wie's dann im Einzelnen aussieht. Aber was klar ist, dass wir einen anderen Modus oder irgendwas ganz anderes brauchen, um wirklich was Neues entstehen zu lassen, was aber auch tragfähig ist. Etwas das in etwas anderem verwurzelt ist, sodass es uns auch trägt.
Adrienne maree brown spricht immer wieder von unserem Bauchgefühl. Das ist ja etwas, das wir eigentlich alle haben. Aber es wird uns so krass abtrainiert, darauf zu hören, dass wir es teilweise gar nicht so leicht spüren können. Das ist für mich wichtig, zu sagen, wir hören jetzt darauf, was sich richtig anfühlt im Bauch und wir tauchen in unserer persönlichen und gemeinschaftlichen Imaginationsräume ein, um einfach mal zu gucken, was daraus entsteht.

In dieser Welt, die nicht brennt, brauchen wir Vertrauen, Mut und Durchhaltevermögen.

SE: Ich frag mich manchmal, wenn wir uns immer nur ein bisschen Inspiration holen in diesen Räumen und dann weiter in die alten Systemen gehen, ob wir nicht letztendlich die Systeme weiter stabilisieren. Die sind aber nicht mehr tragfähig, haben keine Wurzeln, keine richtige Verbindung oder keinen Gehalt und es bräuchte eigentlich was wirklich Neues.

Eine Welt, die nicht brennt, hat Liebe als Basis. Liebe und Verbundenheit, die im Alltag praktiziert werden.

EYW: Für mich ist es mega radikal zu sagen, ich stell die Liebe ins Zentrum. Liebe und Verbundenheit. Und nicht Wachstum und Erfolg oder whatever. Und es ist so anstrengend, sich andere Prinzipien zu eigen zu machen und ins Praktizieren zu kommen. Was heißt das »Das Leben ist nicht binär«, das ist ja einer unserer Leitwerte. Was heißt das ganz konkret im Hier und Jetzt?

In einer Welt, die nicht brennt, sind wir in liebevoller Beziehung mit allem, was uns ausmacht.

SE: Ich weiß die Angst auch zu schätzen. Also ich weiß, was sie in meinem Leben für eine Rolle hat und was sie geleistet hat oder was wir bis heute zusammen geleistet haben. Und gleichzeitig ist in meiner Beziehung mit ihr klar, dass ich ihr zuhöre, aber nicht einfach mache, was sie sagt.

Wir hoffen, dass die Angst, die uns auch in Systemen hält, die uns nicht dienen, nicht über unsere Zukunft entscheidet. Konflikte, Brüche und Wunden sind schmerzhaft, bieten aber gleichzeitig Einblick in tiefere Ebenen und können einen Ausblick auf Neues ermöglichen. Entscheidend ist, dass wir nicht vor dem Unangenehmen zurückschrecken und gleichzeitig gut für uns selbst und einander sorgen. Unsere Vision für eine Welt, die nicht brennt, wird uns in schwierigen Momenten an unsere Kraft und Resilienz erinnern. Sie wird zu unserem Atem und unserer alltäglichen Praxis.

»When I dare to be powerful, to use my strength in the service of my vision, then it becomes less and less important whether I am afraid.« (Audre Lorde)

Wir wissen, dass wir alles, was wir brauchen, bereits in uns tragen.
Wir atmen, bewegen uns langsam und tauchen ein:

QR-Code zum spoken word: Stell dir vor

Literaturverzeichnis

brown, adrienne maree 2019: Pleasure activism. The Politics of Feeling Good. Chico, Edinburgh.

Fernandes Sequeira, Dileta 2015: Gefangen in der Gesellschaft – Alltagsrassismus in Deutschland. Marburg.

Haga, Kazu 2020: Healing Resistance. Berkeley.

hooks, bell 2000: all about love. New York.

hooks, bell 1993: Sisters of the Yam – black women and self-recovery. New York.

Kim, Sandra 2020: Liberating Organizations Training Handbook.

Yeboah, Amma 2016: Rassismus und psychische Gesundheit in Deutschland. Online einsehbar unter: https://rassismusbericht.de/wp-content/uploads/Rassismus-und-psychische-Gesundheit.pdf (Zugriff 10.11.22)

Kolonialrassistische Kontinuitäten im (De-)Pathologisierungsdiskurs

von Parto Tavangar und To Doan

Einleitung

> *»Sanism is an oppression. It makes normal the practice of discrimination, rejection, silencing, exclusion, low expectations, incarceration, and other forms of violence against people who are othered through mental ›illness‹ diagnosis, history, or even suspicion. Of particular concern for us are the sanist experiences of racialized people who identify as Black, African, or of African descent, for we and others have long noted and experienced an anti-Black crisis in mental health diagnosis and ›care‹.« (Abdillahi/ Meerai/ Poole 2016)*

In unserem Beitrag wollen wir den Verstrickungen von psychiatrischen als auch psychiatriekritischen Strukturen innerhalb kolonialrassistischer Kontinuitäten nachgehen. Beobachtungen und Erfahrungen, die wir mit Institutionen im Kontext von Beratung, durch Begleitung und Nutzung gemacht haben, wollen wir rassismuskritisch analysieren und intersektional denken. Am institutionellen Umgang mit Geflüchteten werden wir rassismuskritisch und intersektional beleuchten, inwiefern die Pathologisierung, verstanden als fremdbestimmte Diagnostik, Einordnung und Individualisierung von Verhaltens- und Reaktionsweisen, als auch die Depathologisierung, verstanden als Unsichtbarmachung, Aberkennung, Enteignung von Belastungszuständen, unterdrückende Machtverhältnisse wiederherstellen und verfestigen können.

Dass es in Deutschland strukturellen und institutionellen Rassismus gibt, setzen wir voraus; wie sich das insbesondere auf die psychische Gesundheit und den Gesundheitssektor auswirkt, haben in Deutschland unter anderem Grada Kilomba und Amma Yeboah untersucht und beschrieben. Amma Yeboah weist darauf hin, dass der vorherrschende Umgang mit Rassismus in Deutschland, die Verleugnung kolonialer Verbrechen und ihrer Kontinuitäten, die Negation von Alltagsrassismen und unzähligen alltäglichen racial microagressions (vgl. Pierce 1974) negative Auswirkungen auf die psychische Gesundheit von Schwarzen Menschen und PoC haben (vgl. Yeboah 2017). Sie fordert darum, dass Rassismus als traumatischer Stressfaktor und Ursache psychischen Leidens anerkannt wird.

Unterdessen orientiert sich die Mehrzahl der Angebote des medizinisch-therapeutischen Personals an den Bedürfnissen von weißbürgerlich, cis-hetero, ökonomisch privilegierten, ablesierten Menschen. Oftmals werden die diversen Lebensrealitäten sowie Mechanismen und Wirkungsweisen von Rassismus, Antisemitismus und Diskriminierungen unsichtbar gemacht und entnannt. Statt ihre eigene Verflechtung in unterdrückende Strukturen zu sehen und zu reflektieren, wenden sie verinnerlichte Zuschreibungen und Stereotype auf divers positionierte Klient*innen an. Dadurch können paradoxe double-bind-Situationen entstehen, wenn beispielsweise die Ursache für psychische Schwierigkeiten einer geflüchteten Person nur im ›Herkunftsland‹ verortet werden, statt in den rassistischen Ausschlüssen, die sie in Deutschland erfährt. Ein weiteres Beispiel sind die Probleme einer illegalisierten Person ohne Krankenversicherung, die ausschließlich individualisierend betrachtet werden, statt sie im strukturellen Menschenrechtsbruch durch Versagung von Gesundheitsversorgung zu analysieren und anzuklagen.

Statt Aufnahmebereitschaft dominiert bei den zumeist *weiß*deutschen christlich sozialisierten Behandler*innen Schuldabwehr. Rassismus- und Diskriminierungserfahrungen werden aberkannt, Rassismus wird externalisiert und ihre Thematisierung durch die Vergabe einer psychiatrischen Diagnose noch erschwert. Schwarzen Menschen und People of Color wird ohnehin weniger geglaubt und weniger Gehör geschenkt (vgl. Spivak 2008), durch Pathologisierung wird dies nochmal verstärkt. All dies ist und kann sowohl re_traumatisierend für die Betroffenen sein, als auch ihr un_bewusstes/nekropolitisches Sterben lassen (vgl. Mbembe 2003) bedeuten.

In unserem Beitrag möchten wir auch die Schwierigkeiten und Ambivalenzen der De_Pathologisierung betrachten, die wir aus unseren Erfahrungen und Beobachtungen ziehen. Diese Erfahrungen sind aus der Beratungs- und Begleitarbeit in- und außerhalb psychiatrischer Institutionen und vor allem in der sozialarbeiterischen, rassismus- und diskriminisierungssensiblen Begleitung und Unterstützung von jungen BiPoC und Erwachsenen entstanden. Wir beleuchten diese Erfahrungen aus intersektionaler, kolonial_rassismus_kritischer Sicht. Wir teilen unsere Überlegungen darüber, welche praktischen Ein- und Ausschlüsse durch de_pathologisierende Diskurse re_produziert werden und wie und wo Situationen und Haltungen verstärkt intersektional analysiert werden sollten. Es besteht immer wieder die Gefahr, dass die Forderung einer Depathologisierung eine Entsolidarisierung für wiederum andere unterdrückte, diskriminierte Gruppen als Konsequenz hat. Eliah Lüthi (2015) beschreibt dies beispielsweise durch die Forderung der Depathologisierung von Trans* durch trans*aktivistische Gruppierungen, die dabei versäumen, grundsätzlich Pathologisierungen von jeglichen »Erkrankungen« anzuklagen. Um dies nicht zu wiederholen, versuchen wir Pathologisierung systemisch, d.h. kapitalismus- und rassismuskritisch und im Kontext der Normalisierungstechnik[116] von Gesellschaft zu betrachten. In unserem Beitrag erläutern wir, inwieweit BiPoC durch Pathologisierung normiert, hierarchisiert und rassialisiert werden und damit massive Ausschluss- und Gewalterfahrungen machen.

Zunächst werden wir erläutern, aus welcher Perspektive und Haltung wir schreiben und warum wir welche Begrifflichkeiten und Sprache verwenden. Danach werden wir anhand von Praxisbeispielen die Ambivalenzen der De_Pathologiersierung beleuchten und anschließend die Gefahren einseitiger psychiatrischer Reformen erläutern, die den Anschein erwecken, divers, inklusiv und rassismus- und diskriminierungssensibel zu agieren (vgl. Boger 2015). Weiterhin gehen wir darauf ein, warum Diversity-Reformen am Beispiel der selektiven Einbindung von Peers Hierarchisierungen in der Verteilung von Arbeit nicht verändern, sondern stabilisieren.

Anschließend werden wir den Begriff des ›Empowerment‹, wie dieser in *weiß* europäischen Diskursen verwendet und v_erklärt wird, kritisch beleuchten, um abschließend zu schlussfolgern, was unserem Verständnis nach healing[117] bedeuten könnte.

116 Zum Beispiel beschreibt Foucault in »Die Anormalen«, wie durch (Gefängnis)Strafen und psychiatrische, gerichtsmedizinische Gutachten versucht wird zu diagnostizieren, ob der Mensch »heilbar« ist und eine »Normalisierung des delinquenten Individuums« (Foucault 2003) möglich ist. Hierbei beschreibt Foucault beispielsweise die Normalisierungstechniken und Disziplinierungsverfahren, die z.B. bei Straftätern angewandt wurden, um sie an die `Norm` anzupassen und sie zu `heilen`. Wer sich dem nicht fügt und sich dagegen auflehnt, wird bestraft. Wer sich dem `normalen` anpasst, wird belohnt und von der Haft entlassen (vgl. Foucault 2003, 1977 S. 355 ff.).

117 Wir verwenden den englischen Begriff healing aus mehreren Gründen und in Ermangelung einer uns bekannten besseren Begrifflichkeit: (1) um uns vom deutschen, meist individualisierend gebrauchten Begriff von ›Heilung‹ abzugrenzen, der in einem medizinischen Verständnis sehr eng gefasst ist und der sich im Nationalsozialismus zur systematischen Tötung von Menschen, die als lebensunwert markiert wurden mörderisch zuspitzte, (2) um uns auf einen Gebrauch des Begriffs zu beziehen, der einen Community bezogenen individuellen Prozess meint, in dem Wohlbefinden und self care durch verschiedene Maßnahmen an erste Stelle gerückt werden. Damit meinen wir nicht, dass ein ›heiler‹ Zustand jemals durch Reparationen wiederhergestellt werden könnte, und (3) um westlich-eurozentrische Perspektiven auf das, was Wohlbefinden verspricht und Anerkennung verdient zu dezentrieren und zu erweitern: Wir wollen auf ganzheitliche Praktiken und Verfahren von BiPoC in Deutschland und weltweit verweisen, die jedoch teilweise angeeignet und unterdrückt wurden und werden. (vgl. Doan, 2021, S. 19f.).

Wovon wir ausgehen: Sprache, Haltung, Perspektiven

In unserem Beitrag bemühen wir uns aus einer intersektionalen (vgl. Crenshaw 1989, Kelly 2017) Perspektive zu schreiben. Dabei ist es wichtig, dass Autor*innen sich selbst, den Beitrag und vor allem die Fragen und Analysen stets »im Kontext bzw. unter Einbezug gesellschaftlicher, sozialer, (habitueller), situativer und institutioneller Voraussetzungen sowie in den jeweiligen sozialen Diskurs- und Bedeutungszusammenhängen« (Riegel 2016: 138) erforschen und kritisch benennen, aus welcher Perspektive und Positionierung heraus diese entstehen bzw. entstanden sind.

Weiterhin geht es nicht nur darum, gewisse Antworten im Rahmen eines Berichts zu generieren, sondern diese Antworten vor allem im Kontext der jeweiligen sozialen Positionierungen der Akteur*innen zu hinterfragen und zu untersuchen, was dabei sichtbar (gemacht) und was in den Hintergrund gerückt wird, um deutlich zu machen, »in welcher Weise soziale Differenzen hergestellt werden und Dominanz- und Ungleichheitsverhältnisse zum Ausdruck kommen und inwieweit durch ein Zusammenwirken bzw. durch die Bezugnahme auf verschiedene Differenzkonstruktionen Prozesse des Othering oder der Normalisierung hervorgebracht, forciert oder abgeschwächt werden.« (Riegel 2016: 140)

Somit bleibt es wichtig transparent zu machen, in welchem Kontext ein Beitrag geschrieben wird, also die Verwobenheit von Kolonial_Rassismus_Sexismus_Klassismus sichtbar zu machen, um zu verdeutlichen, dass Beiträge immer ein Framing vorgeben und selbst in Macht- und Herrschaftssysteme durch Sprachhandlung performativ verwickelt sind.

Wir sind zwei akademisierte PoC mit deutschen Passprivilegien und schreiben diesen Text als nonbinäre und cis-weibliche Personen mit und ohne eigene Psychiatrieerfahrung, mit und ohne eigene Migrations- und Fluchterfahrung.

Die Sprache, die wir verwenden, sehen wir in erster Linie als Werkzeug an, um Dinge anzusprechen und Missstände zu kommunizieren, nicht um mittels Begriffen, die wir ohnehin im Übergang begriffen sehen, Identitäten, wie \`Depressive\` oder \`Ver_rückte\` festzuschreiben.[118]

Wir verwenden in unserem Beitrag den Begriff BiPoC (vgl. Migrationsrat 2020) für Menschen, die von Rassismus betroffen sind und *weiß* (vgl. HuCH Winter 08/09: 4) für Menschen, die von Rassismus profitieren.

---

118 Dass Krisen sich auch ohne eine pathologisierende Sprache beschreiben und bearbeiten lassen, zeigen u.a. Traumaansätze.

Weiß und *Weiß*sein schreiben wir kursiv, um die Konstruktion dieser Position und Privilegierung zu unterstreichen und »um den Konstruktcharakter von *weiß* bzw. *Weiß*sein markieren zu können und diese Kategorie ganz bewusst von der Bedeutungsebene des Schwarzen Widerstandspotenzials, das von Schwarzen und People of Color dieser Kategorie eingeschrieben worden ist, abzugrenzen« (Eggers/ Kilomba et al. 2005: 13). In rassistischen Strukturen gibt es keine neutralen bzw. objektiven Begriffe, weswegen unter anderem die unterschiedliche Schreibweise ein Versuch ist, diese machtvolle Asymmetrie sichtbar zu machen. (vgl. Nduka/ Hornscheidt 2010: 33)

Wir verwenden in unserem Beitrag immer wieder den Unterstrich, um zu betonen, dass beide oder mehrere Begriffe gleichzeitig in Verwobenheit miteinander gemeint sind und/oder um zu verdeutlichen, dass wie im Begriff Be_hinderung, es um das sozial gemachte be_hindert werden geht und kein naturalisierbarer, feststehender Zustand gemeint ist.

Pathologisierung bedeutet für uns das als abweichend, anormal, krank, ver_rückt, be_hindert Markieren von Personen, Verhaltens- und Erlebensweisen in Abgrenzung zu ›normalen‹, ›adäquaten‹ und (psychisch) ›gesunden‹ Menschen, Verhaltens- und Erlebensweisen. Damit einher geht die psychopathologische Deutung von Zuständen mit Definitionsmacht, die ›Individualisierung‹ (Vgl. Foucault 1982: 248ff.) und Isolierung von psychischen Zuständen: Hierbei besteht die Definitionsmacht darin, psychische Zustände aus dem sozialen Kontext zu nehmen und die gesellschaftlichen Ursachen für psychische Auffälligkeiten und Schwierigkeiten in ein somit problematisiertes Individuum zu legen.[119] Die binären, sich wechselseitig ausschließenden Kategorien dienen nicht zuletzt dazu, Menschen entlang neoliberaler Maßstäbe nach Funktionsfähigkeit zu hierarchisieren.

Rassismus und Pathologisierung sind aufs Engste verwoben: Die Entstehung der Psychiatrie als eigenständiger Institution, die über die psychische Gesundheit der Bevölkerung zu wachen habe, fällt in die Zeit der Aufklärung. Hierbei wurde der Versuch unternommen, Vernunft und Unvernunft dermaßen konsequenzenreich voneinander zu scheiden, dass sich damit die koloniale Ausbeutung, Versklavung, Ermordung und brutale Dehumanisierung und Hierarchisierung von Menschen sowohl wissenschaftlich, als auch theoretisch begründet, legitimieren lässt. Während die Psychiatrie sich also als wissenschaftliche Disziplin zu etablieren suchte, indem sie beispielsweise dem sogenannten Fachwissen Vorrang vor dem sogenannten Laien- oder auch Erfahrungswissen zusprach, verwob sich der

119 Dabei geht es nicht darum zu sagen, dass der individuelle Umgang der Person mit den Schwierigkeiten nicht angesprochen werden sollte, sondern um die Art wie deren Entstehung kontextualisiert und eingeordnet wird.

Kolonialrassismus der vornehmlich *weißen*, patriarchalen Medizin zutiefst in ihre psychopathologischen Kategorien (Vgl. Abdillahi/ Meerai/ Poole 2016 in Anschluss an Starkman 2013). Sie war nie neutral. Die Schaffung von Diagnosen diente schon immer der Normalisierung und Kontrolle der Bevölkerung, zum Schutz und zugunsten von gesellschaftlich privilegierten Gesellschaftsgruppen.[120]

Wir schreiben diesen Beitrag mit dem Wissen, dass Menschen die bestehenden Strukturen als hilfreich erleben und mit dem Wissen, dass diese Tatsache oftmals dazu genutzt wird, um Gewalt und Ausschlüsse, die die Strukturen gleichzeitig hervorbringen, zu relativieren und zu normalisieren. Darum orientiert sich dieser Beitrag vor allem an der Kritik an *weißen* Strukturen und greift dabei auch Themen des BiPoC Empowerments auf.

I – Ambivalenzen der De_pathologisierung

> *»Die Ausklammerung von Rassismus im Forschungsfeld der psychischen Gesundheit ist insofern erstaunlich und in hohem Maße bedauerlich, da Rassismus ein struktureller Bestandteil der gesellschaftlichen Ordnung der Bundesrepublik ist. Er gründet sich auf Unterdrückung und ist Teil des kapitalistischen Systems und seinen ökonomischen Interessen. Er ist eng verbunden mit anderen gesellschaftlichen Unterdrückungssystemen wie Klassismus, der auf der Zugehörigkeit zu einer bestimmten sozialen Klasse basiert, und Sexismus, der auf Basis des Geschlechtes stattfindet.« (Yeboah 2017)*

Im Folgenden werden wir erläutern, warum in der praktischen Arbeit deutlich wird, dass die De_Pathologisierung in rassistischen Strukturen auch ambivalent sein kann.

Rassismuserfahrungen werden permanent verleugnet und abgesprochen, das Augenmerk bei geflüchteten Menschen wird häufig auf die Fluchtgründe und den Fluchtweg gelegt, wenn Diagnosen gestellt werden sollen. Selten wird in der Diagnostik der Fokus auf die alltäglichen Rassismus- und Diskriminierungserfahrungen in Deutschland gelegt, die ursprünglichen psychischen Belastungen werden auf die Vergangenheit projiziert:

120 Dazu wie widerständiges Verhalten von Schwarzen Menschen pathologisiert wurde: u.a. Metzl 2009, Lüthi 2015.

» Diskriminierungserfahrungen finden im Allgemeinen kaum Erwägung und sind selten Untersuchungsgegenstand. Die Folgen rassistischer Diskriminierung für die psychische Gesundheit wurden bisher gänzlich vernachlässigt. « (Yeboah 2017)

Zudem werden psychische Belastungserscheinungen von Geflüchteten häufig auf die Migration zurückgeführt und verklärt, ohne die rassistischen und diskriminierenden Strukturen, welche diese Fragen der ›Identitätskrise‹ erst hervorrufen, zu beleuchten:

» Wenn über die psychologischen Auswirkungen von Migration gesprochen wird, ist oft von Entwurzelung, Verlust von Identität, Heimatlosigkeit, Vereinsamung u.ä. die Rede – Erfahrungen, die zu Depressionen führen können. Allerdings wird meist der Migrationsprozess an sich problematisiert, nicht die gesellschaftlichen Bedingungen, unter denen Migration stattfindet.« (Johnston-Arthur 2009)

Gleichzeitig erhalten geflüchtete Menschen auch nur eine Asylanerkennung bzw. eine Aufenthaltserlaubnis, wenn die psychischen Beeinträchtigungen auf die Erfahrungen im ›Herkunfts‹land zurückzuführen sind. Es besteht die Ambivalenz, dass einerseits eine Selbst-Pathologisierung stattfindet, damit die Chance auf eine Aufenthaltserlaubnis und somit existenzielle Sicherheit erhöht wird, andererseits bestehen tatsächliche Beeinträchtigungen und Belastungen auch aufgrund der tagtäglichen Rassismuserfahrungen und strukturellen Verleugnung dieser. Aus diesem Grund sollte wie auch Boger (2015) schreibt, permanent kritisch auf die Forderung einer Depathologisierung geschaut werden: »(…) Wir sollten genauso kritisch fragen, was wir wem mit dem Depathologisierungsdiskurs aufbürden und ermöglichen, wie wir es beim scheinbaren Gegenteil des Pathologisierungsdiskurses auch tun (…). «

Eliah Lüthi (2015) beschreibt, dass queere geflüchtete Menschen im Asylverfahren immer wieder aufgefordert wurden und werden, ihre sexuelle Identität und/oder Orientierung zu beweisen und dass dies durch medizinische Untersuchungen wie körperliche, psychologische und psychiatrische Untersuchungen erfolgen soll(te). Erst Ende 2014 wurde durch den Europäischen Gerichtshof entschieden, dass diese Untersuchungen rechtswidrig sind und somit eingeforderte Fotos, Videos und Untersuchungen nun anfechtbar sind (vgl. Lüthi 2015: 59). Offiziell müssen queere Geflüchtete Menschen zwar nicht mehr durch medizinische Untersuchungen oder Filme/Videos beweisen, dass sie queer sind, jedoch ist es weiterhin gängige Praxis, dass sie sich in der Situation sehen, sich von queeren Beratungsstellen Stellungnahmen bzw.

Bescheinigungen zu holen, die erklären, dass sie dort angebunden sind und die Berater*innen sie als glaubwürdig einschätzen. Somit findet durch eine Art Bescheinigung indirekt wieder eine Pathologisierung statt. Queere Beratungsstellen und Berater*innen werden in diesen rassistischen Strukturen dazu gebracht, dass sie keine andere Möglichkeit haben, als durch die Vergabe und Bescheinigung des ›Queerseins‹ rassistische und pathologisierende Strukturen zu reproduzieren, um queeren Geflüchteten die Chance einer Anerkennung zu ermöglichen. Es bleibt für queere geflüchtete Personen schwierig, ohne solch eine Bescheinigung Anerkennung und Glauben anhand der Behörden zu erhalten, weswegen es sowohl für Berater*innen von queeren Beratungsstellen, als auch für die Betroffenen immer wieder ein Dilemma darstellt. Somit erklärt Lüthi, dass diese Form des `Beweisens` stark an die Pathologisierung von Homosexualität erinnert, die offensichtlich weiterhin für rassifizierte Menschen gilt.

Gleichzeitig werden die Diagnosen von geflüchteten Menschen, die starke Belastungserscheinungen haben und die schriftlich vorliegen, von Behörden wissentlich ignoriert und die Gesundheit und das Leben der Menschen somit massiv gefährdet und in Kauf genommen:

So auch im Fall des Geflüchteten Diallo T. vom 19. Oktober 2021: Diallo T. wurde fachärztlich als schizophren und epileptisch diagnostiziert. Trotzdem sollte Diallo T. am 19. Oktober 2021 nachts abgeschoben werden, ohne Vorwarnung. Die psychischen Diagnostiken wurden von der Ausländerbehörde ignoriert und nicht ernst genommen (vgl. Flüchtlingsrat Berlin 2021). Hier wird die Willkür deutlich, unter welchen Umständen psychiatrische Diagnosen als relevant angesehen werden und wann sie ignoriert werden. Im Bereich der rassistischen Asyl- und Geflüchteten-Politik ist die Anerkennung von Diagnosen immens wichtig, um eine Berechtigung zu erhalten, in Deutschland bleiben zu dürfen. Psychische Beeinträchtigungen werden BiPoC zwar recht schnell diagnostiziert, allerdings wird es ihnen für die Erhaltung von Rechten und besonderer Schutzbedürftigkeit wieder aberkannt bzw. nicht berücksichtigt. Hier wird deutlich, dass es beim Thema der De_Pathologisierung wichtig bleibt, strukturelle Machtverhältnisse und somit die Verwobenheit von kolonial_rassistischen Hierarchien zu beleuchten und sichtbar zu machen. Die Willkür der Behörden wird hierbei sehr deutlich, welcher Fokus zum eigenen Zweck bzw. eigenen Zielen der Abschreckung und Legitimation von Abschiebungen und damit rassistischen, gewaltvollen politischen Praxen dient.

Dass Diagnosen für *weiße* und rassifizierte Menschen unterschiedlich schwer wiegen, zeigt auch der ungleiche Umgang mit Menschen, die Straftaten begehen. Während die Taten *weißer*, oftmals rassistischer, Täter*innen quasi entschuldet werden und die Täter*innen damit geschützt, erfahren BiPoC Täter*innen eine ungleiche Behandlung:

In den Medien werden in der Regel *weiße* Täter*innen individualisiert dargestellt und pathologisiert. Ihre rassistischen Taten werden entpolitisiert und als ›Einzeltat‹ und Tat aus einem ›Ausnahmezustand‹ beschrieben. BiPoC Täter*innen werden hingegen in den Medien in der Regel kulturalisiert, nicht als Individuum dargestellt, sondern als komplette Nation, Religion, Ideologie und Kultur und die Tat auf diese Weise politisiert. Somit werden BiPoC dämonisiert, das Othering wird fortgeschrieben, ihre Individualität rassistischen rechten Narrativen untergeordnet und sie verantwortlich gemacht für internationale Kriege und Interessenskämpfe. Nicht zuletzt um die *weiß*deutsche Nation zu reinszenieren und das Selbstbild einer guten, freiheitlichen Demokratie durch Externalisierung aufrechtzuerhalten (vgl. El-Tayeb, 2015, 2016).

Daneben zeigt sich in einem Beratungs-Fallbeispiel, welche verheerenden Auswirkungen die Pathologisierung von BiPoC auf Existenzen hat:

Eine alleinerziehende WoC muss in einem Mutter-Kind-Wohnheim mit 24 Stunden Betreuung leben, da Nachbar*innen die Polizei gerufen haben, nachdem sie laute Geräusche gehört hatten. Als die Polizei kam, wurde das Jugendamt benachrichtigt, da die Wohnung und die Kinder laut Polizei und Jugendamt in einem kritischen Zustand waren. Die alleinerziehende Mutter zieht in das Wohnheim ein, damit die Kinder nicht von ihr getrennt werden. Gleichzeitig möchte sie keinesfalls im Wohnheim bleiben, da sie 24 Stunden beobachtet und problematisiert wird. Sie muss sich für jede Handlung rechtfertigen und fühlt sich nicht wertgeschätzt und ernst genommen. Es kommt hinzu, dass die Einrichtung sie aus rassistischen Gründen auffordert, mit den Kindern deutsch zu sprechen. Die Einrichtung argumentiert damit, dass die betreuenden Personen die Gespräche zwischen Mutter und Kind verstehen müssten, um die Situationen und das Kindeswohl zu ›bewerten‹. Der Bewertung wird der eurozentristische, rassistische Blick zugrunde gelegt, dementsprechend die Betreuer*innen jedes Wort zwischen der Kindesmutter und den Kindern verstehen müssten. Somit wird die Mutter gezwungen mit den Kindern in einer Sprache zu kommunizieren, die nicht ihre Familiensprache ist. Entsprechend kann die Beurteilung nicht ›neutral‹ erfolgen und zeigt sich vielmehr als eine Kontrollmaßnahme. Während der Familie die Ressource der eigenen Sprache genommen wird, wird diese gleichzeitig als Defizit verklärt, was starke negative Auswirkungen auf die Mutter-Kind-Beziehung hervorrufen kann. Folglich kann die Beobachtung der Familie nur defizitär ablaufen, da die Kindesmutter mit ihren Kindern in einer Sprache kommunizieren muss, in der sie nicht frei sprechen kann und sie dabei massiv unter Druck gesetzt wird.

Durch das Personal des Wohnheims wird nicht reflektiert, dass die Frau unter ständiger Beobachtung steht und ein defizitärer, rassistischer Blick der Betreuer*innen einen großen Einfluss auf das Verhalten der Mutter hat. Weiterhin gibt es ein klares Machtverhältnis, was unsichtbar gemacht wird, indem behauptet wird, dass die betreuenden Personen einen objektiven Blick auf die Situation der Kinder hätten und die Erziehung der Kindesmutter objektiv auf Kriterien des Kinderschutzes beurteilen könnten. Die Einrichtung zweifelt daran, dass die Kindesmutter sich gut um die Kinder sorgen kann und meldet an das Familiengericht, dass das Kindeswohl gefährdet sei. Das Familiengericht beauftragt eine Erziehungsgutachter*in zu beurteilen, ob das Sorgerecht beibehalten werden kann. Die*der Erziehungsgutachter*in hat die Betreuer*innen der Einrichtung mehrmals befragt, hat das Kind kurz beobachtet und mit der Kindesmutter einmal gesprochen. Im Gespräch wird deutlich, dass die Kindesmutter auf einige Fragen des*der Erziehungsgutachter*in nicht eingehen möchte. Interessant hierbei ist, dass dies den*der Erziehungsgutachter*in auffällt und sie, anstatt ihre Rolle zu reflektieren, beginnt die Kindesmutter zu pathologisieren. So werden ihre ausweichenden Antworten als psychische Auffälligkeit dargestellt und ihr wurde eine schwere psychiatrische Diagnose unterstellt, die die Glaubwürdigkeit der Frau grundsätzlich in Frage stellt. Nun sei die Frau in der Verantwortung zu beweisen, dass sie keine schwere psychiatrische Diagnose habe, sonst werden ihr die Kinder weggenommen bzw. wird sie in eine spezielle Einrichtung für Menschen mit psychischer Beeinträchtigung geschickt. Es wird im Gutachten nicht erwähnt oder vermutet, dass die Frau unterschiedliche bzw. ausweichende Antworten gibt, da sie unter Druck steht und große Ängste hat, die ›Wahrheit‹ einer Behörde zu erzählen, die sie willkürlich weiter problematisiert und defizitär bzw. rassistisch betrachtet. Es besteht ein starkes Ungleichgewicht, weshalb ein Vertrauensverhältnis kaum möglich ist. Zudem werden Fragen gestellt, die eine defizitäre Grundhaltung und ein Misstrauen gegenüber der Frau darstellen, weswegen es nicht ungewöhnlich ist, dass die Frau bewusst keine eindeutigen Antworten gibt. Da die bisherigen Beschwerden der betroffenen Frau über Rassismus- und Diskriminierungserfahrungen durch das Personal der Einrichtung nicht ernst genommen und nicht geglaubt werden, ist das Vertrauensverhältnis stark belastet. Das Ziel der betroffenen Frau ist es, aus der Einrichtung zu gehen und in die eigene Wohnung zu ziehen, um selbstbestimmt ihre Kinder großzuziehen und selbstbestimmte Entscheidungen treffen zu können. Da ihre bisherigen Beschwerden und Wünsche nicht ernst genommen wurden, ist sie verzweifelt und weiß nicht, wie sie Gehör erhalten kann. Da die Antworten der Frau unter diesen unterdrückenden, rassistischen und sexistischen Umständen ignoriert werden, entsteht eine einseitige, defizitäre, pathologisierende Beurteilung der Erziehungsbeauftragten, die selbst zudem weder Psychiaterin noch Therapeutin ist, um Diagnostiken zu erstellen. Trotzdem wird das Gutachten und der Verdacht der schweren psychiatrischen Diagnose beim Familiengericht als legitim und rechtens beurteilt und die betroffene Frau muss nun Diagnostiken durchführen, um zu beweisen, dass sie keine schwere psychiatrische Beeinträchtigung hat. Auf der Basis rassistischer*sexistischer Strukturen wird ein Gerüst aufgebaut, indem die defizitären Sichtweisen ständig bestätigt und reproduziert werden.

Aufgrund des permanenten psychischen Drucks und der Kontrolle entwickelt die Frau im Verlauf immer mehr Ängste und psychische Auffälligkeiten, die aufgrund rassistischer, diskriminierender Strukturen erst aufgebaut werden und somit traumatisieren. Diese Belastungen führen dazu, dass Menschen erkranken und zu Patient*innen gemacht werden. Die Umstände, in denen diese Menschen unter Druck gesetzt werden und permanent unter defizitärer, kolonial_rassistischer Beobachtung stehen, führt somit zu physischen und psychischen Belastungserscheinungen.

Ein weiterer Fall wurde in den Medien am Rande erwähnt, der Fall des Schwarzen Mannes William Tonou-Mbobda, der durch Sicherheitskräfte in der Universitätsklinik Hamburg-Eppendorf (UKE) 2019 ermordet wurde. William Tonou-Mbobda hatte sich selbst in die psychiatrische Abteilung der Uniklinik eingewiesen und soll auf einer Bank vor der Klinik geraucht haben, woraufhin ihn Sicherheitskräfte mit massiver Gewalt zwingen wollten, wieder in die Klinik zu gehen. Aufgrund der massiven Gewalt und der Verabreichung von Beruhigungsmitteln verlor William Tonou-Mbobda das Bewusstsein und verstarb 5 Tage später (vgl. Zuschlag 2019 und Eiseler 2020). Das Verfahren gegen die Sicherheitskräfte und die Ärztin wurde durch die Hamburger Staatsanwaltschaft eingestellt. Aktivist*innen fordern die Justiz auf, zu klären, warum ausgerechnet das UKE beauftragt wurde eine rechtsmedizinische Untersuchung durchzuführen und warum die Aussagen der zahlreichen Zeug*innen nicht ernst genommen werden (vgl. ANF 2021). Hierbei wird deutlich, wie stark der institutionalisierte Rassismus durch alle Behörden verläuft und folglich Ermordungen strukturell legitimiert und geschützt werden. William Tonou-Mbobda wurde aufgrund von rassistischen und pathologisierenden Zuschreibungen vom Personal unverhältnismäßig angegriffen und ermordet, was bis heute nicht anerkannt und rechtlich verurteilt wurde.

So können wir diese Fallbeispiele im Anschluss an Grada Kilombas (2010) Rekurs auf das Othering-Konzept (Said 1978, Spivak 1985) des Anders-gemacht-Werdens, betrachten, welche massiven Auswirkungen die Definitionsmacht der *weißen* Dominanzgesellschaft auf BiPoC Individuen hat. Die Entnennung des Krank_Machens durch die Gesellschaft führt zur Naturalisierung von Erkrankungen und macht damit gewaltvolle kolonial_rassistische Gesellschaftsstrukturen unsichtbar.

So beschreibt auch Fernando (2012) Studien, die belegen, dass Schwarze junge Männer überdurchschnittlich häufig die Diagnose ›Schizophrenie‹ erhalten und somit pathologisiert werden. Abdillahi, Meerai und Poole (2016) benennen diese gewaltvolle Art der Pathologisierung von rassialisierten Menschen ›anti-Black Sanism‹.

Auch in der Jugendhilfe stellt es sich immer wieder als schwierig dar, wenn BiPoC Jugendliche Verlängerungen der Jugendhilfe-Maßnahme erhalten sollen. Sozialarbeiter*innen müssen in der Regel alle 6 Monate Hilfeberichte über Jugendliche verfassen, indem der (weitere) Hilfebedarf der Jugendlichen begründet wird. In der Regel wird in diesen Berichten nicht erwähnt, dass die Begleitung aufgrund von Rassismuserfahrungen einen Hilfebedarf darstellt. Häufig müssen defizitäre Begründungen gefunden werden, warum ein Jugendlicher weiterhin Hilfebedarf hat. Der Hilfebedarf besteht nicht aufgrund der Defizite der Jugendlichen, sondern entsteht aufgrund der rassistischen Strukturen, die eine Unterstützung notwendig machen. Folglich werden Sozialarbeiter*innen vor das Dilemma gestellt, einerseits das Ziel zu verfolgen den*die Jugendliche*n zu empowern und in die Selbstständigkeit zu begleiten, andererseits werden sie gezwungen die Jugendlichen zu pathologisieren und zu problematisieren, damit sie eine Begleitung und gute Versorgung in rassistischen Strukturen weiterhin erhalten, da die Begründung der weiteren Begleitung durch die Jugendhilfe aufgrund von rassistischen Strukturen von Jugendämtern in der Regel nicht akzeptiert wird. Auffällig ist zudem, dass überwiegend BiPoC Jugendliche mit 18 Jahren einen erhöhten Druck erfahren, keine Begleitung mehr durch die Jugendhilfe zu erhalten, da sie volljährig sind, wohingegen es bei *weißen* 18-jährigen Jugendlichen in der Regel einfacher ist und weniger Argumente benötigt, um die Weiterführung zu bewilligen. Auch das BUMF (›Bundesfachverband für unbegleitete minderjährige Flüchtlinge‹) verzeichnet, dass die Ablehnung der Weiterbewilligung von Jugendhilfe nach dem 17. Lebensjahr seit den steigenden Zahlen von jungen Geflüchteten stark verschärft wurde. (vgl. BUMF 2017)

Folglich sollten Sozialarbeiter*innen in Hilfeberichten und im Austausch mit dem Jugendamt vermehrt rassistische Strukturen benennen und fordern, dass diese als Hilfebedarf anerkannt werden. Die Auswirkungen von rassistischen Strukturen wie die permanente Angst vor Abschiebung, Racial Profiling, der erschwerte Zugang zum Arbeits- und Wohnungsmarkt führen zu starken psychischen Belastungen und es wird Unterstützung benötigt, um Strategien zu erarbeiten, um in diesen Strukturen zu überleben.

Als Sozialarbeiter*innen, Autor*innen, Therapeut*innen etc. sind wir permanent verwickelt und verwoben in rassistisch_sexistisch_klassistische Strukturen, weswegen es immer ein Prozess bleibt, wie Räume und Möglichkeiten genutzt werden können, um sich klar zu positionieren und Strukturen in Frage zu stellen. Im Folgenden gehen wir darauf ein, inwieweit BiPoC und *weiße* Menschen– bewusst oder unbewusst – zu Kompliz*innen der psychiatrischen neoliberalen Strukturen werden und weshalb es umso wichtiger ist, permanent die eigene Arbeit, Handlungen und Positionen zu hinterfragen und zu reflektieren.

II – Kritik der Kritik: Peers[121] in der neoliberalen Psychiatrie

Recovery*- und Peer-Ansätze bauen auf dem Wissen von und dem Austausch unter Menschen, die eigene Krisen-, Psychiatrie- und Pathologisieurungserfahrungen machen und ihren eigenwilligen Wegen und Umgangsweisen damit auf. Die Idee, sich selbst in der Unterstützung und Begleitung von Menschen, die Krisenerfahrungen machen als Person einzubringen, sich menschlich mit eigenen Erfahrungen und Schwächen zu zeigen, ist im Grunde ein machtkritischer und potentiell dekolonialer Ansatz. Recovery*-Ansätze wurzeln in widerständigen Erfahrungswissen und dem Widerstand gegen ein demoralisierendes psychiatrisches System, das Affekte von BiPoC pathologisiert, um menschliche Reaktionen auf ein rassistisches Unterdrückungssystem zu entpolitisieren.

Dass unterdrückende, ausschließende Strukturen im Kapitalismus System haben, darüber können der Einzug von *buzz*-Wörtern wie Recovery, Teilhabe, Inklusion, Partizipation, selbst Empowerment in psychosoziale Empfehlungen und psychiatrische Leitlinien der Deutschen Gesellschaft für Psychiatrie und Psychotherapie, Psychosomatik und Nervenheilkunde e.V. (DGPPN 2018) in ihrer liberalen und neoliberalen Konzeption jedoch nicht hinwegtäuschen. Sie bleiben einem bio-medizinischen Modell von Be_hinderung verpflichtet. Trotzdem die UN-Behindertenrechtskonvention von 1994 seit 2009 endlich die Rechte von be_hinderten Menschen in Deutschland stärkt, wird weiterhin zu wenig für die Selbstbestimmung von be_hinderten Menschen und Barrierefreiheit getan.

121 Siehe zu Peer-Beratung auch den Beitrag von Schlögl in diesem Band.

Wenngleich Menschen mit sogenanntem ›Migrationshintergrund‹[122] in der Gesundheitsversorgung stärker berücksichtigt und ›integriert‹ werden sollen und die Rede von einer ›interkulturellen Öffnung‹ der Institution ist, bleibt Rassismus größtenteils unbenannt und verdeckt. Auch das Teilhabe-Modell wird nicht grundsätzlich in Frage gestellt.

Dass Symptombekämpfung bessere Lebensbedingungen für Einzelne in der Gegenwart schafft, wollen wir nicht in Frage stellen. Wir wollen jedoch darauf hinweisen, dass diese zugleich davon profitieren, dass andere wiederum ausgeschlossen werden und sich somit schwerlich entziehen können zu Kompliz*innen eines ungerechten Systems zu werden.

Im folgenden Abschnitt erläutern wir daher, warum Diversity-Reformen der Psychiatrie das kolonial_rassistische System nicht verändern, sondern stabilisieren.

Diversitätspolitiken im Gesundheitssektor

Sichtbar werden im Personalmanagement von Krankenhäusern und Psychiatrien zunehmend Diversitätsaspekte berücksichtigt. Zugleich unterliegen die (weiterhin ableistischen, rassistischen, sexistischen, klassistischen) Einstellungspolitiken einer neoliberalen Idee von Change und Gesundheit: Neu gewonnene BiPoC Peer-Mitarbeiter*innen werden in mehrfacher Hinsicht als Ressource begriffen. Solche Politiken sind im sich weiter privatisierenden Gesundheitssektor genau kalkuliert und machen sich von antirassistischen Bewegungen erkämpfte Maßnahmen zu nutze. Dabei soll insbesondere nach außen ein diverses Bild der Belegschaft kommunizieret werden. Denn eine solche steht für eine ›welt‹offene Institution einer sich als postrassistisch und postfeministisch darstellenden Gesellschaft und soll Aufnahmebereitschaft von als ›neu‹ dargestellten BiPoC Patient*innengruppen signalisieren (Ahmed 2012, Boulila 2021).

Dafür, dass vorgebliche Diversifiizierung und Inklusion wenig mit sozialer Gerechtigkeit zu tun hat, können Bemühungen um psychiatrische Reformen, wie die durch den Einbezug von Peers und Genesungsbegleiter*innen, die selbst Psychiatrie- und/oder psychische Krisenerfahrung gemacht haben, gut als Beispiel dienen. Dass sich die wenigsten der neu geschaffenen und zugleich

122 »*Eine Person hat einen Migrationshintergrund, wenn sie selbst oder mindestens ein Elternteil nicht mit deutscher Staatsangehörigkeit geboren wurde. Im Einzelnen umfasst diese Definition zugewanderte und nicht zugewanderte Ausländerinnen und Ausländer, zugewanderte und nicht zugewanderte Eingebürgerte, (Spät-) Aussiedlerinnen und (Spät-) Aussiedler sowie die als Deutsche geborenen Nachkommen dieser Gruppen. Die Vertriebenen des Zweiten Weltkrieges haben (gemäß Bundesvertriebenengesetz) einen gesonderten Status; sie und ihre Nachkommen zählen daher nicht zur Bevölkerung mit Migrationshintergrund.*« (Statistisches Bundesamt 2021).

prekarisierten Personalgruppen länger als wenige Jahre in den Institutionen halten, wird gerne auf beschämende Weise mit ihrer ›Vulnerabilität‹ begründet statt auf fehlende strukturelle Veränderungen, die die Voraussetzungen dafür schaffen würden, zurückgeführt. Obwohl in Kliniken, Krankenhäusern und im sogenannten Komplementärbereich wohl nur diejenigen eingestellt werden, die von der Ideologie der Institution nicht allzu weit entfernt scheinen, muss auch gefragt werden, inwieweit institutioneller Wandel - ein Auftrag und Lockruf der Ausbilder*innen dieser noch nicht einmal anerkannten Berufsgruppe - innerhalb dieser Strukturen überhaupt denkbar ist. Nicht nur wird einzelnen BiPoC Peer-Arbeiter*innen Mehrarbeit im Sinne von Antidiskriminierungsarbeit für die institutionelle Öffnung übertragen, auch bringt ihr Auftrag mit sich, dass sie zwischen den Loyalitätsforderungen der Institution und dem Wunsch nach Veränderung hin- und hergerissen werden und automatisch zwischen den Stühlen stehen. Obwohl Recovery*- und Peer-to-Peer Konzepte im Bereich Mental Health unerlässlich sind, wird die Instrumentalisierung der Peers und Genesungsbegleiter*innen in den bestehenden feindlichen Strukturen deutlich: als zusätzliche Kraft im psychiatrischen System bekommen sie die Funktion der Entstigmatisierung und Vermittlung. Einerseits in Richtung der etablierten Berufsgruppen, also gegenüber medizinischem Personal durch Vermittlung und um diesen den Perspektivwechsel zu ermöglichen - und andererseits in Richtung der Patient*innen, die ›Vorbehalte‹ gegenüber der Psychiatrie und der Behandlung haben. Die Sozialpsychiatrie verdreht die Ansätze und vereinnahmt den vermeintlich kritischen Impetus der Empowerment- und Diversitätsbewegung durch den Versuch der ›Integration‹: Peers beraten und begleiten Klient*innen und Patient*innen, nehmen am Arbeitsalltag der Einrichtung teil, leben den Patient*innen offen vor, dass ein Leben nach der Krise möglich ist und (die Behandlung) Teilhabe am öffentlichen Leben ermöglichen kann, halten Vorträge und Workshops auf Kongressen vor sogenanntem Fachpublikum, forschen usw. und werden auch gegenüber der Psychiatrie skeptischen Menschen eingesetzt. Da die psychiatrische Institution sich in erster Linie als von Stigmatisierung selbst betroffen ansieht, dienen die Peers als Vorzeige-Beispiele für die Normalisierung von Ver_rücktheit. Nicht die Psychiatrie und ihre Methoden müssen hinterfragt werden angesichts des Misstrauens und der Kritik, die ihren Vertreter*innen mitunter begegnet, sondern ihre Objekte. Die selektive Integration der Peers dient also der Optimierung der Behandlung, die nun multiperspektivisch den pathologisierungskritischen Diskurs zu entschärfen sucht. Dabei wird mit den Hoffnungen der Betroffenen gespielt, wenn ihnen versprochen wird, trotz Stigmatisierung anderen helfen zu können und aus einer Krise eine sinnvolle Erfahrung machen zu können. Problematisch sind hiernach nicht die

Diagnosen und damit verbundene Konzepte, die mit Stigmatisierung und Demoralisierung einhergehen, sondern der als individuell betrachtete Umgang damit. Aufschlussreich ist hier das psychologische Konzept der *Selbststigmatisierung*, das häufig dazu genutzt wird, um die eigene Involvierung in die begünstigenden Strukturen zu distanzieren. Auch wird es genutzt, um die Verantwortung dem Individuum zu übertragen damit umzugehen und dagegen vorzugehen. Dies führt dazu, dass Menschen das Vertrauen in sich und ihre eigenen Wahrnehmungen verlieren, sich unentwegt hinterfragen und abwertende Stimmen verinnerlichen. Dabei ist es wichtig, sich klarzumachen, dass der Umstand, dass sich Menschen als defizitär erleben, etwas Gemachtes ist. Wie wir uns selbst konzeptualisieren, ist soziokulturell hergestellt. Die Sinnangebote entstehen im Sozialen und sind geprägt von den Dominanzverhältnissen in der Gesellschaft.

Peers wird eine Vorbildfunktion zugeschrieben, eine Rolle, die sie allzu gerne einnehmen, um die eigene erfahrene Abwertung auszugleichen und zu verwinden. Sie stehen für eine positive Erfahrung, für Recovery, für Empowerment. Damit einher geht natürlich nicht nur die Idee der lebensnotwendigen Hoffnung, die sie verkörpern sollen, sondern auch ein Leistungsgedanke: wer nur die richtige Technik verwendet, dem richtigen Coach folgt, kann es schaffen, die ›Krankheit‹ besiegen und ein ›normales‹, d.h. angepasstes Leben führen. Dass sich rassistische Strukturen dadurch nicht verändern und sich auch Zugänge und Barrierefreiheit nicht zwangsläufig daraus ergeben, wird vernachlässigt.

Nicht nur durch die Schaffung einer neuen Niedriglohngruppe wird einem neoliberalen Gesundheitsmodell Vorschub geleistet, auch wird den Individuen Antidiskriminierungs- und Diversity-Arbeit und somit die Verantwortung für das Top Down Change Management aufgebürdet, während die Institution nur so weit angepasst wird, dass sie marktfähig bleibt.

Daraus ergibt sich eine Ambivalenz: Beugen sich Menschen dem Druck und fügen sie sich der Logik, werden sie für die Anpassungsleistung durch partielle Anerkennung und gewisse Privilegien belohnt. Tückisch daran bleibt jedoch, dass der Rassismus dadurch nicht aufhört und die Selbstaufgabe droht. Auf die Ansprache von Rassismus folgt Sanktionierung und Pathologisierung, denn diese ist nur so lange erwünscht, als dass sich *weiß* positionierte Menschen als gute Antirassist*innen fühlen können.

Die Medizinstudentin und Komikerin Gülcan Cetin spricht in einem Interview darüber, wie Rassismus auch am Arbeitsplatz toleriert wird und fasst die rassistischen Ausschlussdynamiken wie folgt zusammen:

»Wenn ich mein Kopftuch ablege, wird es auch nicht aufhören. Denn dann bin ich immer noch die Deutsche mit Migrationshintergrund. Wenn ich meine Haare blond färbe, dann ist es mein Name. Dann muss ich meinen Namen ändern. Aber irgendwann bin ich dann nicht mehr die Frau, die ich bin. Sondern dann habe ich meine Identität verloren. Ich habe ja von meinen Lehrern Rassismus erfahren. Das waren gebildete Akademiker. Dann bin ich in die Ausbildung gegangen. Und es waren ausgelernte Krankenschwestern und studierte Ärzte. Dann gehe ich ins Studium und erfahre von Professoren Rassismus. Ich habe gemerkt: Ich habe eine richtig wichtige Position in meinem Leben erreicht. Und da wollen sie mich nicht sehen.«[123]

Hier zeigt sich nicht nur die Verwobenheit von Klassismus, Sexismus und Rassismus, sondern auch wie Pathologisierung zur Deklassierung beiträgt:

BiPoC wird durch Pathologisierung die Leistungsfähigkeit abgesprochen, um sie an einem vorgesehenen (Arbeits-)Platz in einer rassistischen Hierarchie zu halten. Umso mehr Widerstand schlägt ihnen entgegen, wenn sie die rassistischen_sexistischen_klassistischen Zuschreibungen durchbrechen, anerkannte Leistungen erbringen, den zugewiesenen Platz nicht einnehmen wollen und mehr für uns fordern.

Alice Hasters bringt die kognitive Dissonanz und Abwehrhaltungen von *weißen* Menschen auf den Punkt, indem sie aufzeigt mit welchen Strategien *weiße* Menschen rassistische Argumentationen legitimieren:

»Mein ganzes Leben lang höre ich schon weiße Menschen sagen, dass sie Rassismus total doof finden, aber bei sich selbst keinen Rassismus erkennen können. Sie selber sehen keine Hautfarben. Das ist aber nicht meine Erfahrung. Ich habe das Gefühl, dass weiße Menschen sehr wohl Hautfarbe sehen und insbesondere dann, wenn sie sich in ihrer Macht bedroht fühlen. Wenn sie auf einmal ängstlich sind oder eifersüchtig oder sauer. Dann wissen sie auf einmal sehr wohl, welche Hautfarbe ich habe. Dann kommen auf einmal solche Sprüche wie »Ja, du hast den Job doch nur bekommen, weil du Schwarz bist.« Und dann krieg ich immer den Vorwurf, dass ich die Rassismus-Karte spielen würde. Dabei sind es weiße Menschen die die Rassismus-Karte spielen, wenn ihnen nichts besseres mehr einfällt, um mich abzuwerten. Dann lassen sie mich wissen, dass sie immer was gegen mich verwenden können, und zwar den Fakt, dass ich nicht weiß bin und sie schon.«[124]

---

123 Transkript aus Amnesty Alltagsrassismus: Auf allen Ebenen gegen Stereotypen ankämpfen Gülcan Cetin: https://www.youtube.com/watch?v=f7PYJrV1M4g, zuletzt aufgerufen am: 19.12.2021.

124 Transkript aus Alice Hasters bei »Der Kebekus-Brennpunkt zum Thema Rassismus« ab 5:22 Min.: https://www.youtube.com/watch?v=5wIvvH-gJFk, zuletzt aufgerufen am: 19.12.2021.

Auch wenn BiPoC Leitungsfunktionen und damit eine Machtstellung in bestimmten Kontexten erreichen, bleiben sie gesamtgesellschaftlich deprivilegiert, das zeigt sich beispielsweise, wenn BiPoC in Konfrontation mit der Polizei weniger geglaubt wird oder BiPoC mittels racial profiling im öffentlichen Raum kriminalisiert und kontrolliert werden.

Anhand der Darstellung wollen wir zeigen, inwiefern derartig neoliberale Diversitätspolitiken Strukturveränderungen, die soziale Gerechtigkeit zum Ziel haben, vielmehr blockieren und verhindern als befördern. Die Ein- und Ausschlüsse dienen dazu Herrschaftsstrukturen aufrechtzuerhalten und den rassistischen, ableistischen, klassistischen und sexistischen Status Quo zu stabilisieren. Liberale Demokratien brauchen vielmehr Diversität, um sich als nicht rassistisch darstellen zu können.

Empowerment

Im Folgenden setzen wir uns mit dem Begriff Empowerment auseinander, der vielfältig in Kontexten verwendet wird.

Der Begriff ›Empowerment‹ hat zahlreiche Ursprünge und ist vor allem in den 1960er und 70er Jahren aus der BiPoC feministischen Bewegung, der Black-Power Bewegung und dem ›Ghandismus‹ (Simon 1994, Cornwall und Brock 2005) entstanden, die eine Gegenstrategie und eine Form des Widerstands gegen die *weiße* Vorherrschaft bilden soll(te). Ziel des Empowerments sollte es sein, dass BiPoC Perspektiven sichtbar werden, die in kolonial_rassistischen Strukturen eingebettet sind.[125]

In den 90er Jahren wurde Empowerment vermehrt im Bereich der Entwicklungszusammenarbeit und der ›Partizipation von Armen‹ verwendet.

Durch die Veröffentlichung des Buches »Development, Crises and Alternative Visions: Third World Women's Perspectives« von Sen und Grown (1987) wurde der Empowerment-Begriff inhaltlich global eingeführt und die Gedanken und Überlegungen der 1984 gegründeten feministischen Gruppe aus Bangalore DAWN (Development Alternatives with Women for a New Era) vorgestellt. Das Buch vertritt die Perspektive, dass es grundsätzliche Veränderungen der *weißen*, patriarchalen und kapitalistischen Strukturen geben muss, welche eine Stabilisierung und Aufrechterhaltung der rassistischen, sexistischen und klassistischen Strukturen bewirken. So heißt es auch, dass im Mittelpunkt von Empowerment eine politische Mobilisierung erfolgen muss,

---

125 Der Begriff wird nun häufig verwendet und verklärt, so wurde beispielsweise 1997 ein Buch über ›self-empowerment‹ für Hunde (Olson 1997) veröffentlicht, was verdeutlicht, wie stark der Begriff instrumentalisiert wurde und wird. (vgl. Wise 2005).

die alle Formen von Unterdrückung benennt und dekonstruiert (vgl. Sen/ Grown 1987).

Somit kann gesagt werden, dass Empowerment die »Selbstbemächtigung und der Forderung nach Gleichheitsrechten durch diskreditierte {rassialisierte} Bevölkerungsgruppen in den 1960er Jahren, die Friedensbewegung in ihrem Kampf gegen kriegerisch-imperiale Einmischungen in die Souveränität anderer Staaten, die Armutsbewegung der Landbevölkerung und ihr Widerstand gegen Enteignung und Vertreibung, die Frauenbewegung mit ihrer Dekonstruktion von Machtungleichheiten zwischen den Geschlechtern« und »(...) die Geschichte des Empowerment-Konzeptes (...) unlösbar mit der Geschichte dieser sozialen Bewegungen verbunden {ist}.« (Herringer 2014: S. 19)

Empowerment im psychiatrischen Kontext

Im klinischen Kontext wird unter Empowerment oftmals verstanden, dass die betroffene Person (ungeachtet der eigenen Positionierung), Handlungsmacht und Selbstbestimmung gewinnt gegenüber der *Auswahl* an Therapien und im Gespräch mit den Behandler*innen und generell medizinischem Personal. Unberücksichtigt bleiben bei dieser entpolitisierenden, verkürzenden, individualisierenden Lesart des Ansatzes nicht nur die Auseinandersetzung mit der »beschädigten Identität« (Goffman 1967) und dem identitätsstärkenden Prozess in Aushandlung und Austausch mit Community und anderen Betroffenen, sondern insgesamt auch der strukturellen, kollektiven Dimension (vgl. Nassir-Shahnian 2013 und Flory/ Teigler/ Behrends/ Atasayi 2020). Das Machtverhältnis wird zudem eindimensional in der Achse zwischen Patient*in und medizinischer Person, Ärzt*in, Krankenpfleger*in etc. verlaufend verortet und nicht intersektional, vielschichtiger betrachtet. Im Machtraum Krankenhaus verdichten sich gesellschaftliche Verhältnisse auf engstem Raum. Tatsächlich treffen Menschen in verletzlichster Situation aufeinander, in der sie auf die Hilfe anderer angewiesen sind oder in denen ihnen Hilfe aufgezwungen wird. Unter größtem Zeitdruck werden erlernte Verhaltensmuster angewandt, während Sensibilisierung für verschiedene Machtachsen weiterhin nicht Teil der Ausbildungscurricula ist.

Diese Lesart von Empowerment unterliegt einem pathologisierenden Diskurs, denn er gründet sich auf das Krank-Sein, ungeachtet, ob die betroffene Person nun ›einsichtig‹ ist oder eben ›uneinsichtig‹: Krank ist die Person in jeder Hinsicht. Es geht in dieser Entstellung des Begriffs also immer um eine Version von Empowerment unter den Vorzeichen von Krankheitseinsicht und sogenannter Compliance. Das Konzept wird also in seiner institutionell vereinnahmten Form politisch entschärft, das Wissen der

Betroffenenbewegung angeeignet und die Kritik daran verkompliziert. Antipsychiatrische Bewegungen haben sozialpsychiatrische Reformen nicht nur frühzeitig kritisiert, auch wurden mit dem betroffenenkontrollierten Ansatz hierarchiekritische Praxen entwickelt.[126]

Fazit

Lüthi (2015) fordert, dass die »gewaltvollen Untersuchungen, die Vorenthaltung trans_spezifischer Gesundheitsversorgung, Diskriminierung, Einschränkung der Selbstbestimmung, Machtmissbrauch und Gewalt« (Lüthi 2015: 57), also die Trans-Feindlichkeit, fokussiert werden sollte, anstatt vor der ›drohenden‹ psychiatrischen Beeinträchtigung und Pathologisierung zu warnen, die es zu verhindern gelte. Die Problematik hierbei liegt darin, dass psychiatrische Beeinträchtigungen somit stigmatisiert werden und damit eine Entsolidarisierung einhergeht (vgl. Lüthi 2015: 57). Vielmehr sollten die transfeindlichen, rassistischen, sexistischen etc. Strukturen, in denen Pathologisierung stattfindet, angeklagt und benannt werden.

Folglich ist es uns wichtig, dass kolonial_rassistische Kontinuitäten wahrgenommen, sichtbar gemacht und angeklagt werden. Es bleibt wichtig, die Machtverhältnisse und damit einhergehende Gewalt zu benennen, um healing Prozesse anstoßen zu können. Unter diesen gewaltvollen, unterdrückenden Strukturen ist healing nur partiell möglich, weswegen die Anerkennung der strukturellen Gewalt und Solidarität umso wichtiger ist.

Weiterhin ist es wichtig, den Raum für safer spaces zu öffnen, ohne sich ständig dafür rechtfertigen zu müssen. Es ist erstaunlich, dass es mittlerweile nicht mehr in Frage gestellt wird, dass es in Frauen*beratungsstellen wichtig ist, dass keine cis Männer Zutritt haben, um einen Schutzraum aufzubauen. Gleichzeitig sind BiPoC Schutzräume bisher noch nicht anerkannt und stehen unter ständigem Rechtfertigungsdruck, weswegen es umso wichtiger bleibt, BiPoC Räume einzufordern und zu etablieren. Auch werden BiPoC safer spaces immer wieder in *weißen* Räumen als Blockaden gegenüber dem Austausch zu *weißen* Menschen verklärt und damit wird der strukturelle und historische Kontext unsichtbar gemacht.

Zudem sehen wir es als wichtig an, dass Be_hinderungen der betroffenen Personen als ein Teil des Ichs anerkannt werden, ohne in Selbststigmatisierung

126 z.B. Küpper, Christian (2014): Erfahrung – Betroffenheit – Emanzipation. In: Brenssell, A./ Weber, K. (Hrsg.): Störungen. Texte kritische Psychologie 4. Hamburg: Argument Verlag, S. 90-122. Aktualisiert auch auf: http://www.gemeindepsychologie.de/fg-1-2017_04.html (Zuletzt abgerufen am 20.12.2021).

und Selbstproblematisierung zu verfallen. Teil des Prozesses sollte es sein, das Krank/Ver_rückt_gemacht_werden im Kontext zu sehen und dabei die eigene Handlungsmacht nicht aus den Augen zu verlieren. Ziel des healings sollte nicht sein, für die Gesellschaft zu funktionieren. Unter healing verstehen wir vielmehr einen Transformationsprozess, der zunächst darauf abzielt mit den Folgen von Verletzungen und Traumatisierungen, die sich psychisch auswirken, zurechtzukommen, ihnen zu begegnen, Grenzen zu setzen, Lebensumstände und damit das Wohlbefinden zu verbessern, und nach sozialer Gerechtigkeit zu streben. Es geht also nicht um Wiederherstellung oder Rückgewinnung eines heilen Zustands. Psychische Leidenszustände stehen vielmehr im Zusammenhang mit Erlebens- und Seinsweisen, die von der Dominanzgesellschaft nicht geteilt werden, oder entstehen erst durch die Pathologisierung dieser Erlebens- und Seinsweisen. Healing ist ein persönlicher Prozess, der mit dem Ziel verfolgt wird, gesellschaftliche Unterdrückungsverhältnisse zu bewältigen und sich von diesen zu befreien.

Die Forderung nach einer Abschaffung von Diagnosen bzw. der Depathologisierung muss antirassistisch und intersektional gedacht werden und mit der Abschaffung eines kolonial_rassistischen Abschiebesystems/Migrationsregimes und der Überwindung von rassistischen Strukturen einhergehen, ansonsten werden die Perspektiven und Zwangslagen von Geflüchteten einfach ausgeblendet und die Forderungen spiegeln nur *weiße* Bedürfnisse.

Das europäische Migrationsregime arbeitet und wirkt mit dem Normalisierungssystem der Psychiatrie zusammen. Beide schließen willkürlich nach kolonialrassistischen Gesichtspunkten brutal ein- und aus (vgl. Abdillahi/ Meerai/ Poole 2016). Und auch Psychiatriekritiker*innen und antipsychiatrische Bewegungen entziehen sich der Verantwortung.

Es bleibt wichtig permanent die eigene Verwobenheit in ausbeuterischen, ausschließenden Machtstrukturen zu reflektieren und diese zu hinterfragen. Dabei ist uns bewusst, dass Menschen in therapeutischen und sozialarbeiterischen Tätigkeiten immer vor dem Dilemma stehen, im individuellen Fall das Beste für die Ratsuchenden zu erreichen und damit auch zwangsläufig in rassistischen Strukturen, rassistische Strukturen zu re_produzieren. Dies sollte jedoch keine Legitimation darstellen, eigene Verwobenheiten und Reproduktionen unsichtbar zu machen und die eigene Handlungsmacht in bestimmten Bereichen zu verharmlosen. Vielmehr sollten wir immer wieder nach dekonstruktiven, kreativen, alternativen Lösungsmöglichkeiten suchen und mehr Raum für BiPoC Austausch und intersektionale Kritik öffnen, ohne direkt in Rechtfertigung, Verteidigung und Legitimation der eigenen diskriminierenden Handlung zu verfallen. Wir müssen an unseren verinnerlichten rassistischen_sexistischen Strukturen arbeiten, um nicht permanent uns und uns gegenseitig zu begrenzen und Gewaltstrukturen zu reproduzieren, ohne sie zu hinterfragen. Interessant hierbei ist auch das Konzept der ›Freund*innenschaft‹ von Oghalai und Do Mar Castro Varela, welche Freund*innenschaft als eine politische Kategorie begreifen und als eine Form des Empowerments.

Besonders in diesen Zeiten ist es uns wichtig auch zu betonen, dass man sich nicht nur die Hände waschen sollte, sondern stets auch die Augen. Rassismussensible Arbeit meint in diesem Kontext auch die Fähigkeit zu weinen, ohne zu bemitleiden (zumindest symbolisch) durch Tränen stets die Augen zu waschen, um nicht gleichgültig das Leid der BiPoC nur professionell durch die Linse als ›Arbeit‹ zu betrachten. Aufmerksam zu sein, um nicht selbst durch die entmenschlichenden Strukturen (sich) selbst zu entmenschlichen. Durch Tränen stets die Augen zu waschen, um zu erkennen, um sich wieder zu spüren, um anzuklagen und um zu verändern.

Jedes Hinwegschauen ist eine Komplizenschaft mit den gewaltvollen Strukturen und Menschen machen sich mit verantwortlich (Nduka 2010). Begriffe wie ›rassismussensibel‹, ›Empowerment‹, ›Diversität‹ und viele andere sollten nicht nur Floskeln sein, sondern mit Inhalt und Haltung gefüllt werden. Es bedeutet unter anderem Ambivalenzen auszusprechen, eigene Verwobenheiten zu benennen und anzuklagen. Ansonsten verharmlosen, legitimieren und verewigen wir rassistische_diskriminierende Strukturen, die töten.

> *»Jeder Tag eures Lebens ist eine Übung darin, die Person zu werden, die ihr sein wollt. Es wird kein plötzliches Wunder passieren, das euch furchtlos und mutig und authentisch macht. Doch jeder Tag, an dem ihr schweigend die Hände in den Schoß legt und euch weigert, eure Macht zu nutzen, ist ein Tag, an dem in eurem Namen furchtbare Dinge geschehen.« (Lorde 1989)*

Literaturverzeichnis

Abdillahi, Idil; Meerai, Sonia; Poole, Jennifer (2016): An Introduction to Anti-Black Sanism in: Intersectionalities, Vol. 5, No. 3 (Special Issue) Mad Studies: Intersections with Disability Studies, Social Work, and ›Mental Health‹

Ahmed, Sara (2012): On Being Included: Racism and Diversity in Institutional LifeDurham, N.C.: Duke University Press.ANF (2021): Gedenken zwei Jahre nach dem Tod von William Tonou Mbobda, veröffentlicht, 22. April 2021. Online einsehbar unter: https://anfdeutsch.com/aktuelles/gedenken-zwei-jahre-nach-dem-tod-von-william-tonou-mbobda-25787 (zuletzt abgerufen: 20.12.2021)

Boger, Mai-Anh (2015): Das Trilemma der Depathologisierung. In: Schmechel, Cora et al. (Hg.): Gegendiagnose – Beiträge zur radikalen Kritik an Psychologie und Psychiatrie. Münster: edition assemblage.

Boulila, Stefanie Claudine (2021): Ist Diversity antirassistisch?. Ein Kommentar zum Verhältnis von Diversity Politics und den Politics of Diversity aus der Perspektive der Race Critical Theory. In: Serena O. Dankwa/Sarah-Mee Filep/Ulla Klingovsky/Georges Pfruender (Eds.), *Bildung.Macht.Diversität.* (79-90). Bielefeld: transcript Verlag.

Brock, Karen; Cornwall, Andrea (2005): What do Buzzwords do for Development Policy? A critical look at ‚Participation', ‚Empowerment' and ‚Poverty Reduction'; Third World Quarterly, Vol. 26, No. 7, pp 1043-1060.

BUMF (2017): 18 - und dann? Arbeitshilfe zur Beantragung von Hilfen für junge Volljährige, veröffentlicht im Februar 2017. Online einsehbar unter: https://b-umf.de/src/wp-content/uploads/2017/12/Hilfen_fuer_junge_Volljaehrige_Arbeitshilfe_2017.pdf (zuletzt abgerufen: 20.12.2021)

DGPPN (2018): S3-Leitlinie. Psychosoziale Therapien bei schweren psychischen Erkrankungen. Online einsehbar unter: https://www.awmf.org/uploads/tx_szleitlinien/038-020l_S3_Psychosoziale_Therapien_bei_schweren_psychischen_Erkrankungen_2019-07.pdf (zuletzt abgerufen: 20.12.2021)

Doan, To (2021): Recovery* und Recovery* dekolonisieren, 10-76, In: Doan, T., Kruse, S., Schwarz, J., Ziegenhagen, J., von Peter, S. Recovery* orientierte Gruppenarbeit – 2 Perspektiven, 6 Gruppenportraits.

Eiseler, Valerie (2020): Zwölf Fälle aus Deutschland. Polizeigewalt und Rassismus in Deutschland: Oury Jalloh war kein Einzelfall in: Frankfurter Rundschau, veröffentlicht am 12.06.2020. Online einsehbar unter: https://www.fr.de/panorama/rassismus-rassistische-polizeigewalt-deutschland-george-floyd-oury-jalloh-kein-einzelfall-zr-13788792.html (zuletzt abgerufen: 20.12.2021)

Eggers, Maureen Maisha und andere (Hrsg.) (2005): Mythen, Masken und Subjekte. Kritische Weißseinsforschung in Deutschland. Münster: Unrast.

El-Tayeb, Fatima (2015): Anders Europäisch. Rassismus, Identität und Widerstand im vereinten Europa. Münster: Unrast Verlag.

El-Tayeb, Fatima (2016): Undeutsch. Die Konstruktion des Anderen in der postmigrantischen Gesellschaft. Bielefeld: Transkript Verlag.

Fernando, Suman (2012). Race and culture issues in mental health and some thoughts on ethnic identity. Counselling Psychology Quarterly, 25(2), 113–123.

Flory, Lea und andere (2020): Trauma, Empowerment und Solidarität. Wie können wir zu einem verantwortungsvollen und ermächtigenden Umgang mit Trauma beitragen? Online einsehbar unter: https://www.

baff-zentren.org/wp-content/uploads/2020/06/BAfF_Trauma-Empowerment-Solidaritaet.pdf (zuletzt abgerufen: 3.08.2022)

Flüchtlingsrat Berlin (2021): Rechtswidrige Abschiebung eines Asylsuchenden mit psychischer Erkrankung zur Nachtzeit und in Fußfesseln. Gemeinsame Pressemitteilung vom 9. November 2021. Online einsehbar unter: https://fluechtlingsrat-berlin.de/wp-content/uploads/pm_9nov21_abschiebung_eines_psy_kranken_in_fussfesseln.pdf (zuletzt abgerufen: 20.12.2021)

Foucault, Michel: Subjekt und Macht (1982) in: Defert, D./ Ewald, F. (Hrsg.): Analytik der Macht. Frankfurt am Main: Suhrkamp 2005.

Foucault, Michel (2003): Die Anormalen. Vorlesungen am Collège de France 1974/1975; Frankfurt am Main: Suhrkamp Verlag

Goffman, Erving (1967): Stigma. Über Techniken der Bewältigung beschädigter Identitäten. Frankfurt am Main: Suhrkamp Taschenbuch

Herringer, Norbert (2014): Empowerment in der sozialen Arbeit. Stuttgart: Kohlhammer

HUch! Sonderausgabe Rassismus – Winter 08/09

Johnston-Arthur, Araba Evelyn (2009): Rassismus ist ein unbenannter Stressfaktor. Migrazine Ausgabe 2009/2. Online einsehbar unter: http://www.migrazine.at/artikel/rassismus-ist-ein-unbenannter-stressfaktor (zuletzt abgerufen: 20.12.2021)

Kelly, Natasha A. (2017): HÄ? Was heißt denn Intersektionalität? In jeder Ausgabe erklären wir einen Begriff aus der queerfeministischen Praxis. Diesmal: Intersektionalität; Missy Magazine Ausgabe 03/2017. Online einsehbar unter: https://missy-magazine.de/blog/2017/05/29/hae-was-heisst-denn-intersektionalitaet/ (zuletzt angerufen: 05.08.2022)

Kilomba, Grada (2010): Plantation Memories. Episodes of Everyday Racism. Münster: Unrast Verlag

Küpper, Christian (2014): Erfahrung – Betroffenheit – Emanzipation. In: Brenssell, A./ Weber, K. (Hrsg.): Störungen. Texte kritische Psychologie 4. Hamburg: Argument Verlag, S. 90-122.

Lorde, Audre (1986) in: Valiente, AnoushK Ibacka (2015): Vertrauen, Kraft und Widerstand. Kurze Texte und Reden von Audre Lorde, Berlin: w_orten & meer GmbH, S. 15

Lüthi, Eliah (2015): (De_)Psychopathologisierung von Trans_ inderdepenDenken: Abgrenzung, Ausschlüsse und Solidarität. In: AK ForschungsHandeln (Hg.): InterdepenDenken! Wie Positionierung und Intersektionalität forschend gestalten. Berlin: w_orten & meer GmbH

Mbembe, Achille (2003): Necropolitics. In: Public Culture. Band 15, Nr. 1, 11-40.

Olson, John Terence (1997): Too Proud to Beg: Self-Empowerment for Today's Dog. Andrews McMeel Pub

Migrationsrat (2020): BiPoC. Online einsehbar unter: https://www.migrationsrat.de/glossar/bipoc/ (zuletzt abgerufen: 20.12.2021)

Migrationsrat (2020): Indigen. Online einsehbar unter: https://www.migrationsrat.de/glossar/indigen/ (zuletzt abgerufen: 20.12.2021)

Nassir-Shahnian, Natascha (2013): Dekolonisierung und Empowerment. https://heimatkunde.boell.de/de/2013/05/01/dekolonisierung-und-empowerment (zuletzt abgerufen: 3.08.2022)

Nduka-Agwu, Adibeli; Hornscheidt, Antje Lann (2010): Rassismus auf gut Deutsch. Ein kritisches Nachschlagewerk zu rassistischen Sprachhandlungen; 1. Auflage, Frankfurt am Main: Brandes & Apsel Verlag GmbH

Pierce, Chester M. (1974). Psychiatric Problems of the Black Minority. In S. Arieti (Ed.), American Handbook of Psychiatry (pp. 512-523). New York: Basic Books.

Riegel, Christine (2016): Bildung. Intersektionalität. Othering. Pädagogisches Handeln in widersprüchlichen Verhältnissen, Bielefeld: transcript Verlag.

Said, Edward (1978): Orientalism. New York: Vintage.

Sen, Gita; Grown, Caren (1987): Development Crises and Alternative Visions: Third World Women's Perspectives. London: Routledge.

Simon, Barabara Levy (1994): The Empowerment Tradition in American Social Work: A hustory (Empowering the Powerless: A Docial Series); Columbia University Press, 1st Edition.

Spivak, Gayatri Chakravorty (1985): Three Women's Texts and a Critique of Imperialism. Critical inquiry 12.1: 243–261.

Spivak, Gayatri Chakravorty (2008): Can the subaltern speak? Postkolonialität und subalterne Artikulation. Mit einer Einleitung von Hito Stereyl. Wien: Turia + Kant.

Starkman, Mel (2013): The movement. In B. A. LeFrançois, R. Menzies, & G. Reaume. (Eds.), Mad matters: A critical reader in Canadian Mad Studies (pp. 27–37). Toronto, ON: Canadian Scholars' Press.

Wise, Judith Bula (2005): Empowerment Practice with Families in Distress. New York: Columbia University Press.

Yeboah, Amma (2017): Rassismus und psychische Gesundheit in Deutschland. Online einsehbar unter: https://rassismusbericht.de/wp-content/uploads/Rassismus-und-psychische-Gesundheit.pdf (zuletzt abgerufen: 20.12.2021)

Zuschlag, André (2019): Fall des Psychiatrie-Patienten Mbobda: Er wollte Hilfe, und er fand den Tod. In: TAZ veröffentlicht am 28.04.2019. Online einsehbar unter: https://taz.de/Fall-des-Psychiatrie-Patienten-Mbobda/!5588064 (zuletzt abgerufen: 20.12.2021)

»Und das ist nochmal dieses spezifische Übersetzen in, was heißt denn rassismuskritische Haltung und Denken für die therapeutische Arbeit.« - Reflektierende Gespräche über die Verhaltenstherapie

von Naomi Lindner

»Kann ich als *weiße:r* Therapeut:in Schwarze Klient:innen und Klient:innen of Color überhaupt therapieren und wenn ja, wie?« In den letzten Jahren beobachtete ich[127] auf Podiumsdiskussionen und Vorträgen zum Thema »Rassismus und Psyche«, dass diese Frage in verschiedenen Variationen wiederholt auftaucht. Was kann uns ihr Auftauchen mitteilen? Welche Informationen transportiert die Frage über das Verhältnis der fragenden Person zum betreffenden Thema? Wie wollen wir darauf antworten?

Als *weiße*[128] Person, die Psychologie studiert, stellte ich mir diese Frage ebenfalls, die u.a. einen Ausgangspunkt für meine Bachelorarbeit war. Grundlegend für die Umsetzung und Themenwahl dieser waren vor allem wiederklingende Sätze aus inspirierenden Vorträgen von Amma Yeboah und Stephanie Cuff-Schöttle, anregende, sortierende Gespräche mit Freund:innen und Familie, ein ermutigender und ein spannender Austausch mit Kiana Ghaffarizad.[129] Gleichzeitig motivierte mich der Eindruck, dass die psychischen Folgen

127 Die Ich-Form wird in diesem Beitrag bewusst gewählt, um Neutralitäts- und Objektivitätskonzepte in den meisten Wissenschaftskontexten herauszufordern und im Sinne meines Verständnisses von Rassismuskritik Position zu beziehen.

128 In Anlehnung an die Herausgebenden von »Mythen, Masken und Subjekte - Kritische Weißseinsforschung in Deutschland« wird in diesem Beitrag *weiß* kleingeschrieben und kursiv gesetzt und Schwarz großgeschrieben, um darauf hinzuweisen, dass die Adjektive sich nicht auf Farben oder biologischen Eigenschaften, sondern auf historisch gewachsene und sozial konstruierte Gesellschaftspositionen beziehen, die mit Privilegierung oder Diskriminierung einhergehen. Der Begriff Schwarz/ Schwarze wird zudem großgeschrieben, um auf das Widerstandspotenzial dieser Position aufmerksam zu machen. Als Reaktion auf rassistische Abwertung wird dieser Begriff gewählt, positiv gedeutet und als politische Selbstbezeichnung verwendet (vgl. Eggers u.a. 2018).

129 Die Verantwortung für die Autor:innenschaft dieses Beitrages habe ich. Verantwortlich für die Gedanken, Inspirationen und Perspektiven ist ein Austausch und die Vielzahl an Stimmen, die

von Diskriminierung in meinem Psychologiestudium und meinen ersten praktischen Erfahrungen überwiegend ignoriert oder nicht thematisiert wurden, weiter rassismuskritischen Perspektiven auf die Psychotherapielandschaft zu folgen. Ich wählte das Thema, in der Überzeugung, dass es nicht allein Aufgabe von Betroffenen der negativen Auswirkungen von Machtstrukturen sein kann, diese zu thematisieren. Gleichzeitig stehe ich vor Herausforderungen, die mit dem machtvollen Ort als *forschende*, mehrfachpriviligierte Person einhergehen. Es erschien mir als stimmig, Expert:inneninterviews[130] mit rassismuskritisch-arbeitenden Psychotherapeut:innen durchzuführen. In den zwei durchgeführten Interviews betrachteten wir die Psychotherapielandschaft am Beispiel der Verhaltenstherapie. Im Gespräch wurden strukturell existierende Missstände aufgezeigt und Wege gesucht, die Veränderungen befördern sollen. Wir gingen der Frage nach, was Aspekte rassismuskritischer Psychotherapie und was Möglichkeiten und Grenzen der Verhaltenstherapie in der psychotherapeutischen Versorgung von rassifizierten[131] Personen sind.

Im Folgenden werde ich ausgewählte Ergebnisse der Interviews darlegen. Vorab stelle ich die von mir verwendeten Grundgedanken von Rassismuskritik vor und erkläre, wieso sich mir die Verhaltenstherapie als Untersuchungsgegenstand anbot. Zum Ende möchte ich zur Anfangsfrage zurückkehren, von der ich mich im Prozess dieser Arbeit zu lösen lernte.

Das diesem Beitrag zugrundeliegende *Verständnis von Rassismus* unterscheidet sich von vielen Rassismuskonzeptionen in der Psychologie, wie etwa in der Vorurteilsforschung, Stereotypenforschung oder in der psychoanalytischen Projektionstheorie. Diese Konzeptionen greifen insofern zu kurz, als dass sie Rassismus als individuelles Phänomen behandeln und/oder die gesellschafts-strukturelle sowie historische Verankerung außer Acht lassen (vgl. Kilomba 2020: 40f.; Mecheril/Scherschel 2009: 52). Rassismus wird hier etwa mit Mecheril und Melter (2009: 15) als soziales und gesellschaftliches Phänomen verstanden, das in unterschiedlichen Formen auf allen Ebenen unseres Zusammenlebens wirkt. So werden Bildung und Institutionen von rassistischen Überzeugungen geprägt, deren Funktionen und Praktiken wiederum diese rassistischen Überzeugungen festigen, reproduzieren und legitimieren.

sich in diesem Beitrag versammeln.

130 Es wurden zwei leitfadengestützte Expert:inneninterviews nach Bogner und Menz (2002) durchgeführt und die Auswertung erfolgte in Form einer qualitativen Inhaltsanalyse (vgl. Kuckartz/Rädiker 2020).

131 Rassifizierung beschreibt einen Prozess der Kategorisierung, Differenzierungspraxis und impliziten Hierarchisierung von Menschen. In diesem Prozess werden Gruppen von Menschen mittels bestimmter Merkmale (morpho-physiologische ebenso wie soziologische, symbolische oder imaginäre Kennzeichen) als vermeintlich natürliche Gruppen festgelegt (vgl. Terkessidis 2004: 98f.).

Individuen werden mit diesen rassistischen Überzeugungen sozialisiert, womit Rassismus als Allgegenwärtigkeit auch die individuelle Psyche durchdringt und Gedanken, Emotionen und Verhalten infiltriert (vgl. Jones/Rolón-Dow 2019: 34f.). Ausgehend von diesem Rassismusverständnis, beruht meine Arbeit und mein Denken auf der Perspektive der Rassismuskritik. Mit *Rassismuskritik* verstehe ich anlehnend an Scharathow, Melter, Leiprecht und Mecheril:

> *»Kritik als eine Haltung und besser noch als eine Praxis (des Erkennens, des Empfindens und des Handelns) sucht nach Veränderungsperspektiven, nach Möglichkeiten, solchen Formen der Fremdbestimmung, der Kontrolle und des Gelenktwerdens Alternativen entgegenzustellen. Rassismuskritik verstehen wir als kunstvolle, kreative, notwendig reflexive, beständig zu entwickelnde und unabschließbare, gleichwohl entschiedene Praxis, die von der Überzeugung getragen wird, dass es sinnvoll ist, sich nicht ›dermaßen‹ von rassistischen Handlungs-, Erfahrungs- und Denkformen regieren zu lassen.« (2009: 10)*

Mit Yeboah (vgl. 2017: 147f.) ist Rassismus in Form von systematischem sozialem Ausschluss als Gewalterfahrung zu verstehen und wirkt traumatisch. Wie in der Forschung bereits vielfach nachgewiesen, sind Folgen von Rassismus bei rassifizierten Personen keineswegs harmlos und unbedeutend. Vielmehr zeigt sich, dass eine rassistische Lebensrealität einen schweren psychischen und physischen Schaden bei den Betroffenen verursachen kann (vgl. Williams/Lawrence/Davis 2019; Williams u.a. 2018; Sequeira 2015; Yeboah 2017; Mecheril: 1995; Kilomba: 2020). Rassismus wird insbesondere in Zusammenhang mit psychischen Krisen_Zuständen in Form von Diagnosen somatoformer und affektiver Störungen thematisiert (vgl. Yeboah 2017: 144f.). Menschen, die psychisch verletzt sind, brauchen eine Gesundheitsversorgung, die die Gründe für das Entstehen der psychischen Krisen_Zustände einbeziehen. Es stellt sich die Frage, inwiefern die rassistische Lebensrealität in der aktuellen psychotherapeutischen Versorgung rassifizierter Personen Berücksichtigung findet.

Verhaltenstherapie (VT) ist diejenige Therapieform, die am breitesten abgestützt und im Durchschnitt die besten Therapieerfolge aufweist (vgl. Margraf/Schneider 2018: 19). Dies gilt insbesondere für die Diagnosestellungen von Depressionen, Angststörungen und posttraumatische Belastungsstörungen (ebd.: 21f.). Gerade jene Wirksamkeitsbereiche, die mit den nachgewiesenen psychischen Folgen von Rassismus assoziiert werden. Wie erweist sich die VT aus rassismuskritischer Perspektive? Sequeira hält aus rassismuskritischer Perspektive verhaltenstherapeutische Ansätze für vielversprechend,

»weil sich darin neue Wege anbahnen« (2015: 532). Diese Fähigkeit zur Anpassung der Verhaltenstherapie wie auch die stetige Weiter- und Neuentwicklung von Verfahren (z.B. traumafokussierte Verhaltenstherapie, Dialektisch-Behaviorale Therapie, usw.) waren einige Gründe, wieso ich die VT als Untersuchungsgegenstand auswählte (vgl. Margraf/Schneider 2018: 17f.).

Für die Auswahl der *Interviewpartner:innen* habe ich zwei Kriterien definiert: Sie sollten der Berufsgruppe der Verhaltenstherapeut:innen angehören und den Anspruch haben, in ihrer Arbeit rassismuskritisch zu handeln. Um die potentiellen Interviewpartner:innen zu kontaktieren, versendete ich die Anfrage über den Verbund »Rassismuskritische Psychotherapie und Beratung«[132]. Es erklärten sich zwei Personen bereit, mit mir über ihre Arbeit zu sprechen und ihre Gedanken zu rassismuskritischer Psychotherapie zu teilen. Die Interviewpartner:innen werden weitmöglichst anonymisiert und die von ihnen gewählten Pseudonyme Amel Becker und Toni Lyie verwendet[133].

»Ich glaube es ist nicht so spezifisch für die Verhaltenstherapie, sondern mehr für das Ausbildungssystem, sowohl im Studium als auch in der Ausbildung später« [134] (Amel)

In der Verhaltenstherapie gleichermaßen wie in den übrigen Psychotherapieschulen spiegeln sich laut Toni »gesamtgesellschaftliche Verhältnisse« wider, was bezüglich einer rassistisch geprägten Welt bedeutet, dass sich Ressourcen und Zugangsmöglichkeiten zugunsten der *weißen* Mehrheitsgesellschaft verteilen und rassifizierte Personen häufig Benachteiligungen erfahren. Den Weg bis zur psychotherapeutischen Approbation beschreiten zu können, ist an eine bestimmte Art der Biografie geknüpft, die eine leistungsstarke schulische Laufbahn, ausreichend finanzielle Ressourcen und Zeit voraussetzt. Dies bedeutet Toni folgend, dass ganz bestimmte und vor allem *weiße* Studierende später »therapeutisch arbeiten [und] dann werden BiPoC[135]-Personen mit sehr

---

132 https://www.dileta-sequeira.com/zur-person/verbund-rassismuskritische-psychotherapie-und-beratung/ (Zugriff 27.04.22).

133 Im weiteren Verlauf werden entsprechend weiterer Beiträge dieses Sammelbandes nur noch die pseudonymisierten Vornamen verwendet.

134 Die hier verwendeten Zitate sind den Interviewtranskripten der Bachelorarbeit entnommen und zur vereinfachten Lesbarkeit wurden teilweise Füllwörter weggelassen.

135 BiPoC steht für Black, indigenous and People of Color (dt. Schwarz, indigen und People of Color). Alle Begriffe sind politische Selbstbezeichnungen, die aus einem Widerstand entstanden sind und für die Kämpfe gegen Unterdrückung stehen.

großer Wahrscheinlichkeit später auch *weißen* Personen gegenübersitzen, die in einem komplett *weißen* Kontext gelernt haben«. In der Folge dieser Homogenität »spielt Machtkritik und Diskriminierungssensibilität in diesen Ausbildungsgängen eine minimale bis gar keine Rolle«. Ergänzend weist Amel darauf hin, dass die Auswahl des Wissens im deutschen psychologischen Wissenschaftskontext, das generiert und gelehrt wird, vor allem auf die USA, England und Deutschland begrenzt ist und von *weißen* Wissenschaftler:innen publiziert, übernommen und weiterentwickelt wird. Doch trotz der stärkeren Verbreitung von Wissen über Rassismuskritik in den USA, findet sich weder dieses, noch Ansätze aus dem sogenannten Globalen Süden, in den Curricula der deutschen Psychologie-/Psychotherapielehre. Amel wünscht sich, dass zumindest ein rassismuskritisches bzw. machtkritisches »Basiswissen« im Studium als Grundlage geschaffen wird. »Dass man sich hinterher dann noch weiter informieren muss«, gilt Amel zufolge auch für alle anderen Inhalte der Psychotherapieausbildung.

Neben der fehlenden Thematisierung von psychischen Folgen von Rassismus, gibt es Fortbildungen, die diese vorgeblich berücksichtigen. Toni rät hier jedoch zur Vorsicht. Denn unter dem als Prädikat anmutenden Zusatz »interkulturell« im Titel einiger Fortbildungen würden insbesondere neorassistische Kommentierungen und Kulturalisierungen reproduziert (vgl. Oberzaucher-Tölke 2018: 662):

> *»›Ach ja, okey, Leute aus XY sind tendenziell eher so-und-so, das ist gut, wenn ich das weiß. Und dann verhalte ich mich als Therapeut:in irgendwie dementsprechend.‹ Das ist grundsätzlich auch ein vollkommen auf Stereotyp[en] aufbauendes Konstrukt, was dann passiert.«* (Toni)

Auch auf der Ebene der psychotherapeutischen Konzepte ist die Orientierung an Bedürfnissen der *weißen* Mehrheitsgesellschaft laut Toni feststellbar. Das schafft insofern Probleme, als dass ganze Konzepte und Diagnosen für rassifizierte Menschen unstimmig sind:

> *»[Die] Überlegungen dieser ganz weiß gedachten Verhaltenstherapie und wenn ich über andere Formen von Trauma nachdenke. Ich habe in einer Traumaambulanz gearbeitet. [Und da] war immer so ein [Gedanke], wir arbeiten überhaupt nur mit Leuten, die sich nicht mehr in diesem traumatisierenden Umfeld befinden, weil wir gar nicht traumatherapeutisch arbeiten können, wenn diese Situation weiter vorherrscht. Aber das ist natürlich, wenn es jetzt um Rassismus geht, eine relativ komplizierte Sache, weil man müsste ja dann den Planeten wechseln. Man kann sich ja diesem System nicht entziehen und*

sagen: ›Okey, so jetzt bin ich irgendwie aus diesem unterdrückenden System raus.‹, sondern das ist überall. (...) Und an der Stelle greift das halt nicht, weil diese Gedanken so auf eine weiße Welt ausgerichtet sind.«

Auf Seiten von rassifizierten Therapiesuchenden gibt es nach Toni die Schwierigkeit, »einen guten Therapieplatz zu finden«, an dem ihre Erfahrungen und Bedürfnisse kontextualisiert wahrgenommen werden. Dazu können außerdem Toni folgend der Versichertenstatus (privat, gesetzlich, selbstzahlend), eine Sprachbarriere oder gar der Status als illegalisierte Person als weitere Hürden treten, von denen »BiPoC-Personen stärker noch betroffen sind, als *weiße* Personen«. Um aber die erforderlichen Therapieangebote für rassifizierte Personen sicherstellen zu können, thematisiert Toni neben der Notwendigkeit einer Sensibilisierung für Rassismuskritik das Vorhandensein von (ausreichend) BiPoC-Psychotherapeut:innen bundesweit.

»Ich glaube, es kommt gar nicht so sehr auf diese konkrete Strategie an, sondern auf die Haltung, die dahintersteht« (Toni)

Ein zentrales Ergebnis beider Interviews ist, dass es übergeordnete Punkte rassismuskritischer Psychotherapie gibt, die unabhängig von der Art der Therapieschule für therapeutisches Handeln bedeutsam sind. Als Grundlage einer rassismuskritischen Haltung nennen beide Interviewpartner:innen, sich über Machtverhältnisse und der eigenen Positionierung innerhalb dieser bewusst zu sein. Es ist grundlegend, dieses Bewusstsein in der Konstellation mit den Klient:innen präsent zu haben.

Amel thematisiert, dass bereits die Konstellation der Positionierungen von Klient:in und Therapeut:in einen erheblichen Einfluss auf Besprechbarkeit rassismusbezogener Themen haben und damit Beeinträchtigungen für die therapeutische Beziehung bewirken kann. Dass Toni zufolge »händeringend« nach Schwarzen Therapeut:innen und Therapeut:innen of Color gesucht wird, liegt auch daran, dass Rassismuserfahrungen als geteilte Lebensrealität die Besprechbarkeit dieser erleichtern können. So ergänzt Amel, dass sie[136] als therapierende Person of Color die Erfahrung macht, dass ihre rassifizierten Klient:innen Rassismus von sich aus ansprechen. Von Seiten rassifizierter Klient:innen gegenüber einer *weißen* Person als Therapeut:in wird als eine mögliche Hürde die Erwartung von Unverständnis und Ängsten vor Erleben

136 Wenn „sie/ihr" als Pronomen verwendet wird, dann bezieht sich das nicht auf das Gender der interviewten Person, sondern darauf, dass von *ihr, der Person* gesprochen wird.

weiterer Mikroaggressionen im Therapiesetting genannt. Es geht im Wesentlichen darum, dass das Vertrauen von vornherein fehlt, »Vertrauen, das oft auch verloren gegangen ist« und sich auch in »schlechte[n] Berichte[n] über Therapie« niederschlägt.

Die Hürde für rassifizierte Personen, überhaupt mit (*weißen*) Psychotherapeut:innen über Rassismus zu sprechen, ist auch auf die weitverbreitete Unfähigkeit, angemessen über Rassismus zu sprechen, zurückzuführen. Amel erzählt von drei berichteten Reaktionen von rassifizierten Klient:innen in Bezug auf die Thematisierung von Rassismuserfahrungen in therapeutischen Settings: So gebe es Personen, die ihre Rassismuserfahrungen nicht thematisieren und diese bei Erzählungen einfach aussparen. »Dann gibt es manche, die dann erstmal dem:der Therapeut:in [das Sprechen über und die Bedeutung von Rassismus] beigebracht und die Arbeit geleistet haben«. Das bedeutet »in einer Situation, in der man schon krank und belastet ist, nochmal zusätzliche Arbeit, die so nicht gedacht ist«. In diesen beiden Szenarien wird die Konstellation und in deren Folge das Aussparen einer Rassismusthematisierung als belastender Faktor, wie auch das Unwissen und die fehlende Reflektion von Seiten der therapierenden Person zur Erschwernis für die therapeutische Beziehung. Als dritte Reaktion erzählt Amel von Therapieabbruch als Konsequenz des Erlebens von (solchen) *Mikroaggressionen* in der Therapiesituation.

In Anlehnung an mehreren Autor:innen (vgl. Sue/Constantine 2007: 137; Bryant-Davis 2019: 86) werden hier unter *Mikroaggressionen* un-/absichtliche kurze Akte von Voreingenommenheit und Diskriminierung verstanden, die sich gegen Personen aus bestimmten Gruppen richten und Erinnerungen an frühere individuelle oder kollektive Unterdrückungserfahrungen auslösen können. Anders als Makroaggressionen, die auf institutioneller Ebene zu verorten sind, finden Mikroaggressionen überwiegend auf interindividueller Ebene statt (vgl. Sue u.a. 2019: 130). Mikroaggressionen können nicht nur offensichtliche intentionale (non-)verbale Angriffe, sondern auch unbeabsichtigte Verhaltensweisen oder Kommentare sein, die fehlende Sensibilität, etwa in Bezug auf die (unterstellte) Herkunft einer Person, ausdrücken. Obwohl letztere Form von Mikroaggressionen häufig außerhalb der Bewusstseinsebene der verursachenden Person liegen, sind diese subtilen Demütigungen ebenso durch eine beleidigende, herabsetzende Botschaft gekennzeichnet (vgl. David/Petalio/Crouch 2019: 123; Torino u.a. 2019: 5). Auch Kommentare oder Verhaltensweisen, die die Gedanken, Gefühle oder die Lebensrealität der Betroffenen ausblenden, negieren oder herunterspielen, werden zu Mikroaggressionen gezählt. »Jaja, da muss man einfach anders denken, ist ja eigentlich nur eine Bewertung bei Ihnen, sozusagen«, benennt Amel als beispielhafte Reaktion einer therapierenden Person, die für Betroffene als Mikroaggression im

Therapiesetting erlebt würde. Neben dieser Form der Bagatellisierung von Rassismuserfahrungen, sprechen die Interviewten davon, dass belastende Reaktionen von Therapeut:innen auch eine übertriebene oder unpassende Fokussierung auf Rassismus sein kann.

Mazzula und Campón (2019: 185) betonen, dass ein entscheidendes Merkmal von Mikroaggressionen Zweifel[137] an der eigenen Wahrnehmung der Situation seitens der Betroffenen ist. Die Uneindeutigkeit einer Aussage, der Kontext, in dem eine Mikroaggression erfahren wird, sowie die beteiligten Personen können ein breites Spektrum an Reaktionen hervorrufen. Untersuchungen zu möglichen emotionalen Reaktionen auf Mikroaggressionen ergaben das Erleben von Wut, Verzweiflung, Hoffnungslosigkeit, Erschöpfung und Entwertung. Zu den kognitiven Reaktionen zählten auch Rationalisierung, Verleugnung, das Erleben der Situation als Double-Bind und das Erfordernis von Wachsamkeit und Selbstbeherrschung (vgl. Owen/Tao/Drinane 2019: 69ff.). Auf den Punkt, dass die psychischen Konsequenzen und Reaktionen so unterschiedlich ausfallen können, wies auch Toni hin und fügt hinzu, dass damit auch kein generelles therapeutisches Vorgehen empfohlen werden kann:

> *»Es ist ja auch hinsichtlich Mikroaggressionen oder Traumatisierung ein ganz weites Feld, welche Symptomatiken sich daraus entwickeln. Und es ist natürlich abhängig davon, womit schlägt sich die Person jetzt gerade konkret herum. Hat die jetzt gerade ein Aggressionsproblem oder schläft sie nie oder ist sie traumatisiert und hat Flashbacks oder [eine] Angststörung. Es kann ja ganz, ganz unterschiedliche Ausprägungen dann annehmen und deswegen fällt es mir sehr, sehr schwer dazu konkret [etwas] zu sagen.«*

» ... überhaupt zu verstehen, dass es [...] Mikroaggressionen gibt und was es mit mir macht [...]. Und das sollte, finde ich, Raum haben« (Amel)

Als Grundhaltung von (rassismuskritischen) Therapeut:innen gilt es Erfahrungen ihrer (rassifizierten) Klient:innen nicht zu bagatellisieren. Vielmehr ist es elementar, den »Schmerz anzuerkennen« (Toni) und zu benennen, dass das Erleben von Rassismus den Betroffenen unverschuldeterweise aufgelastet wird. In der Literatur taucht teilweise der Begriff der *microaffirmations* als ergänzendes Konzept zu Mikroaggressionen auf. Mikroaffirmationen sind Jones

137 Ein typischer Gedanke betroffener Personen sei: »Ist das wirklich gerade passiert? Oder liegt es nur an mir – vielleicht bin ich nicht gut genug, vielleicht sollte ich nicht Psychologie studieren?«

und Rolón-Dow (vgl. 2019: 44) zufolge eine anerkennende Widerstandspraxis. Dazu gehören Ausdrucksformen der Bemühungen, den normalisierten Rassismus auf institutioneller und psychologischer Ebene anzuerkennen und zu thematisieren. Mikroaffirmationen, ob unbewusst oder bewusst, verbal oder nonverbal, haben positive Auswirkungen für rassifizierte Menschen (vgl. Jones/Rolón-Dow 2019: 39). In diesem Sinne, spricht Amel von der Bedeutsamkeit für rassifizierte Personen, im Therapieraum Zustimmung zu erfahren und die Gelegenheit »für die Patient[:inn]en, das was sie eh schon wissen, einfach mal auszusprechen und selber darüber reflektieren zu können«. Amel hat die Erfahrung gemacht, dass das Benennen als Rassismus und Anerkennen von der Schwere der Erfahrungen schon »bei ein, zwei [Klient:innen zu] Erleichterung« führte. Der nächste Schritt, zu schauen, was gemeinsam getan werden kann, birgt nach Amel neben der Chance einer Erleichterung auf individueller Ebene auch eine Gefahr. So ist es möglich, dass dadurch auf Seiten der Klient:innen wieder der Eindruck entsteht, dass das Erlebte von der therapierenden Person als nicht so schlimm erachtet wird. Diese Erfahrung kann wiederum eine besonders schmerzhafte Wiederholung von Mikroaggression im Therapiesetting sein. Auch Toni spricht von der Möglichkeit, Schilderungen rassistischer Erlebnisse in den Kontext einzubetten und als Rassismus zu bezeichnen. Gleichzeitig betont Toni, dass äußerste Vorsicht und Bewusstheit dafür geboten sind, welche Reaktionen und Konsequenzen die Kontextualisierung, Einordnung oder Deutung von Seiten der therapierenden Person bei einer Person hervorrufen kann, wenn ihr beispielsweise »klar wird, dass der eigene Vater [sie] die ganze Zeit rassistisch behandelt«.

»Und das ist so ein bisschen ein Balance-Ding. Das ist, was für die [therapeutische] Beziehung auch wichtig ist.« (Amel)

Aus beiden Interviews geht hervor, dass eine Ausbalancierung zwischen Thematisieren von Rassismus als Belastung und gleichzeitig nicht übermäßiger Fokussierung dieser Thematik, wesentlich ist. Auf der einen Seite geht es darum »Raum dafür anzubieten« (Amel), »Offenheit dafür zu haben« (Toni) und sensibel dafür zu bleiben, wann das Thema mitschwingen könnte. Insbesondere, wenn die Thematisierung von Klient:innen ausgeht. Darüber hinaus ist es Amel zufolge wertvoll, einen Anstoß bereit zu haben und bei der Thematisierung den Therapieraum »mitzuhalten«. Auf der anderen Seite sprechen sich die Interviewten für Zurückhaltung aus. Amel erachtet es als bedeutsam, Rassismusthematik nicht selbst »in den Prozess reinzutragen« und den rassifizierten Klient:innen »überzustülpen«. Würde eine therapierende Person mit Amels Worten »aktiv die ganze Zeit pushen«, über Rassismuserfahrungen zu sprechen, könnte das von Klient:innen ebenfalls als Mikroaggression erlebt werden. Die therapierende Person markiert damit das Gegenüber mit ihrer rassismusrelevanten Zuordnung und reduziert sie auf deren Rassismuserfahrungen. Es ginge dann um eine Bestätigung der Erwartungshaltung und Bedürfnisse auf der Seite der therapierenden Person und nicht mehr darum, was möchte, was braucht das »Gegenüber eigentlich tatsächlich« (Amel).

Die Bedeutsamkeit, Optionen in der Hand zu haben und die Wahrnehmung zu schärfen, wird in der Schilderung von Amel sichtbar, dass rassifizierte Klient:innen ihr gegenüber zwar von sich aus Rassismus ansprachen, aber oft mit »einem Testballon. Es war nicht das Hauptthema, sondern so im Nebensatz«. Unter Berücksichtigung der zuvor geschilderten Probleme, die das Therapieverhältnis belasten können, rät Amel, Rassismus als eine mögliche stressbedingende Erklärung[138] anzubieten. Eine hierfür passende Option bietet das in der Verhaltenstherapie verwendete »Störungsmodell«[139]. Wenn also Diskriminierungserfahrungen als Stressorenmöglichkeit (mit) angeboten werden, bietet das Störungsmodell eine gute Möglichkeit, zum Sprechen über Rassismuserfahrungen einzuladen. Diese Option hat den Vorteil, dass Rassismuserfahrungen als realexistierende Stressoren weder infrage gestellt noch aufgezwungen werden.

»Es kommt natürlich darauf an, wie man Verhaltenstherapie macht« (Amel)

Im Sinne der Rassismuskritik von einem rassistischen System ausgehend empfiehlt Amel, sich nicht nur von der Illusion zu verabschieden, dass Verhaltenstherapie »den Rassismus, den Alltagsrassismus, den strukturellen Rassismus überhaupt« verändern kann. Nach Amel kann Verhaltenstherapie auf ein (rassistisches) System sogar dadurch stabilisierend wirken, als dass sie primär dafür sorgt, dass die Menschen »besser funktionieren dann in diesem System«. Anders als die systemische Betrachtung wird Toni zufolge in der Verhaltenstherapie »stark individualisiert und Schwierigkeiten bei der jeweiligen Person verortet«. Das bedeutet, dass eine Person, die bereits marginalisiert und widrigen Umständen ausgesetzt ist, »durch ihr Verhalten dann auch dafür

138 Vergleichbar mit potenziellen Schwierigkeiten im Verhältnis zu den Eltern.

139 Das Störungsmodell wird am Anfang einer Therapie dafür genutzt, um zu schauen, welche Stressfaktoren bei der Entwicklung und Aufrechterhaltung der psychischen Krisen_Zustände eine Rolle spielen.

Verantwortung [… zugeschrieben bekommt], diese Dinge wieder zu beheben«. Auch wenn beide Interviewpartner:innen diese Aspekte der aktuellen Verhaltenstherapie problematisieren, argumentiert Amel auch andersherum:

> *»Und ich bin da mehr auf der Seite, zu sagen: ›Es muss mir erstmal soweit gut gehen, dass ich die Kraft habe, mich zu wehren, um was verändern zu können.‹ Aber ich finde es wichtig, zu wissen, dass ich durch Psychotherapie das System überhaupt nicht verändere, aber den Menschen, die betroffen sind, kann ich trotzdem helfen, dass es ihnen einfach besser geht.«*

Auch für Toni steht in der Verhaltenstherapie individuelles Wohlbefinden im Zentrum. Toni weist darauf hin, dass nicht unbedingt die schlichte Funktionsfähigkeit angestrebt wird. Vielmehr geht es darum, den Leidensdruck der Menschen wahrzunehmen und nach Möglichkeiten zu suchen, was im Kleinen dagegen getan werden kann, um die Handlungsfähigkeit zu stärken und um »vielleicht auf strukturellen Ebenen widerständiger sein zu können«. Der zuvor als nachteilig dargestellte individualisierende Blick kann bei näherer Betrachtung auch sinnhaft erscheinen. Die Wahrnehmung des Selbst als Individuum mit Entscheidungsfähigkeit und eigenem Handlungsspielraum kann in einem rassistischen System, in dem rassifizierte Menschen objektifiziert und entindividualisiert werden, eine Form der Subjektivierung darstellen. Und Subjektivierung stellt ein elementares Ziel der Rassismuskritik dar (vgl. Mecheril/Melter 2009: 17). Entgegen den rassistischen Angriffen auf die Identität wird durch diesen Blick das Individuum gestärkt: »Was kann *ich* tun, damit es *mir* besser geht?« (Amel).

Die Verhaltenstherapie strebt Veränderung an, indem Ressourcen aktiviert werden. Wie das mit rassismuskritischem Fokus aussehen kann beantwortet Amel folgendermaßen:

> *»›Wie will ich [auf Rassismuserfahrungen] reagieren?‹ Und das kann ja auch sowas sein, wie sich aktiv Räume suchen, wo ich geschützt bin, wo ich Leute finde, die mich unterstützen können. Da ist ein Verhaltensteil, [bei dem] ich auch wieder Selbstwirksamkeit und Optionen habe und dieser Gedanke: ›Was kann ich jetzt eigentlich tun, damit es mir besser geht, auch wenn es total unfair ist, dass ich die Arbeit jetzt zusätzlich noch leisten muss, aber wenigstens geht es mir danach besser.‹ «*

Diese Fragestellungen zielen nach Amel darauf ab, aus einer isolierenden Fremdbestimmung heraus – »Wo hilft mir Abgrenzung? Wo hilft mir andere Räume aufsuchen? Wo hilft mir aber vielleicht auch, darüber zu sprechen?«– zu einer Selbstbestimmung und Selbstregulation zu gelangen. Konkrete Handlungsoptionen werden gesucht, ausprobiert und wiedergefunden: »Okey, vor zehn Jahren, wie sind Sie denn da damit umgegangen? Warum war es da leichter? Oder warum ist es in den einen Situationen leichter als in den anderen? Was ist da bei Ihnen anders, was hilft Ihnen?«.

Durch diese verhaltenstherapeutischen Methoden können zwar Strategien erarbeitet werden, um einen erleichterten Umgang mit Rassismuserfahrungen zu finden. Letztendlich, betont Toni, können Reaktionen auf diese nie perfekt sein. Eine rassistische Situation bleibt trotz allem schlimm unabhängig von jeglicher Reaktion darauf. Auch deshalb weisen die Interviewten auf die Gefahr in der (alleinigen) Verwendung kognitiv-verhaltenstherapeutischer Methoden hin, da diese Rationalisierungen und Herunterspielen von Gefühlen durch Umbewertung rassistischer Erlebnisse begünstigen können: »›Ich fühle mich immer noch genauso klein und versagermäßig, auch wenn ich weiß, Sie würden wieder sagen: Vielleicht hat er das gar nicht so gemeint‹« (Amel). Werden kognitiv-verhaltenstherapeutische Methoden wie in diesem Zitat so angewendet, dass rassifizierten Personen geraten wird, Erlebtes anders zu bewerten, dann sind die therapeutischen Maßnahmen in problematischer Weise übereinstimmend mit der Beschreibung von Mikroaggressionen. Toni sieht dennoch folgende Möglichkeit die kognitiv-verhaltenstherapeutische Methoden zu nutzen, die für rassifizierte Personen Entlastung bringen kann. Im Nachgang erlebter Mikroaggressionen fragen sich rassifizierte Personen häufig, wie sie bestmöglich darauf hätten reagieren sollen (vgl. Sue u.a. 2019: 132). In der Folge kommt es zu Schuldgefühlen und Verunsicherung über eine vermeintlich *inadäquate* Reaktion:

> *»Person So-und-so hat irgendwie was richtig Bescheuertes zu mir gesagt und dann fünf Minuten später sind mir viele gute Antworten eingefallen, aber in der Situation habe [ich] überhaupt nicht adäquat reagiert, sondern gar nichts gesagt oder bin ausgerastet. Aber so wie ich das gemacht habe, das war irgendwie falsch.«*

Toni weist darauf hin, dass damit Betroffene an sich selbst den Anspruch stellen durch eine ›perfekte‹ Reaktion, beim Gegenüber eine (dauerhafte) Verhaltensänderung erzeugen zu können und der darin enthaltene Wunsch das Problem Rassismus und das Machtverhältnis in der erlebten Situation aufheben zu können. Toni schlägt deshalb vor, in der Therapie das Bewertungsmuster und somit die Beurteilung der Situation insofern anzupassen, dass die Situation selbst als schlichtweg schlimm anerkannt wird, worauf die eigene Reaktion nicht viel Einfluss haben kann. Und damit soll nicht zusätzlich die

Verantwortung für eine angeblich unzureichende Reaktion getragen werden. Mit einer ähnlichen Argumentation kann Amel der Dialektisch Behavioralen Therapie (DBT) für den Umgang mit Rassismus viel abgewinnen. Konzepte wie etwa die *Radikale Akzeptanz*, stellen durch die Vorstellung Widersprüche in sich zu vereinen, nach Amel einen »relativ realistisch[en]« Ansatz dar. Kern dieses komplizierten Konzepts ist es, insbesondere schwierige Zusammenhänge oder Situationen zunächst mit der Aussicht zu akzeptieren, dass es nicht so bleiben muss und Veränderung nach der Akzeptanz möglich ist.

> *»Die Idee [ist] tatsächlich, ein Stück weit das Leid für mich erstmal da rauszunehmen und dann dadurch die Kraft zu haben, tatsächlich etwas zu verändern. Anstatt daran zu Grunde zu gehen. Also, zu akzeptieren, dass unsere Gesellschaft so aufgebaut ist, kann manchmal auch die Erleichterung bringen.« (Amel)*

So kann durch radikale Akzeptanz der momentanen Unmöglichkeit, die rassistische Lebensrealität sofort und allgemein zu beheben, Energie eingespart werden, die verloren ginge, wenn die Hoffnung auf eine andere Realität immer wieder enttäuscht würde. Radikale Akzeptanz der rassistischen Lebensrealität anstelle einer permanenten Auflehnung dagegen kann dann Amel folgend wieder Kraft zur Verfügung stellen, um darüber nachzudenken, »wo kann ich vielleicht jetzt [gleichzeitig doch] etwas verändern und nicht nur daran verzweifeln«.

Vereinende Widersprüchlichkeit als sich durchziehende Grundthematik

Mit der vereinenden Widersprüchlichkeit und den Ergebnissen der Interviews möchte ich mich erneut der Frage, »Kann ich als *weiße* Therapeutin Schwarze Klient:innen und Klient:innen of Color überhaupt therapieren und wenn ja, wie?«, zuwenden. Eine Frage, die in meiner Perspektive viel Information über aktuelle Entwicklungen innerhalb der Psychotherapielandschaft transportiert und auf bestehende Lücken hinweist. So weist ihr Auftauchen auf eine Weiterentwicklung des gesamtgesellschaftlichen Diskurses bezüglich der Reflexion von Machtverhältnissen hin und damit kündigt sich das notwendige Zusammendenken von Rassismuskritik und Psychotherapie an. Es zeigt sich, dass Menschen anfangen die Wichtigkeit einer eigenen Verortung wahrzunehmen und dadurch bekannte Strukturen zu bröckeln beginnen. Entsprechend liegt der Frage, vergleichbar mit meiner Methodenauswahl von

Expert:inneninterviews, die Hoffnung auf Handlungsanweisungen zugrunde und das Bedürfnis Einfluss auf die durch Rassismus entstandene Unsicherheit zu erlangen. Es impliziert den Wunsch ein:e *gute:r* (*weiße:r*) Therapeut:in zu sein und die utopische Hoffnung keinen Rassismus zu reproduzieren. Ich lese aus der Frage das unentbehrliche Verständnis für die eigene Verantwortung und gleichzeitig den Wunsch, diese Verantwortung häufig rassifizierten Expert:innen oder Personen zuzuweisen.

Auch wenn es wünschenswert und als Ziel zu formulieren ist, dass rassifizierte Personen selbst entscheiden können, bei wem sie in Therapie gehen, kann die Homogenität der Psychotherapielandschaft das (noch) nicht bieten. Das bedeutet, *ja*, es ist notwendig, dass *weiße* Therapeut:innen ihre Verantwortung wahrnehmen, sich sowohl in rassismuskritischer Psychotherapie weiterzubilden und gleichzeitig das Feld der Psychologie und Psychotherapie auf allen Ebenen (Lehre, Forschung, Aus- und Weiterbildung) insofern mitzugestalten, dass rassifizierte Personen sich selbst entscheiden können zu wem sie in Therapie gehen möchten. Außerdem sind rassismuskritische Kenntnisse auch im Therapiesetting mit *weißen* Klient:innen erforderlich, etwa für den Umgang mit aufkommenden rassistischen Äußerungen. Ebenso im Falle *weißer* (und PoC-)Klient:innen, die von sich aus über Rassismus sprechen wollen, hilft Amel folgend rassismuskritisches Denken und Handeln auf der therapeutischen Seite. Es ist wertvoll, um diese Personen in ihrer Konfrontation mit den eigenen Verstrickungen und der Verantwortung im System und den damit einhergehenden Schuld- und Schamgefühlen zu begleiten.

Obwohl in diesem Beitrag mehrmals auf den Bedarf an Schwarzen Therapeut:innen und Therapeut:innen of Color bundesweit hingewiesen wird, möchte ich diesen Punkt um einige Gedanken erweitern. Es steht außer Frage, dass Repräsentation wichtig ist. Anlehnend an Gedanken von Castro Varela und Dhawan (2003: 273) birgt die Fokussierung einer bloßen Repräsentationsstrategie die Gefahr, reduktionistische Dichotomisierungen (Opfer/ Täter:innen, gut/ böse) und das Differenzdilemma[140] zu verstärken. Damit treten auch weitere gesellschaftliche Grenzziehungs-, Zuschreibungs- und Exklusionspraxen, also eine komplexe gesellschaftliche Ordnung wieder in den Hintergrund, in die auch die »Repräsentierenden« eingelassen sind. Auf diesen Kontext übertragen, kann die schlichte Forderung nach mehr BiPoC-Therapeut:innen also nicht ausreichen. Sie kann unter Umständen sogar ebenfalls Verantwortungsverschiebungen begünstigen. Sprich die derzeitige marginale

140 »Das Dilemma, durch die Benennung von Gruppen zur Reproduktion dieser und zu Kategorien des ›Eigenen‹ und des ›Anderen‹ beizutragen, obgleich das ›eigentliche‹ Ziel die Kritik eben dieser Kategorisierung bzw. der aus ihr hervorgehenden Effekte und Verhältnisse ist« (Scharathow 2014: 95).

Thematisierung von Rassismus bzw. Machtstrukturen innerhalb der Psychologie-/Psychotherapielandschaft bleibt bestehen, indem sie zur Aufgabe rassifizierter Psychotherapeut:innen deklariert und nicht fester Bestandteil der Psychologiediskurse wird. Auch ist zu beachten, dass BiPoC-Therpeut:innen im gleichen Rassismus dethematisierenden System gelernt und ihre Ausbildung gemacht haben, weshalb sie nicht ein Synonym für rassismuskritische Haltung sind. Rassismuskritik bedeutet jedoch nicht für alle das Gleiche, da sich die Betroffenheit und Auswirkungen von Rassismus je nach Positionierung unterschiedlich darstellen. Das zeigt sich auch im Therapiesetting, denn während Amel von »Vorteilen«[141] von BiPoC-Therapeut:innen im Umgang mit rassifizierten Klient:innen spricht, steht dem auch das eigene Erleben von rassistischen Mikroaggressionen durch (*weiße*) Klient:innen gegenüber. Amel nennt diese Situationen schwierig angesichts der bestehenden Verantwortung, die therapeutische Beziehung nicht zu gefährden, die eigene Position klarzumachen und mit der rassistischen Diffamierung umzugehen.

Über die fortlaufende individuelle Reflexion der Verortung, bedarf es also einer Transformation der Psychotherapielandschaft. Es braucht rassismuskritische Schulungen und Supervision für Behandler:innen und es braucht den Interviewten zufolge mehr Austausch, Aufmerksamkeit und Veröffentlichungen.

Ich habe mir die Eingangsfrage gestellt und scheinbar bin ich damit nicht alleine. Offen gesagt, empfinde ich es als bedeutsam, statt bei der Frage stehenzubleiben, den Fokus zu verändern und auszuweiten. *Wie* kann also Rassismuskritik und Psychotherapie zusammengedacht und in der Psychotherapie danach gehandelt werden? Auch bei dieser Frage gilt, dass die Komplexität des Phänomens Rassismus einer binären Einteilung in richtiges/falsches Handeln im Kern widerspricht und somit keine für die fragende Person *einfache*, befriedigende Antwort möglich ist. An dieser Stelle hilft die rassismuskritische Leitlinie, dass eine über Jahrhunderte hinweg von rassistischen Erzählungen und Handlungen geprägte Gesellschaft weder durch singuläre Praxen noch durch Rezeptwissen rassismusfrei wird (vgl. Mecheril/Melter 2009: 14f.; Bönkost 2016: 97). Dieses Prinzip der Rassismuskritik zeigt sich etwa auch in der Feststellung, dass die Vorstellungen von Mikroaggressionen und Mikroaffirmationen, als gegensätzliche, sich widersprechende Verhaltensweisen (schlecht/ gut), zu kurz greift. Wie die Interviewten verdeutlichen, geht es vielmehr um eine Balance. Denn ein und dasselbe Verhalten, das von einer Person als anerkennend und empowering empfunden wird, kann je nach Positionierung der therapierenden Person, je nach situativen Umständen oder

141 Etwa ein größeres Vertrauen und die Erwartung von Klient:innen, dass Rassismus als Belastungsfaktor, wegen Rassismuserfahrungen als geteilte Lebensrealität, anerkannt wird.

auch je nach Bedürfnis der Klient:innen, als Mikroaggression erlebt werden. Ich plädiere dafür, sich Mikroaggressionen und Mikroaffirmationen als Möglichkeiten einer beide in sich vereinenden Widersprüchlichkeit vorzustellen. Rassismuskritik bedeutet Widersprüchlichkeit auszuhalten, die eigenen Begrenzungen wahrzunehmen und anzuerkennen, um über diese Grenzen hinauszuwachsen und mit der Vorstellungskraft Räume zu schaffen. Und deshalb ist Unsicherheit als ein integraler Teil rassismuskritischer Prozesse notwendig, um eigene mögliche Fehlverhalten zu registrieren und in einer fortlaufenden Auseinandersetzung zu bleiben:

> *»Also ich habe jetzt ganz, ganz viel erzählt, wie ich das mache und relativ wenig über meine Unsicherheit und das ist aber ein ziemlich wesentlicher Punkt für mich in der rassismuskritischen Arbeit noch, ich habe auch mal von der Hilflosigkeit gesprochen, [die] ich spüre in der Arbeit und oft nicht genau weiß: ›Ist das richtig, was ich da mache, hilft das der Person tatsächlich? Ist das jetzt eigentlich genau das, was sie wirklich braucht? Und wie stark bin ich da direktiv und wieviel Raum gebe ich?‹.« (Amel)*

Wie aus dem Zitat hervorgeht, werden uns die Fragen nach *richtigem* und *gutem* Handeln auch weiterhin begleiten. Durch ihre stetige Wiederholung bleiben wir, die sich in rassismuskritischen Prozessen bewegen, auf dem Weg und konfrontieren uns mit Unsicherheiten und der eigenen Affektivität. Aus dem Zitat geht noch etwas hervor, worauf ich zuletzt den Fokus lenken möchte: Auch auf unbeantwortete Fragen folgen weitere Fragen. Denn wie es Toni formuliert, geht es darum immer wieder zu suchen und die symbolischen Fäden des psychotherapeutischen Professionalisierungsprozesses und der Rassismuskritik ineinander zu verweben. Und so möchte ich mit Fragen abschließen, die auffordern, ermutigen, herausfordern und zum Innehalten anregen:

Welche Handlungsmöglichkeiten können wir ergreifen, um die benannte Homogenität der psychotherapeutischen Versorgungsstrukturen zu verändern?

Wie kann der rassismuskritische Erfahrungsschatz von bereits lange praktizierenden Therapeut:innen strukturiert, zusammen- und weitergetragen werden?

Wie möchte ich Unsicherheit und Fehlerfreundlichkeit begrüßen, ohne damit Bedürfnisse rassifizierter Klient:innen zu überfahren, in diesem unbedingt bedürfnisfokussierten therapeutischen Kontext?

Literaturverzeichnis

Bogner, Alexander/Menz, Wolfgang 2002: Das theoriegenerierende Experteninterview Erkenntnisinteresse, Wissensformen, Interaktion. In: Bogner, Alexander/Littig, Beate/Menz, Wolfgang (Hg.): Das Experteninterview. Theorie, Methode, Anwendung. Wiesbaden. S. 33-70.

Bönkost, Jule 2016: Rassismuskritik aus weißer Perspektive: Praxis plus Reflexion. In: Detzner, Milena/Drücker, Ansgar/Seng, Sebastian (Hg.): Rassismuskritik. Versuch einer Bilanz über Fehlschläge, Weiterentwicklungen, Erfolge und Hoffnungen. Düsseldorf. S. 95-98.

Bryant-Davis, Thema 2019: Microaggressions: Considering the Framework of Psychological Trauma. In Torino, Gina C./Rivera, David P./Capodilupo, Christina M./Nadal, Kevin L./Sue, Derald Wing (Hg.): Microaggression Theory. Hoboken. S. 86-101.

Castro Varela, María do Mar/Dhawan, Nikita 2003: Postkolonialer Feminismus und die Kunst der Selbstkritik. In: Steyerl, Hito/Gutiérrez Rodríguez, Encarnación (Hg.): Spricht die Subalterne deutsch? Migration und postkoloniale Kritik. Münster. S. 270-290.

David, E. J. R./Petalio, Jessica/Crouch, Maria C. 2019: Microaggressions and Internalized Oppression: Intrapersonal, Interpersonal, and Institutional Impacts of "Internalized Microaggressions". In: Torino, Gina C./Rivera, David P./Capodilupo, Christina M./Nadal, Kevin L./Sue, Derald Wing (Hg.): Microaggression Theory. Hoboken. S. 121-137.

Eggers, Maureen Maisha/Kilomba, Grada/Piesche, Peggy/Arndt, Susan 2018: Mythen, Masken und Subjekte. Kritische Weißseinsforschung in Deutschland, 3. Auflage. Münster.

Jones, James M./Rolón-Dow, Rosalie 2019: Multidimensional Models of Microaggressions and Microaffirmations. In: Torino, Gina C./Rivera, David P./Capodilupo, Christina M./Nadal, Kevin L./Sue, Derald Wing (Hg.): Microaggression Theory. Hoboken. S. 32-47.

Kilomba, Grada 2020: Plantation Memories. Episodes of Everyday Racism, 6. Auflage. Münster.

Kuckartz, Udo/Rädiker, Stefan 2020: Computergestützte Analyse qualitativer Daten (CAQDAS). In: Mey, Günter/Mruck, Katja (Hg.): Handbuch Qualitative Forschung in der Psychologie, 2. Auflage. Wiesbaden. S. 813-834.

Margraf, Jürgen/Schneider, Silvia 2018: Lehrbuch der Verhaltenstherapie. Band 1: Grundlagen, Diagnostik, Verfahren, Rahmenbedingungen, 4. Auflage. Heidelberg.

Mazzula, Silvia L./Campón, Rebecca R. 2019: Microaggressions: Toxic Rain in Health Care. In: Torino, Gina C./Rivera, David P./Capodilupo, Christina

M./Nadal, Kevin L./Sue, Derald Wing (Hg.): Microaggression Theory. Hoboken. S. 178-193.

Mecheril, Paul 1995: Rassismuserfahrungen von Anderen Deutschen – einige Überlegungen (auch) im Hinblick auf Möglichkeiten der psychotherapeutischen Auseinandersetzung. In: Attia, Iman (Hg.): Multikulturelle Gesellschaft – monokulturelle Psychologie? Antisemitismus und Rassismus in der psychosozialen Arbeit. Tübingen. S. 99-111.

Mecheril, Paul/Melter, Claus 2009: Rassismustheorie und -forschung in Deutschland. Kontur eines wissenschaftlichen Feldes. In: Melter, Claus/Mecheril, Paul (Hg.): Rassismuskritik. Band 1: Rassismustheorie und -forschung. Schwalbach. S. 13-22.

Mecheril, Paul/Scherschel, Karin 2009: Rassismus und „Rasse". In: Melter, Claus/Mecheril, Paul (Hg.): Rassismuskritik. Band 1: Rassismustheorie und -forschung. Schwalbach. S. 39-58.

Oberzaucher-Tölke, Inga 2018: Beratung und Therapie in der Migrationsgesellschaft. In: Blank, Beate/Gögercin, Süleyman/Sauer, Karin E./Schramkowski, Barbara (Hg.): Soziale Arbeit in der Migrationsgesellschaft. Grundlagen – Konzepte – Handlungsfelder. Wiesbaden. S. 657-665.

Owen, Jesse/Tao, Karen W./Drinane, Joanna M. 2019: Microaggressions: Clinical Impact and Psychological Harm. In: Torino, Gina C./Rivera, David P./Capodilupo, Christina M./Nadal, Kevin L./Sue, Derald Wing (Hg.): Microaggression Theory. Hoboken. S. 67-84.

Scharathow, Wiebke/Melter, Claus/Leiprecht, Rudolf/Mecheril, Paul 2009: Rassismuskritik. In: Melter, Claus/Mecheril, Paul (Hg.): Rassismuskritik. Band 1: Rassismustheorie und -forschung. Schwalbach. S. 10-12.

Scharathow, Wiebke 2014: Vom Objekt zum Subjekt. Über erforderliche Reflexionen in der Migrations- und Rassismusforschung. In: Broden, Anne/Mecheril, Paul (Hg.): Rassismus bildet: Bildungswissenschaftliche Beiträge zu Normalisierung und Subjektivierung in der Migrationsgesellschaft. Bielefeld. S. 87-111.

Sequeira, Dileta Fernandes 2015: Gefangen in der Gesellschaft - Alltagsrassismus in Deutschland. Rassismuskritisches Denken und Handeln in der Psychologie. Marburg.

Sue, Derald Wing/Alsaidi, Sarah/Awad, Michael N./Glaeser, Elisabeth/Calle, Cassandra Z./Mendez, Narolyn 2019: Disarming Racial Microagressions: Microintervention Strategies for Targets, White Allies, and Bystanders. In: American Psychologist 74. Jg., H. 1, S. 128-142.

Sue, Derald Wing/Constantine, Ma G. 2007: Racial Microaggressions as Instigators of Difficult Dialogues on Race: Implications for Student Affairs Educators and Students. In: College Student Affairs Journal, 26 Jg., H. 2, S. 146-143.

Torino, Gina C./Rivera, David P./Capodilupo, Christina M./Nadal, Kevin L./Sue, Derald Wing 2019: Everything You Wanted to Know About Microaggressions but Didn't Get a Chance to Ask. In: Torino, Gina C./Rivera, David P./Capodilupo, Christina M./Nadal, Kevin L./Sue, Derald Wing (Hg.): Microaggression Theory. Hoboken. S. 3-15.

Terkessidis, Mark 2004: Die Banalität des Rassismus: Migranten zweiter Generation entwickeln eine neue Perspektive. Bielefeld.

Williams, Monica T./Ching, Terence H. W./Printz, Destiny M. B./Wetterneck, Chad T. 2018: Assessing PTSD in Ethnic and Racial Minorities: Trauma and Racial Trauma. In: Directions in Psychiatry Jg. 38, S. 179-192.

Williams, David R./Lawrence, Jourdyn A./Davis, Brigette A. 2019: Racism and Health: Evidence and Needed Research. In: Annual Review of Public Health Jg. 40, S. 105-125. https://doi.org/10.1146/annurevpublhealth-040218-043750

Yeboah, Amma 2017: Rassismus und psychische Gesundheit in Deutschland. In: Fereidooni, Karim/El, Meral (Hg.): Rassismuskritik und Widerstandsformen. Wiesbaden. S. 143-161.

Zwischen *krank sein* und *behindert werden*: Zur Emanzipation von medizinischen Altlasten.

von Dominic Dyck (hen)

In diesem Artikel möchte ich erörtern, wie erste und dringend nötige Schritte zur Gewaltfreiheit und generellen Verbesserung des psychiatrischen/psychotherapeutischen Systems aus meiner individuellen Perspektive aussehen könnten. Hierzu möchte ich zuerst Ideen aus den Disability Studies (ungefähr ›Behinderungsstudien‹) und umliegenden Disziplinen in diesen Bereich übertragen und daraus Änderungen für das psychiatrische/psychotherapeutische Selbstverständnis und die Ausbildung ableiten. Die beiden Hauptaspekte davon sehe ich im Umdenken von *psychischer Krankheit* zu *Behinderung* und in der Positionierung von Psychotherapeut*innen[142] weg von einer neutral-ratgebenden hin zu einer anwaltlich-vertretenden Position. Bestenfalls wirkt meine Argumentation natürlich schon selbst als erster Schritt in diese Richtung.

Um diese Gedanken einzuordnen, möchte ich zuerst sowohl meinen persönlichen Hintergrund als auch meine individuelle Sichtweise auf das Psychiatrie-/Psychotherapiesystem darlegen.

Grundsätzlich bin ich auf dieses Thema bezogen zuallererst Psychologe und zum Veröffentlichungszeitpunkt auf dem Weg, selbst Psychotherapeut zu werden. Das geht damit einher, dass ich ein Psychologiestudium durchlaufen habe und deswegen denkbar weit weg bin von den geisteswissenschaftlichen Zugängen, die den meisten Emanzipationsbewegungen, inklusive der Antipsychiatrie, zugrunde liegen. Mein Zugang zu Wissenschaft ist sehr klar quantitativ-empirisch und das beeinflusst – bei aller Mühe, die ich mir gebe – natürlich mein Weltbild (und meinen Schreibstil, sorry). Dazu gehört für diesen Artikel vielleicht zentral, dass ich die Möglichkeit von (auf empirischer Wissenschaft basierender) Psychotherapie grundsätzlich für eine gute Idee – mit in Teilen unglaublich schlechter Ausführung – halte. Ganz grundlegend wünsche ich ein System, in dem sich Menschen Unterstützung bei *psychischen Problemen* holen können, ohne dass damit eine *(Bring-)Schuld* einhergeht, oder *Falschheit* in die Person projiziert wird.

142 Im weiteren Verlauf auch wegen der Genderneutralität als *Psychotheras* oder *Theras* abgekürzt.

Deswegen werde ich hier auch nicht von ›psychischer Krankheit‹ sprechen, sondern lieber und bewusst unscharf zwischen ›psychischem Problem‹, ›psychischer Behinderung‹ und ähnlichen Begriffen variieren. Ich werde aber trotzdem und im Bewusstsein dessen, wie unzutreffend diese individuumszentrierten Diagnosen in Realität sind, auch mit Begriffen wie »Depression« arbeiten. Eine genauere Ausführung hierzu folgt später im Artikel.

Auch mit aller Reflexion meiner eigenen Privilegien kann ich mich natürlich nicht davon freisprechen, dass ich sowohl in meiner universitären als auch in meiner (dann) psychotherapeutischen Arbeit als Experte gesehen werde. Ich bin auch selbst davon überzeugt, *einer der Guten* Psychotheras zu sein. Da es hierzu von mir keine Objektivität geben kann, möchte ich das als Verzerrung meines Standpunkts nicht unerwähnt lassen.

Abseits davon bin ich *weiß*, ungefähr 40 Jahre alt, größtenteils hetero- und cis-passing (ohne es zu sein) und bin/werde unsichtbar behindert. Gerade durch meine Behinderung habe ich mittlerweile genügend Erfahrungen mit Mediziner*innen[143], um einen sehr desillusionierten bis zynischen Blick auf das Gesundheitssystem entwickelt zu haben. Dieser wird zwar von vielen Menschen mit Behinderungen geteilt, natürlich beeinflusst er aber trotzdem meinen Blickwinkel. Und obwohl ich schon mehrmals in psychotherapeutischer Behandlung war, war meine Erfahrung mit Psychiatrie und Psychotherapie als Patient bis jetzt oft *nur* unbefriedigend und nicht hilfreich, aber nie mit *gravierendem* Kontrollverlust oder direkter Gewalt durch Behandelnde verbunden. Deswegen möchte ich mir nicht *psychiatriebetroffen* als Label aneignen. Ich sehe mich allerdings ganz klar unter dem breiten Begriff *neurodivers* und blicke auf eine lange Geschichte von Ausgrenzung und Unverständnis durch, von und für meine jeweiligen sozialen Systeme zurück.

Mein Zugang zur Antipsychiatrie ist, teilweise sicher durch mein Studium bedingt, quasi komplett theoriefrei. Ich weiß, dass es Foucault gab und auch Basaglia. Darüber hinaus kenne ich wenig, was ich eindeutig der Antipsychiatrie zuordnen könnte. Mein Einblick in die Disability- und Mad Studies und mehrere Jahre Beschäftigung mit intersektionaler Diskriminierung ist, durch die unterschiedlichen wissenschaftlichen Zugänge bedingt, fachfremd. Mein theoretisches und Zweithand-Wissen kommt vor allem aus meiner universitären Lehrarbeit und persönlichen Gesprächen mit anderen Menschen mit (psychischen) Diagnosen und deren oft sehr negativen Erfahrungen mit

143 Um den Artikel so genderneutral und inklusiv wie möglich zu machen, habe ich mich für die Benutzung des Gendersternchens und *hen* als genderneutrales Pronomen entschieden. Auf die Probleme mit dem Gendersternchen, die unter anderem der deutsche Blinden- und Sehbehindertenverband beschreibt (https://www.dbsv.org/gendern.html, Zugriff 12.11.22) möchte ich aber trotzdem hinweisen.

Psychiater*innen und Psychotherapeut*innen zustande. Auf dieser Basis ist die Subjektivität und Nicht-Anwendung wissenschaftlicher Standards in diesem Artikel eine bewusste Entscheidung gegen medizinische Deutungshoheit über individuelles Befinden.

Folgend möchte ich Möglichkeiten aufzeigen, das psychotherapeutische System von seiner pathologischen/pathologisierenden Basis zu emanzipieren. Hierzu muss zuerst thematisiert werden, wo ich die primären Probleme im System sehe, welche besseren Alternativen diese Probleme lösen würden, was sich mit diesen Alternativen im System ändern würde und abschließend, welche Optionen ich dafür sehe, diese Änderungen umzusetzen.

Ausgangspunkt: Das Individualisierungsproblem

Basis meiner Argumentation ist ein Problem, das sich sowohl die medizinische Psychotherapie (=Psychiatrie) als auch die psychologische Psychotherapie (für diesen Artikel ›Psychotherapie‹) teilen: Das komplette Behandlungssystem ist individuumsfokussiert. Damit meine ich, dass sowohl die Handlungsmacht, Handlungskompetenz und Handlungsinteresse von Behandelnden wenig über die individuelle Person in Behandlung hinaus geht. Für hen durchschnittliche*n Ärzt*in oder Psychothera endet die Möglichkeit zur (Be-)Handlung *in* der Person, die ihnen gegenübersitzt. Das wird zwar speziell in der Psychotherapie durchaus aufgegriffen, aber ›pragmatisch‹ als unveränderbar hingenommen. Oder auf Anwendungsebene: Was behandelt wird, sind ›die Probleme hen Patient*in‹ und nicht die Gründe, warum diese Probleme existieren. Dadurch, dass dies für Psychotheras selbstverständlich scheint, wird in Therapien zu wenig explizit thematisiert, dass das Problem nicht *in* der Person liegt, die Lösung aber von dort kommen soll.

Warum dieser Zustand so vorherrschend ist, wird vielleicht etwas klarer, wenn wir uns vergegenwärtigen, dass für viele *medizinische* Behandlungen kein anderer Fokus nötig ist. Zur Behandlung eines gebrochenen Beins oder einer Grippe muss ein*e Ärzt*in nicht nötigerweise wissen, wie das Bein gebrochen oder das Virus eingefangen wurde. Grundsätzlich reicht der Nachweis, dass diese Norm-/Funktionsabweichung *im* Organismus gegeben ist. Allerdings hat dieser Ansatz selbst in rein medizinischen Themen Lücken. So werden Rückenprobleme zwar individuell behandelt, aber abseits von dem ärztlichen Rat, dass die betroffene Person bitte keine Schreibtisch- oder Sitzarbeit mehr ausüben sollte, gibt es nur wenig bis keine Unterstützung bei der Umsetzung dieses Rats. Oder noch eindrücklicher: Die Wahrscheinlichkeit, dass ich mir Covid19 einfange, ist *direkt* davon abhängig, wie verbreitet das

Virus gerade in der Gesellschaft ist. Spätestens aber, wenn Probleme starke psychische Anteile haben (also quasi jede Diagnose, bei der hen Ärzt*in ›Sie sollten Stress vermeiden‹ als Rat gibt), wird klar, dass diese Praxis zwangsweise in Konflikt mit der Lebensrealität im Spätkapitalismus steht.

Hier wird das Problem *eigentlich* von einem individuellen zu einem politischen. Leider geht damit nicht einher, dass betroffene Individuen nicht mehr darunter leiden – zumal politisch seit Jahren eher sabotiert als verbessert wurde.

Im Gegensatz zur Medizin *weiß* die Psychologie grundsätzlich, dass psychische Probleme eine Interaktion zwischen der Welt und dem Individuum sind. Die Psychologie ist aber im Vergleich zur Medizin sehr jung und hat sich erst vor sehr kurzer Zeit ihren Platz im ansonsten komplett um die Medizin aufgebauten Gesundheitssystem erkämpft. Es wird daher leider noch sehr lange dauern, bis der medizinische Ansatz, der für Knochenbrüche und Viren ausreichend scheint, von einem besseren, der die äußeren Umstände, die zu diesen Problemen führen, mitdenkt und mit-*behandelt*, ersetzt werden kann.

Diese – meist unreflektiert – individuumszentrierte Behandlung, stellt für mich eine der zu ändernden Grundbedingungen heutiger Psychotherapie dar. Während ich das auf Ebene der individuellen Behandlung kaum als lösbar, aber als sehr viel besser reflektierbar halte, ist genau das auf gesellschaftlicher Ebene für mich ein Grund, warum speziell die Psychologie (wieder) einen politischen Arm ausbilden muss. In Anbetracht dessen, dass (subjektiv polemisiert) 95+% aller Patient*innen zumindest mittelbar aufgrund von spätkapitalistischem Stress in Behandlung sind, muss dieser dann klar nach außen kommunizieren, dass die Psychotherapie aktuell primär die Funktion hat, politisches Versagen auf individueller Ebene zu kompensieren.

Das Krankheitsproblem

Dieses Problem zeigt sich auch in den Bezeichnungen ›psychische Krankheit‹ und ›psychische Störung‹. Wie einführend angedeutet, möchte ich diese Bezeichnungen nicht verwenden, weil ihnen inhärent das gleiche medizinische Grundverständnis zugrunde liegt: Behandelt wird ein Problem *im* oder *mit dem* Gehirn, analog zu einem Virus oder einem Knochenbruch. Während unser (auch medizinisches) Verständnis davon, wie sowohl Viren, als auch weniger *objektiv* beobachtbare Faktoren wie Stress, mit dem Organismus und damit z.B. unserem Immunsystem interagieren, stetig wächst, hängen sowohl Medizin als auch Psychotherapie diesem Verständnis in der Praxis weit hinterher.

Hier unterscheiden sich medizinische und psychologische Zugänge aus meiner subjektiven Perspektive sehr. Am besten zeigt sich das in den Erfahrungen quasi *aller* Personen, die von einer*m behandelnden Ärzt*in die Worte ›das muss psychisch sein‹ hören mussten. Denn im Gegensatz zur eigentlichen neutralen Bedeutung dieser Botschaft schwingt meist eher ›das ist nicht real‹ oder ›wenn Sie wirklich *wollten*, könnten Sie auch anders‹ in den Worten mit. *Eigentlich* ist diese Botschaft nämlich das Eingeständnis ärztlicher Ratlosigkeit. Sie wird aber durch eine innere Haltung zur Schuldzuschreibung an die betroffene Person selbst umgedeutet: ›*Wir* haben keine körperliche Ursache für ihre Beschwerden gefunden, *sie* müssen sich das einbilden‹. *...denn es kann nicht sein, dass die Medizin etwas nicht weiß und deswegen muss es ja etwas sein, das körperlich eigentlich gar nicht vorhanden ist.* Diese ganze Botschaft basiert auf der unwissenschaftlichen Annahme, psychische Probleme seien weniger real als körperliche – ironischerweise getroffen von jemandem mit Abschluss in einer Wissenschaft, die zwangsweise davon ausgehen muss, dass *psychisch* nichts anderes als *neuronal* bedeuten kann.

Im Gegensatz dazu *weiß* die Psychologie, dass psychische Probleme komplexe Interaktionen von Mensch und Umwelt sind. Das komplette Studium ist auf einem Verständnis von Statistik aufgebaut, das *eigentlich* unweigerlich vermitteln könnte, dass Monokausalität (=die Idee, dass es für alles jeweils genau *eine* Hauptursache gebe) nicht existiert und alle psychischen Probleme komplexe Interaktionen etlicher innerer wie äußerer Umstände sind. *Eigentlich* ist der zwingende Schluss aus quantitativer empirischer Forschung, dass psychische Probleme Konflikte zwischen etlichen konstruierten Anforderungen einer gewaltvollen Gesellschaft und den eigenen Erfahrungen und Fähigkeiten sind. Der Leidensdruck – eine nötige Bedingung für jede Diagnose – entsteht durch diesen Konflikt, nicht durch die neuronalen Verschaltungen in der Person selbst. In diesem Verständnis liegt eigentlich ein emanzipatorisches Potenzial von Psychotherapie – wenn Behandler*innen das auch reflektieren. Um das hier gleichzeitig nicht ungesagt zu lassen: Psychotheras sind weit besser als Mediziner*innen darin, dem Rechnung zu tragen. Unabhängig davon, ob dies daraus folgt, dass die meisten Psychotheras das alles nie reflektiert haben oder daraus, dass die Psychotherapie sich leider der Vormachtstellung der Medizin (und damit auch ihren Begriffen) unterwerfen müssen; in Anwendung benutzen Psychotheras den Begriff *psychische Krankheit* und eignen sich damit auch die medizinische Haltung an, psychische Probleme lägen *in* der Person.

Denn während ein Knochenbruch theoretisch[144] als individuelles Problem *in* einem Körper beschreib- und behandelbar ist, greift es spätestens bei

144 Während die Praxis leider vielfach von ableistischer, rassistischer, sexistischer, transfeindlicher, etc. Komplexitätsreduktion geprägt ist.

psychischen und sonstigen komplexeren Problemen zu kurz, sie darauf zu reduzieren. Unsere (speziell) medizinischen oder neurologischen Erklärungsmodelle sind für selbst die vermeintlich simpelsten psychischen Diagnosen nicht mehr als Narrative und die Psychotherapie fährt weit besser damit, die Ursachen und Zusammenhänge psychischen Leidens sozial und gesellschaftlich zu erklären – speziell im Therapiekontext. Dabei ist die Idee der psychischen *Krankheit* mindestens zwiespältig. Es ist verführerisch, einer hilfesuchenden Person zu sagen ›Ihre Depression ist ein Dopaminmangel. Nehmen sie dieses Medikament.‹ (was eine geradezu groteske Vereinfachung[145] dessen ist, was Personen, die medikamentöse Hilfe bei psychischen Problemen suchen, in der Regel durchmachen). In Anwendung ist das Aufdecken und Strukturieren der inneren und äußeren Komponenten, die zu einem Problem beitragen, die weit verlässlichere Methode, um auch nur in die Nähe einer Lösung oder zumindest Strategien zum Umgang damit zu kommen.

Dies ist eine weitere Komponente, die aktuell guter Psychotherapie im Wege steht: U.A. durch die Angleichung der Psychologie an die Medizin und das bereits bestehende Gesundheitssystem sowie die mangelnde Auseinandersetzung von Psychotheras mit sowohl Statistik als auch Sprache, verfällt die Psychotherapie teilweise unreflektiert, teilweise aber auch ohne andere Möglichkeit, den dortigen Modellen und deklassiert damit Menschen, die in Konflikt mit gewaltvollen Systemen am Ende ihrer Fähigkeiten sind.

Eigentlich haben wir bereits ein System, das diesen Problemen zumindest theoretisch weit besser begegnet, namentlich im Thema Behinderung.

Behinderung

Eine Behinderung ist ungenau definiert als ›jede länger anhaltende (relevante) Abweichung vom körperlichen oder geistigen *Normalzustand* für das jeweilige Alter‹. Darunter fallen z.B. jede andere Anzahl als zwei *vollständige* Beine und Arme, weniger weit sehende Augen (wenn das nicht z.B. durch eine Brille einfach auszugleichen ist), Körpergrößen dies- und jenseits von (grob) 1,50m oder 2m, diverse chronische Krankheiten, aber auch quasi jede Depression, Angst- oder Essstörung(-sdiagnose). Hier ist die vorgestellte Definition aber absichtlich zu unscharf, denn außerhalb des Alltagsgebrauchs unterscheiden wir bei Behinderung zwei Komponenten: Beeinträchtigung und Behinderung. *Beeinträchtigung* bezeichnet das oben beschriebene

145 Speziell in Anbetracht dessen, dass die Serotonin-/Dopamin-Hypothese der Depression sich als unhaltbar erwiesen hat.

ausschließlich soweit es im Körper (inklusive Gehirn) einer Person stattfindet[146]. *Behinderung* bezeichnet darüber hinaus alle Folgen, die aus dieser Nicht-*Normalität* in Interaktion mit der Umwelt entstehen.

Dieses Bild ermöglicht uns folgende Differenzierung zwischen einer individuellen und einer gesellschaftlichen Perspektive: Individuell betrachtet befinde ich mich als Person in etlichen Lebensbereichen (z.B. meinem Konsum von Pizza oder der Anzahl energieloser Tage oder negativer Emotionalität pro Woche) außerhalb einer Norm. Diese Norm beinhaltet theoretisch den kompletten Rest der Gesellschaft, unterliegt aber natürlich diversen methodischen, historischen und theoretischen Gegebenheiten, die nicht kritikfrei sind. Im Gegensatz zu einem Beinbruch, bei dem ein Körperteil seine Funktion verloren hat, dieser Zustand *per se* Leid verursacht und deswegen heilungsbedürftig ist, ist diese Feststellung bei psychischen Problemen nicht ohne weiteres selbstverständlich oder auch nur zulässig (ein ›depressives‹ Hirn funktioniert *anders*, nicht *weniger*). Dass eine Person außerhalb einer Norm[147] steht, ist nicht per se krankhaft, sondern primär ein Datum (im Sinn von *Daten*). Im Gegensatz zum Beinbruch ist die Bestimmung psychischen Leids aber nicht einfach. Denn während die Herkunft des Leids eines gebrochenen Beinknochens sehr eindeutig körperlich verortet ist, ist das bei psychischem Leid durchaus fragwürdig. Oder polemischer: Wenn wir nicht alle an unserer Fähigkeit, 40 Stunden pro Woche arbeiten gehen zu können gemessen werden würden, würde niemand daran leiden, dies nicht zu können.

Dazu kommt, dass die Vergleichsgruppen so willkürlich ausgewählt sind, wie z.B. Menschen mit der Fähigkeit, 40h pro Woche zu arbeiten oder Treppen benutzen zu können. An pathologisiertem psychischem Leid wird damit nochmal klarer, dass Behinderung explizit nicht individuelles körperliches Defizit ist, sondern gesellschaftlich konstruiert. Und spätestens, wenn wir uns die Entwicklung der Psychiatrie in den letzten 150 Jahren ansehen, wird angesichts der zeitweisen Existenz der Diagnosen Hysterie und Homosexualität deutlich, dass das Leid, das durch die Ablehnung der Gesellschaft (also behindert *werden*) entsteht, mindestens einen großen Anteil, teilweise aber auch die alleinige Ursache des Leids von diagnostizierten Personen ist. Speziell in einer Gesellschaft, die sich nie ernsthaft gefragt hat, ob eine 40-Stunden-Woche das ist, was wir *wollen*, sondern deren soziale Fortschritte immer erst durch lautstarken Protest (und oft gewaltsamen Tod) dieser marginalisierten

146 Was natürlich keine Aussage darüber trifft, inwieweit diese Normabweichung auch erst durch (gewaltvolle) Außeneinwirkung entstanden ist.

147 Also einer statistischen Verteilung über eine mehr oder weniger relevante Vergleichsgruppe mit mehr oder weniger gut begründeten statistischen Konventionen darüber, was noch innerhalb einer Norm ist und was außerhalb.

(ungefähr ›ausgegrenzten‹) Gruppen passierten. Denn dass Personen, die aufgrund mangelnder Energie oder aufgrund von Angst (aber ohne medizinisch gefundene, körperliche ›Rechtfertigung‹) nicht *normal* arbeiten können, Kommunikation mit Behörden nicht schaffen oder auf sonstige Weisen mit diesen Normen in Konflikt stehen, aufgrund dieser Normabweichungen marginalisiert werden, ist in mangelndem gesellschaftlichem Hinterfragen begründet, nicht in individueller Fähigkeit.

Wenn wir dieses Bild auf die Psychotherapie anwenden (und Psychotheras einimpfen), verschieben sich bestimmte Gegebenheiten: Als Psychothera sitze ich keiner kranken Person mehr gegenüber, sondern einer Person, die behindert *wird*. Mir sitzt nicht mehr die Person mit der posttraumatischen Belastungsstörung gegenüber, sondern eine Person, die aufgrund ihrer Geschichte aktuell keine geeigneten Strategien im Umgang mit einem toxisch maskulinen Chef hat. Eine alleinstehende Mutter mit Angststörung ist nicht mehr Angst-*gestört*, sondern hat vollkommen gerechtfertigte Zukunftsängste, weil das Leben als alleinstehende Mutter im Spätkapitalismus extrem viel Unsicherheit mit sich bringt. Folglich hat die Person mit der Schmerzstörung auch keine psychosomatische Schmerzstörung sondern schlichtweg permanente Schmerzen, die die Medizin, weil sie sie nicht auf eine körperliche Ursache zurückführen kann, als psychosomatisch *abtut*, zusätzlich basierend auf diversen Marginalisierungen mit Schmerzmedikamenten unterversorgt, die sowieso nur ein armseliger Notbehelf sind und ist deswegen nachvollziehbar frustriert, depressiv und suizidal.

Für mich persönlich frustrierend ist, dass *alle* Psychotherapeut*innen, denen ich diesen Artikel vorlegen würde, diesen Statements enthusiastisch zustimmen würden und sich sicher wären, dass sie das bereits so anwenden, während quasi alle *Menschen mit komplexeren Lebensläufen* mir ebenfalls zustimmen würden, dass quasi kein*e Psychothera sie je so behandelt hat.

Ein weiterer Punkt, den ich beim Umdenken von Krankheit zu Behinderung thematisieren möchte, ist die alleinige Deutungshoheit der Person über den eigenen Zustand – für diesen Absatz primär im Therapiekontext. Durch die implizierte Langfristigkeit[148] ist Behinderung (im Gegensatz zu Krankheit)

---

148 Dieser Vorschlag setzt sich nicht damit auseinander, ob Diagnosen gemäß der Forderung ›Keine dauerhafte Diagnose für vorübergehende Wahrnehmungen‹ grundsätzlich abzulehnen sind. Aus meiner Perspektive können Beiträge zur Entstigmatisierung sowie Änderungen der Definitionen von Therapie (wie es z.B. die systemische Therapie macht, die explizit nicht mehr die Person behandelt) dieses Problem langfristig bekämpfen, aber dazu, ob das Grundproblem damit gelöst werden kann, konnte ich mir noch keine ausreichende Meinung bilden und argumentiere deswegen in einem Modell, das weiterhin Diagnosen beinhaltet. Letztendlich sehe ich meine Argumentation als Blickwinkelerweiterung, nicht als Lösung aller Probleme, weil eben auch Behinderung als Kategorie kritisch zu betrachten ist.

›Alltag‹ und damit weniger abhängig von einer akuten Beurteilung durch Behandelnde, als von der direkten Aussage der behinderten Person.

Durch diese Alltäglichkeit obliegt es Menschen mit Behinderung selbst, wann und wie sie sich mit ihrer Behinderung befassen – zumindest theoretisch. Das geht damit einher, dass diese Zustände lebensbegleitend und nicht berechenbar sind. Durch diese Sichtweise ändert sich, dass Menschen nicht per se mit dem impliziten Ziel der Heilung in Therapie gehen, sondern weil ihr schieres Sein in Konflikt mit bestimmten Aspekten der Gesellschaft steht. Der Fokus entfernt sich von individueller akuter *Fehlerbehebung* (analog zu gebrochenem Bein), hin zu zeitweiliger aber wahlweise langfristiger Assistenz bei Konflikten mit der Gesellschaft. Damit meine ich nicht, dass z.B. akute Konflikte nicht auch akut behandelt werden dürfen, sondern, dass der Behandlungsfokus der Konflikt *zwischen* Person und Gesellschaft sein sollte und nicht die als krank klassifizierte und damit *ursächlich gemachte* Person. In dieser Behandlung stünde nicht mehr implizit die Normalisierung der Person im Mittelpunkt, sondern die Wahl zwischen der Normalisierung der Person und dem eigenen Recht, nicht *normal* zu sein würde explizit gemacht. Der folgende Prozess würde sich dann dementsprechend mehr auf das eigene innere Sein oder die äußeren Widerstände beziehen.

Zuletzt unterstützt die Umdeutung von psychischer Krankheit zu psychischer Behinderung auch dabei, Neurodiversität als Diversität zu etablieren. In der Emanzipationsbewegung gehörloser Menschen existiert z.B. die Haltung, gehörlose Menschen nicht als beeinträchtigt, sondern als sprachliche Minderheit zu betrachten. Eine (etwas fragwürdige) Analogie hierzu wäre, Personen, die nur mit Messer und Gabel zu essen gelernt haben, Essstäbchen zum Essen zu reichen. Natürlich herrscht hier eine Diskrepanz, aber in Anbetracht dessen, dass es für beide Arten zu essen eine komplette Kultur gibt, die lange Zeit nur mit den jeweiligen Instrumenten gegessen hat, wird deutlich, dass es hier kein *richtig* und *falsch*, kein *gesund* und *krank* geben kann. Analog auf Menschen mit psychischen Problemen angewandt, zeigt diese Umdeutung nochmal sehr klar auf, wie eng und willkürlich die Normen sind, an denen sich die Gesellschaft orientiert. Psychiatrie und Psychotherapie müssen in ihre Ausbildung integrieren, wo faktische Norm und rechtliche Norm, z.B. in Form der UN-Behindertenrechtskonvention und ihrem Verbot von Gewalt gegen Menschen mit Behinderungen, auseinander klaffen, bevor Frischabsolvent*innen auf Menschen am Ende ihrer Kräfte losgelassen werden.

An dieser Stelle sehe ich außerdem eines der Grundprobleme der aktuellen Antipsychiatrie: Während Antipsychiatrie und Disability Studies (etc.) bereits (folgerichtig) dabei sind, die definitorischen Grenzen von Krankheit *an sich* einzureißen, kämpft die Gesellschaft (inklusive Medizin und Psychologie) noch damit, *psychische Krankheit* als gleichwertig mit körperlicher Krankheit zu etablieren. Während diese Dinge sich aber *eigentlich* inhaltlich nicht widersprechen, finde ich es schwierig, sie direkt zusammen zu vermitteln.

Um diesen Kämpfen Nachdruck zu verleihen, muss diese Änderung neben den direkt Behandelnden auch diverse Ämter erreichen. Nicht zuletzt würde es schon sehr helfen, wenn die Beantragung eines Schwerbehindertenausweises (sic) 1. adäquat die Nachteile von Behinderung ausgleichen und 2. nicht durch die Vorurteile der dort Entscheidenden systematisch zu niedrig festgestellt oder als generell ›nicht gerechtfertigt‹ abgewiesen würde. Letztendlich kann der Grad der Behinderung – selbst, wenn er nur zeitweilig festgestellt wird – zumindest theoretisch im Alltag sehr hilfreich sein. In meiner eigenen Erfahrung aktuell aber leider primär, da sich aufgrund der gleichen Vorurteile nach dem Vorzeigen eines Schwerbehindertenausweises niemand mehr traut, (für die fragende Person) unangenehme Fragen zu stellen. Immerhin das hat die Behindertenbewegung geschafft.

Konsequenzen

Wie schaffen wir es also, diese Themen in den jeweiligen Bereichen anzubringen und was müssen wir dort konkret ändern?

Wie weiter oben bereits angedeutet, finde ich es essenziell, dass die Psychotherapie sich wieder traut, gesellschaftlich/politisch und nicht nur individuell aktiv zu sein. Es reicht nicht, dass sich die Psychotherapeut*innenkammer meldet, wenn das Gesundheitsministerium versucht, die Psychotherapie noch kaputter zu machen. Die Psychologie sollte nicht nur psychopathologisch, sondern auch *psycho-epidemiologisch* forschen. Also nicht nur daran, wie viel Stress eine Person im Alltag haben sollte und wie viel Achtsamkeitsmeditation nötig wäre, um diesen Stress auszugleichen, sondern daran, ob es nicht gesünder wäre, die Gründe für diesen Stress z.B. durch Gewerkschaftsbeitritt und Streik zu beseitigen (was nebenbei noch Wunder für die eigene Selbstwirksamkeitserwartung täte). Nicht zuletzt beinhaltet diese Politisierung eine explizite Positionierung von Psychotheras an der Seite ihrer Patient*innen und in Opposition zu Krankenkassen, Ämtern und Arbeitgebenden.

Weitere Handlungsnot besteht in den Studiengängen, Aus-, Fort- und Weiterbildungen in diesen Bereichen. Ich hatte das seltene Glück, als Dozent Studierenden näher bringen zu dürfen, wie Leben auch mit psychischer Behinderung ist, welche Barrieren es beinhaltet und wie sie sowohl als (potenziell) selbst Betroffene, aber auch als Menschen, die für das Befinden von Betroffenen verantwortlich sein (und ihnen potenziell Gewalt antun) werden, zumindest die grundsätzlichsten Fehler im Umgang vermeiden und zu einem *weicheren* Gesundheitssystem beitragen können. Solche Veranstaltungen müssen an allen Bildungseinrichtungen im Rahmen von Antidiskriminierungsarbeit über Behinderung reden und explizit machen, dass Behinderung auch psychische Probleme mit einschließt. Die Psychologie muss sich weiter von einem medizinischen Individualfokus emanzipieren. Wir müssen Teilnehmenden beibringen, dass Statistik primär zeigt, wie viel wir explizit *nicht* aus ihr lernen und wie viel Wirkung nur durch die Interaktion etlicher Variablen zustande kommt. Das müssen wir mit intersektionalen Beispielen erklären, z.B. dass die meisten Frauen nicht wissen, dass ihre Herzinfarktsymptome wahrscheinlich anders aussehen, als die von Männern oder dass das Anpreisen der theoretischen eigenen Entscheidungsfreiheit meist nicht hilfreich ist, wenn die einem gegenüber sitzende Person Null Kontrollgefühl oder reale Kontrolle über ihre eigene Realität hat. Wir werden auch nicht drumherum kommen, in Veranstaltungen für Psychotheras die harten Fälle von Gewalt, die z.B. in der Gegendiagnose zu lesen sind, zu thematisieren und wie sie zu verhindern sind. Wir brauchen nicht nur die Botschaft ›in eurer Obhut wird sich jemand gegen das Leben entscheiden‹, sondern auch ›ihr werdet Menschen Gewalt antun und Bestandteil eines gewaltvollen Systems sein‹.

Um dem so weit wie möglich entgegen zu wirken, muss in der individuellen Therapie angesprochen werden, wo in dem Thema, wegen dem eine Person uns gegenübersitzt, Beeinträchtigung aufhört und Behinderung anfängt. Es muss zudem explizit in der Entscheidungsgewalt hen Patient*in liegen, an welchen Stellen Beeinträchtigung thematisiert und aufgelöst, und an welchen Stellen Behinderung als Gewalt von außen festgestellt und Mittel zur Gegenwehr vermittelt oder tätlich beigestanden werden sollen. Das Psychotherapiesystem hat auf Wunsch als Schutzmauer gegen diese Behinderung und Gewalt zu wirken.

Außerdem sollte Therapie nicht unreflektiert dort anfangen, wo klar ist, dass es aus *pragmatischen* Gründen nur darum gehen kann, Dinge in der Person zu ändern, wenn diese ganze verdammte Veranstaltung nur deswegen stattfindet, weil uns der Kapitalismus keine Zeit lässt, adäquat sozialisiert zu werden, unsere sozialisierungsbedingten Probleme adäquat aufzuarbeiten oder uns gesellschaftlich (da wo die Debatte eigentlich hingehört) um die Konflikte zu kümmern, die dann zwischen unseren Kind-Ichs und einer kindischen kapitalistischen Welt auf dem Rücken unseres erwachsenen Selbst ausgetragen werden.

Literaturverzeichnis

Deutscher Blinden- und Sehbehindertenverband e.V. (DBSV) 2023: Gendern. https://www.dbsv.org/gendern.html, (Zugriff am 12.11.22)

Sounds in Psychiatry

by Kristina Eichel, Kristel Jax, Karin Jervert, Tom Rice, Kim Wichera (alphabetical order)

Übersetzung in deutsch:

This chapter consists primarily of the transcript of a panel discussion on the theme of Sounds and Psychiatry. The panel *What is the Nature of the Psychiatric Auditory Experience* aimed to offer a sonic examination and appraisal of psychiatric environments, bringing together professional and lived experience perspectives and create a platform from which to launch further exploration of the nature of psychiatric auditory experience. The panel considered what psychiatric sound environments are like currently and how they might change (preferably for the better) in future. Several themes were prominent in the discussion. The panelists considered aspects of the architectural design of psychiatric wards and how conditions and routines within these buildings serve to generate particular kinds of sound. The relationship between authority and the suppression of sound in psychiatry was also discussed, as was the relationship between the sound environment and internalised or »inner« sounds. Fundamentally, the conversation was concerned with how psychiatric wards act to both produce and constrain sound and voice, as well as controlling what sounds are heard, listened to, or ignored.

The panel convener was Kim Wichera, a sound artist and mental health activist based in Berlin, Germany, and the panel itself was comprised of four speakers: Dr. Kristina Eichel (also based in Berlin), a researcher and systemic psychotherapist who had recently completed a one year internship in the acute psychiatric inpatient ward; artist Kristel Jax (Canada), creator of the podcast and live show *Drone Therapy*, a comedic first-person exploration of psychiatric healthcare; Karin Jervert (USA) an artist, author and psychiatric survivor who is Arts Editor for the *Mad in America* foundation, an organisation which acts as a catalyst for rethinking psychiatric care; and Dr. Tom Rice (UK) a lecturer in anthropology at the University of Exeter with a special interest in sound and institutions. We include more detailed bios at the end of this text. The panel was held in 2021 as part of the SoundsAbout gallery programme, »OTIUM« and Vorspiel of the CTM festival. It had a live audience of about twenty five people and was subsequently posted online. A video recording can be found at: https://www.youtube.com/watch?v=-jHMerZAvX8

Kim

I'm very pleased to have these great panelists here to talk about the topic of what is the nature of sound and psychiatry.

I just want to give you a little space to give us a short input. Karin, would you like to start?

Karin

As Kim said, I'm Karin and I identify as a psychiatric survivor. When Kim contacted me about this project I was very excited, because it seemed as if sound was going to be an extremely profound and poetic way of looking at my experience in the psychiatric world. I'm an artist and a writer as well, and a lot of my work recently has focused on this idea of a loss of language around emotional pain, that it's being replaced with clinical language, scientific language around what is thought to be happening in the brain.

For me personally, the bipolar diagnosis I received at 21 years old did a lot to restrict the way I understood my pain. And when you look at how sound is one of the more powerful ways, or languages, in which we understand pain and experience and transform pain, I really saw the potential of thinking about psychiatry through this framework.

I wrote an article that's available on Mad in America called *Sound After Psychiatry*. What I saw as a psychiatric survivor was that there were three environments to look at: sound before psychiatry, sound during hospitalizations where it interacts with a power struggle, a power dynamic that happens where practitioners are trying to restore consensus reality to this person and applying force, and the third being one's relationship to sound after hospitalization. So there's trauma during the hospitalizations and then there is post hospitalization where the trauma is drawn with you into life after.

In thinking about my story, I found that in so many ways, the relationship psychiatry had with sound was based on restricting, as it does with meaning-making, as it does with metaphor, as it does with so many things. It becomes about restricting your experience. The restriction of sound became internalised in many ways, a seed of a kind of aversion to expressing myself, to making sounds like loud weeping or screaming or even just the sound of my truth, my story.

The voice is one of our most important ways of sounding in the world. And even with that there was a fracture between the sounds I was allowed to make without activating an entire industry of force against me and my own authentic voice.

I found telling the story through this framework of sound really opened up a different understanding for me and as a person who's still healing from the trauma of the label and of several hospitalisations. It was actually a really profound healing experience for me to look at it in this way; to see that my trauma was related in part to how psychiatry manipulated sound, my sound making, the sound I was allowed to give meaning to, the sounds that I was allowed to hear.

Also, it was really poignant for me to realize that the moment psychiatry became activated for me was when it did not hear the sounds I was hearing. Because I was hospitalised for hearing voices and other sounds that others couldn't hear. It was this that activated psychiatry in my life.

Before psychiatry, sound was, and now as I heal, is, one of the most important things in my life. Understanding sound as a courier for meaning was really important to me. The sound of music that was popular in the 90s: Tori Amos, Ani DiFranco and all the others; these sounds were how I made sense of my world. And there was a tragic restricting of that post psychiatry where seeing meaning in music was actually an indication of disease. Seeing excess meaning in anything was a problem to be restricted. Even seeing metaphor in art was an indication that a disease was making itself known, a symptom of a disease that needed treatment and adjustment.

Kristel

I relate to so much of that. When I was thinking about what to say on this topic I realized that I literally don't remember what psychiatric situations sound like. There's just a void. In these situations I'm very distressed, desperate, and likely dissociating so much that every part of me that can be disconnected is gone. Then my anxiety is so high that anything I do hear, my memory doesn't hold onto it.

This is interesting because sound has always been important to me. I remember as a little kid sitting so close to the radio I was right up against it. Back then I studied and obsessed over music, and now sound and music are large parts of my art and writing practice, and as a performer I'll go on stage, make noise, sing, even scream.

Yet, I can't remember a single sound I've ever heard in a hospital, waiting room, or therapy office, and I've been to a lot of them. It's especially strange because these environments are charged and in the moment I'm sure all my senses are on high alert. But the filtering system either during or post event is not letting me access any of these auditory experiences in my memory.

In contrast, I can remember things I've seen in hospitals, waiting rooms, and offices as if they're burned into my eyeballs: long hallways, tile floors, old carpets, stiff chairs, cleaning accessories, and instructional notices on bland walls.

Of course I've had to do a lot of talking in these situations, often telling nurses, doctors, and therapists the same thing one after the other, over and over and over and over again, my voice droning on. But I don't remember.

This has been a problem for me because I can't remember conversations I've had with medical professionals. To combat this I've actually made audio recordings of sessions, thinking I could listen to them later and learn from them, but I find I just get overwhelmed by the thought of revisiting those conversations and delete the recordings without ever listening to them. There's something horrifying about the sound of my own voice basically begging for help from a dispassionate bureaucracy and laying out my life story over and over. I try to take notes now instead, either during the visit or right after, if I remember to.

I find in so-called psychiatric settings I feel very much like a drone or a number, one more piece of paperwork someone has to do, there was one occasion I was called the wrong name and then when I mentioned it the worker said »I don't need to know your name.« These feel like very dehumanizing spaces.

I think contemporary psychiatric environments are largely designed by whoever has power in a society, and they generally don't like to think about suffering. Instead they have a duty to provide the bare minimum to keep the status quo of care at the time. And one authority or institution will follow another's lead. So there becomes a repetition, a rhythm, and I can fill in the gaps of what I think these spaces would have sounded like based on my visual memories. Material-wise, we're typically talking about whatever's the cheapest to install, clean, and maintain, which is often coincidentally also liable to the perfect surfaces if you want to bounce sound and create echoes: tile floor, metal and plastic, endless hallways layered with industrial paint. There's an urgency added to footsteps, voices, telephones, machines, even little human sniffles.

In my experience sometimes the staff take away whatever music or listening device you have, like your phone for example, so there's no way of blocking things out or comforting yourself with something familiar. Usually if there's a television it's on mute. I'm stuck with the feeling of obligation to spend my time there as quietly as possible.

It's frowned upon to make any kind of scene in these spaces, especially a loud, audible scene. If you drop something on the floor and it makes a sound, you become a focal point of a room already charged with anxiety. This seems nightmarish, as I don't want anyone to pay attention to me when I'm in a vulnerable situation. I wish that I could do it all from inside a closet or the bottom of a well.

When you go to a therapist's or psychiatrist's office, there's often these little devices, white noise machines with different settings, generally options like ocean or wind, and that looping monotonous recording is supposed to block out the sounds of the other people in nearby rooms. In some places it's even mandated that these machines stay on all the time for privacy. I've encountered these devices in other situations too and I do know they generate an underlying drone in a room, and a drone can act like a void. It's a basic attempt at noise canceling. Again,I don't actually remember, I'm assigning sounds to memories in retrospect. How would fluorescent lit hallways sound? How would a waiting room sound when a cleaning staff person comes through with a mop and I'm trying not to cry? How would elevator buttons sound?

I imagine maybe when I'm so anxious and suffering so much, I'm vibrating at some other kind of crazy level that isn't receptive to certain sound waves, even though I'm speaking when spoken to, and listening on high alert to hear announcements or get out of the way of anyone who needs their space — but maybe I'm operating at a frequency where sound doesn't make sense anymore in the typical way.

I was thinking about how some people are never that desperate and vulnerable in an institutional setting in their lifetimes, and how I would describe the feeling to them. I guess that's one way: a place where sound doesn't make sense. A void. Like space. That's what I've been thinking about.

Tom

Karin and Kristel give us a personal perspective that I myself can't really offer, but which I found fascinating. Obviously we're familiar with psychiatric conditions that involve auditory hallucinations and that involve hyperacusis, a hypersensitivity to particular sounds. So I think when we're dealing with the management of psychiatric conditions in institutional contexts, we're dealing with a very complicated set of sonic circumstances. I was interested to hear from Kristel, though, that actually in her case it's not a question of hypersensitivity, that at times that sound can become sort of meaningless, too. At one point, she actually personified herself as a sound: »I am a drone«. That was quite an interesting idea and showed the extent not only of sonic engagement, but of disengagement too.

My research in the past has looked at the sound environment of conventional hospitals and considered how sound becomes an important aspect of the experience of hospitalisation. One thing that Kim suggested I do was think about the ways in which a psychiatric hospital ward might differ from a typical hospital wing. I think there are some really important points of commonality that have been touched upon already. So, for example, there's a loss of acoustic agency, a loss of capacity to determine what you hear and how you feature in the sonic environments of others.

So there are important sets of sonic echoes which can be discerned across institutional contexts. Sounds are reflective of systems in one way or another. So we have distinct audible routines in both hospitals and psychiatric institutions. I noticed that Kristel referred to a person coming through with a mop, and they'll be similar sort of things in hospitals: people coming through with medicine trolleys, food and so on. Another noticeable feature of these institutionalised spaces are alarms and buzzers, but also efforts to control the sound environment, for example, through deliberate zoning. So in hospitals, for example, you might have a visitor room, a TV area. These things impose a particular spatiality, which can feel quite artificial.

I think something else that's really important is the loss of acoustic privacy and acoustic personal space. Kristel mentioned dropping a pen and then suddenly becoming the focus of everybody's attention. I think that's indicative of a loss of a capacity to control what aspects of you are heard, but then you are also exposed to the sounds that are produced by other people. So these are the two sides of acoustic privacy, and very often the loss of one involves the loss of the other. In the conventional hospital, a lot of gestures are made towards visual privacy, like drawing a privacy curtain around a bed, but those barriers aren't effective at preventing the spread of sound so that people in a ward space can have a very clear idea of what's happening behind a privacy screen even though what's there is visually concealed. It can be very obvious what's going on.

I'm interested in captive audiences, for instance on hospital wards, in prisons and also zoos. Obviously, psychiatric wards will be another example and will produce their own captive audiences. I guess that on a psychiatric ward there might not be the obvious signs of physical illness you get in a conventional hospital. So there might not be the same kinds of audible unwellness: coughing, people in physical pain, other really unpleasant sounds like people being sick and that kind of thing. And I think perhaps there may be less medical technology dominating the sound environment. In the cardiology wards where I've worked in particular, there have often been a lot of medical technologies sonifying medical information: heart monitors, for example. I suspect these are not frequently present on psychiatric wards. So I think I would just say as a way of summing up that I think we can see a lot of parallels in the acoustic plight of people who are in conventional hospitals and those who are in psychiatric wards, though there are important differences too.

Kris

When Kim asked me to participate, I had one month left working in the psychiatric institution as a psychotherapist in training. So I was part of that institution and also counting the days to finally get out of it. And so Kim almost helped me to survive the last four weeks because I started to turn my attention to psychiatry not just as a psychotherapist in training, but also as a researcher. I'm a researcher on the critical perspectives of meditation and mindfulness, but also of self improvement and the medical industry. So I was really happy to hear what the others said because it resonated a lot with my observations. I made some notes from one week of careful listening on the ward, and I want to read them out to you. So just listen to it as a poem maybe. I translated it from German to English

Wecker klingeln
Paradestraße
Zug nach Alt-Tegel
Dötdötdötdöt summm
Zisch knüüüü seufz
Mind the gap
Zurückbleiben bitte

Woher weiß ich, dass ich nicht träume?
Klatschen
Auf den Boden treten
Schnipsen
Finger zählen. Fünf? Gut. Sie sind wach.

Ich schlafe schlecht.
Es ist so laut nachts.
Ohrenstöpsel?
Dann bekomme ich Halluzinationen.

Alarm aus allen Telefonen.
Ich habe keins. Ich höre sie über den
Flur hinweg. Wie die Patienten.
Vorauseilend Rufe und Getrampel,
dann weiß ich: es passiert hier.
Schnelle Schritte folgend, das Rumpeln
Der Tür: es passiert auf einer anderen
Station.

Passiert es hier, lausche ich. Bleibe ich
In meinem Zimmer? Bringe ich andere,
unbeteiligte, aus der Situation?
In Sicherheit? Auf ihre Zimmer?

Zeit und Ziel.
Kein PA [Park-Ausgang].
Kein PA vor Visite.
PA 30 Minuten.

Ring alarm clock
Paradestraße
Train to Alt-Tegel
Dötdötdötdöt summm
Hiss knüüü sigh
Mind the gap
Stand back please

How do I know I'm not dreaming?
Clapping
Stepping on the floor
Snapping
Counting fingers. Five? Good. You are
awake.

I don't sleep well.
It's so noisy at night.
Earplugs?
Then I get hallucinations.

Alarm from all the phones.
I don't have one. I hear them across the
hall. Like the patients.
Preceding shouts and stomping,
then I know: it's happening here.
Fast steps are following, the rumbling
Of the door: it's happening in another
ward.

If it happens here, I listen. Do I stay
In my room? Do I take others,
uninvolved, out of the situation?
To safety? To their rooms?

Time and destination.
No PA [access to the gardens].
No PA before rounds.
PA 30 minutes.

Türen öffnen Responder lässt sie piepen. Klacken. Tür ist zu.	Doors open Responder makes them beep. Clack. Door is closed.
Machen Sie mal den Krach leiser. Imitiert mich ein Patient bevor ich dazu Kam den Gedanken zu fassen oder gar Auszusprechen.	Turn down the noise. A patient imitates me before I've had a chance to think, let alone to speak the words.
Ich darf keine Musik hören, sagen meine Stimmen.	I must not listen to music, my voices tell me.

Listen to the english audio version of the poem:

Kim

Thank you very much.

I think what struck me when I first thought about this question: »what is the sound of a psychiatric ward or psychiatry?‹ was that when we think about psychiatry, we usually have a lot of visual images or pictures from movies and magazines. It's usually very visually heavy when we speak about these institutions. I think this approach of thinking about psychiatry, using the ears to listen to the sounds of that environment, to think what kind of auditory environment it is: that's something which could give us a totally different perspective on psychiatry. I wanted to address the first question to you, Kris, because you had the most recent experience of being in a psychiatric ward, working as an intern. I just wanted to ask you, what kind of sounds did you hear on the ward? How did they affect you? And also, which of them did you take into your everyday life, after your internship until today?

Kris

The sounds of surveillance, I would say, were the sounds that indicated there's an acute danger happening. To do this you have to press the button on your ward phone - I didn't get a phone for the whole year and I also did not want one because I did not want the responsibility of having a phone - so you press the button on the phone when you see some danger happening, because someone is being violent to someone else or to themselves. This alarm is a specific beeping sound that I later observed in other places. For example, I was at the drugstore a few weeks ago and I heard the same beep and I got immediately tense. I've taken that sound with me because it reminds me of the alarm.

Most of the time the door was locked so that people cannot get out unless they have a responder key. The key makes a beep when you put it on this black box and you hear the clicking of the door that means it can open now, and then there is a really loud noise when the door closes again. Some patients are very hypersensitive and they get anxious when they listen to the sound of the doors.

As soon as you hear running feet, then you know something's wrong because usually it's quite quiet and steps are usually at a normal pace. If I hear running feet, I get tense because I know someone is running somewhere, especially after the alarm sounded. Then I really try to listen: OK, is that running away from the ward? As the alarm is for all the wards, the dangerous situation is likely somewhere else. If the running is going towards where we are, then I need to see if I need to help to de-escalate. Sometimes 20 people or 20 doctors are running to a certain situation to try to de-escalate, which is an escalation itself if there's 20 people surrounding patients. I've never actually experienced an escalation or de-escalation directly because I always hear the alarm and step away or leave the situation because I was instructed to do so. Those are the sounds that are still in my mind.

I did therapy groups and some of the therapy groups were on relaxation so I actually instructed sound meditation with some people, listening to the sounds and just letting them be, accepting them. The patients seemed to enjoy it because (contrary to what mindfulness or meditation practices usually suggest) directing your attention to your own breathing could make you even more anxious. Focussing makes you aware of your own bodily functioning, and so that's a surveillance mechanism itself - if you start listening to your own voices or thoughts or functions in your body. So that's another thought I had when you asked about sounds in psychiatry.

Karin

When I was listening to Kristel, I thought about the difference in our experience; the idea that I have a strong memory of the sounds and the nature of the sound in that environment but Kristel reacted in such a different way with dissociation and not being able to remember. So that's an interesting question: how do we individually relate to these environments? It may have to do with our initial relationship to memory, meaning, sound and self.

Tom

I suspect that, yes, there are very pronounced individual differences, but there might be some commonalities and I think it's worth exploring through research what kinds of commonalities there might be.

Kim

Thank you so much. Karin, I was just thinking, you wrote a piece about the sound of psychiatry entitled *Sound After Psychiatry*

You mentioned that even therapy and psychiatry felt for you like an extension of the sound environment of hospitals, and I was just wondering to what extent was that the case?

Karin

Being tethered to therapy and psychiatry suddenly after a lifetime of not having had that in my life was an adjustment. After hospitalisation, this was something I was very tethered to and not something I chose or wanted. So in my case there was an element of consent to this treatment that was missing and the atmosphere of that relationship reminded me of the force and the involuntariness of the hospital itself.

Coming into the therapist's office, the power dynamic was already there because I had this trauma from the hospitalizations living in my body. Even if the therapist was completely well intentioned, I was going to feel like this was an involuntary power dynamic. And not many of them were really aware of that because their education is the same as the people who are running these hospitals. I don't want to generalise too much, of course.

The other thing is the voice. What voices mattered in that room? In my experience, it was not mine. Mine was to be questioned, reformed and drawn back to whatever reality they wanted me to conform to. Therapy and psychiatrists really felt like a continuation of the abuse I experienced. It felt like not being able to escape my abuser. I was bound now to this abusive environment in this abusive industry, and this can really be internalised in very tragic ways. The diagnosis and the powerlessness that comes with it is a hard thing to de-identify with in so many ways.

Kim

Thank you. Kristel, I was wondering because therapeutic music is often more traditional music rather than sounds. I was wondering how you came up with the idea of using drones for your artistic practice and how these drones relate to the ones you use in sound therapy? Also, you talk in your podcast about deep listening as an antidote to mindfulness and meditation. We've already talked about mindfulness, and I was wondering if you could explain what deep listening is and if you think that it is a practice that can help people to feel better without using mindfulness.

Kristel

I've always been really drawn to absurdity, and I think as a sonic term »drone« is a very absurd concept and word. If you slow down a Justin Bieber song or a Charles Manson speech, it becomes like a beautiful drone or fly that won't stop buzzing around you. The sound of a doctor, or yourself, in some medical situations can be a drone. I've talked to a lot of so-called drone musicians about the genre and a common thread I found is most don't like the word, they don't want to call their compositions »drone« pieces, but personally I'm drawn to the term. For me, it's quick shorthand to describe an otherwise complicated sound practice. Saying »I'm a drone musician« is easier than saying I work with sounds that are suspended in time. I'll be trying to write a song that's 1.25 beats per minute, slowing things down, or repeating samples in weird ways. There are lots of things about the Western concept and culture of drone music and noise music that I find really absurd, contradictory, and even problematic, like the modern military use of the word »drone,« but that tension is one of the reasons I like being in and playing with that space.

When I started Drone Therapy, I'd been doing a series on YouTube of weird, girlie haul videos of stuff I bought at thrift stores with noise music in the background, enjoying the contradictions I could explore there. I wanted to add a series where I talked about the therapy I was going through, and I already had a video series with noise, so it was natural to play drone in the background instead. At the time, I just thought it was funny to talk really slow over drone music and make fun of my experiences struggling with therapy, then gradually I realized there was something more profound there, I don't know if you call it a dialectic, but the idea that drone music is ambient and pretty; you might hear it in a yoga studio or something, it's supposed to be calm or chill — but it can actually be anxiety inducing, kind of ominous and scary sounding, similar to how therapy is supposed to make you feel better, but it can be an absolutely miserable experience, especially if you're getting the wrong type of help at a particular time. This is added to the trope of voices (mine and otherwise) droning on in session after session. Drone music became a symbol for that contradiction of therapy being helpful but also harmful.

Later I started hosting live Drone Therapy shows and found an ambient auditory background could invite people to relax and create a vibe that unites the space, and makes it kind of like a magical oasis. I like to joke that therapy offices, psychiatric waiting rooms, or hospitals should have Grouper or William Basinski playing in the background, but honestly, I think having this or any music in medical settings could go either really well or really negatively for me, depending on my mood – nevermind what any other patient might feel hearing music like that.

»Deep Listening« I learned about when I was investigating, what is drone music, and why is it so absurd and attractive to me? I definitely make fun of stuff like »mindfulness« in my podcast, and I'm not sure I'd say Deep Listening is an antidote to the problems some people encounter with mindfulness and meditation, but for me it's been a more approachable form of awareness, a less daunting access point. Deep Listening for me means paying attention to the sounds around you, disconnecting them from their source, and just hearing them as sound. I don't know if you can hear my neighbours sawing trees down outside right now, but if I didn't know what that sound was, how would I feel it, and describe it? I imagine for some people, that kind of practice could be a disaster, but as someone who's struggled with other meditative techniques I found it grounding and calming, whereas focusing on my body or my breath, as Kris was saying earlier, I find can be really scary. Sound is a safer space for me.

Kim

Thank you very much. Tom, I just wanted to ask you: in your monograph *Hearing and the Hospital*, you write about aural surveillance, panauralism and panaudicism and also auditory self surveillance. And I was just wondering for people who don't know those concepts, and the related Foucauldian idea of panopticism, if you could just explain these terms and where they are coming from?

Tom

Yes, I can try to do that! Panaudism and panauralism are really just attempts to provide an auditory equivalent to visual surveillance, or to think about the way in which the sonic and the auditory interact with visual surveillance. Foucault famously wrote a piece where he developed ideas originally set out by Jeremy Bentham in a prison design, where the architecture allowed as many inmates as possible to be continually visible to a small number of overseers. Basically, we find this same disciplinary mechanism in all kinds of institutional spaces like hospitals, schools and prisons. To a certain extent, of course, we're also all surveilling each other. Those of us in this meeting who have our cameras on don't have our feet on the desks and aren't picking our noses because we're aware that the people can see us and that, to some extent, is a facet of the fact that we are aware of other people watching us. We discipline ourselves and control our own behaviour.

This idea of visibility, of being constantly visible to other people, and particularly to disciplinary presences, is called panopticism. Panaudicism, or as some other researchers call it, panauralism, is really an auditory extension of that. So it's the idea of being audible to another person, but particularly to an authoritarian kind of presence. It seems to me that this is something that keeps cropping up in the psychiatric setting, that one is conscious of one's being continually under some sort of supervision, and often this supervision is of a disciplinary type. I noticed that we heard earlier from Kris about how certain sounds trigger disciplinary responses; so running feet, for example, trigger or express one kind of disciplined response, but so equally might cries of pain or, I don't know, even singing, for example, in a psychiatric setting. Certainly in the hospital environment, patients continually talk about being aware of, for example, the footsteps of nurses around about them, which on the one hand is reassuring - you want to be aware that there are people who know what they're doing nearby - but at the same time, you're aware that those people are surveilling you, albeit for your own good. You are under their watch and you are within their earshot, under their auditory gaze, so to speak. So hopefully that gives some explanation of panauralism and panaudicism.

Auditory self surveillance is another thing that emerged in my research when I spoke to patients. They had often become aware of strange sounds issuing from within their own bodies. So, for example, on cardiology wards, some patients talked about being aware of sounds issuing from their hearts that they were aware were not normal. Sometimes these sounds resulted from surgical procedures, or were brought about by some aspect of treatment. I was really interested when Kristel was talking about how some people don't find listening to their own breath, their own body, calming or meditative. There was exactly the same sense among patients I spoke to that the sounds of one's self can be really disturbing and frightening, particularly when you feel that sound might indicate some kind of underlying pathology or some kind of anatomical problem inside you. It becomes really alarming, a source of anxiety and introspection and fear. This listening to oneself and one's own body is also a sort of aural self-surveillance. It's so interesting that the idea that listening to oneself is calming (as is often suggested in meditation and mindfulness), is being critiqued by Kristel and no doubt others. For patients in my research it was often anything but calming too.

Kim

Thank you very much. We are almost coming to the end, and I just wanted to give you the opportunity to present any questions you might have for the other panelists. There are still questions in the chat which I can read out. This is from Tasman: »What is it about the sense of sound that can be so subjective that an alarm can be pleasant or musical, while smells can be terrible, and the memory of them can be difficult to get over. Noise, scanners, the din of the operating room, waiting room, and so on, it seems like sounds are very subjective.«

Kristel

I would relate that with the idea of Deep Listening. It's going to be different for every person. Some might not be as triggered by a smell, but they might hear a sound and get a repulsion reaction to it. I do relate to the idea of distancing sounds from their origin and having feelings of like, »Oh, that beep is kind of melodic.« I'm the kind of person who will record random sounds I hear because I want to use them later and manipulate them. It's harder for me to have that distance from smell.

Karin

I wonder, Tom, if you know what makes a sound traumatic, how it embeds in the memory or why an image that's traumatic is different from a sound that's traumatic?

Tom

I'm no expert by any means on the psychology of hearing and on the neurological aspects of hearing that might give sounds particular experiential qualities. I guess my anxiety related to that question is that in some academic (especially medical) circles, something that's regarded as being ›subjective‹ is considered less important, less significant, less worthy of investigation. I feel that shouldn't be the case.

I'm afraid I don't know what happens in perception and perceptual processing to give sounds particular associations. I think we'd need an expert to talk about that. There has been a sort of phobia around engaging with sound in academia, I think, partly because of the idea that the subjectivity of sound makes it somehow slippery and complicated to deal with, but I think we should resist the tendency to be directed away from sound. I think it should be taken seriously, however subjective it might be as a phenomenon.

Kris

One quality of sound is its local separation from our bodies. Sounds differ from touch or taste, because the origin of a sound sensation can be more distant to my body, while the other sensations are within direct contact to my body. Specific sound experiences - similar to smell experiences - might trigger traumatic memories more easily because of that. A feature of experiencing intrusive memories or flashbacks is the detachment from current time and place, from here and now. It is necessary to integrate traumatic memories to a situation of the past to avoid retraumatization. While we can close our eyes, pull away our body from touch, it is impossible to shut one's ears. Hence, we cannot control hearing the sound of a traumatic past.

I'd love to answer the question that Lisa posted in the chat: »I was wondering about finding and creating solidarity in a space like a hospital, that is deeply constructed and crossed by power structures, in auditive ways. Maybe that is another possibility of listening. Do you have any ideas?«

Karin said that seeking excess meaning in music or in other experiences is an indicator of disease. I think this is where psychiatric institutions really abuse hospitalised people by turning anything into an indicator of disease. We can break that link by understanding experiences and making-meaning not as disease but as solutions or as a practice of self-caring.

Systemic therapy, which I am trained in and my belief system is based on, understands everything we do, everything we can hear, whatever meaning we put onto something actually helps us to survive. So hearing voices might be a helpful experience for people that are feeling lonely, for example, as a way of giving meaning to something. Excess meaning can actually help you to make sense of the world. So as a therapist, I take the words of the patient not as a voice that is to be belittled or pitied, but I understand them as an expert of their own voices. We should always listen to them as experts of their own experience. And that is what systemic therapy tries to do, to tell people: »Always remember that you are the expert of your own experience. Whatever you hear, whatever meaning you make, that for you can be helpful. If you or others suffer from your behavior or experience, then we can see how you could maybe change something, but first of all, your behavior and/or experience was a survival strategy to you«. Anyway, I am really curious about your ideas, Karin and Kristel: what would be a nice act of solidarity?

Karin

The idea of empowerment and empowering people who are in these situations is so important to me as well. And seeing these responses to trauma as survival strategies and as a kind of solution rather than a problem or illness. It's your body and your mind trying to solve some kind of pain, some kind of trauma, some kind of suffering. It's just such an important switch that needs to happen in the industry. Instead of seeing everything as a diagnosable syndrome or disease, problem or deformity, we can look at it not as wrong and broken, but as an opportunity to see how our body reacts to pain and understand it and have compassion for ourselves. And like you said, self care itself is care. And to see these »symptoms« as self care is such a really beautiful switch. That needs to happen.

Kristel

Yeah, Kris, what you said was amazing. I've been on a long journey of trying to find affordable or free outpatient therapy in Toronto, and after a long wait I got an appointment with a therapist far on the outskirts of the city. I rode three subway lines, paid $20 at the desk, and then this man led me down a hallway to his office and told me to sit down, and something felt off but I thought, »OK, I have to be here, this is so important, I have to get better.« But I was feeling really nervous, and staring at the floor or the bookshelf, trying to calm down. I remember he had one of those »Choose Your Own Adventure« books and it was called Doctor Woman or something. I was trying to figure out what that would be about. He kept saying to me, »You have to look me in the eye. We can't do this if you don't look at me.« And I was like, »I'm pretty sure we can,« and he said, »You probably hear this a lot, but you're not making this easy for me.« At that point I was so uncomfortable I panicked and walked out, left my $20, and never went back. That experience of his attitude being very strict, like, »To do this, you have to do it my way,« when I needed a more flexible »How can we do this our way?«

Kim

Tom, do you want to say something?

Tom

I just wanted to say that I think developing auditory consciousness is a really powerful tool, potentially in all of this. Of course, that might take a huge variety of different forms, but a more developed and more widespread awareness of sounds and their implications would be really valuable in all kinds of psychiatric settings and interactions.

Karin

Maybe a next level panel would consider how greater awareness of sound might change the model we have right now.

Kim

As a final question to close this panel, I would just actually like to ask: if you could change what a psychiatric unit sounds like, what would you change? What would you add, what would you take away? And it's just an open question to everyone on the panel to close this time we've spent together.

Kristel

I would say start replacing hard surfaces, you know what I mean? Combatting that institutional echo. Tom has done some work with water sounds and musicians using water. I'd be interested in trying something really absorbent, it could be calming on multiple levels. I don't know for sure.

Karin

What I would change is literally whose voice matters and restore the validity and power of the patient's voice. Also, to take away the power struggle and trust the assumption that the patient knows what they need to be well, they know that their body and mind is trying to help them to survive. They know best, they have the agency, they have the ability to provide informed consent. They are trustworthy in their own care, and we are as practitioners perhaps just a container for them to learn how to navigate their own care. So, I would change whose voice matters in these environments, whose sound matters. What needs to change is whose voice matters.

Kris

I agree with Karin, thank you for sharing. I think loud noises are really disturbing in psychiatry, so I would remove them. I like that idea of having water flowing somewhere so you can actually hear something calming. Or having a space that is really quiet so that people can have privacy; giving each individual a private room where they can rest and experience quietness. Kristel said they took away her musical devices, which is heartbreaking to hear. So I would provide music devices instead of taking them away from the patients. We had a lot of people asking for headphones in the ward. Providing everyone with headphones and a device to listen to whatever they want would actually help a lot of people who are hearing voices because that's how they numb them. In an ideal setting there would be quietness for good sleep and having the ability to listen to voices other than their own voices. Most important, of course, is making the patient's voice an expert voice.

Tom

I think I would say, linking those comments, that what's needed is some kind of conversation between practitioners and patients about sonic needs and about how sound can best be mobilised in order to be beneficial. I think that would also have to go along with picking some of the low hanging fruit around ward noise, mitigating that as effectively as possible, but also making it clear that there are a whole range of sound resources that might be useful in any psychiatric situation.

Kim

Thank you very much. It was great to have you on this panel and to discuss the nature of the psychiatric auditory experience. Today was also one part of the OTIUM session of SoundsAbout. Thanks again to each of the panelists and also to the audience for their questions.

Conclusion

In reviewing this discussion, we can identify certain themes. Some people who have undergone psychiatric care have found its sonic characteristics have contributed to traumatising experiences, and it is clear that all the speakers want and advocate for greater sonic awareness in psychiatric settings. In these spaces we would advocate for transformation in multiple areas: architecturally, environmentally, interpersonally, and personally.

In the architectural realm relating to the physical structures of psychiatric units, we believe spaces have to be designed to control the amount of sound reflected from the walls, floor, and ceilings and provide rooms which are conducive to acoustic privacy.

Our environmental concerns relate to the way interiors are designed and to the manner in which space is managed. Surfaces could be changed to absorb and dampen sounds. As shown in a pilot study at Aalborg University Hospital, sound and music in the environment were applied systematically (Lund Bertelsen Bonde, SoundEffects, 2016). Special playlists, sound equipment and directional line array speakers were used to »empower patients to choose music suited to their needs here-and-now«149. We believe there would be great benefit to more studies of this kind involving auditory elements such as music, ambient sound, personal devices, the acoustic possibilities of furnishings,

149 https://vbn.aau.dk/en/publications/sound-and-music-interventions-in-psychiatry-at-aalborg-university

noise canceling devices, or other technology to encourage more regard for patients' comfort and privacy.

It is clear that in general the concerns of patients, including those of privacy and consent, cannot be properly considered without their consultation and input, and auditory concerns will be no exception. Regarding interpersonal concerns relating to interactions between patients and psychiatrists, as well as all social interactions in psychiatric settings, we find researchers, authorities, and institutions and their staff must listen to the sonic needs of patients and to empower them to take part in planning spatial transformations.

As for the personal, relating, for instance, to the way in which individuals experience particular sounds and are able to mobilize sonic resources such as music in self-care, sound appears to be under-considered in the care-taking process. Some patients need music, access to auditory distraction, or personal devices. Some need stillness, a challenging need which might be conceived of as a resource to which patients might require access at certain points.

Since, from this discussion, the connection between sound and emotional states is clear, empowering those in mental distress with the tools they need to control their sound environments towards their personal preference could be an avenue of healing and study.

Acoustic attentiveness to patient needs and experiences (not to mention those of staff, who have their own auditory circumstances within psychiatric spaces), takes on an activistic potential. It serves larger critiques of mainstream psychiatry, and works towards a transformation where, from patients to doctors and from architects to the boards of funding bodies, sound and its potency is taken into greater consideration. Importantly, we also feel that addressing sound opens up opportunities to consider other under-represented or under-considered aspects of psychiatric care, for example smells, nutrition, and tactile sensations.

In January 2022, Kim presented the composition »*a place of calm*« as part of a sound installation. The installation reconstructed the auditory space of a closed psychiatric ward based on interviews with people who had experienced that setting. This installation served as a test of the validity and feasibility of an archive about the sounds of a psychiatric ward. You can listen to an excerpt of »*a place of calm*« (composition for headphones) here:

In March of 2022, Karin Jervert created a sound piece pairing a spoken word poem about her second hospitalisation shortly after the September 11th, 2001 attacks in New York City, with the sounds that were embedded in her memory of that time. You can listen to this piece here:

We want the panel transcript above to be part of an ongoing conversation involving everyone affected by the psychiatric system. As a continuation and extension of Kim's work, and in order to keep the conversation about sound as an aspect of psychiatry open, we are currently working on a public digital archive of sounds and visual impressions of psychiatric hospital environments. We are keen to use the current (printed) publication to generate contributions to an archive of sonic experiences of psychiatric environments. If you have an experience you feel would be valuable for us to include or would like to see represented in our public archive, please contact us: https://soundsinpsychiatry.tumblr.com/submit OR soundandpsych@gmail.com

To participate in this work in progress, please send us an email detailing your own experiences. Submissions can be any artistic medium, including a sound recording, a poem, a picture, an artwork or video. You can include a media link or attach audio and video files to your email. We request that audio files do not include recognizable voices, and that photos or video also not include recognisable faces, names or institutions. Please be aware of the privacy of third parties. By sending the file, you agree to be part of the public archive and to allow us to share your submission on Social Media, our website and other media for promotional purposes.

Systemsprengerin

von FaulenzA

Refrain:
In einem ätzenden System bin ich ein Systemsprenger
Es sollte helfen, aber ich fühl mich elender
Weil die Seelenklemper sagen ich bin
Zu krank zu kaputt ne Systemsprengerin
In einem ätzenden System bin ich ein Systemsprenger
Es sollte helfen, aber ich fühl mich elender
Weil sie erzählen da nur ich bin
Zu krank zu kaputt ne Systemsprengerin

Ich sitze hier in einem hellen Gruppenraum mit Stuhlkreis
Am Rand steht der Boxsack, kocht dir mal die Wut heiß
Was ich gut weiß, hab ein Vorgespräch, und sitze hier
Guck auf Körbe mit Igelbällen und Kuscheltiern
Vor mir lächeln zwei Gesichter mit nem Block in der Hand
Sie löchern mich mit Fragen und ich hock auf dem Rand
Von meinem Stuhl und zieh nervös an einem roten Stück Knete
Während ich über meine vielen Diagnosen rede
Das ist mein zigstes Vorgespräch in so einer WG
In einem betreuten Wohnen, wo ich auf der Matte steh
Und sie mir sagen, ich pass hier nicht rein, zu krass und zu labil
Weil meine Psychodiagnosen scheinen ihnen doch zu viel
'Sorry, du wärst hier nicht haltbar. Das ist uns auf jeden Fall klar
Brauchst was Intensiveres. Nimm's nicht persönlich, Alter.
Egal wo, Hauptsache nicht bei uns. Wir machen uns das einfach
Suchen uns gern die Patientin aus, die hier am besten reinpasst'

Ey, die Scheiße hör ich überall, ich glaube niemand will mich
Jede Klinik sagt mir ab, aber ich chill nicht
Ich kämpf weiter, auch wenn alles zum Verzweifeln ist
Noch immer hab ich Kraft. Doch woher eigentlich?
Ich schweige nicht. Rap mir von der Seele, was mich krank macht

Freunde klatschen, das ist was mein Feuer anfacht
Ich kann was, und bin stolz dass ich noch am Leben bin
Andere wie ich, schmeißen früh auf ihren Wegen hin
Kann sein ich hab nen Dachschaden, außerdem
Ist meiner ist nicht so groß, wie der vom Gesundheitssystem
Ich check psychiatrische Stationen, und betreutes Wohnen
Alle sagen ich pass hier nicht rein. Und ich frage mich wo denn?
Da bleibt mir nur die Klappse vom Bezirk, die keine Wahl hat
Aber die haben kein Plan, Hauptsache das Tavor ballert
Ist der Krankenhauskreislauf: Straße Knast und Klappse
Der Tanz der richtig Spaß macht. Doch ich mach nicht schlapp ne

Mittlerweile hat mich jede Notaufnahme auf dem Sender
kommt der Rettungswagen mich holen, stehn die Warnleuchten auf ‚Danger'
‚Kommt FaulenzA! Shit! Die war doch erst im Advent da!
Macht Fixierbett klar! Die hat Kraft wie ein Avenger'
Und es stimmt. Ich hab Superpower. Action Heldin Fauli
Ich hab Missbrauch überlebt und weiß noch nicht einmal genau wie
Nehme Tavor statt Alk. Bin multipel wie Hulk
Dissoziiere davon, so wie weg ins All
Da bin ich innerlich geschützt, auch wenn ich äußerlich k.o. bin
An andern Tagen sorgt oft mein Tourett für Spaß und Frohsinn
Doch hab Kraft wie Thor und Odin. Hab ne kleine harte Faust
Und kommt mir wer zu nah, dann schlagen meine Arme aus
Das ist Spastik. Ich sag Sorry für all die, die's nicht verdient habn
Vor den Andern schützt es mich, na hört euch dieses Lied an
Meine Superpower hält mich immer angespannt im Höchstdruck
Ist nicht leicht damit zu leben, und mich ritzen keine Lösung
Weil bei Superkräften kommt's drauf an, sie zu kontrollier'n ler'n
Dann lasst und das System sprengen. Dann nervt es nie mehr

Anarchie im betreuten Wohnen

von FaulenzA

Es ist der anarchistische CSD in Berlin
Coole Leute, coole Demo, ja, geh ich ma hin
Die Sonne knallt, die Mucke auch, was ich queere Tukke brauch
Ich dance frei und stolz, ich bin hier so super drauf
laut erreicht der Demozug den Kundgebungsplatz
Viele Leute halten Reden, wundert dich das
Ok kein tanzen dafür zuhörn. Geht um Arbeitskampf, und Wut, Mann
Weil Erzieher_innen werden schlecht bezahlt - und wir buhen
Aus Solidarität, denn die Person am Mic
Ist Betreuer in ner Wohngruppe und ruft zum Streik
Das kann ich echt fühln, weil meine freund_innen und ich
wohnen selbst in einer Wohngruppe, doch heute redn wir nicht
Aber leider ist mir klar, dass ich mich nicht ans Open Mic trau
dafür schreib ich halt jetzt nen Song, zwar spät doch scheiß drauf

Anarchie im betreuten Wohnen
Anarchie im betreuten Wohnen
Ana Anarchie im betreuten Wohnen
Anarchie im betreuten Wohnen

Behinderter Krawall wird sich heute lohnen
Anarchie im betreuten Wohnen
Aufstand der verrücktesten Meute, wo denn
Anarchie im betreuten Wohnen

Leute jetzt wird es behindert. Nehmt das Mic und seid laut
Gewerkschaft der Verrückten ruft zum Streik auf!
Wir wolln kein Stück vom Kuchen und zerstörn die Bäckerei
Kein Bock mehr nur zu fluchen. Wer kommt noch vorbei?
Ich will alles und zwar jetzt. Sonst nehm ich erst kein Wort im Mund
Frühstück erst um 10, ist Punkt 1 auf meiner Forderung
Weil ich will länger schlafen, und bestimmt auch die Betreuer

Und Punkt 2 ist ne Nintendo Switch, ist die zu teuer?
Egal schafft die Konsole an, und zwar mit allen Spielen
Jede Woche Pizza ist Punkt 3 von meinen Zielen
Lasst euch nicht verarschen, Hell Ja! Mehr Taschengelder!
Weil wenn es Kohle gibt dann bin ich überraschend schnell da
Bar auf die Kralle, vorher geh ich hier nicht weg
Und Punkt 5: ich fänd für alle,- ein Einzelzimmer fett
Und ich will nicht dauernd umziehn innerhalb meiner WG
dauernd Zimmer wechseln ohne mal gefragt zu werden nee!

Anarchie im betreuten Wohnen
Anarchie im betreuten Wohnen
Ana Anarchie im betreuten Wohnen
Anarchie im betreuten Wohnen

Konfetti und- Party Glitzerstreu Kanonen
Anarchie im betreuten Wohnen
Gesundheitsamt, wir werden euch nicht schonen
Anarchie im betreuten Wohnen

Ich bin für jede Woche Kino und ihr wisst ich fänd
wichtig fünf Wochen Ferienfreizeit ins Disneyland
Betreuer_innen schreibt euch das in eure Dokumentation
sagts in der Übergabe, labert in der Teamsitzung davon
Währenddessen können Bewohner_innen wenigstens dancen
Mit nem freien Zugang zu den Medikamenten
Das wird den Tag versüßen, tschüss mit netten Grüßen
und dafür schreiben wir niemals mehr Verhaltensanalysen
Das ist Streik. Das ist behinderte Revolution
und da kämpfen wir zusammen nicht nur die die hier wohn
Da ist der Hausmeister am Start und natürlich die Putzcrew
Erzieher machen mit, ey Sozialamt was guckst du
Wir Bewohnis sollten mitentscheiden dürfen wer hier anfängt
Mit aussuchen wer uns betreut, weil das muss ja passen
Wer doof ist der kriegt von uns Klient_innen ne Kündigung
Wir wollen Mary Poppins, für Verrücktheit und Behinderung

Anarchie im betreuten Wohnen
Anarchie im betreuten Wohnen
Der Ruf weitet sich aus auf Psychiatrie Stationen
Jetzt wird sich Revolte wieder lohnen

Zwei mal in der Woche duschen müssen wird jetzt abgeschafft
Und ich halte einen Therapiehund für angebracht
Wenigstens ein Pony, das wäre nicht zu viel verlangt
dafür rufe ich zum verücktestesten Widerstand
Freiheit für die ganze Menschheit
Disability and Madpride

Verrückt spielen – Verhältnisse verstehen und verändern.

von Stephan Bert Antczack

> *»Sie spielen ein Spiel. Sie spielen damit kein Spiel zu spielen. Zeige ich ihnen, dass ich sie spielen sehe, dann breche ich die Regeln, und sie werden mich bestrafen. Ich muss ihr Spiel, nicht zu sehen, dass ich das Spiel sehe, spielen.« (Laing 1977: 7)*

Das Berliner Kollektiv »Theater der Verrückten« arbeitet im Zusammenhang von gesellschaftlicher Veränderung und individueller Genesung auf Grundlage ästhetischer Probatorik.[150] In diesem Artikel wird die Arbeit des Kollektivs vorgestellt.

Das Spiel der Verhältnisse, das der Psychiater und Mitbegründer der antipsychiatrischen Bewegung Ronald D. Laing (1927–1989) lyrisch beschreibt, ist das Versteckspiel, die Maskerade, die es zum Überleben in der bürgerlichen Welt braucht. Notwendig ist das Versteckspiel, weil unter bürgerlichem Vorzeichen Wahrheit nur solange geschätzt wird, wie sie Profit erzeugt. Agnostizismus, d.h. Nicht-Erkennbarkeit von Welt, bildet den weltanschaulichen Spiegel bürgerlicher Gesellschaft, des Kapitalismus (vgl. Uljanov 1985, 1949: 159–160, 167). Die Spielregeln bleiben unerkannt, bewegen sich in der Tabu-Zone. Im Konflikt um gesellschaftliche Anerkennung und Einflussnahme erfolgt die »VerÄnderung« und »Ver_Rückung« jener Menschen, welche sich in dieser Form der Gesellschaftsordnung weder einbringen können und/oder wollen (Lüthi 2019: 214–233). Auf ihrem Rücken werden diese »Spiele« ausgetragen. »Spiele« sind seit der Antike ein probates Mittel der Herrschaftssicherung. Was im alten Rom durch »Brot und Spiele« den Kaisern die Macht sicherte, gehört heute zum Status quo bürgerlicher Herrschaft.[151] Spielen erlaubt andererseits die subjektive Aneignung und Erkenntnis von Welt (vgl. Aissen-Crewett 1999: 28–29). Spiel wird vom »Theater der Verrückten« zur

150 Der Begriff »ästhetische Probatorik« verweist auf eine künstlerischen Versuchsanordnung. Diese wird zum politischen Programm, das Verhältnisse revolutionieren will. »Künstlerisch« meint die subjektive, sinnliche und formende Haltung. Grundlage von Probatorik ist das Spiel.
151 Die Formel »Brot und Spiele« geht auf den römischen Satiriker *Juvenal* (60–127 n.u.Z.) zurück.

Erkenntnis von Unterdrückungsmechanismen eingesetzt und wird von den Nutzer*innen, so lauten die Rückmeldungen, subjektiv heilsam empfunden. Dieser Zusammenhang wird folgend erläutert.

Wer wir sind und was wir wollen: Das »Theater der Verrückten«

Das Berliner Kollektiv »Theater der Verrückten« (TdV) ist ein Ensemble von krisenerfahrenen Menschen. Das TdV wurde am 05.05.2017 am internationalen Protesttag zur Gleichstellung von Menschen mit Behinderungen gegründet, der in diesem Jahr zugleich Tag der Theaterpädagogik war.[152] Hervorgegangen ist es aus der Kulturwerkstatt des Ambulanten Betreuungszentrums ABZ GmbH in Berlin–Neukölln.[153] Dort arbeiten psychiatrie-kritische Mitarbeiter*innen, für die die subjektiv formulierte Bedürfnisstruktur und Interessenlage begleiteter Menschen handlungsleitend sind. Das TdV vernetzte sich von Beginn an in der Theater-Szene.[154] Mitmachen kann, wer sich gegen die Unterdrückung von Menschen mit psychischen Problemen einsetzt. Das TdV wurzelt in der Tradition der Selbsthilfe, die mit den Anonymen Alkoholiker*innen (AA) beginnt (vgl. Big Book der AA von 1939; vgl. AA 2017; vgl. Blu Doppe in diesem Band).

Der Autor sieht das TdV in der Tradition des Sozialistischen Patientenkollektives Heidelberg (SPK) und der Irren–Offensive e.V. (vgl. Kroske 2018; Pross 2016; Talbot:13–28; Stöckle 1983). Zum Ensemble gehören auch bekennende Stimmenhörende. 2018 – 2023 schloss sich das Theaterkollektiv dem Netzwerk Stimmenhören e.V. (NeSt e.V.) an. Das NeSt e.V. ist eine 1998 in Berlin gegründete Selbsthilfeorganisation, in der die betroffenen Stimmenhörer*innen den Ton angeben. Nur eine Minderheit von Stimmenhörer*innen leidet unter den Stimmen und sucht Hilfe durch Medizin und/oder in

152 Der »Tag der Theaterpädagogik« wurde zusammen mit dem »Theaterpädagogischen Manifest« vom Bundesverband Theaterpädagogik e.V. eingeführt. Er findet jeweils am ersten Freitag im Mai statt. Wir erinnern außerdem an den 199. Geburtstag von *Karl Marx* (5.5.1818–14.03.1883).

153 Das Ambulanten Betreuungszentrum GmbH begleitet und unterstützt Menschen in Krisensituation und Notstand. Das *TdV* probte vor Corona in den Räumen vom ABZ. Das *TdV* entstand aus der *KulturWerkstatt* des Unternehmens. Das ABZ beschäftigt den Autor als Krankenpfleger und Theaterpädagogen (BuT).

154 Das TdV spielt öfter bei Veranstaltungen der Berliner *Theaterwerkstatt Kuringa*, es gibt Kontakte zum *Theater der Unterdrückten Wien*, dem *Volxtheater Bielefeld* (Theaterwerkstatt Bethel), dem *Chaosium Kassel*.

Psychotherapie.[155] Ob und wie Psychotherapie hilfreich und nützlich sein kann, war Gegenstand des ersten öffentlich geförderten TdV–Projektes »Boom and Doom – Psychotherapie oder andere bittere Pillen?«, das von »Partnerschaft für Demokratie – Demokratie leben« mit Mitteln des BMFSFJ finanziert wurde.

Politisch wird »Psychotherapie« sehr unterschiedlich bewertet. Die österreichische Psychologin Angelika Grubner kritisiert in der Streitschrift »Die Macht der Psychotherapie im Neoliberalismus« das mangelnde machtkritische »Zusammendenken von Politik und Psychotherapie unter Psychotherapeut*innen« (Grubner 2018: 13), sowie das Ideal der Selbstoptimierung mit Bezug auf die »Ware Mensch« (Streeruwitz 2015) im »Wettlauf um Einzigartigkeit« (Ottomeyer 2014: 179). Andere präferieren die Möglichkeiten von Psychotherapie für Menschen, deren Leid mit den Unterdrückungsverhältnissen verwoben ist (vgl. Grubner 2018: 226; Schlimme 2017; Aderhold u.a. 2003; Braun 1988).

Viele Ensemblemitglieder (EM) haben schlechte Erfahrungen mit »Therapie« gesammelt. Therapieschäden (vgl. Märtens, Pätzold 2002), die durch Psychotherapie verursacht wurden, waren Teil des Forschungsfeldes des TdV (vgl. Even u.a. 2016; Fritz 2013; Kämpf–Jansen 2012; Koch 1995). In einer Szene (»Alter Wein aus neuen Schläuchen«) versucht die*der Psychotherapeut*in (»Frau*Herr Phrasendrescher«) die*den Protagonist*in zu bewegen, die eigenen Bedürfnisse und Interessen an die gesellschaftlichen Erfordernisse anzupassen.

Das TdV nutzt zur Entwicklung von Fragen das Repertoire des Theaters der Unterdrückten (TdU) von Augusto Boal (1931–2009) (vgl. Boal 2013a).[156] Mittelpunkt unserer Arbeitsweise ist das »Forumtheater« (vgl. Ganguly 2011; Letsch/Odierna 2006). Die Zuschauer*innen werden zu Mitspieler*innen. In der dramatischen Grundfigur gibt es Protagonist*in und Antagonist*in. Letztere*r hält die Position der Macht, erstere*r will die Situation ändern. Mit einer »Intervention« können und sollen die Zuschauer*innen die Figur der*des Protagonist*in und*oder die Bündnispartner*innen auswechseln. Macht- und Unterdrückungsverhältnisse werden in Frage gestellt.

---

155 Die Journalistin *Sandra Escher* (1945–2021) und der Arzt *Marius Romme* untersuchten Ähnlichkeiten und Unterschiede von Stimmenhörenden: »Von diesen Untersuchungen lernten wir, dass Stimmenhören an sich kein Zeichen psychischer Krankheit ist […].« (Romme, Escher 2007: 136) 13% aller Menschen hören im Laufe ihres Lebens Stimmen, nur etwa 2% leiden unter den Stimmen. vgl. Netzwerk Stimmenhören e.V. 2012: 3; vgl. von Taysen 2019: 56.

156 *Boal* war mit dem brasilianischen Befreiungstheologen und –pädagogen *Paulo Freire* (1927–1997) befreundet. Der Begriff »TdU« ist eine Hommage an *Freires* Grundlagenwerk (vgl. Freire 1970).

Beim ersten Treffen des TdV kamen Menschen aus dem Umfeld der ABZ GmbH. Im TdV bilden Alltagskonflikte den Gegenstand des Spiels. Es geht um die »Klärung der subjektiven Bedeutung von gesellschaftlichen Verhältnissen« (Osterkamp 2003: 178).

> *»Dazu gehört auch die Auseinandersetzung mit der Frage, wieweit der verkürzte Begriff individueller Gesellschaftlichkeit nicht partiell auch im eigenen Interesse ist, d.h. unser Kampf gegen Unterdrückung wesentlich dadurch behindert ist, dass wir Unterdrückung, sobald sie zum eigenen Vorteil ist, nicht als solche wahrzunehmen pflegen.« (Osterkamp 2003:190)*

Eine häufig diskutierte Frage im Zusammenhang mit gesellschaftlicher Unterdrückung ist der Umgang mit Psychopharmaka. Unterschiedliche Erfahrungswelten treffen aufeinander. Die Behandlung mit Neuroleptika ermöglicht für einige einen erträglichen Alltag oder dient mindestens der Vermeidung von Klinikaufenthalten. Die Einnahme bringt unerwünschte Wirkungen mit sich, wie z.B. Krämpfe, extreme Gewichtszunahmen und/oder Schwitzen, Speichelfluss oder Zittern. Außerdem verkürzen sie signifikant die Lebenszeit (vgl. Gøtzsche 2016: 305–322; Lehmann 2010: 102–103).

Manche im Kollektiv leben darum abstinent von Alkohol, illegalen Substanzen und ärztlich verordneten Medikamenten. Nicht allen ist das möglich. Wer im Zusammenhang mit einer Straftat im Maßregelvollzug war, hat zur Einnahme von Neuroleptika vielleicht eine andere Haltung, wenn dieser Mensch die Einnahme als Bedingung zur Freiheit akzeptiert. Wenn über Medikation und ihre Dosierung gesprochen wird, wirft das immer viele Fragen im Kollektiv auf.

Das TdV erlebt eine hohe personelle Kontinuität. Die Ensemble Mitglieder (EM) geben für das TdV buchstäblich ihr »letztes Hemd«. Neue EM kommen per Mundpropaganda oder haben einer Forumtheater-Aufführung beigewohnt. Öffentlichkeit erhöht die Attraktivität (vgl. Patientenantenne 2021; Antczack 2020; Schrader 2020). Anfragen für Theaterauftritte kommen überregional. Es gibt befreundete Theaterkollektive z.B. in Bielefeld und Kassel. Die Theaterwerkstatt Bethel aus Bielefeld lud das TdV zu einem ersten überregionalen und gemeinsamen Workshop »Ausschluss + Einschluss« ein. Ausgangspunkt war die Allgegenwart des Begriffes »Inklusion«, längst Etikett für »Be_hinderung«. »Ver_rückte«, so die Kritik, wurden lange genug »eingeschlossen«. Folgende Inhalte prägten die Aufführungen:

- Digitale Medien,
- Körper – Kleidung – Konventionen,
- Genesung auf Probe,

- Stimmenhören,
- Psychotherapie,
- und: Familie.

Aktuell erhielt das TdV eine Kurzförderung von Partnerschaft für Demokratie – Demokratie leben für das Projekt »Das Gefühl für die innere Grenze finden – das Vetoprinzip nach Maike Plath«.

Die Verhältnisse: Unterdrückung, Macht, Gewalt und Zwang

Unter sozialen Aspekten gehören die EM meist zu den ausgegrenzten Menschen der Gesellschaft im Kapitalismus. Sie erhalten z.B. Erwerbsunfähigkeitsrenten, oft ergänzt durch »Leistungen« der Grundsicherung. Manche befinden sich im dauernden Modus der »Arbeitsunfähigkeit«, in Abhängigkeit einer Verschreibung durch Ärzt*innen, damit ihnen die Tortur des Sanktionsregimentes der Jobcenter erspart bleibt. Nur wenige genießen das Privileg, sich auf dem sog. »ersten Arbeitsmarkt« ausbeuten zu lassen. Sie sind geübt, die allgegenwärtige Realität bürgerlicher Klassenherrschaft zu dulden. Alltäglich erleben sie Klassismus, Lookismus (Abwertung über das Aussehen), Rassismus und Sexismus. Sie sind Expert*innen auf dem Gebiet erlittener Diskriminierung, Kriminalisierung und Stigmatisierung. Für sie gehört Unterdrückung zur alltäglichen Routine. Sie erleben das, weil sie anders sind oder sein wollen. Wenn sie Hilfe brauchen, treffen sie auf ein Gesundheitssystem in dem Manipulation, Gewalt und Zwang zum Geschäft gehören. Wo es um Macht geht, sitzt die Gewalt im Gepäck. Auf den herrschaftssichernden Auftrag der Psychiatrie verwies Michel Foucault (1926–1984) (vgl. Foucault 1973). Das Instrument dazu ist die »Diagnose« (vgl. Rufer 2007: 407).

EM, die sich professionelle Unterstützung wünschen, erlebten, was es bedeutet, psychiatrisch diagnostiziert zu werden. Mit beängstigender Regelmäßigkeit wurden psychiatrisch diagnostizierte Menschen, und mit ihnen Stimmenhörer*innen, zu Opfern von psychiatrischer Gewalt und Zwang (vgl. Halmi 2010).[157] Bereits in der erste Probe des TdV reproduzierten die Teilnehmer*innen (TN) in nachgestellten Szenen Bilder körperlicher Gewalt durch psychiatrisches Handeln. Das TdV setzt sich für eine Beendigung von gesetzlich legitimierter Gewalt und Zwang ein. Forumtheater, Gewaltfreie Kommunikation und Psychodrama bieten den Ausstieg (vgl. Rosenberg 2016; Stadler 2010). Gewalt und Zwang ist geschichtlich aufzuarbeiten. Die

157 *Team Wallraff*: Undercover in Psychiatrien und Jugendhilfe, Sendung vom 18.03.2019. Reaktion: *Berliner Manifest für eine menschenwürdige Psychiatrie* 2019: *DGSP e.V.* 2019.

Euthanasiegesetze der Nationalsozialist*innen betrafen auch die »Ver_rückten«. Menschen, die anders waren und die den Verwertungsinteressen der Herrschenden widersprachen (vgl. Hechler 2015 und in diesem Band; Baader u.a. 2018+1980; Roth 1984; Kaul 1979). Wer will, dass die Geschichte der Menschen Kurs auf einen wünschenswerten Horizont nimmt, braucht die bewusste Kenntnis historischer Vorgänge, um das im Denken und Handeln zu verankern und zu verändern.

Haltungsfragen zwischen Genesungsverständnis, Psychiatriekritik und dem Wunsch nach Veränderung

Ausgangspunkt ist eine (revolutionäre) Haltung, die politische Veränderung wünscht und will. Betroffenheit ist das Fundament unserer Haltung. Im TdV organisieren sich krisenerfahrene Menschen, die die eigenen Konflikte erforschen. Sie wenden sich gegen jede Form von Unterdrückung, Benachteiligung und Stigmatisierung der Menschen mit persönlichen, psychischen oder politischen Problemen. Eine weitere Haltungsprämisse setzt auf Genesung.[158] Aaron Antonovsky (1923–1994) verwarf mit seinem Konzept der »Salutogenese« die widersprüchliche Klassifikation von »Gesundheit« und »Krankheit« (vgl. Antonovski 1997).

Beim TdV zählen die konkreten Anliegen, Bedürfnisse, und Interessen der teilnehmenden Menschen statt einer normativen Vorstellung von Gesundheit. Genesung bedeutet das Annehmen von Bedürfnissen und Interessen, die einem Leiden zugrunde liegen und erkannt, bzw. verstanden werden wollen. Genesung vollzieht sich im individuellen Prozess und im historischen Bezugsrahmen (vgl. Schnackenberg, Burr 2017; Bock 2014). Grundlagen liefern Wahrnehmung und Erkenntnis (vgl. Holzkamp 1978a). Nachvollziehbare Begründung menschlichen Handelns ist das, was sich unsere EM von Therapie und Theater erhoffen.

Begleitet wird Genesung von Offenheit. Offenheit steht im unlösbaren Widerspruch zu Exklusion und Inklusion. Öffnung und Schutz nach außen, Auseinander- und Zusammensetzung im Inneren. Das ist Reflexion oder das »Gespräch unter Freund*innen« (Plath 2017:95–99,114ff). Vielfalt meint, Menschen mit ihren Eigenheiten, Unterschieden, sowie persönlichen, psychischen und politischen Problemen in der Gesellschaft anzunehmen, zu fördern und ihren Eigensinn als Widerstand anzuerkennen (vgl. Ahmed 2021:199ff). Im Ensemble spielen Menschen mit körperlichen Einschränkungen, Blockaden der Fähigkeiten des Denkens und des Zugangs zu Gefühlen, sprachlichen

158 Die AA sprachen zuallererst von »Genesung«. vgl. AA 2017: 68ff.

Barrieren, sowie mit sehr verschiedenen inneren Grenzen. Das erfordert von jeder*m gegenseitigen Respekt und Rücksichtnahme.

Der Begriff »Krankheit« wurde im ICD-10, wegen seiner Indifferenz und Missverständlichkeit durch den Begriff der »Störung« ersetzt (vgl. Rufer 2007: 408–411). Menschen, die als »störend« wahrgenommen werden, haben in aller Regel gute Gründe zum Stören. »Gestörte« Menschen sind Menschen, die sich von den Verhältnissen, vom Umgang in der Gesellschaft, »gestört« fühlen. Menschen, die »gestört« werden, »stören« zurück (vgl. Brennsell, Weber 2014). Sie reagieren angemessen. Aus der Themenzentrierten Interaktion heißt es: »Störungen haben Vorrang« (vgl. Cohn 2009). Das TdV stört diejenigen, die Störungen verursachen. Eine Störung kann entstört werden. Störungen sind Probleme. Probleme bilden den Ausgang für die individuelle Reife des Menschen. Probleme sind Herausforderungen. Ohne sie gibt es keine menschliche Entwicklung. Konflikte sind Probleme auf der Beziehungsebene. Sie bieten den Stoff für das Drama, die Kernsubstanz von Theater.

Theater lebt von der »Krise«. Die Krise ist das Problem vor der Entscheidung zur Lösung. Sie tritt temporär auf, das heißt, sie hat Anfang und Ende. Krisen sind Entscheidungssituationen. Krisen können »Lokomotiven« für die persönliche Entwicklung und Psychodynamik sein. Oft erfordern Krisen eine rasche Unterstützung durch andere Menschen. Die Krise kann von Angst begleitet sein, die den Schlüssel zur Lösung der Krise bereithält. Angst kennt die Richtung, die an einer Weggabelung einzuschlagen ist. Erfährt die Angst in Krisen keine Beachtung, dann bleibt die Entscheidung zur Lösung der Krise aus. Erfolgt in der Krise keine Entscheidung zur Ent-Aktualisierung, wird aus der Krise ein »Notstand«. Das ist der Zustand, in dem sich Menschen, die psychiatrische Unterstützung suchen, oft befinden. Gefühle wie Angst und Schmerz können für den Genesungsprozess im Notstand nicht genutzt werden, obwohl ihnen eigentlich das Lösungspotential innewohnt. Es ist diese Situation des Leidens, in der sich betroffene Menschen aus guten Gründen einrichten, ein Gefängnis der Seele, mit dem sie sich abfinden und das sie nicht »mir nichts, dir nichts« ändern und/oder verlassen können. Ein Zustand, den das psychiatrische System weder ändern kann, noch will, weil eine Klasse in der bürgerlichen Gesellschaft von der Not der Menschen lebt.

> *»Als Klassen bezeichnet man große Menschengruppen, die sich voneinander unterscheiden nach ihrem Platz in einem geschichtlich bestimmten System der gesellschaftlichen Produktion, nach ihrem (größtenteils in Gesetzen fixierten und formulierten) Verhältnis zu den Produktionsmitteln, nach ihrer Rolle in der gesellschaftlichen Organisation der Arbeit und folglich nach der Art der*

Erlangung und der Größe des Anteils am gesellschaftlichen Reichtum, über den sie verfügen.« (Uljanov 1971: 410)

Karl Marx bemerkte zur Klassentheorie, dass »das Verdienst« eines Nachweises der »Existenz von Klassen« nicht ihm zukomme. Neu sei vielmehr, dass die Klassen an »bestimmte historische Entwicklungsphasen der Produktion gebunden« seien und die Politik der Unterdrückten (sehr verkürzt) »zur Aufhebung aller Klassen und zur klassenlosen Gesellschaft« führe (vgl. Marx 1963: 507, 508). Klassenzugehörigkeit und Klassenhandeln erfolgt relativ unabhängig von der subjektiven Motivation beteiligter Personen. In diesem Zusammenhang folgt die Psychiatrie einer Kontroll- und Ordnungsfunktion zur Stabilisierung der permanent kriselnden bürgerlichen Gesellschaft. Es ist Teil des Auftrages von Psychiatrie, die Menschen in ihrer selbst eingerichteten Gefangenschaft zu bewachen, sie zu kontrollieren, damit sie nicht zur Gefahr für die Mächtigen werden (vgl. Rufer 2007: 406). Wer gesund werden oder bleiben will, was unter den Prämissen bürgerlicher Herrschaft zugegebener Maßen schwer fallen dürfte, braucht für die Genesung eine politische Haltung und den Wunsch, unterdrückende Verhältnisse zu revolutionieren.[159]

Theater der Unterdrückten (TdU) - Labor für Konflikte

Die Erkenntnis der Bestimmung gesellschaftlicher Funktionen und die Positionierung des TdV erfolgen mit den theatralen Methoden Boals. Vor allem in der Diaspora Boals entstand das TdU mit seinen vielfältigen Formaten.

Im Theater werden seit der Antike stellvertretend Konflikte und Konfliktmodelle vorgetragen und ausgehandelt. Das Theater beflügelt den gesellschaftlichen Diskurs, die Debatte strittiger Fragen und Positionen.

»Das Theater ist immer Dialog: Wir lehren und lernen. Das Theater der Unterdrückten geht von zwei Grundsätzen aus: Der Zuschauer, passives Wesen, Objekt, soll zum Protagonisten der Handlung, zum Subjekt werden. Das Theater soll sich nicht nur mit der Vergangenheit beschäftigen, sondern ebenso mit der Zukunft. Schluss mit einem Theater, das die Realität nur interpretiert; es ist an der Zeit sie zu ändern.« (Boal 2004:68)

159 Die gesundheitspolitischen Diskurse rundum das Pandemie-Geschehen lassen befürchten, dass bald zur Einschätzung dessen, was »Gesundheit« ist, weniger die Fragen subjektiver Wahrnehmung (Leid), als vielmehr die politischen Prämissen zählen.

Charakteristikum des TdU ist die Aufklärung und Erkenntnis unterdrückerischer Verhältnisse. Das Repertoire des TdU hält verschiedene Formen bereit, sich mit der Gegenwart in der bürgerlichen Gesellschaft auseinanderzusetzen und zu befassen.

> *»Das bürgerliche Theater ist das fertige Schauspiel. Das Bürgertum weiß bereits, wie die Welt ist, seine Welt, und führt Bilder aus dieser fertigen, geschlossenen Welt vor. Das Proletariat, die ausgebeuteten Klassen wissen noch nicht, was ihre Welt sein wird. Folglich ist ihr Theater die Probe und nicht das fertige Schauspiel.« (Boal 2004: 58)*

Im Forumtheater werden aus individuellen Konflikten gesellschaftliche Fragen entwickelt (vgl. Boal 2004+2005). Das Publikum wird zur*m Akteur*in auf der Bühne. Die unterdrückten Kräfte und Bündnispartner*innen werden ausgewechselt. Durch Unsichtbares Theater, einer weiteren Theaterform Boals, bei der die Zuschauer*innen nicht wissen, dass sie Teil des Stückes sind, wird das Drama im Alltag (be)greifbar und diskursfähig (vgl. Thorau 2013). Das Zeitungstheater war ein Produkt der Militärdiktatur in Brasilien und wurde so aufbereitet, dass das Publikum zwischen den Zeilen lesen kann (vgl. Hahn 2010: 356–357). Legislatives Theater entstand nach dem Exil, als Boal Stadtverordneter in Rio de Janeiro war. Es begibt sich mit dem Publikum auf die Suche nach neuen Gesetzesentwürfen (vgl. Boal 2013a; Clausen, Hahn, Runge 2012: 77–86; Baumann 2006).

Was Brecht mit den »Lehrstücken« konzipierte, rückt beim TdU ins Zentrum (vgl. Koch u.a. 1983; Steinweg 2005+1971). Boal war Chemiker (vgl. Boal 2013a). Mit ihm wurde das Theater zum Labor. Michael Wrentschur spricht beim Theaterspiel von einem »experimentellen Lernlabor« (Wrentschur 2004: 30). Wrentschur hat das TdU zum methodologischen Kern seiner Forschungen in der Sozialen Arbeit gemacht (vgl. Wrentschur 2019). Workshops des TdV erforschen gesellschaftliche und individuelle Machtverhältnisse. Spielerisch werden Perspektiven und Sichtweisen auf Unterdrückungsverhältnisse »ver_rückt«. Es stellen sich Fragen, Konflikte und Störungen werden ertastet, unter die Lupe genommen, er- und begründet, Handlungsfähigkeit erprobt hergestellt und ent-aktualisiert.

> *»Man kann hier die Verständigung gleichsam erst erproben, man hat die Möglichkeit, sich wieder zurückzuziehen, zu dementieren, sich erst dann festzulegen, festlegen zu lassen, wenn man sich des erreichten vorverbalen Einverständnisses genügend sicher ist.« (Holzkamp 1978c: 39–40).*

Unerhörte und unsichtbare Strukturen werden les– und wahrnehmbar. Innerseelische Konflikte werden mit Spielen und Übungen plastisch, wie mit dem »Regenbogen der Wünsche«, »Polizist*innen im Kopf« oder anderen, in Rückschau, Innenschau oder mit Blick in die Zukunft. Die Stückentwicklung bewegt sich »vom Einfachen zum Komplexen« (Boal 2013b: 123). Material der Szenen sind persönliche Probleme und konkrete Konflikte der EM. Die Proben konzentrieren sich auf allgemeine Fragen. Inhalte werden im Probenprozess verfremdet, enteignet und vergesellschaftet (vgl. Steinweg 2005: 79+128). Enteignung meint: Wer die Bühne betritt, bewegt sich im öffentlichen Raum. Die Bühne baut Abstand und Distanz im Gegensatz zur Privatheit auf und grenzt so die Intimität von Öffentlichkeit ab (vgl. Senett 1977). Die EM sind für die öffentlichen Präsentationen und Proben geschützt. Vergesellschaftung schafft Distanz und transformiert die subjektiven Schwierigkeiten.

Boal widmete sein Buch »Regenbogen der Wünsche« zum einen Lula da Silva, dem sozialistischen Ex–Präsidenten Brasiliens und Grete Leutz und Zerka Moreno, den beiden großen Damen des Psychodramas (vgl. Boal 2005; Feldhendler 1992; Leutz 1986). In den Proben gehen wir in die Tiefe und aktivieren psychodramatische Arbeitsweisen (vgl. Buer 2010; Ottomeyer 1987). In der Reflexion kommt das therapeutische »Hilfs–Ich« zur Geltung (vgl. Aissen-Crewett 1999: 56–57; Scheller 1998: 54–55). Wir praktizieren solcherlei Übungen in vier–fünfstündigen Workshops mit einer Pause und gemeinsamen Essen.

Konkrete Ergebnisse im Workshop–Labor: Ärzt*innen diagnostizierten z.B. einem EM eine »paranoide Schizophrenie« aufgrund der Behauptung, er höre Stimmen. Der Betroffene sprach dagegen von Ängsten. Seine Ängste wurden als Szene bearbeitet. Dafür eignete sich die Übung: »Polizist*innen im Kopf« (Boal 2005: 138ff). Die Wirkung der Ängste wurde plastisch, verkörpert durch »Polizist*innen« (Boal 2005: 138ff) deren Gewalt buchstäblich ver_rückt machen musste. Der Betroffene war umstellt und bedroht von seinen Ängsten (keinen Job, keine Wohnung, keine Würde finden). In einer anderen Szene (»Dicke Luft«) war die Spielerin im Kontakt mit ihren Eltern handlungsunfähig, fühlte sich »wie gelähmt«. Jeder ihrer Wünsche bekam eine Farbe. Ihre Wünsche waren:

- Violett: Ich will gehört und gesehen werden.
- Orange: Ich will Deine Liebe und Deinen Respekt.
- Grün: Ich will mich entfalten und meine Talente entwickeln!
- Rot: Sagen können: Damit bin ich nicht einverstanden!

Die Farben und die Protagonistin selbst wurden von (von ihr ausgewählten) Mitspieler*innen verkörpert. Die betroffene Person blieb außerhalb des

Spiels und gab Regieanweisungen. Bei der ersten Intervention konnte sie einzelne Wünsche gegen ihre strenge Mutter einsetzen. Dann erprobte sie das komplette Farbspektrum (»Regenbogen«), konnte die Figuren unterschiedlich positionieren und handeln lassen (Variationen bei Lautstärke, Mimik, Tempo etc.). Am Ende der Übung fühlte sie sich im Konflikt mit der Mutter gestärkt. Aus dem Konflikt entstand eine Forumtheater-Szene, die zum Repertoire gehört. Im Kollektiv wird entschieden, welche der sehr persönlichen Konflikte szenisch ausgebaut werden. Gewicht für die Entscheidung hat, ob sich eine allgemeine Fragestellung ableitet lässt, eine Frage, die viele Menschen umtreibt. Einfluss auf die Entscheidung hat außerdem der thematische Rahmen des aktuellen Probenprozesses. Manchmal wird Material für spätere Phasen geparkt.

Fehler – Schlüssel zum Glück

Gefühle werden in der gesellschaftlichen Realität oft unterdrückt (vgl. Illouz 2007). Das Ergebnis geht oft mit einer Kränkung einher: »Wir wissen inzwischen, dass es uns krank macht, wenn wir als Individuen unsere Eindrücke ›hinunterschlucken‹ und ihnen keinen Ausdruck verleihen. Den Stress, den unverarbeitete Eindrücke erzeugen, manifestiert sich in Erkrankungen.« (Diamond 2013: 34). Viele Menschen versuchen, Gefühle, wie Angst und Schmerz, zu vermeiden. Preis einer Vermeidung ist der Verlust von Lebensfreude (vgl. Casriel 1995). Neben den Gefühlen sind Statusfragen für die Beziehungen in der Gesellschaft relevant. Sie entscheiden häufig über Erfolg und Verlust. Status–Verhalten lässt sich lernen und verändern. Voraussetzung ist die Kenntnis der persönlichen Komfortzone, sowie das Spiel und die Möglichkeit, Fehler zu machen. Die Theaterpädagogin Maike Plath betont:

> *»Das Wichtigste ist, (wirklich!) zu verstehen, dass das Scheitern zu einem gelungenen Prozess dazugehört und dass wir alle nur dann Erfahrungen machen können, wenn ›Fehler‹ erlaubt sind.« (Plath 2017: 32)*

Sandra Anklam sieht in der Offenheit für Fehler sogar eine Chance zur Krisenbewältigung:

> *»Die Fähigkeit, mit großen Veränderungen gut zurechtzukommen, Krisen unbeschadet zu überstehen oder sogar gestärkt aus diesen hervorzugehen, heißt Resilienz. Den heiteren Umgang mit Fehlern, Fehlschlägen, Turbulenzen und Problemen zu proben, ist Resilienztraining par excellence!« (Anklam 2016: 40)*

Die EM beim TdV spüren, dass ästhetische Arbeit und spielerisches Streiten sinnvoll sind, Erkenntnis erweitern und die Handlungsfähigkeit herstellen.

> *»Diese Erfahrung erzeugt ein Glücksgefühl. Denn unser Gehirn reagiert lustvoll auf spielerische und kollektive Lernprozesse, in die wir uns ständig neu, fragend, interagierend, probierend und forschend einbringen können.« (Plath 2017: 35)*

Das ist, was die EM von Therapie erhoffen. Wohlbefinden bildet das Ziel von TdV und TdU gleichermaßen: »Warum machen wir Theater? Weil wir glücklich sein wollen.« (Boal, in: Staffler 2009: 7)

Theater zwischen Therapie und gesellschaftlicher Veränderung

Werden die EM befragt, warum sie beim TdV mitmachen, sprechen die wenigsten von Impulsen zur politischen Veränderung. Bei allen negativen Vorerfahrungen mit Psychotherapie, sagen sie, dass Theater für sie »Therapie« sei. Thomas Bock verlangt von Therapie zweierlei: Linderung der Symptome und das Verständnis der Bedeutung, des Sinns von Ereignissen (vgl. Bock 2006: 17). Beides erleben die EM beim TdV. In den Proben werden Zusammenhänge sichtbar und schaffen ein tieferes Verständnis der gemachten Erfahrungen. Boal:

> *»Unsere Herangehensweise ist therapeutisch, ohne jedoch eine Therapie darzustellen. [...] Wir trachten danach, von einer individuellen Geschichte auszugehen. Über diese Geschichte hinaus versuchen wir, sie [...] mit den anderen Teilnehmer*innen der Gruppe zu pluralisieren.« (Boal 2014: 352, Anm. 38)*

Boal hat den therapeutischen Gedanken lange abgelehnt und betonte, dass das TdU auf Veränderung der Gesellschaft (»Revolution«) zielt. Das Moment der Veränderung im Probehandeln wird seit der Antike »Katharsis« genannt. Boal unterschied unterschiedliche Formen der »Katharsis« (vgl. Staffler 2009: 40; Boal 2005: 78–82; Aissen-Crewett 1999: 38–39).

> *»Wir sehen den Patienten im gesellschaftlichen Zusammenhang. Wir wollen ihn nicht der Gesellschaft anpassen. [...] Man kann psychische Probleme nicht von sozialen Problemen trennen. Sie sind beide eng miteinander verknüpft.*

[…] Auch die Situation muss ›behandelt‹ werden.« (Augusto Boal im Interview mit Henry Thorau, in: Boal 2004: 164/165)

Therapeutisch ist beim TdV die Beobachtung und die einfühlende Begleitung (vgl. Anklam, Meyer 2014:18). TdU in sozialen Handlungsfeldern ist empirisch evident und effektiv. Boal sprach gegenüber den Salzburger Nachrichten davon, dass durch die Arbeit mit dem TdU in den psychiatrischen Kliniken Rio de Janeiros rund 80% weniger Medikamente verbraucht würden (vgl. Staffler 2009: 129).

»Der Versuch geht dahin, die Verrücktheit des Theaters zu nutzen und so den ‚pathologischen Wahnsinn durch den Wahnsinn der Kunst einzudämmen.« (CTO Rio, PM, zitiert nach: Staffler 2009: 129: Anm. 177)

Das Theater wird zum Sozialraum, in dem Beziehungen zu sich und anderen erprobt und Freundschaften gebildet werden können. Theater ist der Raum, wo sich Subjekte auf Gemeinschaft und die Probleme der Polis einlassen (vgl. Thoma 2018; Diamond 2012).

Ein solcher Raum ist für das, was Genesung verlangt: not–wendig (vgl. Schlimme 2017). Mit dem ersten »Lockdown« wurde das TdV »obdachlos«. Die pandemiebedingten Hygienekonzepte im Bürgerzentrum Neukölln ließen keine Probe mehr zu. Das TdV erwirkte bei der Senatsgesundheitsverwaltung in Anlehnung an die erste Covid19–Verordnung des Berliner Senats die Genehmigung für ein »Distanztraining« im Park. Mit Zollstöcken, Baustellen-Hüten im zwei Meter-Abstand, mit Mund-Nasen Bedeckung und Teilnehmer*innenlisten, erfolgten ab dem 8. Mai 2020, Tag der Befreiung, Proben im Treptower Park, nahe des sowjetischen Ehrenmals.

Es stellt ein Problem dar, Gelder für die Proberäume einzuwerben. Die ökonomischen Prämissen der Pandemie führen zu massiven Schwierigkeiten. Das TdV nutzte Zoom–Meetings und Paar-Proben, probte lange im Freien. Mieten, Zeitschranken und Hygieneverordnungen präsentierten sich als Barrieren. Das TdV ist eine offene und vielfältige Gemeinschaft. Menschen mit akuten Einschränkungen oder ohne Impfung sind willkommen. Dabei wird auf einen sicheren Umgang miteinander geachtet. Das Kollektiv arbeitet lieber einmal mehr vorsichtig, mit Abstand und hybriden Formaten. Die EM vermissen viele Übungen und Spiele, die aufgrund der Pandemie eingestellt werden mussten, weil sie Körperkontakt erfordern. Aber die Problematik der Situation hat uns enger zusammenrücken lassen. Während für bessere politische und soziale Rahmenbedingungen gestritten wird, lässt sich beobachten, dass sich die betroffenen EM mittels der gewonnenen Erkenntnisse selbst und ihre Umgebung verändern.

Das TdV ist eine »therapeutische Gemeinschaft«. Voraussetzungen dafür sind Freiwilligkeit, verschiedene Formen der Gruppenarbeit, Begegnung und Erfahrungsaustausch der genesenden Betroffenen (»Co–Therapeut*innen«) und die Möglichkeit funktional Verantwortung zu übernehmen (vgl. Yablonski 1990: 43–48). Es ist eine Lebensgemeinschaft auf Zeit, bei der sich die Subjekte in ihrer Entwicklung gegenseitig unterstützen und einer Revolutionierung der Verhältnisse den Boden bereiten wollen.

Ich widme diesen Aufsatz den Ärzt*innen Dr. Ulrich Piltz (†), Dr. Christiane Allmenröder-Selinger, Dr. Karl Heinz Roth und Dr. Jürgen Groll.

Mein ausdrücklicher Dank gilt den Kolleg*innen Sebastian Evers, Bettina Grundmann-Horst und Chris Winsloe ohne die es das »Theater der Verrückten« nicht gäbe.

Literaturverzeichnis

Aderhold, Volkmar/ Alanen, Yrjö/ Hess, Gernot/ Hohn, Petra, Hg. (2003): Psychotherapie der Psychosen. Integrative Behandlungsansätze aus Skandinavien, Hamburg: Psychosozial Verlag.

Aissen–Crewett, Meike (1999): Grundlagen und Grundbegriffe der Dramatherapie, Potsdam: Universität Potsdam Verlag.

Ahmed, Sara (2021, 2014): Eigenwillige Subjekte. Eigenwilligkeit als Politik des Ungehorsams, Münster, London.

Anklam, Sandra/ Echterhoff, Silke/ Klare, Thomas/ Uhl, Idun (2016): Theater in der Psychiatrie. Von Verwandlungen, Wagnissen und heiterem Scheitern, Stuttgart: Schattauer.

Anklam, Sandra/ Meyer, Verena (2014): Life. On Stage. Handbuch Theatertherapie, Milow: Schibri.

Antonovsky, Anton (1997): Salutogenese. Zur Entmystifizierung der Gesundheit, Tübingen.

Anonyme Alkoholiker dt. Sprache, Hg. (2017, 2009, 1939) : Anonyme Alkoholiker. Ein Bericht über die Genesung alkoholkranker Männer und Frauen, Nachdruck, München. 4. Edition New York/USA.

Antczack, Stephan B. (2020): »Individuelle Genesung und gesellschaftliche Veränderung auf Probe: Das Berliner Kollektiv ›Theater der Verrückten«‹, in: Zeitschrift für Theaterpädagogik, 36. Jg., 76: 52–53.

Baader, Gerhard/ Peter, Jürgen (2018): Public Health, Eugenik und R*hygiene in der Weimarer Republik und im Nationalsozialismus, Frankfurt/ Main: Mabuse Verlag.

Baader, Gerhard/ Schultz, Ulrich, Hg. (1980): Medizin und Nationalsozialismus. Tabuisierte Vergangenheit – ungebrochene Tradition? Berlin: Verlagsgesellschaft Gesundheit GmbH.

Baumann, Till (2006): Von der Politisierung des Theaters zur Theatralisierung der Politik. Theater der Unterdrückten im Rio de Janeiro der 90er Jahre, Reihe: Berliner Schriften zum Theater der Unterdrückten, Bd. 3, 2. Aufl. Stuttgart: ibidem.

Berliner Manifest für eine menschenwürdige Psychiatrie (2019): http://berliner-manifest.de/ (Zugriff: 05.07.2023)

Boal, Augusto (2013a): Hamlet und der Sohn des Bäckers. Die Autobiographie, (Übersetzung: Fritz, Birgit) Wien: Mandelbaum.

Boal, Augusto (2013b): Übungen und Spiele für Schauspieler und Nicht–Schauspieler (Übersetzung: Baumann, Till), Frankfurt/Main: Suhrkamp.

Boal, Augusto (2005, 1995): Regenbogen der Wünsche, Methoden aus Theater und Therapie, Lingen, New York: Schibri.

Boal, Augusto (2004, 1989): Theater der Unterdrückten + Übungen und Spiele für Schauspieler und Nicht–Schauspieler (Übersetzung: Thorau, Henry), Frankfurt/Main: Suhrkamp.

Braun, Karl–Heinz (1988): »Kritische Psychopathologie und Psychotherapie in der Gegenwart«, in: Ders. u.a. 1988, 1983: 101–119.

Braun, Karl – Heinz/ Hollitscher, Walter/ Holzkamp, Klaus/ Wetzel, Konstanze, Hg. (1988, 1983): Karl Marx und die Wissenschaft vom Individuum, Marburg: Verlag Arbeiterbewegung und Gesellschaftswissenschaft.

Brenssell, Ariane/ Weber, Klaus, Hg. (2014): Störungen, Reihe: Texte Kritischer Psychologie 04, Hamburg: Argument.

Bock, Thomas/ Klapheck, Kristin/ Ruppelt, Friderike (2014): Sinnsuche und Genesung. Erfahrungen und Forschungen zum subjektiven Sinn von Psychosen, Köln: Psychiatrie–Verlag.

Bock, Thomas (2006): Eigensinn und Psychose. ›Noncompliance‹ als Chance, Neumünster: Paranus.

Buer, Ferdinand (2010): Psychodrama und Gesellschaft. Wege zur sozialen Erneuerung von unten, Wiesbaden: Verlag für Sozialwissenschaften.

Casriel, Dan (1995): Wiederentdeckung der Gefühle. Um einen Schrei vom Glück entfernt, Oberursel:12 & 12.

Clausen, Jens/ Hahn, Harald (2012): »Vom Kieztheater zum Legislativen Theater Berlin«, in: Giese et.al., 2012: 77–86.

Clausen, Jens/ Hahn, Harald/ Runge, Markus, Hg. (2009): Das Kieztheater. Forum und Kommunikation für den Stadtteil, Reihe: Berliner Schriften zum Theater der Unterdrückten (BSzTU), Bd. 4, Stuttgart: ibidem.

Cohn, Ruth Charlotte (2009, 1975): Von der Psychoanalyse zur Themenzentrierten Interaktion, Stuttgart: Klett–Cotta.

Diamond, David (2012): Theater zum Leben. Über die Kunst und die Wissenschaft des Dialogs im Gemeinwesen, Stuttgart: Ibidem.

Even, Susanne/ Schewe, Manfred, Hg. (2016): Performatives Lehren Lernen Forschen, Milow: Schibri.

Feldhendler, Daniel (1992): Psychodrama und Theater der Unterdrückten, 2. Aufl. Frankfurt/M.: Wilfried Nold.

Freire, Paulo (1970): Pädagogik der Unterdrückten, Stuttgart: Kreuz Verlag.

Fritz, Birgit (2013): Von Revolution zu Autopoiese. Auf den Spuren Augusto Boals ins 21. Jahrhundert. Das Theater der Unterdrückten im Kontext von Friedensarbeit und einer Ästhetik der Wahrnehmung, Reihe: BSTU, Bd. 6, Stuttgart: Ibidem.

Fritz, Birgit (2011): InExActArt. Ein Handbuch zur Praxis des Theater der Unterdrückten, Stuttgart: Ibidem.

Foucault, Michel (1973): Wahnsinn und Gesellschaft, Frankfurt/M.: Suhrkamp.

Ganguly, Sanjoy (2011): Forumtheater und Demokratie in Indien, (Übersetzung und Hrsg.: Fritz, Birgit), Wien: Mandelbaum.

Giese, Nadine/ Koch, Gerd/ Mazzini Silvia, Hrsg. (2012): SozialRaumInszenierung, Lingener Beiträge zur Theaterpädagogik, Bd. 11, Milow: Schibri.

Gøtzsche, Peter (2016): Tödliche Psychopharmaka und organisiertes Leugnen. Wie Ärzte und Pharmaindustrie die Gesundheit der Patienten vorsätzlich aufs Spiel setzen, München: Riva Verlag.

Grubner, Angelika (2018): Die Macht der Psychotherapie im Neoliberalismus. Eine Streitschrift, 2. Aufl. Wien: Mandelbaum.

Hahn, Harald, Hrsg. (2018): Theater der Unterdrückten als Mosaikstück gesellschaftlichen Wandels. Einblicke, Ansichten, Projekte, Reihe: BSzTU, Bd.9, Stuttgart: Ibidem.

Hahn, Harald (2010): Zeitungstheater, in: Koch (2010): 356–357. http://www.legislatives–theater.de/LTB2016.html (Zugriff: 01.08.2021).

Halmi, Alice (2010): »Zwangspsychiatrie: ein durch Folter aufrecht erhaltenes System«, in: Irren–Offensive e.V. 2010: 39–67.

Hechler, Andreas (2015): »Diagnosen von Gewicht. Innerfamiliäre Folgen meiner als ›lebensunwert‹ diagnostizierten Urgroßmutter«, in: Schmechel u.a. (2015): 143–193.

Holzkamp, Klaus (1978a): Sinnliche Erkenntnis. Historischer Ursprung und gesellschaftliche Funktion der Wahrnehmung, 4. Aufl. Königsstein/Taunus, Frankfurt/M.: Athenäum.

Holzkamp, Klaus (1978b): Gesellschaftlichkeit des Individuums. Aufsätze 1974–1977, Reihe: Studien zur Kritischen Psychologie, Bd. 3, Köln: Pahl–Rugenstein.

Holzkamp, Klaus (1978c): »Kunst und Arbeit. Ein Essay zur therapeutischen Funktion künstlerischer Gestaltung«, in: Holzkamp, Klaus 1978b: 17–39.

Illouz, Eva (2007): Gefühle in Zeiten des Kapitalismus, 6. Aufl. 2017, Frankfurt/M.:Suhrkamp.

Irren–Offensive e.V., Hrsg. (2010): Irren–Offensive. 30 Jahre Kampf für die Unteilbarkeit der Menschenrechte, Berlin: AG Spak.

Kämpf–Jansen, Helga (2012, 2001): Ästhetische Forschung. Wege durch Alltag, Kunst und Wissenschaft. Zu einem innovativen Konzept ästhetischer Bildung, 3. Aufl. Marburg, Köln: Tectum Verlag.

Koch, Gerd/ Streisand, Marianne, Hg. (2003): Wörterbuch der Theaterpädagogik, Berlin–Milow: Schibri.

Koch, Gerd (1995): Theatralisierung von Lehr-und Lernprozessen, Milow: Schibri.

Koch, Gerd/ Steinweg, Reiner/ Vaßen, Florian, Hrsg. (1983): Assoziales Theater. Spielversuche mit Lehrstücken und Anstiftung zur Praxis, Köln: Prometh.

Kaul, Friedrich Karl (1979): Die Psychiatrie im Strudel der Euthanasie, Frankfurt/Main: Europäische Verlagsanstalt.

Kroske, Gerd (2018): SPK–Komplex (DVD), Berlin.

Laing, Ronald D.(1977,1972): Knoten, 6. Aufl., Reinbek bei Hamburg: Rowohlt.

Lehmann, Peter (2010): Der Chemische Knebel. Warum Psychiater Neuroleptika verabreichen, Berlin: Antipsychiatrie–Verlag.

Lehmann, Peter / Stastny, Peter, Hg. (2007): Statt Psychiatrie 2, Berlin: Antipsychiatrieverlag.

Letsch, Fritz/ Odierna, Simone (2006): Theater macht Politik. Forumtheater nach Augusto Boal. Ein Werkstattbuch, Neu-Ulm: AG Spak.

Leutz, Grete (1986, 1974): Das klassische Psychodrama nach J.L. Moreno. Theorie und Praxis, Berlin, Heidelberg, New York: Springer.

Lüthi, Eliah, Hg. (2020): beHindert & verRückt. Worte, Gebärden, Bilder finden, Münster: edition assemblage.

Lüthi, Eliah (2019): »PsychGewalt_ig: Psych(iatrische) Gewalt als Diskriminierungsstruktur verstehen«, in: Mader u.a. 2019: 214–233.

Mader, Esto/ Schmechel, Cora/ Kawalska, Kim/ Steinweg, Alex, Hg. (2019): Gegendiagnose II, Münster: edition assemblage.

Märtens, Michael /Pätzold, Hilarion, Hrsg. (2002): Therapieschäden. Risiken und Schäden von Psychotherapie, Mainz.

Marx, Karl (1963): Brief an Joseph Weydemeyer vom 5. März 1852, in: Marx, Karl/ Engel, Friedrich (1963) Werke, Bd. 28, Berlin/DDR: Dietz.

Netzwerk Stimmenhören e.V. (2012): Das NeSt stellt sich vor, Berlin.

Osterkamp, Ute (2003): »Kritische Psychologie als Wissenschaft der Ent–Unterwerfung«, in: Journal für Psychologie, 11(2): 176–193.

Ottomeyer, Klaus (2014): Ökonomische Zwänge und menschliche Beziehungen. Soziales Verhalten und Identität im Kapitalismus und Neoliberalismus, Berlin: Lit–Verlag.

Ottomeyer, Klaus (1987): Lebensdrama und Gesellschaft. Szenisch–materialistische Psychologie für soziale Arbeit und politische Kultur, Wien: Franz Deuticke.

Patientenantenne (2021): »Theater der Verrückten«, in: https://hearthis.at/pi-radio/set/patientenantenne/ (#65). (Zugriff: 05.07.2023)

Plath, Maike (2017): Befreit Euch! Anleitung zur kleinen Bildungsrevolution, Berlin: Books on Demand.

Pross, Christian (2016): Wir wollten ins Verderben rennen. Die Geschichte des Sozialistischen Patientenkollektivs Heidelberg, Köln: Psychiatrie–Verlag.

Romme, Marius; Escher, Sandra (2007): »Intervoice. Stimmenhören akzeptieren und verstehen«, in: Lehmann, Peter/ Stastny, Peter 2007: 134–140.

Rosenberg, Marshall B. (2016): Gewaltfreie Kommunikation. Eine Sprache des Lebens, Paderborn: Junfermann–Verlag.

Roth, Karl Heinz, Hg. (1984): Erfassung zur Vernichtung. Von der Sozialhygiene zum »Gesetz über Sterbehilfe«, Berlin: Verlagsgesellschaft Gesundheit.

Rufer, Marc (2007): »Psychiatrie – ihre Diagnosen, ihre Therapien, ihre Macht«, in: Lehmann, Peter/ Stastny, Peter 2007: 400–418.

Scheller, Ingo (1998): Szenisches Spiel. Handbuch für die pädagogische Praxis, Berlin: Cornelsen.

Schlimme, Jann E./ Brückner, Burkhart (2017): Die abklingende Psychose. Verständigung finden, Genesung begleiten, Köln: Psychiatrie–Verlag.

Schmechel, Cora/ Dion, Fabian/ Dudek, Kevin/ Roßmüller, Mäk*s Hg. (2015): Gegendiagnose. Beiträge zur radikalen Kritik in Psychiatrie und Psychologie, Münster: edition assemblage.

Schnackenberg, Joachim/ Burr, Christian (2017): Stimmenhören und Recovery. Erfahrungsfokussierte Beratung in der Praxis, Köln: Psychiatrie Verlag.

Schrader, Hannes (2020): »Und…Action!« in: Tagesspiegel, Berlin, 12.03.2020: 13.

Senett, Richard (1977): Verfall und Ende des öffentlichen Lebens. Die Tyrannei der Intimität, 2. Aufl. Frankfurt/M. 1983, New York: S.Fischer

Staffler, Armin (2009): Augusto Boal. Einführung, Essen: Oldib–Verlag.

Stadler, Christian/ Kern, Sabine (2010): Psychodrama. Eine Einführung. Lehrbuch, Wiesbaden: Verlag für Sozialwissenschaften.

Steinweg, Reiner (2005, 1995): Lehrstück und episches Theater. Brechts Theorie und die theaterpädagogische Praxis,2. Aufl., Frankfurt/M.: Brandes & Apsel.

Steinweg, Reiner (1972): Das Lehrstück. Brechts Theorie einer politisch–ästhetischen Erziehung, Stuttgart: Metzler.

Stöckle, Tina (1983): Die Irren–Offensive. Erfahrungen einer Selbsthilfe–Organisation von Psychiatrieopfern, Frankfurt/M.: Extrabuch Verlag.

Streeruwitz, Marlene (2015): Ware Mensch, Weitra: Verlag Bibliothek der Provinz.

Talbot, René (2010): »Geschichte der Irren–Offensive«, in: Irren–Offensive e.V. (2010): 13–28.

Team Walraff (2019): Undercover in Psychiatrien und Jugendhilfe, gesendet 18.03.2019. https://www.tvnow.de/shows/team–walraff_reporter–undercover_2384/2019–03/episode–1–undercover–in–psychiatrien–und–jugendhilfe–39411598. (Zugriff: 05.07.2023

Thorau, Henry (2013): Unsichtbares Theater, Berlin: Alexander.

Thoma, Samuel (2018): Common Sense und Verrücktheit im sozialen Raum. Entwurf einer phänomenologischen Sozialpsychiatrie, Köln: Psychiatrie–Verlag.

Uljanov [Lenin], Wladimir Iljitsch (1985, 1949): Materialismus und Empiriokritizismus, 17. Aufl., Berlin/DDR: Dietz.

Uljanov [Lenin], Wladimir Iljitsch (1971, 1961): Die große Initiative, in: Lenin Werke, Bd. 29, 6. Aufl., Berlin/DDR: Dietz.

von Taysen, Caroline (2019): »Mein Ausstieg aus der ›professionellen Neutralität‹. Vom Umgang mit Machtverhältnissen in der psychosozialen Arbeit«, in: Mader u.a. 2019: 55–60.

Wrentschur, Michael (2019): Forumtheater, szenisches Forschen und Soziale Arbeit. Diskurs–Verfahren–Fallstudien, Weinheim–Basel: Betz Juventa.

Wrentschur, Michael (2004): Theaterpädagogische Wege in den öffentlichen Raum. Zwischen struktureller Gewalt und lebendiger Beteiligung, Stuttgart: Ibidem.

Yablonski, Lewis (1990): Die Therapeutische Gemeinschaft. Ein erfolgreicher Weg aus der Drogenabhängigkeit, Weinheim, Basel: Beltz.

Kollektivität statt Vereinzelung - Betroffene von sexualisierter Gewalt organisieren sich

*vom Frauen*NachtCafé Team*

Wenn Betroffene von sexualisierter Gewalt sich vernetzen, im Austausch und im Miteinander Formen des Kollektiven herstellen, können sie dadurch nicht nur ihre eigene Lebenssituation verbessern, sondern auch gesellschaftliche Veränderungen bewirken. Ein Ort, an dem Betroffene von sexualisierter Gewalt sich gegenseitig unterstützen und austauschen können, ist das Berliner Frauen*NachtCafé. Wir vom Frauen*NachtCafé-Team nehmen unsere Erfahrungen zum Ausgangspunkt und möchten Verbindungen und Zusammenschlüsse von Betroffenen beschreiben, und zeigen, welches Potenzial diese für die Betroffenen, aber auch für gesamtgesellschaftliche Veränderungen entfalten können.

Folgen von sexualisierter Gewalt werden von Betroffenen unterschiedlich erlebt und können mit verschiedenen Schwierigkeiten und Herausforderungen verbunden sein, und doch gibt es Gemeinsamkeiten, Verallgemeinerbares und geteilte Erfahrungen.

Ausgehend von den Folgen von sexualisierter Gewalt für Betroffene möchten wir die Wichtigkeit von Austausch, Selbstbestimmung und Empowerment hervorheben, und in diesem Beitrag Formen des Austauschs und der Kollektivierung unter Betroffenen beschreiben. Neben dem Frauen*NachtCafé beschreiben wir auch die »Politische Selbstorganisierung von Betroffenen von sexualisierter Gewalt in der Kindheit oder Jugend mit Treffpunkt in Berlin«. Dabei gehen wir auf den diesen Projekten zugrunde liegenden Selbsthilfeansatz sowie den betroffenenkontrollierten Ansatz ein.

In Bezug auf das Schaffen von Orten und Gruppen verweisen wir auf die lange Geschichte von feministischen Kämpfen. Wir möchten erinnern an die Kämpfe Schwarzer Frauen gegen die Sklaverei in den USA, die gegenüber Frauen mittels sexualisierter Gewalt durch die Kolonialherren durchgesetzt wurde, wie es bereits Angela Davis beschrieb. Über die erste und zweite Frauenbewegung hin zu queer-feministischen Kämpfen von FrauenLesbenInterTrans und Kämpfen um Intersektionalität heutzutage, zeigt sich der Kampf um Rechte, Selbstbestimmung und der Kampf gegen Gewalt. Und wir stehen immer noch am Anfang.

Zur Einordnung möchten wir noch anmerken, dass wir in diesem Artikel von drastischen Formen von sexualisierter Gewalt sprechen, die das Leben der Betroffenen grundlegend beeinträchtigen und prägen.

Sexualisierte Gewalt im Kontext gesellschaftlicher Machtverhältnisse

Sexualisierte Gewalt kommt in sehr unterschiedlichen Kontexten vor und kann viele verschiedene Formen annehmen. Doch auch wenn sich die individuellen Erfahrungen der Betroffenen stark voneinander unterscheiden, gibt es verbindende, strukturelle Merkmale sexualisierter Gewalt, die in allen Kontexten eine Rolle spielen. So ist sexualisierte Gewalt immer Ausdruck gesellschaftlicher Machtverhältnisse und dient der Ausübung und Aufrechterhaltung von Macht und Dominanz. Das sind häufig geschlechtliche Machtverhältnisse, jedoch spielen auch andere gesellschaftliche Hierarchien eine Rolle, wie Rassismus und Ableismus, altersbedingte Abhängigkeiten, Hierarchien im Arbeitskontext oder finanzielle Abhängigkeiten. Sexualisierte Gewalt erweist sich darin als Mittel, Machtverhältnisse zu stabilisieren und aufrechtzuerhalten; gleichzeitig schützt das Machtverhältnis die Täter und erschwert, dass Betroffene sich gegen die ausgeübte Gewalt erfolgreich wehren können. Daher soll sexualisierte Gewalt hier nicht als Einzelschicksal verstanden werden, sondern als strukturelles Problem einer Gesellschaft, die diese Gewalt befördert, verharmlost und toleriert.[160]

Folgen von sexualisierter Gewalt für die Betroffenen

In der Zeit nach einer Erfahrung von schwerer, sexualisierter Gewalt leiden Betroffene oft unter ähnlichen Folgen und machen ähnliche Erfahrungen in ihrem sozialen Umfeld. Neben direkten körperlichen Folgen der Gewalt wie Schmerzen und Verletzungen wirken sich Erfahrungen sexualisierter Gewalt stark auf die Psyche, das Wohlbefinden und die soziale Situation von Betroffenen aus. Zu den Folgen gehören typische Traumafolgen wie Ohnmachts- und Hilflosigkeitsgefühle, Stress und permanente Anspannung sowie ein ständiges, inneres Wiedererleben der traumatischen Situation in Form von Flashbacks. Manche entwickeln auch starke Ängste und Depressionen,

160 Siehe hierzu auch den Beitrag von Lilian Schwerdtner in diesem Band.

schämen sich für die Gewalterfahrung oder geben sich selbst eine Mitschuld daran. Häufig entwickeln Betroffene durch die psychischen Folgen auch psychosomatische Beschwerden wie Kopf- und Rückenschmerzen, Verspannungen oder Verdauungsprobleme.

Dabei haben Studien gezeigt, dass die Schwere der Folgen sehr stark von der Zeit *nach* der Gewalterfahrung abhängt, also davon, in was für einem Umfeld Betroffene sich bewegen und wie dieses Umfeld darauf reagiert.[161] Ein unterstützendes Umfeld, das die Betroffenen schützt, ernst nimmt und ihnen nicht die Schuld zuweist, hat sich als zentral für den Heilungsprozess und die Verbesserung der Situation der Betroffenen erwiesen.[162] Erhalten Betroffene hingegen keine Unterstützung durch ihr soziales Umfeld, ziehen sie sich häufig zurück und brechen Kontakte ab.

Der Rückzug aus sozialen Beziehungen nach einer Gewalterfahrung kann vielfältige Gründe haben: Es kann sein, dass Betroffene durch die Gewalterfahrung das Vertrauen in andere Menschen verloren haben oder Angst vor Nähe und intimen Beziehungen entwickeln. Aus Scham, Unsicherheit und Angst, aber auch weil es schwer fällt, traumatische Erfahrungen in Worte zu fassen, sprechen viele Betroffene zunächst mit niemandem über ihre Erfahrung. Viele haben Angst vor dem Täter, vor sozialen Sanktionen, Stigmatisierung oder Pathologisierung. Auch Schuldzuweisungen oder die Angst, dass ihnen nicht geglaubt wird, hemmen viele Betroffene.

Wenn sie doch über die erfahrene Gewalt sprechen, fühlen sie sich häufig in ihrem Schmerz unverstanden, zu wenig unterstützt oder in ihrer Wahrnehmung nicht ernst genommen. Zudem sehen sie sich mit stereotypen Zuschreibungen konfrontiert, und anstatt sie in ihrer Individualität und Unterschiedlichkeit anzuerkennen, reduziert ihr gesellschaftliches Umfeld sie häufig auf die Gewalterfahrung. Die Ängste der Betroffenen erweisen sich also oft als berechtigt, denn gesellschaftliche Klischees und Mythen über sexualisierte Gewalt führen nach wie vor häufig dazu, dass Betroffenen nicht geglaubt wird, ihre Erfahrungen nicht als »richtige Gewalt« wahrgenommen und damit verharmlost wird, oder dass ihnen eine Mitschuld an den Erfahrungen zugeschrieben wird. Manche Betroffene brechen daher Kontakte ab, um sich vor diesen Reaktionen zu schützen.

Besonders in Kontexten wie beispielsweise sozialen Bewegungen, welche sexualisierte Gewalt stark verurteilen, stören Betroffene das progressive

161 Vgl. u.a. Keilson, Hans: Sequentielle Traumatisierung bei Kindern. Untersuchung zum Schicksal jüdischer Kriegswaisen. Stuttgart: Ferdinand Enke; Gießen: Psychosozial-Verlag, 1979/2005.

162 Vgl. Brennsell, Ariane; Hartmann, Ans; Schmitz-Weicht, Cai: Kontextualisierte Traumaarbeit. Beratung und Begleitung nach geschlechtsspezifischer Gewalt – Forschungsergebnisse aus der Praxis feministischer Beratungsstellen, Bundesverband Frauennotrufe und Frauenberatungsstellen (bff), Berlin 2020, S. 50.

Selbstbild, wenn sie von konkreten Übergriffen berichten, denn vermeintlich sind doch alle bereits reflektiert. Für Nicht-Betroffene ist es verlockend, das Thema zu verdrängen, da eine ernsthafte Auseinandersetzung mit den Berichten von Betroffenen oft grundlegende Überzeugungen und Selbstbilder erschüttert, unangenehme Wahrheiten ans Licht bringt und Konflikte nach sich zieht, während die Leugnung oder Verharmlosung der Gewalt scheinbar alles beim Alten belässt.[163] All das sind Gründe, die eine Anerkennung der Gewalt und Folgen und eine Besprechbarkeit erschweren.

Selbstbestimmung und Empowerment

Viele Gefühle und Verletzungen, die durch die Gewalterfahrung ausgelöst werden, reproduzieren sich in den Reaktionen des Umfeldes von Betroffenen wie Ohnmacht oder Kontrollverlust. Die Betroffenen erleben Gewalterfahrungen in der Regel als massiven Kontrollverlust und fühlen sich während der Gewalt oft ohnmächtig einer extremen Situation ausgeliefert. Häufig empfinden sie die Situation als lebensbedrohlich. Diese Gefühle der Ohnmacht und des Kontrollverlusts bleiben oft auch nach der Gewaltsituation bestehen oder kehren in der Wahrnehmung der Betroffenen immer wieder zurück, beispielsweise ausgelöst durch bestimmte Trigger, die an die Gewaltsituation erinnern. Das Vertrauen, über ihr Leben und ihren Körper selbst bestimmen zu können, wird durch die Gewalttat grundlegend erschüttert. Es ist daher zentral für den Heilungsprozess, sich wieder als selbstwirksam und selbstbestimmt wahrnehmen zu können. Aus dieser Erkenntnis heraus stehen die Aspekte Empowerment und Selbstbestimmung auch im Mittelpunkt feministischer Ansätze zur Unterstützung von Betroffenen nach Gewalterfahrungen.

Oft machen Betroffene jedoch weitere Erfahrungen von Kontrollverlust, wenn sie über ihre Erfahrungen sprechen, beispielsweise wenn Vertrauenspersonen Informationen ohne ihr Einverständnis weitergeben oder ohne Absprache Schritte einleiten, mit denen die Betroffenen nicht einverstanden sind. Oder wenn ihnen aufgrund der erfahrenen Gewalt bestimmte Eigenschaften zugeschrieben werden und sie somit als Betroffene stigmatisiert werden. Diese negativen Erfahrungen, die Betroffene in ihrem sozialen Umfeld machen und die die unmittelbaren Folgen der Gewalt im Erleben der Betroffenen verstärken oder fortsetzen, werden auch als »sekundäre Viktimisierung« bezeichnet.[164] Das bedeutet für die Betroffenen eine zusätzliche

163 Vgl. Herman, Judith Lewis: Die Narben der Gewalt, München 1993: S. 18f.

164 Vgl. Metzner, Corinna: Sekundäre Viktimisierung bei sexualisierter Gewalt. Strukturdynamiken und Präventionsansätze, FfM 2018.

Belastung und Stigmatisierung. Um zu verhindern, dass es dazu kommt, braucht es ihnen gegenüber eine sensible Haltung, die Bereitschaft, auf ihre individuellen Bedürfnisse einzugehen und ihnen die Unterstützung zu geben, die sie sich wünschen.

Besonders im Kontakt mit Polizei und Justiz machen Betroffene eine Vielzahl von Erfahrungen, die die Gefühle der Ohnmacht und des Kontrollverlusts reproduzieren und verstärken. Je nachdem an wen sie sich nach einer Vergewaltigung wenden, wird häufig Druck auf sie ausgeübt, um eine Anzeige zu erstatten. Manche möchten auch gerne anzeigen, um Gerechtigkeit zu erlangen. Wichtig ist jedoch zu wissen, dass die Anzeige in der Regel nicht zurückgenommen werden kann. Das Verfahren läuft im Zweifel auch gegen den Willen der Betroffenen und kann mehrere Jahre dauern. Während des Verfahrens sind sie wiederholt demütigenden Befragungen ausgesetzt, ihre Glaubwürdigkeit wird immer wieder angezweifelt und oft sind sie gezwungen, dem Täter oder weiteren potenziellen Triggern immer wieder zu begegnen. Auch wenn in diesem Bereich in den letzten Jahren einige Verbesserungen erzielt wurden, die Betroffene im Strafverfahren entlasten sollen, bleiben viele dieser Probleme nach wie vor bestehen. Die Chancen, dass der Täter verurteilt wird, sind dabei sehr gering, denn in der Regel gibt es keine Zeug*innen, die Gewalttat liegt häufig lange zurück und einige der typischen Verhaltensweisen von Betroffenen infolge der Gewalttat wirken sich vor Gericht negativ auf ihre Glaubwürdigkeit aus[165].

Im medizinischen Diskurs werden Traumatisierungen und die weiteren Folgen von sexualisierter Gewalt häufig individualisiert und als persönliches, zu behandelndes Problem der Betroffenen verstanden. Mit der Diagnose »PTBS« wird das erlebte Unrecht zur »Störung« bei der Betroffenen umgedeutet, die behandelt werden muss. Dabei bleiben die gesellschaftliche Dimension der Gewalt, sowie die Verantwortung des Täters oft unberücksichtigt[166]. Das hat zum einen zur Folge, dass Aspekte wie Prävention oder Maßnahmen zum Abbau der Gewalt nicht genug bedacht werden[167]. Denn sexualisierte Gewalt ist kein individuelles, sondern ein geschlechtsspezifisches und gesellschaftliches Problem, dem auf individueller und auf gesellschaftlicher Ebene begegnet werden muss. Zum anderen können die Folgen für das Individuum auch nicht

165 Vgl. zu Antifeminismus vor Gericht auch: Roth, Anne; Kern, Clara, Antifeminismus vor Gericht. Über die Macht psychologischer Sachverständiger in Sexualstrafprozessen. In: Mader, Esto; Steinweg, Alex; Schmechel, Cora; Kawalski, Kim, Gegendiagnose II, Münster: Edition Assemblage, 2019.

166 Vgl. zu systematischen Missbrauch auch Jay. Maulkorb Diagnostik - wenn aus Gewalterfahrungen Symptome werden. In: Mader, Esto; Steinweg, Alex; Schmechel, Cora; Kawalski, Kim, Gegendiagnose II, Münster: Edition Assemblage, 2019.

167 Siehe Schwedtner in diesem Band.

umfassend wahrgenommen und ihnen begegnet werden, wenn der Kontext, das Umfeld, die Normen und Prägungen, also die gesellschaftlichen Bedingungen nicht ausreichend erfasst und verändert werden. Die Folgen und das Trauma rühren zu einem großen Teil nicht aus der isolierten Tat, sondern aus den Zusammenhängen und Wirkungen des Kontextes. Wir präferieren hier den Ansatz von Ariane Brenssell zur kontextualisierten Traumaarbeit.[168]

Obwohl es also berechtigte Gründe, gibt, warum Betroffene häufig schweigen, gilt es als erwiesen, dass das darüber sprechen unter bestimmten Bedingungen wichtig für die Verarbeitung der Gewalterfahrung ist, und in der Regel wird das darüber sprechen in einem unterstützenden, vertrauensvollen Umfeld von den Betroffenen als sehr erleichternd wahrgenommen. Dies kann im Freund*innenkreis sein, in einer (Frauen-)Fachberatungsstelle, einer Selbsthilfegruppe oder im Rahmen einer Therapie. Dabei ist das Aussprechen gegenüber mitfühlenden und unterstützenden Menschen bereits ein erster Schritt aus der Vereinzelung, die Betroffene infolge einer Gewalterfahrung häufig empfinden. Und obwohl das Schweigen der Betroffenen angesichts der genannten Hürden verständlich und nachvollziehbar erscheint, trägt es doch auch dazu bei, dass die Täter unbehelligt bleiben, keine Konsequenzen fürchten müssen und im schlimmsten Fall weiter Gewalt ausüben können. Das Ansprechen von Übergriffen kann somit auch ein erster Schritt sein, die Gewalt zu beenden.

Austausch von Betroffenen

In der zweiten Frauenbewegung taten sich Betroffene zusammen und durchbrachen das Schweigen, bildeten Frauengruppen und später Selbsthilfegruppen. Später bildeten sich auch Gruppen von Schwarzen Frauen, trans Frauen, trans Personen und Gruppen in Bezug auf Mehrfachdiskriminierung. Selbsthilfegruppen und Räume, in denen Betroffene sich untereinander austauschen, bieten für sie mehrere Vorteile: Einerseits besteht kaum die Gefahr einer Stigmatisierung durch die Gewalterfahrung, denn die anderen teilen die Betroffenheit. Auch ist die Wahrscheinlichkeit groß, dass andere Betroffene ähnliche Gefühle und Beschwerden durchleben und diese daher besser nachvollziehen können.

---

168 Vgl. Brennsell, Ariane; Hartmann, Ans; Schmitz-Weicht, Cai: Kontextualisierte Traumaarbeit. Beratung und Begleitung nach geschlechtsspezifischer Gewalt – Forschungsergebnisse aus der Praxis feministischer Beratungsstellen, Bundesverband Frauennotrufe und Frauenberatungsstellen (bff), Berlin 2020.

Dadurch fühlen sich Betroffene in ihrer Situation weniger unverstanden und weniger allein. Die Erfahrung, dass viele andere ähnliche Erfahrungen gemacht haben und mit ähnlichen Folgen kämpfen, kann auch Schuld- und Schamgefühle mindern. Darüber hinaus wird durch den Austausch und die gegenseitige Unterstützung von Betroffenen deutlich, dass es sich bei der erfahrenen Gewalt nicht (nur) um ein individuelles Schicksal handelt, sondern um ein strukturelles Problem, das viele betrifft. Diese Erkenntnis kann zu dem Wunsch führen, das Problem auf einer politisch-gesellschaftlichen Ebene anzugehen. Wenn sich Betroffene mit diesem Ziel zusammenschließen, kann dies einen empowernden Effekt haben, da sie sich der Gewalt weniger ausgeliefert fühlen, sondern aktiv versuchen, etwas zu verändern. Nicht zuletzt kann ein Kollektiv von Betroffenen auch Schutz bieten, um öffentlich über sexualisierte Gewalt zu sprechen. So haben sich beispielsweise im Rahmen der Hashtagkampagnen wie #MeToo[169] oder #Aufschrei sehr viele Betroffene getraut, ihre Betroffenheit öffentlich zu machen, da sie allein durch die große Zahl von Mitbetroffenen weniger angreifbar waren. Auch in der medialen Öffentlichkeit ist das Sprechen von Betroffenen häufig der erste Schritt, um etwas an der Situation zu verändern und langfristig die Gewalt zu beenden.

Auch das Sprechen in der Selbsthilfegruppe kann eine Schutzfunktion für Betroffene erfüllen. Hier können sie in einem sensiblen, unterstützenden Umfeld ausprobieren, über ihre Erfahrungen zu sprechen. Es kann sehr bestärkend sein, statt den befürchteten negativen Reaktionen verständnisvolle und ermutigende Reaktionen zu hören und festzustellen, dass man weder mit seinen Gedanken und Gefühlen, noch mit deren Bewältigung allein ist. Herausfordernd sind dabei Mehrfachbetroffenheiten: Viele Betroffene von unterschiedlichen Gewaltformen oder Diskriminierungen haben es schwer, eine Gruppe oder einen Ort zu finden, wo sie sprechen können und verstanden werden, ohne erneut verletzt zu werden.

Selbsthilfeansatz

Der derzeitige Diskurs um sexualisierte Gewalt ist stark durch medizinische Ansätze geprägt, und in den letzten Jahren gewinnen traumatheoretische Ansätze zunehmend an Bedeutung[170]. Dieser medizinisch geprägte Diskurs

169 Siehe hierzu auch den Beitrag von Anahita Sharafie, Aida Eyvazzade, Phillipa Peters in diesem Band.

170 Vgl. zu Trauma-Konzepte auch: Körner, Catalina, Trauma Konzepte im Spannungsfeld zwischen psychischer Störung und gesellschaftspolitischer Anerkennung. In: Schmechel, Cora; Dion, Fabian; Dudek, Kevin; Roßmöller, Mäks*, Gegendiagnose I, Münster: Edition Assemblage, 2015.

verstärkt jedoch bestimmte Sichtweisen und ein bestimmtes Bild von Betroffenen von sexualisierter Gewalt in der Kindheit oder Jugend: Erstens werden Betroffene als individuelle Gewaltbetroffene begriffen, so als würde es sich um einzelne Betroffene von Einzeltaten durch Einzeltäter handeln, um individuelle Schicksale und nicht um strukturell hervorgebrachte und getragene Gewaltformen. Zweitens werden die Folgen für Betroffene vor allem als medizinische Folgen verstanden, die mit Traumadiagnosen erfasst und mit Traumaansätzen behandelt werden können. Und drittens wird das Wissen über Betroffenheit und die Folgen von sexualisierter Gewalt in Kindheit oder Jugend und das Wissen über Heilung vor allem als wissenschaftliches und medizinisches Themenfeld angesehen. Darin finden das Wissen, die individuellen Erfahrungen der Betroffenen, ihr alltäglicher Umgang und ihr Weg zur Heilung in der Regel keine Berücksichtigung. Diese Herangehensweisen schaden in ihrer Dominanz Betroffenen und machen unsichtbar, was Betroffene für sich seit Jahrzehnten erarbeitet haben. Alles, was Betroffene für sich erkannt, benannt, in die Öffentlichkeit gebracht und entwickelt haben, fassen wir unter dem Begriff Selbsthilfeansatz. Die Selbsthilfebewegung begann damit, dass Betroffene in den 1970er und 80er verstärkt angefangen haben über die erfahrene Gewalt öffentlich zu sprechen und sich mit anderen Betroffenen zusammen zu tun, um sich gegenseitig zu stärken und sich auszutauschen. Wie beschrieben entstanden zu dieser Zeit die ersten Selbsthilfegruppen und politische Gruppen, in denen es darum ging, sich in einem geschützten Rahmen mit Menschen auszutauschen, die ähnliches erlebt haben. Diese stellten für Betroffene einen Raum dar, um über die eigenen Erfahrungen zu sprechen, sich der eigenen Geschichte anzunähern, Gemeinsamkeiten und Unterschiede zu entdecken, sich gegenseitig Tipps zu geben und im Umgang mit den Folgen der sexualisierten Gewalt Strategien zu entwickeln.

Dabei konnten Betroffene sich nicht nur gegenseitig stärken, sondern auch Gemeinsamkeiten und Verallgemeinerungen in ihren Erfahrungen erkennen und kollektive und gesellschaftliche Schlüsse daraus ziehen, anstatt die erlebte Gewalt als isoliertes Einzelschicksal zu betrachten. So entwickelten sie einen gemeinsamen Umgang und schufen eigene Angebote und Räume der gegenseitigen Unterstützung.

Entscheidend für den Selbsthilfeansatz ist, dass nicht Wissenschaftler*innen und Mediziner*innen das Sagen haben, Erkenntnisse ziehen und deuten, sondern die Betroffenen selbst. Die Betroffenen haben die Gewalt erfahren und erlebt und sie erfahren die Folgen; sie kennen die Folgen am besten und wissen was ihnen geholfen hat und was nicht. Das reflektierte Erfahrungswissen von Betroffenen steht im Zentrum. Und die Aufarbeitung, Linderung und Heilung erfolgt als ein Weg im Austausch mit anderen Betroffenen. Dabei ist dieser Weg kein gerader, sondern meist ein verschlungener mit vielen Irrungen und Wirrungen. Jede Betroffene muss ihren eigenen Weg gehen und finden. Der Austausch mit anderen Betroffenen kann hierbei sehr hilfreich sein[171].

Damit sind bereits entscheidende Grundlagen des Selbsthilfeansatzes angesprochen: betroffenenkontrolliert, kollektiv, auf Austausch, Reflexion und reflektiertem Erfahrungswissen basierend und gekennzeichnet durch gemeinsame Suchbewegungen. In diesen Suchbewegungen greifen viele Betroffene (oft auch wegen mangelnder Alternativen) auf wissenschaftlich-medizinische Ansätze zurück. Das Verhältnis zu diesen ist unterschiedlich: Manche empfinden sie als bereichernd, stärkend und sind dankbar für die Angebote und Behandlungen, andere kritisieren diese oder einzelne Aspekte oder haben Druck und Schädigungen erfahren. Beispielsweise durch Zwangseinlieferungen oder Fixierungen in der Psychiatrie oder durch Druck, Medikamente nehmen zu sollen oder sich auf eine bestimmte Therapieform einlassen zu sollen, indem mit ihnen herablassend oder autoritär gesprochen wird. Die Bandbreite ist groß und individuell sehr verschieden. Vom Standpunkt des Selbsthilfeansatzes sind medizinische Ansätze nicht problematisch, wenn es genug angebotene und zugängliche Alternativen gibt (was in unserem Gesundheits- und Hilfesystem nicht der Fall ist) und wenn kein Zwang und keine Macht ausgeübt wird. Doch leider strukturieren Zwang und Macht weiterhin das Gesundheits- und Hilfesystem. Dies ist für Betroffene von sexualisierter Gewalt besonders fatal, da die Ausübung von Macht und Zwang den durch die Gewalterfahrung erlebten Verlust der Selbstbestimmung reproduziert. Teilweise fühlen Betroffene sich in Situationen mangels Alternativen hineingezwungen, sei es, weil sie alleine zu Hause nicht mehr klarkommen und in die Klinik oder Psychiatrie gehen oder gezwungen werden. Oder sie brauchen Unterstützung und das einzig realisierbare Unterstützungsangebot über den sozialpsychiatrischen Dienst zwingt sie in eine Wohnform mit Betreuung, in der sie sich nicht wohlfühlen und die sie eigentlich nicht für sich wählen würden. Aber auch weniger zugespitzt greifen manche Betroffene zu Einzeltherapien oder Tagesgruppenangeboten, die sie nicht wählen würden, wenn es Alternativen gäbe. Das soll nicht heißen, dass diese Angebote schlecht sind; vielen Betroffenen helfen sie sehr. Schlecht ist nur, wenn Betroffene keine Wahl haben.

Selbsthilfegruppen sind umgangssprachlich bekannt. Jedoch geht der Selbsthilfeansatz über die Bildung von Selbsthilfegruppen hinaus. Er umfasst auch politische Gruppen, die für die Interessen von Betroffenen kämpfen und die sich für eine gesellschaftliche Veränderung einsetzen. Weiter umfasst er

171 Vgl. zu Erfahrungsreflektion auch Judith. Würdest du freiwillig in eine Psychiatrie gehen? - Eine Erlebnisreflexion. In: Mader, Esto; Steinweg, Alex; Schmechel, Cora; Kawalski, Kim, Gegendiagnose II, Münster: Edition Assemblage, 2019.

Projekte und Angebote, die auf dem Selbsthilfeansatz basieren. Das können Treffpunkte, Anlaufstellen und Zentren sein, wo Betroffene für andere Betroffene Angebote organisieren oder kollektive Angebote initiiert und umgesetzt werden. Das können Gesprächs- und Austauschkreise oder kreative Gruppen sein, die Malen, mit Ton arbeiten, Singen, Musizieren, Tanzen, Meditation, Bewegungsarbeit machen oder sich politisch einmischen. Die Gruppen können der Stabilisierung und der Aufarbeitung dienen und können helfen, das Erlebte zu erfassen, zu deuten, zu reflektieren und einzuordnen. Sie unterstützen dabei, Schlüsse und Erkenntnisse zu ziehen und diese in die aktuelle Lebenswirklichkeit einfließen zu lassen. Stabilisierung und Linderung werden durch solche Angebote gestärkt. Immer wieder neue Schleifen und Wege werden gegangen und das Erlebte immer weiter integriert. Ein Teil der Aufarbeitung ist auch, das Erfahrene, die angetane Gewalt zu erzählen oder auch immer und immer wieder zu erzählen und durch die Anderen, durch das Gegenüber, etwas Neues zu erfahren. Die Erfahrung ist diesmal und heute: Verständnis, Empathie, Wissen, Wiedererkennung und reflektiertes Erfahrungswissen. Der Selbsthilfeansatz unterstreicht dabei die Selbstwirksamkeit der Betroffenen. Es ist ungemein stärkend, sich selbst und andere Betroffene als wirksam zu erleben. Dieses Erleben durchbricht auch wiederholte Erfahrungen der Entmächtigung, die ihren Gipfel in der Vergangenheit in der erlebten Gewalt fanden.

Das Berliner Frauen*NachtCafé und der betroffenenkontrollierte Ansatz

Neben dem Selbsthilfeansatz wollen wir den betroffenenkontrollierten Ansatz vorstellen und zwei Projekte, denen das Prinzip der Kollektivität zugrunde liegen. Eines davon ist das Frauen*NachtCafé von Wildwasser[172] in Berlin.

Die zweite Frauenbewegung thematisierte nicht nur sexualisierte Gewalt; aus den Frauengruppen, Selbsthilfegruppen, geschaffenen Freiräumen, Frauenzentren und ersten autonomen Frauenhäusern entwickelten sich auch staatlich finanzierte und institutionalisierte Projekte, mit allen Vor- und Nachteilen. Die erste Selbsthilfegruppe von Wildwasser ging auf die Initiative von zwei Frauen zurück. Heute ist Wildwasser Berlin ein großer Träger mit unterschiedlichen finanzierten Projekten. Eines davon ist das Berliner Frauen*NachtCafé.

172 Wildwasser Arbeitsgemeinschaft gegen sexuellen Missbrauch an Mädchen e.V.

Das Frauen*NachtCafé ist ein offener Raum für Frauen, trans- und inter Personen, die sexualisierte Gewalt in ihrer Kindheit und Jugend erfahren haben und/oder sich in einer Krise befinden. Es arbeitet nach dem betroffenenkontrollierten Ansatz und dem Selbsthilfeansatz und bietet einen Raum, in dem sich Betroffene selbstbestimmt austauschen und gegenseitig unterstützen können. Die Konzeption des Projekts basiert auf dem betroffenenkontrollierten Ansatz, was bedeutet, dass alle Mitarbeiter*innen selbst sexualisierte Gewalt in ihrer Kindheit und Jugend erlebt haben und ihren individuellen Verarbeitungsprozess als Teil ihrer Professionalität in ihre Arbeit einbringen. Dies soll eine Beratung und Unterstützung auf Augenhöhe ermöglichen, bei der die Unterstützung sich nach den Bedürfnissen der Nutzer*innen richtet.

Der betroffenenkontrollierte Ansatz hat seine Wurzeln in den sozialen Bewegungen der 70er und 80er Jahre. Die Projekte, die nach diesem Ansatz arbeiten, sind aus Selbsthilfe-Initiativen von Betroffenen heraus entstanden, was sich auch in der Haltung und der alltäglichen Praxis widerspiegelt. So eint sie ein Menschenbild, bei dem die »Spaltung in Hilfesuchende und Helfende […] eine situative, keine grundsätzliche« ist. Das heißt, es gibt nicht die einen die Hilfe geben und die anderen die Hilfe benötigen, sondern jeder Mensch kann Hilfe benötigen und Hilfe geben. Alle Menschen verfügen über die notwendigen Ressourcen und Fähigkeiten, um sich zu verändern.[173] Krisen werden bei diesem Ansatz als Bestandteil des Lebens gesehen und nicht als Ausdruck einer Krankheit oder »Störung«; demnach bieten Krisen immer auch eine Chance zu konstruktiven Veränderungen. Der betroffenenkontrollierte Ansatz betrachtet nicht isoliert die Betroffene und die erfahrene Gewalt, sondern bezieht den sozialen und gesellschaftlichen Kontext mit ein. So werden die Probleme der Betroffenen nicht individualisiert. Für die Einordnung ist es wichtig, Gewalt als »erlebtes Unrecht« im Kontext gesellschaftlicher Machtstrukturen zu betrachten, jedoch ohne die individuellen Gewalterfahrungen dabei gleichzusetzen.

Die Nutzer*innen der betroffenenkontrollierten Projekte sind die alleinigen Expert*innen ihrer Situation und können selbst bestimmen, welche Unterstützung sie sich wünschen, ohne Bevormundung. Bestimmte Verhaltensweisen und Zustände der Nutzer*innen werden immer auch als Lösungsversuche und/oder Schutzmechanismen in einer konfliktreichen Situation gesehen, die daher weder verurteilt noch pathologisiert werden, sondern in ihrer jeweiligen Funktion für die individuellen Bedürfnisse der* Nutzer*in betrachtet werden. Die Mitarbeiter*innen sind grundsätzlich parteilich mit

173 Der Paritätische: Betrifft: Professionalität, S. 2.

den Nutzer*innen und richten sich in ihrer Unterstützungsarbeit nach deren Bedürfnissen, im Rahmen ihrer eigenen Ressourcen und Grenzen.[174]

Die Expertise der Mitarbeiter*innen der betroffenenkontrollierten Projekte beziehen sich auf das reflektierte Erfahrungswissen, das im Team immer wieder erweitert und hergestellt wird. Dieser Prozess ist nie abgeschlossen. Alle betroffenenkontrollierten Projekte arbeiten nach dem Selbsthilfeansatz, d.h. im Mittelpunkt stehen der Austausch und die gegenseitige Unterstützung von Betroffenen, die die Projekte selbstbestimmt nutzen, mitgestalten und weiterentwickeln können.

Das Frauen*NachtCafé ist an mehreren Abenden in der Woche geöffnet und umfasst ein Wohnzimmer und eine Küche, in der die Nutzer*innen sich aufhalten und unterhalten können, essen, trinken, lesen, kreativ tätig werden oder gemeinsam etwas spielen können. Außerdem gibt es ein Büro und einen Beratungsraum. Die Mitarbeiter*innen pflegen und gestalten die Räume, organisieren Veranstaltungen und das monatliche Programm, behalten die Bedürfnisse der Nutzer*innen im Blick und bieten bei Bedarf persönliche Gespräche, Kriseninterventionen und Beratung an. Neben den persönlichen Gesprächen gibt es zahlreiche Gruppenangebote wie offene und angeleitete Gesprächsrunden, Mal-, Bastel- und Kochabende, Infoveranstaltungen und Feiern, Kunstausstellungen, Lesungen und Workshops. Vor allem können Nutzer*innen aber einfach da sein, sich ausruhen, miteinander ins Gespräch kommen oder der Beschäftigung nachgehen, auf die sie gerade Lust haben. Das Angebot kann anonym, kostenlos und ohne Anmeldung genutzt werden.

Das Frauen*NachtCafé bietet ein Angebot und einen Ort, in dem der Selbsthilfeansatz und der betroffenenkontrollierte Ansatz umgesetzt werden. Die in diesem Artikel beschriebenen Einordnungen und Schlüsse haben wir in unserer Arbeit im Frauen*NachtCafé immer wieder gefunden.

Politische Vernetzung

Politische Aktivitäten und Einmischungen gibt es von Betroffenen von sexualisierter Gewalt in unterschiedlicher Form. Sei es, hier und da die Stimme zu erheben, etwas zu schreiben, zu posten, sich in Gruppen oder Kollektiven zusammen zu tun oder größere Organisationen oder Netzwerke zu bilden. Hier interessieren uns vor allem die kollektiven Formen. Das sind meist Formen, wo keine Finanzierung oder Institution dahintersteht, sondern Menschen sich selbstorganisiert über eigene Einladungen, Aufrufe oder von Mund-zu-Mund-Ansprache kennenlernen und zusammenfinden. Eine dieser

174 Ebd., S. 2f.

Zusammenschlüsse ist die »Politische Selbstorganisierung von Betroffenen von sexualisierter Gewalt in der Kindheit oder Jugend mit Treffpunkt in Berlin«. Der Zusammenschluss sticht heraus, da es sich nicht um eine feste Gruppe handelt, sondern um eine offene Vernetzung, zu der öffentlich eingeladen wird. Die Vernetzung strebt an, möglichst viele Betroffene einzubinden und anzusprechen, um eine breite und starke Stimme zu entwickeln.

Seit Beginn 2019 gibt es die Vernetzung, sie ist in dieser Form ein neuer Versuch, Betroffene von sexualisierter Gewalt in der Kindheit oder Jugend miteinander in Austausch zu bringen. Es geht darum ein Forum zu schaffen, wo Betroffene sich politisch informieren, austauschen und gemeinsam aktiv werden können. Und das in ganz unterschiedlicher Weise, einfach mal reden, andere kennenlernen, politisch diskutieren, über Aktuelles oder Grundsätzliches, gemeinsam aktiv werden und sich einmischen. Der Wunsch dazu entstand auf dem 2. Kongress MitSprache (14./15.9.2018), der vom Betroffenenrat des UBSKM (Unabhängiger Beauftragter für Fragen des sexuellen Kindesmissbrauchs) organisiert wurde. Dort haben sich Betroffene zusammengefunden und diese Initiative gestartet. Sie nutzten damals die Aufbruchsstimmung und sahen neue Möglichkeiten für gesellschaftliche Veränderungen. Seitdem trifft sich die Vernetzung dreimal im Jahr in Berlin und bildet Arbeitsgruppen zu verschiedenen Themenbereichen. Um möglichst breit den Interessen Aller gerecht zu werden, findet die politische Arbeit vor allem in Arbeitsgruppen statt. Diese finden sich zu verschiedenen Themen zusammen und können so stärker auf die Interessen der Einzelnen eingehen, sich leichter abstimmen und schneller agieren. Beschlüsse werden auf dem großen Vernetzungstreffen eher minimiert, um nicht zu viel Reibungsverluste zu erzeugen und Ressourcen in Abstimmungsprozesse zu stecken. Eine gute Mischung zwischen gemeinsamen Aushandlungen und schnellerem Agieren in AGs wird durch die gemeinsam geschaffene Struktur gelegt. Ein Strukturpapier und ein Selbstverständnispapier stecken den Rahmen und sollen die Vernetzung auch davor schützen, dass Menschen mit rechten oder rassistischen Positionen die Vernetzung stören. Eine Positionierung findet so den Weg zwischen Offenheit und klarer Kante. In dem Selbstverständnispapier zeigt sich dies in dem Absatz

> *»Herrschaftskritisch - Weiterhin bestehen gesellschaftliche Strategien darin, die Gewalt nicht in der Mitte unserer Gesellschaft zu sehen. Sondern sie in Einzeltaten, Krankheit oder einer Konstruktion einer bestimmten Gruppe oder des ›Fremden‹ umzudefinieren und damit rassistische oder klassistische Diskurse zu bedienen. Wir wollen die Ursachen und Verantwortlichen für sexualisierte*

Gewalt benennen und uns dabei intersektionaler Verschränkungen von Macht und Herrschaft und unserer eigenen Positionen darin bewusst sein.«[175]

Eine gute Vernetzung aufzubauen und zu erhalten ist nicht einfach, gerade wenn es an Ressourcen fehlt - Zeit, Energie, Kraft. Einen langen Atem zu bewahren und Frustrationen zu händeln bedarf Geduld und Offenheit. Der Start der Vernetzung wurde deswegen von unserem Frauen*NachtCafé-Team aus unterstützt. Bei der politischen Organisierung von Betroffenen zeigt sich auch hier, wie schwierig es ist, als betroffene Person Gesicht zu zeigen und nach außen zu gehen, sich zu outen. So wollen viele Betroffene nicht mit ihrem Namen in die Öffentlichkeit gehen, um sich gegen Stigmatisierung zu schützen.

Ein Anliegen und Ziel der Vernetzung wird auch nochmal im Selbstverständnispapier deutlich: »Unzufrieden - Betroffene* haben nach wie vor keinen einfachen Stand in der Gesellschaft, Diskriminierung und Stigmatisierung sind verbreitet und es fehlt an vielen Stellen an einer guten und umfangreichen Versorgung. Damit geben wir uns nicht zufrieden und wollen diesem Zustand eine Stimme von Betroffenen* entgegensetzen.«

Fazit

Die Angebote nach dem Selbsthilfeansatz oder betroffenenkontrollierten Ansatz können Beratungsstellen, Treffpunkte, Anlaufstellen oder Zentren sein, aber auch Räume zum gegenseitigen Austausch, welche Betroffene selbst gestalten oder mitgestalten können. Es geht um Orte, an denen sie in einem geschützten Rahmen über ihre Erfahrungen sprechen können.

Betroffene brauchen wesentlich mehr niedrigschwellige und selbstbestimmte Unterstützungsangebote, die auf diesen Ansätzen basieren und ohne Zwang, Pathologisierung und Bevormundung funktionieren. Es bedarf mehr Alternativen im bestehenden Hilfe- und Gesundheitsangebot.

Zwar gibt es im Gewaltschutzsystem zahlreiche (Frauen-)Fachberatungsstellen, von denen viele auf sexualisierte Gewalt spezialisiert sind. Doch oft müssen Betroffene Monate lang auf einen Termin warten, da die Angebote bei Weitem nicht ausreichen. Auch sind viele bestehende Projekte unterfinanziert und nicht für alle Frauen/inter/trans Personen zugänglich, zum Beispiel weil sie nicht barrierefrei sind oder keine Übersetzung anbieten können. Besonders in ländlichen Regionen haben Betroffene oft Schwierigkeiten, überhaupt Angebote zu finden, und so bleiben ihnen oft nur psychosomatische

175 Politische Selbstorganisierung von Betroffenen von sexualisierter Gewalt in der Kindheit oder Jugend mit Treffpunkt in Berlin: Stellungnahme, unveröffentlicht.

Klinikstationen oder die Psychiatrie, wenn sie durch die Folgen sexualisierter Gewalt ihren Alltag nicht mehr bewältigen können. In der Regel basieren diese (Frauen-)Fachberatungsstellen auch nicht auf dem Selbsthilfeansatz oder betroffenenkontrollierten Ansatz, die Mitarbeiter*innen sind selbst nicht betroffen oder outen sich nicht, aus guten Gründen. Jedoch wird dadurch eine Trennung in Hilfesuchende und Hilfegebende aufrechterhalten. Diese Trennung hält stigmatisierende Bilder von Betroffenen aufrecht, schwächt die Sprechposition Betroffener und zementiert eine isolierende Betrachtung der Gewalt; dabei wechseln Betroffene und Berater*innen innerhalb der Machtverhältnisse je nach Erfahrung und Kontext die Positionen.

Es braucht neben Räumen, die Betroffene selbst gestalten können, auch eine starke öffentliche Stimme von Betroffenenverbänden, um die Interessen von Betroffenen sichtbar zu machen und durchzusetzen. Hierfür gilt es die finanziellen Mittel bereitzustellen, das wäre ein wichtiger Schritt, um das Unrecht und Leid der Betroffenen und dessen strukturelle Dimension auch auf einer politisch-gesellschaftlichen Ebene anzuerkennen.

Die Stärkung von Betroffenen-Stimmen und Interessen ist auch wichtig, weil in der Gesellschaft und der Medizin immer noch ein Diskurs vorherrscht, der bevormundend über Betroffene spricht und sie nicht einbezieht oder ihr Wissen anerkennt. Der vorherrschende Diskurs ist weiter von Stigmatisierungen und stereotypen Betroffenenbildern bestimmt, dazu gehören »Opferklischees« und Vergewaltigungsmythen. Dies ist auch ein Grund, warum es einer Finanzierung und Einbeziehung von Betroffenenverbänden sowie der politischen Organisierung von Betroffenen bedarf.

So wichtig diese Maßnahmen sind, wird es jedoch eine Abschaffung sexualisierter und geschlechtsspezifischer Gewalt nicht ohne eine grundlegende Veränderung der gesellschaftlichen Machtverhältnisse geben, die diese Gewalt erst ermöglichen. Denn sie bilden den Boden, auf dem Weggesehen wird, Gewalt relativiert wird und Betroffene nicht ernst genommen werden.

Zum Ende des Artikels wollen wir noch mal hervorheben, dass Vereinzelung und Ohnmacht für viele Betroffene von sexualisierter Gewalt in der Kindheit oder Jugend zwei prägende Folgen der Gewalt sind. Die Vereinzelung und ein Umfeld, eine Gesellschaft, die nicht hören möchte und sprechen und einen guten Kontakt erschweren oder verunmöglichen und Ohnmacht, die sich in dem alltäglichen Erleben an vielen Punkten immer wieder herstellt, sind zwei Folgen, die es für viele Betroffene schwer machen, ein gutes Leben zu führen, das nicht so viel durch Leid bestimmt ist.

Deswegen ist es wichtig, Orte und soziale Räume zu schaffen, in denen Betroffene da sein dürfen, sich zeigen dürfen, wo offenes Sprechen möglich ist, wo vielleicht nicht immer darüber gesprochen wird, aber Betroffenheit ein

Selbstverständnis hat und nicht negiert, voyeuristisch behandelt oder pathologisiert wird. Zusammenschlüsse und Formen der Kollektivität können eine Praxis herstellen, die Vereinzelung und Ohnmacht durchbrechen können, und im gegenseitigen Austausch und Miteinander kann eine Stärkung und ein Empowerment hergestellt werden.

In diesem Sinne ist uns wichtig, dass die Politik und Gesellschaft Betroffeneninteressen hört und wahrnimmt. Die Kollektive, Netzwerke und Zusammenschlüsse von Betroffenen dienen nicht nur dem eigenen individuellen Wohl - was auch schon viel ist! -, sondern wirken darüber hinaus in die Gesellschaft. Ein grundsätzlicher Wandel, der eine breite gesellschaftliche Sensibilisierung sowie die Überwindung diskriminierender Machtverhältnisse umfasst, ist notwendig, um langfristig eine gewaltfreie Gesellschaft zu erreichen. Hilfsangebote sowie wirksame Präventions- und Schutzmaßnahmen, aber auch gesellschaftliche Veränderungen zur Überwindung und Abschaffung von sexualisierter Gewalt können und dürfen nicht an den Betroffenen vorbei bzw. ohne sie durchgesetzt werden, sondern sollten ihre Perspektiven und Bedürfnisse berücksichtigen und von ihrem Standpunkt ausgehen.

Literaturverzeichnis

Brennsell, Ariane; Hartmann, Ans; Schmitz-Weicht, Cai 2020: Kontextualisierte Traumaarbeit. Beratung und Begleitung nach geschlechtsspezifischer Gewalt – Forschungsergebnisse aus der Praxis feministischer Beratungsstellen. Berlin. S. 50.

Jay 2019: Maulkorb Diagnostik - wenn aus Gewalterfahrungen Symptome werden. In: Mader, Esto; Steinweg, Alex; Schmechel, Cora; Kawalski, Kim: Gegendiagnose II. Münster.

Judith 2019: Würdest du freiwillig in eine Psychiatrie gehen? - Eine Erlebnisreflexion. In: Mader, Esto; Steinweg, Alex; Schmechel, Cora; Kawalski, Kim: Gegendiagnose II. Münster.

Keilson, Hans 1979/2005: Sequentielle Traumatisierung bei Kindern. Untersuchung zum Schicksal jüdischer Kriegswaisen. Stuttgart, Gießen.

Körner, Catalina 2015: Trauma Konzepte im Spannungsfeld zwischen psychischer Störung und gesellschaftspolitischer Anerkennung. In: Schmechel, Cora; Dion, Fabian; Dudek, Kevin; Roßmöller, Mäks*: Gegendiagnose I. Münster.

Politische Selbstorganisierung von Betroffenen von sexualisierter Gewalt in der Kindheit oder Jugend mit Treffpunkt in Berlin: Stellungnahme, unveröffentlicht.

Roth, Anne; Kern, Clara 2019: Antifeminismus vor Gericht. Über die Macht psychologischer Sachverständiger in Sexualstrafprozessen. In: Mader, Esto; Steinweg, Alex; Schmechel, Cora; Kawalski, Kim: Gegendiagnose II. Münster.

Sharafie, Anahita; Eyvazzade, Aida; Peters, Phillipa 2023: In: Wichera, Kim; Steinweg, Alex; Mader, Esto; Schmechel, Cora: Gegendiagnose III. Münster.

Schwerdtner, Lilian: Pathologisierung von sexualisierter Gewalt 2023: In: Wichera, Kim; Steinweg, Alex; Mader, Esto; Schmechel, Cora: Gegendiagnose III. Münster.

#MeToo als kollektiver Umgang mit sexueller Gewalt

von Anahita Sharafi, Aida Eyvaz Zadeh und Philippa Peters

Unter dem Hashtag #MeToo schließen sich seit 2017 Millionen Personen zusammen, die von sexueller Gewalt betroffen sind, und sprechen über ihre Erfahrungen. Dieser Beitrag ist eben diesem Kollektiv gewidmet und den Umgangsformen mit sexueller Gewalt, die es offenlegt. Unser Ausgangspunkt ist eine Kritik an Rape-Culture, die dazu führt, dass besonders mehrfach diskriminierte Personen Gewalt erfahren. Grundlage unserer Analyse bilden Aidas und Annas eigene Erfahrungen und Aktivismus, von denen sie Pippa in einem Interview berichteten. In diesem Text werden Gewalterfahrungen reflektiert, daher enthält er Schilderungen eben solcher.

Über diesen Text und die Autorinnen

In unserer Zusammenarbeit folgen wir – Aida, Anna und Pippa – einer kollektiven, multidisziplinären und intersektionalen Vision und lehnen uns an kritisch-feministische Psychologie und Sozialwissenschaften an. Wir wollen eine Koalition zwischen diversen gesellschaftlichen Positionierungen eingehen und gleichzeitig die Unterschiede in Machtpositionen, Privilegien und Bedürfnissen nicht außer Acht lassen. Eine intersektionale Sichtweise ermöglicht, das normative und beschränkte Wissen über sexuelle Gewalt und den Umgang mit dieser zu vervollständigen und zu überwinden. Wir rücken die Erfahrungen von migrantischen PoC-Frauen - in diesem Fall von Aida, Anna und ihren Freundinnen - in den Mittelpunkt, um Rassismus, Sexismus und ihr Zusammenspiel anzuerkennen. Patriarchale Strukturen können nur durch den Zusammenschluss zwischen Mitgliedern verschiedener gesellschaftlicher Positionen verändert werden, dieser ist daher notwendig (vgl. hooks 1990: 77). Wir sprechen aus einer cis-weiblichen Perspektive und haben einen akademischen Hintergrund. Anna und Aida positionieren sich als Person of Colour (PoC) und Pippa sich als weiß. Wir verstehen unsere Subjektivität als Quelle unserer Wissensproduktion. Zusätzlich basiert unsere Zusammenarbeit auf der Überzeugung, dass Wissenschaft und Aktivismus zusammen gedacht werden müssen. Wir engagieren uns in unserer wissenschaftlichen Arbeit und in unserem politischen Aktivismus gegen sexuelle Gewalt. So haben wir uns über Pippas Abschlussarbeit zu #MeToo kennengelernt. Dort haben Anna und Aida Pippa über ihre Erfahrungen im #MeToo-Aktivismus berichtet. Gemeinsam analysieren wir das Interview mit diesem Text neu.

Rape-Culture

Unter Rape-Culture sind soziale und kulturelle Strukturen wie Diskurse, Annahmen und Gesetze über Geschlechternormen zusammengefasst, die sexuelle Gewalt bedingen und unterstützen. Rape-Culture erleichtert grenzüberschreitendes Verhalten von Tätern*[176] und führt dazu, dass Betroffenen von der Gesellschaft die Verantwortung für ihre Erfahrungen zugeschoben wird. Beispiele dafür sind Mechanismen wie Slut-Shaming, Victim-Blaming oder Annahmen, dass ein ›Nein‹ nicht ernst zu nehmen sei bzw. ein weibliches ›Nein‹ eigentlich ein ›Ja‹ meine.[177] Dadurch findet nicht nur eine Opfer-Täter*-Umkehr statt. Auch strukturell bedingte Gewalt wird so als private Angelegenheit von Einzelnen abgetan (vgl. Anderson & Doherty 2008: 2) – auch, weil die meisten Fälle sexueller Gewalt in privaten Räumen stattfinden (vgl. Schöttle 2019: 835). Rape-Culture führt so dazu, dass das Berichten über sexuelle Gewalt zahlreiche negative Konsequenzen für Betroffene mit sich bringt. Dieser soziale Druck bewirkt, dass Betroffene sich entweder entscheiden, zu schweigen, ihnen nicht zugehört wird, oder sie nicht selbstbestimmt über ihre Erfahrungen sprechen können (vgl. Schwerdtner 2021: 39). Dieses Schweigen beziehungsweise das fremdbestimmte Sprechen vermeidet jede Kritik an Rape-Culture und verstärkt diese Gewalt. Die Strukturen, die sexueller Gewalt zugrunde liegen, sind komplex und häufig nicht auf den ersten Blick erkennbar (vgl. Anderson & Doherty 2008: 10). Rape-Culture zieht sich durch alle Institutionen. Dazu zählen auch die Institutionen, die Betroffene eigentlich unterstützen sollten, wie Gerichte, Polizei, Psychologie und Psychotherapie. Letztere Institutionen sind es, die mit Diagnosen wie der Posttraumatischen Belastungsstörung sexuelle Gewalt individualisieren und Betroffene pathologisieren (vgl. Körner 2015: 195, Roth & Kern 2019: 132f).

176 Wir sprechen in unserem Text von Tätern*, um darauf hinzuweisen, dass der Großteil sexueller Gewalt von Männern ausgeht. Wir können aus den Statistiken nicht schließen, ob sich die aufgeführten Täter* als männlich definieren und benutzen daher den Stern.

177 Für mehr Informationen siehe Burt (1980).

Außerdem sind die Argumente der Rape-Culture eng verstrickt mit weiteren Diskriminierungsformen und Diskursen. Auf die Verstrickung mit rassistischen Stereotypen und dem Diskurs einer angeblichen Modernität werden wir im weiteren Verlauf eingehen.

#MeToo und soziale Medien

#MeToo ist aus einzelnen Beiträgen auf sozialen Medien entstanden, in denen Betroffene über ihre Erfahrungen sexueller Gewalt gesprochen haben. Der Hashtag wurde zunächst zu einer leicht zugänglichen Möglichkeit, öffentlich über sexuelle Gewalt zu sprechen und vereinfachte somit selbstbestimmtes Sprechen Betroffener. Außerdem unterstreichen die Worte ›me too‹ - ›Ich auch‹ - die geteilte Erfahrung und lassen darauf schließen, dass sich die Aktivist*innen zumindest für den Moment als Mitglieder einer Gruppe, eines Kollektivs[178] verstehen. Schließlich kann #MeToo als soziale Bewegung[179] verstanden werden, da Nutzer*innen mit dem Hashtag auf gesellschaftliche Missstände hinweisen und diese verändern wollen. Obwohl #MeToo sich in eine lange Tradition von ähnlichen sozialen Bewegungen[180] und Hashtags[181] einreiht, sticht der Hashtag durch seine Reichweite hervor. Die Größe und die Ausprägung des Kollektivs hinter #MeToo ist bisher einzigartig (vgl. Brunner & Partlow-Lefevre 2020: 175). Weltweit haben sich vor allem zwischen FLINTA[182] neue Netzwerke gebildet. So werden soziale Medien immer wichtigere Orte, in denen sich Betroffene austauschen, von ihren Erfahrungen berichten und Aufmerksamkeit schaffen (vgl. Mendes et al. 2018: 237). Wegen der vergleichsweise einfachen Zugänglichkeit sind Online-Räume besonders für einige marginalisierte Gruppen eine gute Möglichkeit, um über

178 Wir verstehen ein Kollektiv sozialpsychologisch als eine Gruppe von Personen, die sich zumindest für einen Moment mit diesem Kollektiv identifizieren (vgl. Roose 2011: 30f.).

179 Soziale Bewegung ist hier definiert als mobilisierte Netzwerke von Gruppen und Organisationen, »die über eine gewisse Dauer hinweg versuchen, sozialen Wandel durch Protest herbeizuführen, zu verhindern oder rückgängig zu machen« (Neidhardt & Rucht 1993: 307; vgl. Kern 2008: 13).

180 Ein Beispiel ist der sogenannte 2nd-wave-Feminismus, der sich durch den Leitspruch »Das Persönliche ist Politisch« auszeichnet. Für weitere Informationen siehe z.B. hooks 1990.

181 #BeenRapedNeverReported; #Aufschrei.

182 FLINTA ist eine Abkürzung für Frauen, Lesben, inter-geschlechtliche Personen, nicht-binäre Personen, trans Personen und a-gender Personen. Wir versuchen, verschiedene Geschlechtsidentitäten zu benennen und sichtbar zu machen. Wenn wir von Frauen oder (von Männern) sprechen, schließen wir alle Personen ein, die sich weiblich (oder männlich) identifizieren. Wenn wir von Frauen* (oder Männern*) sprechen, meinen wir Personen, die innerhalb des binären Systems als weiblich (oder männlich) wahrgenommen oder dargestellt werden. Wir wollen mit dem Stern (*) die soziale Konstruktion von Geschlecht verdeutlichen.

Erfahrungen zu sprechen und sich auszutauschen und Forderungen für eine neue Gesellschaftsordnung zu formulieren.

Folgen von und Umgang mit Gewalterfahrungen

Entgegen der grundlegenden Pathologisierung von Betroffenen innerhalb der Psychologie und Psychiatrie gibt es Konzepte aus der Traumaforschung, die es ermöglichen, die Reaktionen auf Gewalterfahrungen einzuordnen, ohne auf die Diagnose der Posttraumatischen Belastungsstörung zurückzugreifen und dadurch Betroffene weniger zu pathologisieren. Wenngleich auch hier beachtet werden muss, dass der Begriff ›Trauma‹ ungenau (vgl. Becker 2014: 7) und nie neutral (vgl. Brunner 2014: 9) ist. Besonders im Diskurs um sexuelle Gewalt ist Trauma politisch aufgeladen (vgl. Gavey & Schmidt 2011), und zwar insofern, dass Trauma nicht nur als mögliche, sondern als zwangsläufige Folge von sexueller Gewalt angesehen wird.

Nach Brunner (2014: 14) sind es drei Momente, die eine traumatische Situation kennzeichnen: Sinnlosigkeit, Wehrlosigkeit und Hilflosigkeit. Alle drei sind abhängig von Individuen, gesellschaftlichen Strukturen und Machtverhältnissen (vgl. Becker 1999: 171). Trauma auslösende Ereignisse sind weniger einzelne Situationen, sondern müssen als prozessual verstanden werden. Jede Erfahrung vor und nach einer Gewalterfahrung prägt den Traumaprozess mit (vgl. Becker 2014: 183). Diese Unterteilung erlaubt es, verschiedene Folgen von Gewalt aufzuzeigen und außerhalb eines psychopathologischen Blickes zu betrachten.

Unter Wehrlosigkeit verstehen wir die Erfahrung, in der Gewaltsituation emotional, kognitiv oder physisch überfordert zu sein und sich selbst nicht ausreichend geschützt haben zu können. Diese Erfahrung ist unter anderem davon abhängig, welche Ressourcen individuell zur Verfügung stehen oder, wessen persönliche Grenzen von anderen geachtet werden. Anna beschreibt, welche sozialisierten Vorannahmen sie daran gehindert haben, sich selbst zu schützen:

> *»Dann habe ich gedacht, ›Scheiße, das ist jetzt sehr schlimm, [auf] diese[r] Party laut zu sagen, ›Nein, ich will das nicht. Geh weg‹. Und er kommt auch aus [dem] Gefängnis. [Er] hat [lange] keine Frau getroffen, vielleicht er braucht das. Vielleicht kann ich ihm helfen ein bisschen […].‹ Das war gut, dass nichts passiert [ist], weil ein anderer Freund hat das bemerkt und er war in diese[m] Zimmer und dann [ist] nichts passiert. Aber das waren meine Gedanken.« Anna*

Eine Folge von Wehrlosigkeit kann sein, dass das Vertrauen in sich selbst schwindet (vgl. Flory et al. 2020: 17; Herman 1997: 67). Die Verarbeitung von Gewaltsituationen bedeutet also unter anderem, Erfahrungen der Selbstbehauptung zu sammeln, um neues Selbstvertrauen aufzubauen und die Erfahrung der Wehrlosigkeit hinter sich zu lassen.

Hilflosigkeit bedeutet, dass Unterstützung von außen, zum Beispiel von Personen, Gruppen oder Institutionen, ausbleibt. Die erfahrene Hilflosigkeit kann zu einem starken Vertrauensverlust führen und dazu, dass sich Betroffene isolieren und ausgeschlossen fühlen (vgl. Flory et al. 2020: 17, Herman 1997: 55, 61 ff., 92). Gewaltverarbeitung kann also nicht in Isolation stattfinden (vgl. Herman 1997: 133) und baut auf der Solidarität von anderen auf. Unter Solidarität verstehen wir nach Mecheril (2016: 7) »den und die Andere als Subjekt an[zu]erkennen und [zu] ermöglichen«.

Sinnlosigkeit bezieht sich darauf, dass die Betroffenen die Gewalterfahrung nicht verstehen und in ihr kognitives Schema einordnen können (vgl. Brunner 2014: 14). Dadurch kann sie auch nicht zum Ausdruck gebracht werden (vgl. Becker 2014: 168). Aida beschreibt den Moment der Sinnlosigkeit nach einem sexuellen Übergriff, den sie innerhalb einer aktivistischen Gruppe erleben musste:

> *»It was awkward because there was a crack, an invisible crack between us as women of that circle, which was supposed to be a progressive circle. [...] So you had this in your mind that they should see you as a human being and we are equal.«*[183] *Aida*

Weil sie nicht erwartet hat, dass von ihren Freund*innen Gewalt ausgeht, war der Umgang damit »awkward« und die Gewalt erstmal nicht fassbar. Der Prozess der Sinnlosigkeit wie auch der einer neuen Sinngebung ist stark beeinflusst von den Interpretationsmöglichkeiten, die zur Verfügung stehen. Wenn die Gewalterfahrung nicht mit dominanten sozialen Erzählungen übereinstimmt, ist es für Betroffene schwieriger, sie einzuordnen (vgl. Herman 1997: 67).

183 Das war unangenehm und seltsam, denn da war ein Riss, ein unsichtbarer Riss zwischen uns als Frauen und dem Kreis, der ein progressiver Kreis sein sollte. [...] Also dachtest du, dass sie dich als Menschen sehen sollten und dass wir gleich sind.

›Breaking the Silence‹

Wie wir bereits erörtert haben, sehen wir sexuelle Gewalt als ein Produkt der Rape-Culture an. Ein Bestandteil dieser ist eine auferlegte Stille rund um sexuelle Gewalt von Seiten der Betroffenen. #MeToo kann sowohl auf individueller als auch auf kollektiver Ebene als eine Form von »Breaking the Silence« (Aida) verstanden werden. Darunter fassen wir erstens das Offenlegen und Aussprechen gegen sexuelle Gewalt, zweitens das Zuhören und drittens den Austausch zwischen Betroffenen. Dabei verschwimmen bei #MeToo die Rollen von Sprechenden und Zuhörenden (vgl. Brunner & Partlow-Lefevre 2020: 177). Im besten Fall ergeben sich Räume, in denen Solidarität gezeigt wird (vgl. Mendes et al. 2018: 238). Anna beschreibt ihre Erfahrung, Gleichgesinnte in sozialen Medien unter #MeToo gefunden zu haben:

> *»Ich habe die Personen gefunden, mit denen [...] ich arbeiten [kann], mit denen ich ähnliche Erfahrungen habe und auch mit-, die Personen, die können verstehen, was ich denke. Und mindestens ich kann auch versuchen, das zu verstehen. Und ich kann [...] versuchen, das zu hören und ihre Erfahrungen und Erzählungen zu hören.« Anna*

Da Betroffene bei einem Sprechen über sexuelle Gewalt sozial sanktioniert werden, verstehen wir das Sprechen über sexuelle Gewalt als revolutionären Akt. Jedes Aussprechen ist ein Akt der Selbstbestimmung und Selbstbehauptung, weil sich Betroffene dem Druck zu schweigen entgegenstellen (vgl. Bryant-Davis & Ocampo, 2006: 9). Zusätzlich kann selbstbestimmtes Sprechen über Gewalt eine Möglichkeit sein, die Gewaltsituation in einem kontrollierten Rahmen erneut zu erleben, zu verarbeiten und umzudeuten (vgl. Herman 1997: 197). Aida gibt jedoch Einschränkungen zu bedenken:

> *»Not having the possibility of talking about your traumas or facing them in a good situation might prevent you from talking about them. But sometimes just sharing them gives a better feeling to some victims.«*[184] *Aida*

Zuhören und dass zugehört wird, ist eine Voraussetzung für gelingendes Sprechen (vgl. Schwerdtner 2021: 69ff.). Nach Herman (1997: 68) sind es empathische Zuhörer*innen, die es ermöglichen, dass die Sprechenden die eigene Überforderung in der Gewaltsituation zugeben, aushalten und sich

184 Nicht die Möglichkeit zu haben, über deine Traumata zu reden oder dich ihnen in einer guten Situation zu stellen, kann dich davon abhalten, über sie zu sprechen. Aber manchmal gibt das Teilen manchen Opfern ein besseres Gefühl.

nicht die Verantwortung für die erfahrene Gewalt geben. Es kann eine neue Interpretation für die Erfahrung gefunden werden, welche die Würde der Betroffenen stärkt (ebd. 179). Im solidarischen Austausch werden die Erfahrungen der Personen ernst genommen und gegenseitig validiert. Die gemeinsamen Bedürfnisse und Interessen werden fokussiert, statt die Unterschiede und Fremdheit hervorzuheben (vgl. Messerschmidt 2016: 8). Durch Sprechen, Zuhören und im Austausch können neue Erkenntnisse über sexuelle Gewalt gewonnen werden, auf die wir im Folgenden eingehen werden.

Erkenntnisse über Rape-Culture durch einen kollektiven Umgang

Wir wollen drei Erkenntnisse genauer beschreiben, die durch ›Breaking the Silence‹ ermöglicht werden und die dazu führen, dass Rape-Culture hinterfragt wird. Erstens die Verschiebung von einer persönlichen Wahrnehmung hin zu einer politischen, zweitens das Benennen und Erkennen von Gewalt und drittens die Identifizierung eigener sozialisierter Annahmen. Aida beschreibt ihren Prozess, über ihre Gewalterfahrungen online zu sprechen.

> *»I had some internal challenges and I talked to people or [I saw] what is going on in the social network and how the MeToo Movement-, or what the experiences of others are. And I got encouraged to-, [...] it just came up that I wanted to review this traumatic experience and let others know because it was not just personal trauma for me.«*[185]

Das obige Zitat zeigt, wie der Austausch von Erfahrungen in sozialen Medien die Dichotomie zwischen Privatem und Öffentlichem auflöst. Der Leitspruch ›Das Persönliche ist Politisch‹ der feministischen 1980er Jahre wird auf neue digitale Praktiken übertragen, welche die historische Beziehung der Frauen zur Öffentlichkeit verändert haben. Diese Veränderung im Fokus führt dazu, dass sexuelle Gewalt eher als strukturelles bzw. kulturelles und nicht als ein persönliches Problem verstanden wird (vgl. Crenshaw 1991: 1241). Die Ursache sexuelle Gewalt wird dann nicht mehr im Fehlverhalten einzelner Männer* gesehen, sondern in der Rape-Culture, die männliche

185 Ich hatte ein paar innere Konflikte und ich sprach mit anderen oder ich habe geschaut, was in den sozialen Netzwerken passierte und wie die #MeToo-Bewegung-, oder was die Erfahrungen anderer sind. Und ich wurde ermutigt-, [...] es kam dann hoch, dass ich diese traumatische Erfahrung wieder anschauen wollte und die anderen wissen lassen wollte, weil es für mich nicht nur persönliches Trauma war.

Gewalt duldet und legitimiert (vgl. McPhail 2016: 3). Anna beobachtet diese Veränderung in ihrer eigenen Bewertung der Gewalt-ausübenden Personen.

> *»Und jetzt für mich sind die Täter, diese Personen, absolut nicht wichtig [...]. Die sind für mich nur ein Symbol von diesem Machtsystem. Die sind für mich ein Symbol von dieser Rape-Culture.«*

Durch den Austausch eröffnen sich also neue Interpretationsmöglichkeiten für Erfahrungen sexueller Gewalt. Es werden diskursive Räume geschaffen, in denen sexistische Situationen, Vorfälle und Übergriffe thematisiert werden können. So wird entgegen dominanter Narrative, die Gewalt bagatellisieren (vgl. Herman 1997: 67), auch eine Diskussion angestoßen, was angemessenes oder übergriffiges Verhalten ist (vgl. Dreher 2015: 354), Manche Erfahrungen, die »not really comfortable«[186] (Aida) waren, können - durch den Austausch - als Gewalt benannt und anerkannt werden:

> *»And when they see each other sharing the same experiences, then they get stronger and they believe in themselves and their experiences. They acknowledge their experience as rape or as assault or as sexual violence.«[187] Aida*

Nicht nur der Übergriff an sich kann benannt werden, sondern auch die Argumentationen und Narrative, die diesen begünstigen. Ein Argument, dass beispielsweise in intellektuellen iranischen Kreisen weit verbreitet ist, ist die Gleichsetzung von vermeintlicher Modernität und sexueller Verfügbarkeit.

> *»Viele Täter in dieser aktivistisch[en] Atmosphäre [...] - unsere Freunde - die hatten ein Argument, und zwar, dass du [...] sehr traditionell [bist], wenn du sagst, ich will keinen Sex haben, das ist nicht modern. Und man wollte auch modern sein.« Anna*

Dieses Narrativ erkennt Anna heute als »ein[e] andere Art von Unterdrückung und Macht, dass man schuld ist« und ordnet es als eine Form des Victim-Blamings ein.

---

186 Nicht richtig angenehm.

187 Und wenn sie sich gegenseitig sehen, die gleichen Erfahrungen teilen, dann werden sie stärker und sie glauben an sich selbst und an ihre Erfahrungen. Sie erkennen ihre Erfahrung als Vergewaltigung an oder als Belästigung oder als sexuelle Gewalt.

Schließlich können auch die eigenen sozialisierten Annahmen hinterfragt werden, die übergriffiges Verhalten erleichtern. Anna blickt auf ihre Gedanken zurück:

»Warum habe ich gedacht, dass ich [...] etwas für diese Person tun [muss]? Warum habe ich gedacht, [...] ich muss verantwortlich sein für sein sexuelle[s] Desire [...]? Und ich glaube, es ist auch ein Teil von Rape-Culture, die ich als eine Frau hatte. Das ist meine Aufgabe. Diese ›Tamkin‹ [Pflicht zum ehelichen Beischlaf] [...] vielleicht das war auch sehr tief in mir, dass ich [...] gedacht [habe], das ist meine Aufgabe. Aber natürlich, jetzt denke ich absolut nicht so!«

Durch die Reflexion der eigenen Gedankenprozesse identifiziert Anna die sexistischen Normen der Rape-Culture und kann das soziale Skript der Rape Culture überwinden (vgl. Marcus 2002: 390).

Besonders, wenn Erfahrungen von Menschen mit diversen gesellschaftlichen Positionen und persönlichen Hintergründen zusammenkommen und verglichen werden, treten die sozialen Aspekte von sexueller Gewalt zutage.

»I see so many girls who have experienced sexual violence by their employers or by their roommates or flatmates or whatever. And [...] we were talking about these experiences. We could see that this is not just ours. This is about any other woman in our situation[188] *or with our background. And sometimes you don't need to share really common backgrounds. It's just enough that you are a woman or you are a migrant woman or [...] you're a Black woman.«*[189] *Aida*

Dieses Zitat verdeutlicht, dass die Repräsentation verschiedener Erfahrungen auch eine Reflexion der intersektionalen Wirkungsweisen von Rape-Culture ermöglicht. Nur wenn privilegierte Frauen migrantische Frauen als Subjekte anerkennen und ihre Probleme nicht als Probleme der ›Anderen‹ ansehen, können die Gemeinsamkeiten von Gewalterfahrungen (an)erkannt werden (vgl. hooks 1990: 77).

---

188 Bzw. in einer ähnlichen Situation.

189 Ich sehe so viele Mädchen, die sexuelle Gewalt von ihren Arbeitgebern oder von ihren Mitbewohnern oder wem auch immer erfahren haben. Und [...] wir haben über diese Erfahrungen gesprochen. Wir konnten sehen, dass es nicht nur unsere ist. Es geht um jede andere Frau in unserer Situation, mit unserem Hintergrund. Und häufig musst du noch nicht mal den gleichen Hintergrund teilen. Es ist genug, dass du eine Frau bist, oder, dass du eine migrantische Frau bist oder eine Schwarze Frau bist.

Empowerment

> *»It's really the most empowering thing [...] for us, for all of us regarding #MeToo. Getting empowered to protect ourselves and unite: It is the access to some channels [...] to raise our voice. [...] being able to share the experiences, to hear others' experiences. For me, these are the most empowering and positive things in general.«*[190] *Aida*

Das Gefühl von Empowerment, das Aida beschreibt, führen wir auf die vorgestellten Umgangsformen mit Gewalt zurück: Sinngebung, Selbstbehauptung und Unterstützung von anderen.

Prozesse der Sinngebung bezüglich eigener Erfahrungen sexueller Gewalt sind eng verbunden mit den vorgestellten Erkenntnissen über Rape-Culture. Die Erkenntnisse stellen eine »solidarische, also kollektive Korrektur« verletzender Annahmen der Rape-Culture dar, mit denen »die betroffene Person berechtigterweise ihr*sein Welt- und Menschenbild wieder positiv verändern« (Flory et al. 2020: 19) kann. Darüber hinaus können durch die Erkenntnisse neue Strategien der Selbstbehauptung entwickelt werden. Mit dem Hinterfragen eigener sozialisierter Annahmen ergibt sich eine Möglichkeit, das »soziale Skript« (Marcus 2002: 390) von sexueller Gewalt zu brechen und in zukünftigen Gewaltsituationen nicht mehr überfordert zu sein, sich nicht wehrlos zu fühlen.

> *»I have changed a lot, I don't get paralyzed because now [...] I know the violence well. I know how to recognize it, how to criticize it and how to argue against it. I know that I've got this right to protect my body. I mean, you don't need to know all the arguments against rape culture or you don't need to have the skills of discussion, you just need to have the self-confidence that these are my boundaries. My body is mine, and I can decide about it.«*[191] *Aida*

---

190 Es ist wirklich das, was am meisten empowered, für uns, für uns alle in Bezug auf #MeToo. Empowered zu werden, uns selbst zu schützen und uns zu verbinden: Es ist der Zugang zu einigen Kanälen [...] um unsere Stimmen zu heben. [...] die Möglichkeit zu haben, die Erfahrungen zu teilen, die Erfahrungen anderer zu hören. Für mich sind das die empowernsten und positivsten Sachen überhaupt.

191 Ich habe mich sehr verändert, ich erstarre nicht mehr, denn jetzt [...] kenne ich die Gewalt gut. Ich weiß, wie man sie erkennen kann, wie man sie kritisieren kann und wie man reagieren kann. Ich weiß, dass ich das Recht habe, meinen Körper zu schützen. Ich meine, du brauchst nicht alle Argumente gegen Rape Culture zu wissen oder du brauchst keine Strategien für Diskussionen, du brauchst nur das Selbstvertrauen, dass dies meine Grenzen sind. Mein Körper gehört mir und ich kann darüber entscheiden.

Im Austausch können (potenziell) Betroffene von den Strategien und Verhaltensweisen der Anderen lernen und ihr Wissen weitergeben: »I can teach other girls as well. For example, these touches are like this and you can act like this.«[192] (Aida). Schließlich sind die neuen Beziehungen, die in einem Kollektiv entstehen können, ein wichtiger Bestandteil von Gewaltverarbeitung, die nach Herman (1997: 133) nur in einem Kontext sozialer Beziehungen stattfinden kann. Der Erfahrung der Hilflosigkeit wird eine neue Erfahrung der Solidarität entgegengesetzt, wie auch Aida beschreibt:

> *»But afterwards, I changed my mind exactly because of this-, the sense of trauma, traumatized experiences-, that it's like therapy. You share your experiences [...]. And then you can find you can feel safe, safer around the people who are similar to you and can understand you. And you can come up with solutions as well. You can unite and move.«*[193]

Solidarität, die in Gruppen entsteht, ist nach Herman (1997: 211) »das stärkste Gegengift gegen traumatische Erfahrungen«, dort finden Betroffene statt Isolation ein Zugehörigkeitsgefühl und statt Stigma Empathie. Die gemeinsamen Kämpfe, die in einem Kollektiv ausgefochten werden, geben Kraft und spenden auch im Fall von Rückschlägen Trost.

Herausforderungen

Wir konnten auf den letzten Seiten zeigen, welche Potenziale #MeToo gegen einen individualisierenden Umgang mit sexueller Gewalt entfalten kann. Dennoch besteht die Problematik fort, dass Rape-Culture eine patriarchale Struktur ist und damit von Herrschaftsverhältnissen bestimmt wird. Sie zieht sich durch alle Institutionen, von denen wir einige im Folgenden betrachten wollen.

Soziale Medien sind zwar leicht zugänglich und prominente Personen und Influencer*innen sind wegen ihrer Reichweite attraktive Multiplikator*innen einer sozialen Bewegung. Es gilt jedoch zu bedenken, dass auch soziale Medien als Institutionen der Logik von Herrschaftsverhältnissen folgen. Nach Audre

192 Ich kann es an andere Mädchen weitergeben. Zum Beispiel, das sind diese Berührungen und so kannst du dich verhalten.

193 Aber später habe ich meine Meinung geändert durch dieses-, das Gefühl von Trauma, traumatisierenden Erfahrungen-, dass es wie eine Therapie ist. Du teilst deine Erfahrungen [...] und dann kannst du erleben, dass du dich sicher fühlst, sicherer, unter den Personen, die dir ähnlich sind, die ähnliche Erfahrungen teilen. Und dann kann man auch Lösungen finden. Man kann sich zusammenschließen und eine Bewegung in Gang setzen [kämpfen].

Lorde bedeutet das, dass eine umfassende Veränderung in den sozialen Medien - dem ›Masters House‹ - nicht erreicht werden kann:

> *»For the master's tools will never dismantle the master's house. They may allow us temporarily to beat him at his own game, but they will never enable us to bring about genuine change. And this fact is only threatening to those women who still define the master's house as their only source of support.« (Lorde 1984: 113)*

Medien sind als ein ›Masters Tool‹ nicht in der Lage, alle Dimensionen der Rape-Culture und sexueller Gewalterfahrungen widerzuspiegeln. So sind in der #MeToo-Bewegung hauptsächlich hetero und cis-Frauen repräsentiert. Außerdem ist es je nach Kontext für einige Betroffene schwieriger, über sexuelle Gewalt zu sprechen, als für andere. Es kann emotional belasten und re-traumatisieren, Geschichte in sozialen Medien zu erzählen, die kein geschützter Raum sind (vgl. Dreher 2015: 356; Mendes et al. 2018: 244). Auch Reaktionen im realen Leben, wie der familiäre Kontext oder der Wohnraum, sind eine Bedrohung für viele Betroffene. So besteht für FLINTA, die in dogmatisch-patriarchalen Communitys leben, die Gefahr sogenannter Ehrenmorde[194]. Auch Personen, die häusliche Gewalt erfahren, werden von ihren Partnern* unter psychischen Druck gesetzt oder mit körperlicher Gewalt bestraft[195]. Dazu kommt, dass nicht alle Menschen Zugang zum Internet oder zu sozialen Medien haben. Die Nutzung sozialer Medien wird durch verschiedene Institutionen - beispielsweise Staaten oder soziale Einrichtungen wie Internate oder Wohngruppen - kontrolliert, weshalb besonders vulnerable Personen Schwierigkeiten haben, über ihre Erfahrungen zu sprechen.

> *»[M]an [muss] immer noch über die Leute sprechen, die sind immer noch unsichtbar, die haben keine[n] Zugang zum Internet und die haben keine[n] Zugang zu Twitter. Weil Twitter ist auch im Iran illegal[196] und man braucht das VPN. Und auch Internet ist auch nicht so,- ist teuer im Iran [...] Alle, die*

194 Auch wenn der Begriff Ehrenmorde rassistisch belegt ist und die Gewalt verharmlost, nutzen wir den Begriff, da die vermeintlich verletzte Ehre der Betroffenen das Motiv der Morde ist. Wir möchten dennoch darauf hinweisen, dass das Konzept der verletzten Ehre oder die Vorstellung, Frauen und ihre Sexualität seien Besitz ihrer Väter und Ehemänner keine islamistische Eigenheit ist, sondern in verschiedensten dogmatischen Communitys sowie in der deutschen Mehrheitsgesellschaft vorherrscht.

195 Auch diese Gewalt wird häufig medial unter dem Begriff ›Beziehungsdrama‹ bagatellisiert.

196 Ergänzung: Twitter ist nicht per se illegal, die Inhalte werden aber gefiltert und die Zugänge beschränkt.

kein Handy oder Laptop oder Computer [haben], die haben keinen Zugang zu diese[n] Plattformen.« Anna

Medien folgen zudem kapitalistischen Prinzipien und vermarkten Informationen als ein kulturelles Produkt (vgl. Dander & Münte-Goussar 2018: 256).

»We should know how media and technology-, [...] everything is commoditized and everything is for trading and for consuming. And the media is doing the same with information [...] which can be consumed as a cultural product.«[197] *Aida*

Einzelne prominente Fälle rufen stärkere emotionale Reaktionen hervor und erlangen mehr Aufmerksamkeit, weswegen diese in den medialen Fokus rücken (vgl. Grabe et al. 2001: 637). Insbesondere Angehörige privilegierter sozialer Positionen übertönen wegen ihrer Ressourcen die Stimmen und Interessen der ›Anderen‹. Das kann dazu führen, dass Täter mehr Aufmerksamkeit in Hashtags wie #MeToo bekommen als die Betroffenen.

»Als Beispiel die Leute, die haben mehr Follower [...] die haben mehr Macht. [...]die sind auch Täter von einem ›Sexual Harassment‹ und die haben immer noch Macht [...] und die sind immer noch eingeladen zu diese[n] Plattformen und Medien.« Anna

Die Verstrickung von medialer Reichweite und Herrschaftsverhältnissen kann also dazu führen, dass #MeToo Rape Culture nicht unterwandert, sondern diese im Gegenteil unterstützt: »Because media is the tool that we use, it can deviate from [the planned] stream« (Aida).

Weitere Hürden erfuhren Aida und Anna in der Unterstützung einer Freundin, die Gewalt erfahren und später unter anderem unter #MeToo veröffentlicht hat. Anstatt öffentliche Unterstützung zu erhalten, wurde wegen vermeintlicher Verleumdung gegen sie vorgegangen.

197 Wir sollten wissen, wie Medien und Technologie sind, [...] alles ist kommerzialisiert und alles ist zum Handeln und Konsumieren da. Und die Medien tun dasselbe mit Informationen, [...] die als kulturelles Produkt konsumiert werden können.

»They [Institutions like the justice system] systematically produce misogyny. So how can I go there and feel safe and talk about my experience? Maybe I become [...]victimized in another situation which has happened for our friend as well.«[198] *Aida*

Mit der Erfahrung, dass der Täter mit einer Verleumdungsklage reagiert und dass das Justizsystem Mechanismen der Rape-Culture folgt, ist die Betroffene nicht alleine. Das begründete Misstrauen in Institutionen hindert weiter den öffentlichen Austausch über sexuelle Gewalt. Denn solange Rückschlüsse auf Täter* möglich sind, besteht die Gefahr einer Verleumdungsklage (bff: Frauen gegen Gewalt e.V. o.D.).

In dem beschriebenen Fall kam hinzu, dass die Unterstützung von feministischen Organisationen und Multiplikator*innen innerhalb von #MeToo ausblieb. Da der Täter ein PoC-Man war, hatten sie Angst, Rassismen zu reproduzieren und ihr Bild als progressiv oder politisch korrekt zu verlieren.

»We have talked to many organizations, feminist organizations, and they refused to intervene because they see it [as] criminalizing [a] PoC man. ‚We don't intervene, we don't want to lose [...]our politically correct image [...].⊠ It doesn't make sense to talk about criminalizing abusive men here[...]. It's not just against PoC men. It's for supporting PoC women or other genders or children[199]*.«*[200] *Aida*

»[D]iese Angst vor der [Anschuldigung der] Fremdenfeindlichkeit« (Anna) führte dazu, dass die Erfahrung einer PoC-Frau ignoriert wurde und ihr trotz #MeToo keine Solidarität zuteil wurde. Diese Form der Diskriminierung ist ein Resultat der Intersektion von race und Geschlecht.

Die Potenziale der #MeToo-Bewegung können sich daher nur entfalten, wenn die Bewegung so inklusiv wie möglich gestaltet wird. Die soziale Bewegung sollte geschlossen die Perspektive von mehrfach diskriminierten

198 Sie [Institutionen wie das Rechtssystem] reproduzieren systematisch Misogynie. Wie also kann ich dort hingehen und mich sicher fühlen und über meine Erfahrungen sprechen? Vielleicht werde ich [...] Opfer in einer weiteren Situation, wie es auch unserer Freundin passiert ist.

199 Auch cis-Männer sind von und in der Rape Culture betroffen. Rape Culture ist eine (Re)-produktion von Machtverhältnissen, weswegen bestimmte Gruppen wie Kinder oder FLINTA besonders vulnerabel sind.

200 Wir haben mit vielen Organisationen, feministischen Organisationen, gesprochen und sie haben sich geweigert zu intervenieren, weil sie es [eine Intervention] als eine Kriminalisierung von PoC-Männern sehen. Wir wollen nicht intervenieren, wir wollen unser politisch-korrektes Bild nicht verlieren. Es ergibt keinen Sinn, hier über die Kriminalisierung von PoC-Männern zu reden. Es ist nicht nur gegen PoC-Männer, es ist für die Unterstützung von PoC Frauen oder anderen Geschlechtern oder Kindern.

Personen ins Zentrum rücken. Solange die feministische Bewegung ihre eigene rassistische Dominanz ignoriert, indem sie weiße Frauen (ohne migrantische Geschichte) vertritt und die Unterdrückungserfahrungen migrantischer Frauen ausblendet, ist sie nicht in der Lage, die männliche Vorherrschaft zu überwinden (vgl. hooks 1990: 91). Das bedeutet auch, dass weitere Unterstützungsstrukturen wie rechtliche Unterstützung, Frauenhäuser oder Moderator*innen in sozialen Medien notwendig sind.

Fazit und Ausblick

Zusammenfassend stehen wir #MeToo sowohl optimistisch als auch verhalten gegenüber. #MeToo ist ein Zusammenschluss zwischen Betroffenen, der eine Vision ermöglicht, wie ein kollektiver und intersektionaler Umgang mit sexueller Gewalt aussehen kann, aber (noch) an den oben genannten Hürden scheitert.

Rape-Culture wird von mehreren bzw. intersektionalen Herrschaftsverhältnissen aufrechterhalten und mit einem auferlegtem Schweigen nach Gewalterfahrungen normalisiert. Selbstbestimmte Gespräche zwischen Betroffenen aus unterschiedlichen sozialen Positionierungen haben das Potential Rape-Culture zu widerlegen. Im Austausch haben Überlebende neue Strategien gegen sexuelle Gewalt und für einen empowernden Umgang mit sexueller Gewalt entwickelt. Im Kollektiv reagieren Aktivist*innen auf die drei Momente der Gewalterfahrung - Wehrlosigkeit, Hilflosigkeit und Sinnlosigkeit - durch Selbstbehauptung, Solidarität und Sinngebung respektive. Kollektive Ansätze dieser Art sind demnach ein Gegenentwurf zum individualisierenden Ansatz in der Psychologie und Psychotherapie. #MeToo ist in dem Sinn eine Reaktion auf das strukturelle und institutionelle Versagen, Betroffene und potentiell Betroffene zu unterstützen.

Gleichwohl können Medien (alleine) kein erfolgreiches Mittel gegen Rape-Culture sein, da Privilegien und soziale Positionen bestimmen, wessen Geschichten gehört werden. Medien werden durch ihre kapitalistischen Interessen zu einem zweischneidigen Schwert, sodass die #MeToo-Bewegung nicht in der Lage ist, die Chancengleichheit aller Aktivistinnen zu erreichen. An Beispielen konnten wir aufzeigen, welche Risiken nach wie vor mit der Beteiligung an Bewegungen wie #MeToo verbunden sind und wie die Intersektion von race und Geschlecht zu einer spezifischen Diskriminierung von PoC-Frauen führt und sie in ihrem selbstbestimmten Sprechen gehindert werden.

Daher ist es unabdinglich, #MeToo weiter kritisch zu betrachten, und sich aktiv um eine intersektionale Perspektive zu bemühen, um Rape-Culture und patriarchale Strukturen umfassend zu verstehen. Außerdem müssen die Erkenntnisse aus der #MeToo Bewegung in Institutionen getragen werden und diese radikal verändert werden. Wir schließen mit Aidas Worten:

> *»All in all, [...]right now I'm still engaged and involved. And I've got some ideas what to do later on. We've got some groups [...] we made the [web-]page and we try to come together in international space with other survivors or activists. And this is a story which might have no end, actually, for me. Let's see.«*[201]

Literaturverzeichnis

Anderson, Irina/Doherty, Kathy 2008: Accounting for Rape: Psychology, Feminism and Discourse Analysis in the Study of Sexual Violence. Women and psychology. London.

Becker, David 1999: Trauerprozesse und Traumaverarbeitung im interkulturellen Zusammenhang. In: Zeitschrift für Politische Psychologie 7. Jg., H. 1-2, S. 165-182.

Becker, David 2014: Die Erfindung des Traumas: Verflochtene Geschichten. Gießen.

bff: Frauen gegen Gewalt e.V. (o.D.). Hinweise für die Interviewführung. https://www.frauen-gegen-gewalt.de/de/ueber-uns/presse/informationen-fuer-die-presse/hinweise-fuer-die-interviewfuehrung.html (Zugriff am 01.10.2020).

Burt, Martha R. 1980: Cultural myths and supports for rape. In: Journal of personality and social psychology 38. Jg., H.2, S. 217.

Brunner, Markus 2014: Trauma und gesellschaftlicher Kontext. In: Zentralwohlfahrtsstelle der Juden in Deutschland e.V. (Hg.): Betreuung und Belastung: Herausforderungen bei der psychosozialen Versorgung von Überlebenden der Shoah. Frankfurt. S. 8-17.

Brunner, Elizabeth/Partlow-Lefevre, Sarah 2020: #MeToo as networked collective: examining consciousness-raising on wild public networks. In: Communication and Critical/Cultural Studies 17. Jg., H. 2, S. 166-182.

201 Im Großen und Ganzen, ich bin jetzt immer noch engagiert und involviert. Und ich habe ein paar Ideen, was ich später machen kann. Wir haben einige Gruppen, wir haben die [Internet-] Seite erstellt und wir probieren im internationalen Raum mit anderen Überlebenden und Aktivist:innen zusammenzukommen. Und das ist eine Geschichte, die für mich kein Ende haben wird. Mal sehen.

Bryant-Davis, Thema/Ocampo, Carlota 2006: A Therapeutic Approach to the Treatment of Racist-Incident-Based Trauma. In: Journal of Emotional Abuse 6. Jg., H. 4, S. 1-22.

Crenshaw, Kimberlé 1991: Mapping the margins: Intersectionality, identity politics, and violence against women of color. Stanford Law Review 43. Jg., H. 6, S. 1241-1300.

Dander, Valentin/Münte-Goussar, Stephan 2018: Die Medienkritik, die wir meinen: Medienpädagogische Medienkritik mit Foucault und Marx. In: Niesyto, Horst/Heinz Moser (Hg.): Medienkritik im digitalen Zeitalter. München. S. 247-259.

Dreher, Anna K. 2015: »Der Typ, der… « Der #aufschrei als vergeschlechtlichte Gegenöffentlichkeit im Cyberspace. In: Thiel, Julia Elena/Müller-Wienbergen, Karina/Lehmann, Sonja (Hg.): Neue Muster, alte Maschen? Interdisziplinäre Perspektiven auf die Verschränkungen von Geschlecht und Raum, 1. Aufl. Bielefeld. S. 341-362.

Flory, Lea/Teigler, Leonie/Behrends, Meike/Atasayi, Sibel 2020: Trauma, Empowerment und Solidarität: Wie können wir zu einem verantwortungsvollen und ermächtigenden Umgang mit Trauma beitragen?. Berlin.

Gavey, Nicola/Schmidt, Johanna 2011: »Trauma of rape« discourse: A double-edged template for everyday understandings of the impact of rape? In: Violence against women 17. Jg., H.4, S. 433-456.

Grabe, Maria Elizabeth/Zhou, Shuhua/Barnett, Brooke 2001: Explicating sensationalism in television news: Content and the bells and whistle of form. In: Journal of Broadcasting & Electronic Media 45. Jg., H.4, S. 635-655.

hooks, bell 1990: Schwesterlichkeit: Politische Solidarität unter Frauen. In: Beiträge zur feministischen Theorie und Praxis H.27, Band 13, S. 77-92.

Herman, Judith L. 1997: Trauma and recovery: the aftermath of violence - from domestic abuse to political terror. New York.

Kern, Thomas 2007: Soziale Bewegungen: Ursachen, Wirkungen, Mechanismen. Wiesbaden.

Körner, Catalina 2015: Trauma-Konzepte im Spannungsfeld zwischen psychischer Störung und gesellschaftspolitischer. In: Schmechel, Cora/Dion, Fabian/ Dudek, Kevin/Roßmöller, Mäks* (Hg.): Gegendiagnose: Beiträge zur radikalen Kritik an Psychiatrie und Psychologie. Münster. S. 194-210.

Lorde, Audre 1984: The Master's Tools Will Never Dismantle the Master's House. In: Sister Outsider: Essays and Speeches. New York. S. 110-114.

Marcus, Sharon 2002: Fighting bodies, fighting words: A theory and politics of rape prevention. In: Mui, Constance L./Murphy, Julien S. (Hg.): Gender struggles: Practical approaches to contemporary feminism. Oxford. S. 166-185.

McPhail, Beverly A. 2016: Feminist Framework Plus: Knitting Feminist Theories of Rape Etiology Into a Comprehensive Model. In: Trauma, violence & abuse 17. Jg., H.3, S. 1-16.

Mendes, Kaitlynn/Ringrose, Jessica/Keller, Jessalynn 2018: #MeToo and the promise and pitfalls of challenging rape culture through digital feminist activism. In: European Journal of Women's Studies, 25. Jg., H. 2, S. 236-246.

Messerschmidt, Astrid. 2016: Nach Köln – sprechen über Sexismus und Rassismus. Vortrag vom 28.01. 2016. Tübinger Regionalgruppe/Institut für Erziehungswissenschaft Universität Tübingen.

Neidhardt, Friedhelm/Rucht, Dieter 1993: Auf dem Weg in die »Bewegungsgesellschaft«? Über die Stabilisierbarkeit sozialer Bewegungen. In: Soziale Welt 44. Jg., H. 3, S. 305–326.

Schöttle, Monika 2019: Gewalt: zentrale Studien und Befunde der geschlechterkritischen Gewaltforschung. In: Kortendiek, Beate/Riegraf, Birgit/Sabisch, Katja (Hg.): Handbuch Interdisziplinäre Geschlechterforschung. Wiesbaden. S. 834-844.

Schwerdtner, Lilian 2021: Sprechen und Schweigen über sexualisierte Gewalt: Ein Plädoyer für Kollektivität und Selbstbestimmung. Münster.

Roose, Jochen 2011: Was sind die Rohstoffe zur Herstellung und Erhaltung kollektiver Identität? Die Aushandlung des Unverhandelbaren. In: Forschungsjournal Soziale Bewegungen 24 Jg., H. 4, S. 30-32.

Roth, Anne/Kern, Clara 2019: Antifeminismus vor Gericht: Über die Macht psychologischer Sachverständiger in Sexualstrafprozessen. In: Mader, Esto/Schmechel, Cora/Steinweg, Alex/Kawalska, Kim (Hg.): Gegendiagnose II: Beiträge zur radikalen Kritik an Psychiatrie und Psychologie. Münster. S. 121-140.

Dein Nein

von Miou Sascha Hilgenböcker

Dein Nein
huschte durch Schatten
hatte sich wohl
in Tannen verfangen
als du es zuletzt sahst
Dein Nein
wiederholte sich
multipliziert sich ums
tausendfache, Tag für Tag
Nacht um Nacht
streifen wir durch
Unvergesslichkeiten

Dein Nein
bildschön, geschriene, ausgespuckt
gedacht, gekratzt, behaucht
unausgesprochen, stark platziert
Dein Nein
hat überlebt.
Dein Nein
wird einen Platz bekommen
zwischen mir, in deiner Hand
an unseren Seiten
ziehen wir, treibend im Strom
die Widerstände hinauf
auf
der Suche nach
Deinem Nein.

»Das Samenkorn der Hoffnung«

Ein Gespräch über die Selbsthilfeprogramme der 12 Schritte am Beispiel der Anonymen Alkoholiker*innen

von Blu Doppe und Julia K.

Inhaltswarnung:
Sucht, psychische & physische Gewalt & Erkrankungen, Suizid

In diesem Interview spreche ich mit Julia K. über ihren Genesungsweg – heraus aus der Alkoholsucht mithilfe des 12-Schritte-Programms[202] *der Anonymen Alkoholiker*innen*[203] *(AA). Wir behandeln dabei auch explizit andere Süchte und Störungen. Julia K. erzählt ihre Lebensgeschichte geprägt durch ihre Suchterkrankung. Wer mehr zur Geschichte, Fakten und Herangehens-weisen der 12-Schritte-Programme wissen möchte kann dazu hier weiterlesen.*

Blu: Herzlich willkommen, Julia. Kannst du dich erstmal kurz vorstellen? Wer bist du?

Julia: Ich heiße Julia. Ich bin 56 Jahre alt, lebe in Berlin und bin Alkoholikerin. So würde ich mich in einem AA-Meeting vorstellen, aber für Menschen, die nicht in Meetings[204] gehen, ist diese Aussage vielleicht verwunderlich. Dass ich Alkoholikerin bin, sieht man*frau mir nicht an. Vielen Alkoholiker*innen sieht man es nicht an. Ich gehe seit 36 Jahren regelmäßig und ohne Widerwillen zu den Anonymen Alkoholiker*innen. Ich bin aktiv in der Gemeinschaft. Warum sage ich noch nach 36 Jahren, dass ich Alkoholikerin bin, wenn ich seit 36 Jahren schon bei AA bin? Das heißt ja auch, dass ich seit 36 Jahren nicht mehr trinke, keine Drogen und legale Psychopharmaka

202 Wird im Weiteren erläutert.
203 Mitglieder 2020: 2.100.000 weltweit.
204 Treffen der AAs. meist 1x in der Woche. Es kann allerdings in Großstädten, über Zoom oder Telefon auch zu jeder Zeit an einem Meeting weltweit teilgenommen werden.

konsumiere. Da sind wir schon beim »vif du sujet«[205], also mittendrin im Thema Alkoholismus. Sucht, was ist das?

Blu: Was ist denn Sucht?

Julia: Bei AA erzählen wir – wir sagen »wir teilen« – unsere Lebensgeschichten, wie wir als Süchtige waren, was geschah (wie wir unseren Tiefpunkt erreicht haben und aufhören konnten), und wie wir heute sind (also wie wir es schaffen, ohne »Stoff« zu leben). Also werde ich dir so von mir erzählen, und dir daran veranschaulichen, was Sucht ist. Und welche Möglichkeiten es überhaupt gibt, der Sucht (nicht) zu verfallen.

Die Sucht wird generell als ziemlich hoffnungslos angesehen – von Ärzt*innen, Therapeut*innen, Geistlichen, Polizist*innen –, weil es eine tödliche und schwerbehandelbare Krankheit ist. Ich kann nicht ein bisschen süchtig sein, das geht nicht, genauso wenig wie ich ein bisschen schwanger sein kann. Ich bin entweder süchtig oder ich bin es nicht. Wenn ich es bin, gibt es bei sämtlichen 12 Schritte Gruppen eine Lösung für mich, aufzuhören zu sterben.

Und es ist ein Charakteristikum der Sucht, dass Frauen kulturell eher mehr gelernt haben als Männer, ihre Sucht zu verbergen. Ihre Süchte verbergen sie und die Behandelnden unter Depression, Angststörungen, Borderlinestörungen, etc.

Sucht ist richtig heftig. Sucht ist immer tödlich. Wenn jemand süchtig ist, so wie ich es war, dann bestimmt das jede Minute meines Wachseins, das heißt, ich bin immer mit der Sucht beschäftigt.

So lässt es sich ganz gut abgrenzen.

Bei einer Sucht ist es so, dass ich nur mit dem Suchtstoff beschäftigt bin, mit der Beschaffung, mit dem Konsumieren, mit dem Kater und mit der Katerbehandlung und dann mit der Frage: »Wann kann ich wieder loslegen?«. Und ich war so jemand.

Blu: Wie hat dein süchtiges Leben begonnen?

Julia: Mein Leben war eigentlich schon von Kindheit an süchtig. Ich bin 1965 geboren, in den 70-er Jahren kam Valium auf den Markt.

Ich hatte Schlafprobleme als Kind und meine Mutter hat mir dann ein Achtel oder Viertel Valium gegeben – und es auch selbst genommen. Ich komme aus einer Familie, und da sind wir auch beim Thema, in der spirituellen oder emotionalen Unbehagen grundsätzlich chemisch behandelt wurde. Es gab ein absolutes Vertrauen in die chemische Behandlung nicht

205 Deutsche Übersetzung aus dem französischen: »Kern der Sache«.

nur bei Krankheiten wie Typhus oder Malaria – ich bin in verschiedenen afrikanischen Ländern aufgewachsen – sondern auch bei diesen seelischen Unbehagen.

Wie bei mir, habe ich beobachtet, dass Süchtige in fünfundneunzig Prozent der Fälle aus Familien kommen, in denen dysfunktionale[206] Strukturen herrschen. Dysfunktional bei mir war die Unfähigkeit über Gefühle zu sprechen und Gefühle zuzulassen. Wenn die Eltern das nicht können, dann dürfen das die Kinder auch nicht. Und das ist natürlich sehr problematisch für Kinder. Mein Vater hat auch getrunken. Vielleicht war er Alkoholiker, vielleicht war er nur ein »starker Trinker«[207]. Meine Mutter hat zugesehen, das Trinken meines Vaters kontrolliert und gleichzeitig ihr eigenes Unbehagen medikamentös behandelt. So wurde ich sehr früh – mit ca. acht Jahren – süchtig. Ich habe nach den Tabletten verlangt und meine Mutter hat sie mir nicht immer gegeben, aber ich habe schnell gelernt, sie mir selbst zu besorgen und dann ging ich bald über in die Magersucht.

Magersucht ist auch der Versuch, das Unkontrollierbare zu kontrollieren. Das heißt, wenn ich nichts kontrollieren kann und das Leben einfach selber sehr überwältigend daherkommt, wie es bei mir war in der Pubertät, dann probierte ich es dadurch zu kontrollieren.

Das war die erste Phase der Magersucht und dann kam die Bulimie – wie es bei jungen Menschen oft der Fall ist.

Weil ich so entsetzlich hungrig war, eigentlich hungrig nach Liebe, Vertrauen, Geborgenheit, aber eben auch nach Essen, habe ich dann gefressen. Und weil ich dünn bleiben musste, habe ich das Kotzen entdeckt. Und dann wurde das auch ganz schnell zur Sucht. Da war ich wirklich ein Monster. Ich denke, ich habe in meiner Bulimie-Karriere ein ganzes Haus verfressen. So viel Geld habe ich für Essen ausgegeben.

Und mit vierzehn Jahren im Krankenhaus hatte ich dann ein spirituelles Erwachen. Ich war dort, weil ich versucht habe, mich mit Alkohol und Tabletten umzubringen und einen Leberschaden dabei erlitten hatte. Meine Mutter saß da und irgendwie habe ich die Eingebung gehabt: Wenn ich von meiner Mutter nicht loskomme, dann werde ich sterben. Das war so eine ganz klare Vision und damit habe ich das Krankenhaus verlassen. Nach ein paar Monaten hatte sich meine Leber erholt, und ich begann zu trinken. Ich blieb

206 In diesem Fall heißt es, dass die Strukturen nachteilig für eine gesunde und glückliche Entwicklung sind.

207 In AA lernen wir, dass nur wir selbst sagen können, ob wir Alkoholiker*in sind, oder nicht – das gehört zum sogenannten Tiefpunkt, der unbedingt erreicht werden muss, wenn ich überhaupt beginnen möchte, zu genesen.

Bulimikerin jedoch hörte die Magersucht auf: ich bekam meine Tage wieder und wurde wieder »normalgewichtig«.

Blu: Und dann ist die Alkoholsucht bei dir losgegangen?

Julia: Ja, genau. Der Alkohol hat mir das Leben gerettet. Das ist Sucht. Sucht ist lebensrettend. Auch die Magersucht hat mir das Leben gerettet. Sie hat mich vor Depression und Suizid bewahrt. Der Preis dafür sind dann später auch wieder Depressionen, und ein Selbstmord auf Raten, klar, so ist das. Aber erstmal hat sie mir das Leben gerettet und hat mir was zu tun gegeben. Es ist was ganz Furchtbares zu tun. Süchtig zu sein ist eine furchtbare Tätigkeit, aber es ist eine allumfassende Überlebensstrategie.

Das Trinken hat mir die Kraft gegeben mich gegen meine Familie zu stellen, mich daraus zu lösen, also genau das zu tun, was ein Teenager machen muss. Das heißt zu rebellieren und mich abzulösen. Und es war toll, weil ich dann nicht mehr sterben musste.

Außerdem konnte ich mich der Illusion hingeben, dass ich funktioniere wie andere Leute auch. Ich konnte unter Leute gehen, ich hatte nicht mehr so entsetzlich Angst, ich konnte Spaß haben, ich konnte Party machen und dort mit Gleichgesinnten sein. Dies war natürlich nur eine Illusion, weil ich ja nicht da war – ich war ja besoffen. Aber diese Illusion, mit denen zu sein, also eine Illusion von Beziehung und von Kontakt, das ist das, was Alkohol macht und das hat erstmal gereicht. CG Jung schreibt in einem Brief an den Gründer der AAs, Bill Wilson von dieser Illusion: (Sein) Drang nach Alkohol war der Ausdruck auf einer niederen Stufe des spirituellen Durstes unseres Wesens nach Ganzheit, in der Sprache des Mittelalters: Nach der Einigung mit Gott.[208]

Ich habe Abitur gemacht, dann studiert und ich habe immer weiter getrunken. Ich war eine gute Schülerin, habe dann tagsüber nicht getrunken, weil das ja nur Alkoholiker*innen machen *lacht*, aber dafür habe ich Appetitzügler genommen, um tagsüber arbeiten zu können. Appetitzügler gab es lange ohne Rezept in Drogerien und sind reine Amphetamine. Ab 17 Uhr durfte ich dann trinken.

Das war jetzt ein kleiner Teil meiner Sucht-Geschichte. Ich war somit ab meinem achten Lebensjahr durchgehend chemisch oder durch die Esssucht belastet. Das heißt die Sucht hat meine gesamten Teenagerjahre gepachtet, sodass ich nicht da war und fast keine Entwicklung möglich war. Es war ein Überlebenskampf, der sich immer um den nächsten Schluck, die nächste Tablette und das nächste Vollfressen und Kotzen drehte. Ich habe probiert alles so miteinander zu arrangieren, dass es irgendwie passt, bis dann irgendwann

208 Die Sprache des Herzens 1989, 4. Auflage 2011, S. 360.

die Zusammenbrüche kamen. Meistens wollte ich dann sterben und habe es auch ein paar Mal probiert.

Blu: Und wie bist du aus diesem jahrelangen, schrecklichen Kreislauf ausgestiegen?

Julia: Es war eher ein Zufall. An einem dieser Punkte mit zwanzig Jahren – bin ich dann bei AA gelandet. Und ich bin bei AA gelandet, obwohl ich dachte: Das Letzte, was ich bin, ist eine Alkoholikerin. Ich dachte, wenn Menschen so viele Probleme hätten wie ich, würden sie auch trinken. Außerdem fühlte ich mich viel zu jung, um Alkoholikerin zu sein. Aber ein Slogan der AA dreht dies z.B. um: »Du trinkst nicht, weil du so viele Probleme hast. Du hast so viele Probleme, weil du so viel trinkst«. Das war die Erleuchtung für mich und ich konnte da ganz gut mitgehen. Ich wollte natürlich nicht bleiben und bin es dann doch, weil sie alle so furchtbar freundlich zu mir waren. Und keine*r war zu mir in den letzten Jahren, überhaupt noch nie in meinem ganzen Leben so freundlich gewesen, wie die Leute bei AA. So etwas kannte ich überhaupt nicht. Dass Menschen so freundlich sind, ohne Hintergedanken, ohne Agenda. Die wollten nichts von mir, die wollten nicht mit mir schlafen. Die wollten kein Geld. Ich hatte sowieso kein Geld, aber die wollten nichts. Die haben auch nicht gefordert, dass ich pünktlich bin oder wann ich da sein muss. Die haben nichts gefordert, nix. Die haben nur gesagt: »Wenn du ein Problem mit Alkohol hast, dann komm wieder«. Und das hat mich zutiefst berührt.

Blu: Danke für deine Geschichte, Julia.

Es wird davon ausgegangen, dass es spirituellen Erwachen braucht, damit Menschen genesen können. Das klingt irgendwie erstmal ziemlich abgefahren. Ich stelle mir vor, dass Leute übers Wasser laufen können oder herumfliegen. Wie wird spirituelles Erwachen denn verstanden? Es gibt sehr unterschiedliche spirituelle Erwachen, oder?

Julia: Es gibt natürlich Leute, die starke spirituelle Erfahrungen hatten, wie zum Beispiel Bill W. Das war auch nötig, weil er ja das ganze Programm schreiben und gründen musste. *Lacht* Und dann gibt es die educational variety[209], bei der das Erwachen nach und nach passiert. Bei mir war es so! Ich hatte mein erstes bei meinem ersten AA-Treffen in Paris. Ich war 20 und hatte das Glück, dass es Englisch sprechende Gruppen mit vielen jungen Leuten gab. So konnte ich mich gut identifizieren. Ich kam also da rein und dachte:

209 Deutsche Übersetzung: pädagogische Vielfältigkeit.

»Hä? Das sind Alkoholiker*innen. Das ist ja toll. Es gibt also Alkoholiker*innen, die frisch, spannend und mutig sind?« Das war mein erster Eindruck, der mich schon begeistert hat und eine Veränderung bewirkte. Das zweite und tiefergreifendere: Die Menschen waren so unglaublich gut zu mir und ich habe erkannt, dass das eine Art von Zuhause ist für mich – eine Zuflucht. Und im buddhistischen Sinn ist ja die Zuflucht schon das Spirituelle. Die Zuflucht ist dort, wo ich Schutz finde als Mensch. Das Schlimmste am Süchtig-Sein ist für mich die Schutzlosigkeit, das Ausgeliefertsein, das wirklich buchstäblich im Regen stehen und sich zu Tode frieren. Das ist Sucht. Ich erfriere, ich verhungere. Ich kann fressen, so viel ich will. Ich verhungere trotzdem. Ich verrecke. Und dann ist da dieses neue Gefühl, diese Wärme, dadurch dass ich in einer Gemeinschaft bin.

Es gibt jeden Tag Meetings, das heißt, wenn ich will, bin ich tatsächlich nie alleine. Gleichzeitig gibt es diese Unverbindlichkeit. Keine*r will meinen Namen wissen, ich muss nichts geben, ich muss nichts bezahlen. Ich kann die Leute jederzeit anrufen. Es öffnet sich eine neue Welt. Nachdem ich jahrelang gedacht habe, ich wäre das schlimmste Monster überhaupt, werde ich angenommen, so wie ich jetzt gerade bin, mit meinem ganzen Elend und wegen meinem ganzen Elend. Das ist Spiritualität: Ich bin nicht mehr alleine. Ich werde angenommen.

Blu: Gibt es noch einen weiteren wichtigen Aspekt des spirituellen Erwachens?

Julia: Ja. Es gibt durch den Kontakt Führung. Sie sagten mir, ich kann zu jeder Tages- und Nachtzeit anrufen. Ruf an, bevor du trinkst, nicht, wenn es schon zu spät ist. Also, da kannst du natürlich auch anrufen, aber vorher ist besser. Und das tat ich dann und fragte z.B. »Soll ich jetzt schwimmen gehen oder nicht?« Ich wusste es wirklich nicht.

Ich wusste, dass ich jetzt ins Meeting gehen musste, weil da ist das Leben, da fühlte ich mich lebendig und konnte atmen. Aber was machte ich in der ganzen Zeit dazwischen? Ich war durch meine Sucht zwölf Jahre weg vom Fenster. Ich hatte alles verlernt. Ich konnte nicht mehr lesen. Ich konnte nicht mehr denken. Ich war über Jahre nur mit Stoff beschäftigt.

Das Göttliche ist eigentlich diese Gruppe und die Sicherheit in der Gemeinschaft.

Und ein weiterer Aspekt ist, dass die Leute dann kommen und sagen »Ja, du kannst ja mithelfen. Es gibt Dienste und wenn du willst, kannst du helfen, das Meeting aufzubauen.« (z.B. Stühle aufstellen, Kaffee kochen, Literaturtisch einrichten, …) Das Schlimme an der Sucht ist das Gefühl der

Nutzlosigkeit. Ich habe mich einfach komplett nutzlos gefühlt. Das ist ein großer Schmerz, dass man nichts beizutragen hat. Und dann plötzlich sagt jemand: »Du kannst erstmal immer samstags kommen, bisschen früher und dann bauen wir zusammen auf.«

Plötzlich habe ich was zu tun und es wird geschätzt. So komme ich zur Menschlichkeit. Das ist die Spiritualität, die gemeint ist in AA, dass ich Mensch werde, dass ich ein Teil einer Gemeinschaft werde, dass ich beitragen kann.

Und es ist so: Wenn du drei Tage nüchtern oder drei Tage in einem Programm bist, dann hast du drei Tage mehr Erfahrung als die Person, die jetzt frisch dabei ist und erst seit einer Stunde schafft, nicht mehr zu trinken. Du hast drei Tage mehr Wissen, wie du drei Tage nüchtern bleiben konntest. Das heißt, du kannst dieses Wissen bereits weitergeben. Das heißt, ich kann sofort jemandem helfen. Und schon wieder bin ich nützlich. Ich bin euphorisch. Ich weiß selbst nicht, wie es passiert ist, aber ich rufe es ins Meeting: »Drei Tage nüchtern«. Für mich, die neue Person und alle anderen im Meeting, ist das ein Riesending und ich kann davon erzählen, wie ich es gemacht habe.

Blu: Anderen zu helfen ist somit ein Werkzeug, was mich nüchtern halten kann und in Spiritualität leben lässt: Die Weitergabe, die Sponsor*innenschaft[210] und den Dienst, den ich tun kann. Und wenn der Suchtdruck richtig stark wird?

Julia: Dann musst du ins Meeting gehen oder dein Telefon benutzen und wen anders aus dem Programm anrufen. Als Werkzeug kannst du auch in der AA-Literatur lesen oder beten. Es gibt jede Art von Gebet oder Affirmation. Oder Schreiben. Schreib es dir vom Leib! Das Wichtigste aber ist, dass ich ins Meeting gehe, um mich zu verbinden. Und heute geht das ja auch, dank Corona, überall 24/7 auf Zoom, auf der ganzen Welt.

Blu: Kann ich noch was anderes machen bei starkem Druck?

Julia: Ja, klar. Dir sagen: »Nur für heute«. Das heißt ich schaue nur auf die nächsten 24 Stunden. Also wenn ich morgen trinken will, kann ich morgen trinken. Aber nur für heute trinke ich nicht. Und wenn es ganz schlimm ist, kann ich sagen: »Ich trinke in 10 Minuten, aber jetzt trinke ich nicht«. Das ist wirklich großartig, weil es einfach funktioniert. Ich sage: »Ich verschiebe jetzt das erste Glas. Ich werde es, wenn ich noch will, in einer Stunde trinken, aber jetzt nicht.«

---

210 Sponsor*innenschaft bedeutet, dass ich eine*n Süchtige*n durch die 12 Schritte begleite, nachdem ich sie selbst schon gegangen bin.

Blu: Für die Genesung ist zudem die eigene Höhere Macht oder die eigene Gött*in wichtig. Wie wird das verstanden?

Julia: Der Ursprung von AA waren natürlich die protestantischen USA, in dem die Gründer wohnten. Da war ganz klar: Das Programm war christlich und einen christlichen Gott brauchte mensch. Relativ schnell gab es dann aber Gegenworte. Denn es gab auch fünfzigjährige, protestantische *weiße* Männer, die von den religiösen Erfahrungen ihrer Kindheit traumatisiert waren und sie wollten auf keinen Fall irgendwas jemals wieder mit der Kirche zu tun haben.

Und deshalb wurde sehr früh kritisiert: »Wir können nicht von Gott, sondern müssen von höherer Macht, wie du sie verstehst, reden.« Man könnte auch sagen das höhere Selbst, dein höheres Selbst, die AAs sagen: »Tief drinnen, in jedem Menschen, Frau*Mann, Kind sitzt die fundamentale Idee von Gott«[211] und die gehört es zu finden. Und jede*r kann da anfangen, wo er*sie steht. Der Gründer Bill Wilson schreibt im Blauen Buch dass, auch wenn es tatsächlich eine »Musik der Sphären« gibt, so könne ihm keine*r vorschreiben, wie er ihr zu lauschen hätte. Das muss jede*r selbst bestimmen.[212] Und wie fange ich an? Du musst kein Studium gemacht haben und auch nicht religiös sein. Die Sponsor*innen sagen oft zu ihren Sponsees: »Mich interessiert nicht, ob du glaubst oder nicht. Mich interessiert nur, dass du betest.« Der Glaube ist irrelevant. Es gibt nur zwei Sachen, die du über Gott wissen musst:

Erstens: Gott gibt es.

Zweitens: Du bist es nicht.

Blu: Warum wird das so gesagt?

Julia: Wir probieren das Egozentrische des*der Alkoholikers*in loszuwerden. Ich bin nicht Gott, das heißt, ich bin nicht mehr das Zentrum des Universums. Der Alkohol ist es auch nicht. Jede*r Süchtige hat ihren*seinen Suchtstoff zu Gott gemacht. Und der ist richtig mächtig. Wer Süchtige kennt, die weiß, dass Sucht erbarmungslos ist, dass sie immer Priorität hat.

Bei süchtigen Eltern zum Beispiel haben die Kinder keine Chance, weil Alkohol einfach immer mächtiger ist. Sie gehen unter und werden unsichtbar. In den 12-Schritte-Gruppen, da gilt es eine Macht zu finden, die stärker ist als das Suchtmittel.

Und das ist leider auch nicht der*die Ärzt*in. Wenn Ärzt*innen oder Therapeut*innen es schaffen würden, Menschen vom Alkoholismus zu heilen, dann bräuchte es AA nicht.

211 Anonyme Alkoholiker 2009, Neusatz und Nachdruck 2020, S.63.
212 Anonyme Alkoholiker 2009, Neusatz und Nachdruck 2020, S. 11.

Diese Höhere Macht nennen manche auch Liebe. Es gibt auch einige Atheist*innen bei AA, die sehr gut durchkommen, indem sie als Gott einfach eine gesunde Lebensführung nehmen. Für sie heißt Gott, ein sinnvolles Leben mit universellen Prinzipien eines »guten Lebens«, unter Beachtung von Groll, Angst, Ich-Bezogenheit und Unehrlichkeit – Prinzipien, die nicht unbedingt religiös oder »spirituell« sein müssen. Das heißt, wenn man*frau ein Problem mit der Gottesidee hat, kann er*sie trotzdem das Programm arbeiten.

Viele Menschen, die in den Programmen anfangen und Schwierigkeiten mit der Gött*in haben, halten sich an »Fake it till you make it.« Probiere einfach erstmal zu glauben und schau auf die Wirkung. Viele nehmen die Gruppe als ihre höhere Macht. Die Gruppe ist größer als sie. Manche nehmen die Realität oder die Natur. »Wenn ich an den Himmel gucke oder in die Wolken, dann muss ich anerkennen, dass dies größer ist als ich.«

Es gibt eine Definition in dem blauen Buch der Anonymen Alkoholiker*innen, die der Arzt von Bill W. gibt: »Sie glauben an ihre Sache, mehr aber noch an jene Macht, die eine*n chronische*n Alkoholiker*in von den Pforten des Todes zurückreißen kann.«[213] Das heißt, jede*r, der Zweifel an dieser Macht hat, kann in Meetings sitzen, ein paar Wochen und beobachten. Und du siehst wirklich die hoffnungslosesten Fälle, bei denen ich nach 36 Jahren noch sage: »Oh nee, das wird nichts, das wird einfach nichts.« Nach ein paar Wochen oder paar Monate begegne ich ihnen dann im Meeting wieder: Plötzlich sind die Augen wach und die Haut rosig. Das sind zwar die gleichen Leute, aber die sind total verwandelt. Das ist unglaublich. Das schafft kein*e Therapeut*in, kein*e Ärzt*in, kein*e Richter*in. Das schaffen sie nicht im Gefängnis und ich schaffe das nicht in der Rehabilitation. Auch noch in dieser kurzen Zeit. Das ist diese Macht. An diese Macht glaube ich.

Blu: Was würdest du denn sagen, wenn Menschen sagen: »AA klingt ganz schön nach einer Sekte«.

Julia: *Lacht* Ich würde erst lachen und dann sagen: »Ja es stimmt. Klingt so«. Aber AA ist auch sehr weit davon weg. Erstmal braucht es die Intensität der Auseinandersetzung, weil Sucht soo krass und so existenziell ist. Bei Sucht geht es nicht darum, kurz mal vegan zu werden, oder ein Meditationskurs zu besuchen. Es geht um Leben und Tod. Und nur wer das versteht, kann auch genesen. Es braucht so eine tiefgreifende Therapie, um aus der Sucht rauszukommen. Und damit habe ich noch lange nicht gewonnen. Ich erkläre es wieder anhand meiner eigenen Geschichte: Die ersten Jahre in der Genesung waren super hart. Ich hatte zwar immer Hoffnung. Ich habe mir immer gesagt,

213 Anonyme Alkoholiker 2009, Neusatz und Nachdruck 2020, S. XXVIII.

es ist möglich, ich kann gesund werden, weil ich andere gesehen habe, die genauso fertig waren wie ich und die nun ein richtig gutes Leben führten. Aber ich habe auch die ganze Zeit gesehen, was in meiner Familie passiert. Mein Bruder und meine Schwester haben es nicht geschafft und bewegen sich immer noch außerhalb des Lebens, wenn ich so sagen darf, aufgrund ihrer Süchte und psychischen Krankheiten. Wir sind in meiner Familie alle ziemlich geschädigt. Ich bin mit blutigen Fingernägeln aus diesem Loch herausgekrochen.

Die Programme klingen wie eine Sekte. Aber Alkohol ist auch eine Sekte. Ich habe jeden Tag getrunken. Ich war dem Alkohol verfallen und ich habe so getanzt, wie der Alkohol oder wie die Sucht es mir gesagt hat. Ich erkläre es gerade anhand von Alkoholismus, weil das meine Sucht ist und viele Menschen diese Sucht kennen.

Wenn die Leute also sagen: »Das ist ja wie ne Sekte«, sag ich: »Ja, was willst du eigentlich? Wenigstens saufen die Leute nicht mehr.«

Da wird eine Hingabe verlangt, wo man sagen kann: »Ja, das sieht aber ganz schön sektenhaft aus«. Aber wenn du selber nicht süchtig bist, dann kannst du darüber nicht urteilen. Du hast überhaupt keine Ahnung, was es bedeutet, welcher Schmerz, welcher Verlust, welche Abgründe da sind.

Ich habe eine Frau begleitet, die zwei kleine Kinder hat. Alkoholismus ist für Kinder so furchtbar, es bricht mir jedes Mal das Herz, wenn ich zusehen muss, wie verwahrlost diese Kinder daher kommen. Wir haben ein Jahr lang jeden Tag um sieben Uhr telefoniert und auch noch viel mehr darüber hinaus an ihrer Sucht gearbeitet. Sie konnte ihr Leben und auch ihre Haltung zu ihren Kindern total umkrempeln. Irgendwann hat sie dann in diesem Prozess »zu Jesus gefunden«. Das finde ich dann auch ganz schön krass. Wir sind jetzt nicht mehr so eng, aber bleiben einander gut gesonnen.

Aber, so what? Es ist besser als die Sucht. Wenigstens kann sie jetzt für ihre Töchter anwesend sein und in der Liebe, der Freundlichkeit und dem Wohlwollen.

Es ist besser, als wenn sie sich und ihre beiden kleinen Töchter mit Alkohol, Drogen und mit ihrem Jähzorn zerstört. Sie war so gemein zu ihren Kindern. Alkoholismus ist so böse. Er ist gemein und grausam.

Der Unterschied zu einer Sekte ist zudem, dass es keine Führer*innen gibt, irgendwelche Autoritäten, die den Ton angeben. Die Angelegenheit der AA werden völlig demokratisch abgehandelt. In den Diensten wird rotiert und keine*r ist wichtiger als die*der Andere. Und wie ich bereits erwähnte, es kostet nichts und es gibt keinen Druck mit irgendwelchen Menschen Sex haben zu müssen. Das ist bei einer Sekte glaube ich, etwas anders.

Blu: Also die Meetings und das Programm sind umsonst für mich?

Julia: Komplett umsonst. Es geht ein Hut rum und du kannst was reintun, aber du musst nichts reintun. Und die Gruppen, welche Gruppe auch immer, ob das AA, NA, OA ist, sind selbsterhaltend durch eigene Spenden und es darf kein Geld gegeben werden, wenn du nicht süchtig bist. Und wir zahlen z.B. unsere eigene Raummiete, damit wir unabhängig sind. Es sollen keine Verbindlichkeiten mit Außenstehenden entstehen. Wir sind auch unabhängig von jeglichen Religionen, Parteien oder anderen Interessengruppen.

Blu: Wieso überhaupt die Anonymität?

Julia: Die Anonymität ist ja eigentlich, um die zu schützen, die Angst haben ihren Makel öffentlich zuzugeben. Und das ist auch sehr richtig so. Die Schwelle ist dann niedriger, um zu uns zu kommen.

Die Anonymität gilt nicht unter uns, sondern wenn mit der Presse, in Film, Fernsehen oder in den soziale Medien geredet wird. So soll mein Ego kleingehalten werden. Damit ich damit nicht hausieren gehen kann. Ich könnte mich dann auch wieder besaufen und das würde AA schaden, weil gesagt werden würde: »Siehst du funktioniert gar nicht, weil nicht mal die tolle Julia hat es geschafft«.

Ich bin also einfach Julia, Alkoholikerin.

Es ist auch wichtig für unser Zugehörigkeitsgefühl in den Programmen. Es geht nicht darum, wie viel Geld du verdienst oder wie wenig, ob du in deinem Wagen schläfst oder in einer Luxusvilla, ob du ein *weißer*, alter Mann bist oder eine junge trans* Person. Du bist Willkommen bei AA. Die einzige Voraussetzung für die Zugehörigkeit zu AA ist, dass du den Wunsch hast, mit dem Trinken aufzuhören. So hat jedes Programm nur eine Voraussetzung, den Wunsch, mit dem Suchtverhalten aufzuhören. Wir können niemanden ablehnen. Das ist wichtig. Die Gruppe kann nicht sagen: »Nee, du stinkst, du kannst nicht kommen.«

Das ist am Anfang natürlich passiert. So wurden Frauen erstmal abgelehnt, weil die Männer u.a. gemeint haben, dass sie zu viel Unruhe stiften. Dann haben sie Schwarze abgelehnt, weil Amerika in den 30-er Jahren noch komplett segregiert war – sie mussten »heimlich« nüchtern werden. Und dann haben sie natürlich Homosexuelle abgelehnt und trans* Personen sowieso. Dies hat sich über die Jahre relativ schnell verändert. Nach der Gründung 1935 wurden 1950 die 12 Traditionen offiziell beschlossen. Eine davon besagt: »Es gibt nur eine Voraussetzung zur Zugehörigkeit: Der Wunsch, mit dem Trinken aufzuhören.«[214]

Blu: Warum würdest du sagen, dass die Programme funktionieren? Ich rede mit anderen Süchtigen und auf einmal macht es klick? Geht es um Identifikation und Wiedererkennung?

Julia: Genau, es geht um die Identifikation. Plötzlich komme ich an diesen speziellen Ort. Davor habe ich gelitten, gelitten, gelitten. Ich war vielleicht bei Therapeut*innen, bei Ärzt*innen, bei Eltern und Freund*innen, die immer auf mich runtergeschaut haben und sagten: »Hör doch einfach mal auf zu trinken.«, oder: »Iss einfach was«, oder »Iss doch einfach weniger« oder, »Sie leiden unter Depression/Angststörung/Borderline/… und ich verschreibe ihn jetzt mal die neueste Psychopharmaka. Und hier ist noch ne Tablette.« Und plötzlich komme ich an einen Ort und keine*r guckt von oben auf mich herab, sondern ich bin plötzlich auf Augenhöhe mit Allen. Und sie schaue mich an und sagen: »Ich weiß genau, wie es dir geht. Ich war auch da.« Ich habe mich als Süchtige immer wie ein »square peg in a round the hole«[215] gefühlt – einfach nirgendwo hinpassend, dazugehörend, totales Alien. Alle wissen, wie die Welt funktioniert und wie das Leben funktioniert, außer mir. Eine absolute Unfähigkeit, das Leben zu leben. Und plötzlich komme ich in eine Gruppe, wo alle genauso sind wie ich. Alle sind komplett unfähig. Alle fühlen sich wie Aliens. Alle finden es total befremdlich, zu leben und leben zu müssen. Alle haben wahnsinnige Schwierigkeiten, das Leben und den Tag überhaupt anzugehen. Alle überleben nur, wenn sie sich sofort mit einer höheren Macht verbinden und alles, ihr ganzes Leben, der Sorge und dem Willen, dieser höheren Macht übergeben. Ich meine, es ist total krass, aber das ist Sucht. Und plötzlich gibt es einen Raum mit Menschen, die genauso in diesem permanenten inneren Kriegszustand leben wie ich. Und das kennen andere Menschen nicht. Ich bin mit einem Mann verheiratet, der nicht süchtig ist. Manchmal muss er nur den Kopf schütteln, weil er nicht versteht, was bei mir (und Anderen, denen ich helfe) passiert. Er rafft nicht, was da für eine innere Zerstörung und Verwüstung, was da für ein Chaos, aber auch eine Zerstörungswut und eine Hingabe zur Dunkelheit in mir ist. Das kann man sich, glaube ich, nicht vorstellen, wenn man das nicht hat. Und plötzlich komme ich in einen Raum von Menschen, die alle das Gleiche haben. So: »Wow krass, jetzt bin ich nicht mehr alleine. « Endlich verstehen mich Leute und dann sind Leute dabei, denen es gut geht. Das heißt, die sind von da, wo ich stehe, wo es mir total

214 Anonyme Alkoholiker 2009, Neusatz und Nachdruck 2020, S. 420, Tradition 3.
215 Deutsche Übersetzung: Quadratischer Stift in einem runden Loch.

elend geht, wenn ich ankomme, zu einem besseren Ort gekommen. Keine*r wacht eines schönen Morgens auf und sagt: »Ohah!! Mir geht's heute so gut, die Vögel zwitschern, die Sonne scheint, ich denke ich gehe heute mal zu den Anonymen Alkoholiker*innen.« AA ist wirklich immer das letzte Haus auf dem Block. Zu den anonymen Gruppen? Da muss es einer*m wirklich schlecht gehen. Es ist zudem diese bedingungslose Annahme, Hingabe und Liebe: »Ja hier, ruf mich an. Komm wieder. Hier ist ein Kaffee. Ja, du gehörst dazu. Ja, du kannst schon mithelfen. Ja, du kannst auch den Dienst übernehmen.« Und das gibt es sonst in unserer Welt nicht.

Blu: Wir haben jetzt viel über die AA geredet. Du bist bei AA und somit bei dem ursprünglichen Programm, aus dem alle anderen 12-Schritte-Programme entstanden sind[216]. Ich frage mich gerade: »Alkoholismus und Workaholic sein oder sexsüchtig – das ist doch nichts, was wir vergleichen können? Das kann doch nicht mit den gleichen Werkzeugen, mit dem gleichen Programm behandelt werden. Alkoholismus ist und äußert sich doch ganz anders als zum Beispiel eine Essstörung.«

Was möchtest du mir dazu antworten?

Julia: Da sind wir wieder am Anfang unseres Interviews. Was heißt Sucht? Sucht ist, wenn dieser Stoff oder Ding dein ganzes Leben bestimmt und dich davon abhält, ein gutes Leben zu leben. Genau das ist z.B. bei der Esssucht gegeben. Sie regiert alles. Bei Arbeitssucht ist es das Gleiche. Die Sucht macht, dass ich nicht mehr in Beziehung gehen kann, dass ich meine Kinder vernachlässige, meine Ehe vernachlässige, sogar vielleicht meinen Job vernachlässige. Ich bin zwar arbeitssüchtig, aber ich schaffe es nicht mehr, einfach ordentlich zu arbeiten. Die Arbeitssucht gibt dir die Illusion von Aktivität. Wenn es mich unglücklich macht, wenn ich gewalttätig und lebensunfähig bin und wenn ich sterben will, dann ist es Zeit mir Hilfe zu holen.

Blu: Und deshalb kommt es auch oft zu Suchtverlagerung, wie es auch bei dir der Fall war? Du hast gesagt, dass du durch verschiedene Süchte gegangen bist? Das beschreiben viele Menschen: »Ich war im Alkoholismus und

---

216 Neben den AAs gibt es unter anderem folgende Programme: Narcotics Anonymous (Drogen, außer Alkohol), Overeaters Anonymous (Essen), Financial Recovery Anonymous (Finanzielle Genesung), Underearners Anonymous (Unterverdiener*innen), Nicotine Anonymous (Nikotin), Sex and Love Addicts Anonymous (Sex- und Liebes-Süchtige), Sex Offenders Anonymous (Sexualisierte Gewalttäter*innen), Recovering Couples Anonymous (Paare in Genesung), Families Anonymous (Familien), Emotions Anonymous (Gefühle), Gamblers Anonymous (Spieler*innen), Workaholics Anonymous (Arbeitssüchtige),Co-Dependents Anonymous (Co-Abhängige). Schwesternprogramme für Angehörige von Süchtigen: Al-Anon, Nar-Anon.

anschließend in der Esssucht. Mit dem Rauchen habe ich es noch nicht geschafft.«

Julia: Ja, das gibt es, aber ich sehe es ein bisschen anders. Es gibt eine Suchtverlagerung, wenn ich nicht an mir arbeiten will.

Bei mir war es anders. Ich würde es eher beschreiben als ein mehr und mehr zu mir kommen. Also zuerst war es der Alkohol. Als ich frisch bei den AAs war und aufgehört hatte zu trinken, war ich auch erstmal ein bis zwei Jahre befreit von der Esssucht. Und dann kam sie full force (volle Kraft) zurück. Und dann musste ich mich der Esssucht widmen. Das hat aber länger gedauert, weil ich nicht einfach aufhören kann zu essen. Ich musste lernen mit dem Essen zu leben. Das ist ein bisschen ähnlich, wie bei der Sexsucht. Manche Gruppen sagen: »Kein Sex, außer du bist verheiratet.« Aber das ist absurd in unserer Welt. Dann sagt eine*r: »Ja, wie jetzt? Und was ist, wenn ich homosexuell bin und in meinem Land darf man nicht heiraten, wenn man gay ist, was mache ich dann?« Bei der Esssucht und Sexsucht ist es wichtig diese Balance zu finden. Beim Geld ja auch. Ich kann nicht sagen: »Ich fasse das Geld nicht mehr an.« Das sind die Süchte, bei denen ich lernen muss mit dem Suchtstoff umzugehen. Letztendlich benutze ich den Stoff immer, um mich wegzumachen, um nicht im hier und jetzt zu sein. Habe ich die Frage beantwortet?

Blu: Ja, danke. Und ist es nicht eine Krankheit, die über das Suchtmittel hinausgeht?

Julia: Die AAs sprechen von einer three-fold-disease (3-fache-Krankheit): Körperlich, psychisch und spirituell. Körperlich ist klar: Die Abhängigkeit nach dem Stoff (Alkohol, Hasch, Nikotin, Benzos, ...) oder z.B. nach Adrenalin bei nicht stofflichen Süchten.

Jetzt sage ich: »Okay, Alkohol tut mir nicht gut, dann trinke ich keinen mehr.« Aber das Charakteristikum von Alkoholiker*innen ist ja immer diese mentale Besessenheit. Irgendwann kommt sie wieder durch und ich trinke, obwohl ich weiß, dass es mir nicht guttut. Obwohl ich mir fest vorgenommen habe »Heute trinke ich nicht«, bin ich abends wieder besoffen. Wie ist das gekommen?

Und da kommt der spirituelle Aspekt dazu, das liegt an der spirituellen Verwahrlosung. Es gibt einen AA Sprecher, der sagt: »Ein spiritueller Mensch ist einer, der gewollt ist, der gebraucht ist und der geliebt ist.« Und als Süchtiger ist man weder gebraucht noch gewollt noch geliebt. Das ist die Verwahrlosung der Seele und das ist die spirituelle Krankheit: Ich bin nicht gebraucht, ich bin nicht gewollt, ich bin nicht geliebt. Und oft sind es Menschen, die probieren ihre Traumata mit dem Suchtstoff zu behandeln. Es gibt Menschen, so wie ich, die tatsächlich nicht gebraucht, nicht gewollt und nicht geliebt waren, obwohl meine Eltern natürlich gesagt haben: »Ich liebe dich.« Aber Liebe ist ja nicht nur Sagen, Liebe ist ja auch Tun. Und wenn Eltern nicht gelernt haben, was es bedeutet ein Kind zu lieben, sondern durch ihre eigenen Traumata in einer sehr ich-bezogenen Vorstellung von Liebe waren, dann hat das Kind das Gefühl »Ich bin nicht gebraucht, ich werde so wie ich bin nicht gewollt oder geliebt. Wenn ich brav bin, dann bin ich geliebt. Wenn ich gut bin, dann bin ich geliebt. Wenn ich meiner Mutter diene, bin ich geliebt.« Und das ist dann die Schwierigkeit.

Blu: Magst du irgendwas zum Abschluss noch sagen, Julia?

Julia: Seid neugierig. Informiert euch, wenn euch das angesprochen hat. Guckt mal auf die Websites[217] und besucht die Meetings. In den Gruppen wird oft gesagt, gehe zu 6 Meetings, um dir eine Meinung über die Gruppe zu bilden und um zu schauen, ob es ein guter Platz für dich ist.

Ich glaube in unserer super duper dualen Welt, im neoliberalen Kapitalismus, während wir die Welt an die Wand fahren und die Klimakrise rockt, in der unsere Art zu leben, mehr Fragen aufwirft als Antworten gibt, da ist es schon superschwer. Da flüchten wir uns in die Süchte, in die Illusion. Und wir haben uns in den letzten eineinhalb Jahrhunderten immer weiter von Gott entfremdet, weil die Kirche auch so viel Mist gebaut hat. Aber Gott ist da draußen, z.B. in der Natur, in der Vergebung, in der Liebe, im Mitgefühl und der Freundlichkeit zu den Menschen. Wir sollten wieder in die Verantwortung und Selbstverantwortung gehen. Und dann in Führung.

Wie gehen wir in eine Welt und Zukunft, die wir dabei sind zu zerstören und wie bauen wir sie wieder auf? Hannah Arendt hat mal gesagt: »In jedem Neugeborenen ruht die Hoffnung, dass die Welt gerettet wird.« Es geht um die absolute Verantwortung des Individuums.

Ich kann die Welt verändern und ich muss mich entscheiden, in welche Richtung ich gehe. Und ich muss mit meinem Gewissen entscheiden. Das ist das Ziel der ganzen 12 Schritte. In die Verantwortung und die Führung zu gehen, einen eigenen Beitrag zu leisten, die Welt wieder aufzubauen, statt sie zu zerstören. Wir sehen, dass wir die Zerstörung gut können. Wir können Sucht gut. Das ist Zerstörung. Wir gehen raus und die Welt und sie geht kaputt. In den 12-Schritte-Gruppen (oder anonymen Gruppen) lernen wir

217 z.B. https://www.anonyme-alkoholiker.de/ https://narcotics-anonymous.de/ https://www.overeatersanonymous.de/ (Zugriff 10.11.22).

zunächst uns, dann die anderen und dann die Welt wieder aufzurichten. Das ist schon ganz schön groß.

Das Geschenk der Nüchternheit, das mich persönlich wahrscheinlich am meisten beseelt: Ich habe zu meiner eigenen Kraft gefunden, zur eigenen Lust, zur eigenen Meinung, zum eigenen Ich, wie es CG Jung beschrieben hatte. Ich bin kein Fake mehr, wie ich lange das Gefühl hatte. Ich bin echt. Ich bin machtvoll. Und ich möchte schon lange nicht mehr sterben. Wer »ist«, muss nicht sterben. Mich bewohnt ein beglückender Hunger nach Leben, eine selige Lebenslust, die nicht mit Geld zu bezahlen ist.

Blu: Vielen Dank, Julia.

Die 12 Schritte (Suchtstoffunabhängig) durch die alle Menschen in den 12 Schritte Programmen gehen.

Wir gaben zu, dass wir dem *Suchtstoff* gegenüber machtlos sind – und unser Leben nicht mehr meistern konnten.

Wir kamen zu dem Glauben, dass eine Macht, größer als wir selbst, uns unsere geistige Gesundheit wiedergeben kann.

Wir fassten den Entschluss, unseren Willen und unser Leben der Sorge Gottes – wie wir Ihn verstanden – anzuvertrauen.

Wir machten eine gründliche und furchtlose Inventur in unserem Inneren.

Wir gaben Gott, uns selbst und einem anderen Menschen gegenüber unverhüllt unsere Fehler zu.

Wir waren völlig bereit, all diese Charakterfehler von Gott beseitigen zu lassen.

Demütig baten wir Ihn, unsere Mängel von uns zu nehmen.

Wir machten eine Liste aller Personen, denen wir Schaden zugefügt hatten – und wurden willig, ihn bei allen wieder gutzumachen.

Wir machten bei diesen Menschen alles wieder gut – wo immer es möglich war –, es sei denn, wir hätten dadurch sie oder andere verletzt.

Wir setzten die Inventur bei uns fort – und wenn wir Unrecht hatten, gaben wir es sofort zu.

Wir suchten durch Gebet und Besinnung die bewusste Verbindung zu Gott – wie wir Ihn verstanden – zu vertiefen. Wir baten Ihn nur, uns Seinen Willen erkennbar werden zu lassen und uns die Kraft zu geben, ihn auszuführen.

Nachdem wir durch diese Schritte ein spirituelles Erwachen erlebt hatten, versuchten wir, diese Botschaft an *Süchtige* weiterzugeben und unser tägliches Leben nach diesen Grundsätzen auszurichten.

Da die nächsten Texte sich alle mit dem Konzept und der Praxis der Radikalen Therapie beschäftigen, gibt es hier eine kleine Einleitung dazu.

Einleitung Radikale Therapie

von Blu Doppe

Die Entstehung und Hintergründe von Radikaler Therapie

In den Niederlanden gründeten Gail Pheterson[218] und Lilliam Moed 1975 die ersten Radikale Therapie (RT) Gruppen. Sie wurden Feministische Übungsgruppen Radikale Therapie (Feminist Oefengroepen Radicale Therapy) genannt.

Dafür verband Pheterson Ansätze der Radical Psychiatry (RP), der Transaktionsanalyse (TA) und dem Co-Counselling (CC). Diese drei Theorien und Praxen ordnen sich alle dem Ansatz der Humanistischen Psychologie zu.

RT wird in Deutschland seit den 1980er durchgeführt und ist eine Art der selbstorganisierten Gruppentherapie. Bei dieser Gruppentherapie gibt es keine Therapeut_innen und die damit verbundenen Wissenshierarchien. RT-Gruppen werden von erfahreneren RTler_innen »gestartet«.

Nach dem Menschenbild von RT sind alle Personen, wenn sie zur Welt kommen, liebevolle, kreative, konstruktive Wesen voller Vertrauen und Lebensfreude. Sie haben die Fähigkeit zu lieben, zu denken, sich mit ihrem Körper und ihren Emotionen zu verbinden - und damit sind sie selbst in der Lage die eigenen Konflikte zu lösen und sich zu heilen. Es bedarf dafür jedoch der Zuwendung und Unterstützung anderer.

Allerdings gehen im Laufe des Heranwachsens und auch im gegenwärtigen Leben viele dieser Potentiale verloren. Es wird häufig verlernt sich zu spüren, die eigenen Fähigkeiten zu zeigen/wertzuschätzen und für die eigenen Bedürfnisse einzutreten. Gebote, Verbote, Sanktionen und gesellschaftliche Normen werden häufig durch erwachsene Bezugspersonen und andere gesellschaftliche Vertreter_innen vermittelt. Dies führt dazu, dass diese Unterdrückungsverhältnisse schon früh und immer fort verinnerlicht werden.

RT zielt somit darauf ab, die aktive Selbstheilung anzuregen, zu fördern, verinnerlichte Unterdrückung wahrzunehmen und zu verringern.

218 Siehe das Interview mit Gail Pheterson von Inga Zimprich in diesem Band.

Das Wort »Radikal« meint somit in diesem Zusammenhang die ursprüngliche Bedeutung des Wortes: »Wurzel«. Es soll betont werden, dass die eigenen Heilungsprozesse selbst gestaltet und durchgeführt werden, ohne auf Therapeut_innen angewiesen zu sein. Die Gruppenteilnehmer_innen werden dabei als Expert_innen ihrer Selbst, ihres eigenen Lebens und ihrer Entwicklung angesehen. »Radikal« meint zudem, dass »psychische Probleme/Erkrankungen/Diagnosen« ihre Wurzel in gesellschaftlichen Verhältnissen und (verinnerlichter) Unterdrückung haben. Mit Hilfe der Radikalen Therapie können diese Wurzeln angesehen, die gesellschaftlichen Ursprünge von mangelnder Selbstwertschätzung, einengenden Verhaltensmechanismen, verinnerlichter Unterdrückung und wiederkehrenden Konflikten aufgespürt und Schritt für Schritt die uneingeschränkte Lebensenergie und- intelligenz wiedergewonnen werden. Während dieses Prozesses kommt es zu einer gemeinsamen Verbindung und Unterstützung zwischen den Gruppenmitgliedern, um an gesellschaftlichen Veränderungen zu arbeiten.

Annahmen bei RT

Während der gegenseitigen Begleitung des therapeutischen Prozesses wird zunehmend eine unterstützende Haltung der eigenen Person und anderen Personen gegenüber geübt. Dies wird durch folgende Annahmen vermittelt und gelernt:

Okay-Sein: Wir begegnen uns in der Haltung, dass sowohl wir selbst als auch die anderen Personen »Okay« sind. Das bedeutet nicht, dass ich alles gut finden muss, was eine Person sagt oder macht. Aber ich erkenne sie grundsätzlich als wertvollen Menschen an. Wir sagen uns: »Ich bin Okay. Du bist Okay.«

Selbstbestimmung: Wir gehen davon aus, dass jede Person die Expert_in für das eigene Leben, die eigenen Themen und deren Lösungen ist und diese in genau der Geschwindigkeit bearbeitet, wie es für sie gut ist.

Eigenverantwortung: Dies bedeutet, dass jede Person für sich, ihre Bedürfnisse und ihre Entwicklung selbst verantwortlich ist. Bei RT besteht die explizite Erlaubnis, für sich selbst und die eigenen Bedürfnisse einzustehen und zu sorgen.

Ausgleich: Es findet ein ständiger Wechsel von Geben und Nehmen statt.

Gewaltfreiheit: Wir geben keine Ratschläge, bewerten die anderen Personen nicht, diskutieren nicht über Bedürfnisse oder wenden andere Formen von Gewalt an.

Gleichberechtigung: Mit der Praxis in RT-Gruppen wollen wir gewährleisten, dass alle Personen die gleichen Rechte haben und jede Person und ihre Bedürfnisse gleich wichtig sind.

Wissenshierarchien: Der gemeinsame Gruppenstart soll allen Personen das gleiche Wissen über RT und die Praxis vermitteln und somit geringe Wissenshierarchien produzieren.

Schweigepflicht: Über die Inhalte und Prozesse der anderen Personen in der Gruppe erzählen wir nichts nach außen weiter

Nüchternheit: Wir kommen in einem Zustand zu den Treffen, in dem wir unsere Körperreaktionen und unsere Grenzen differenziert wahrnehmen (keine Drogen oder andere Substanzen, die unsere Körperwahrnehmungen verändern).

Verbindlichkeit und Transparenz: Wir machen miteinander verbindliche und transparente Vereinbarungen. So z.B. über die Teilnahme über mindestens ein Jahr und regelmäßiges und pünktliches Erscheinen bei den Treffen.

Das Machtverhältnis Geschlecht

Geschlecht ist bis heute das grundlegende Strukturelement von RT Gruppen. Ausgehend aus den feministischen Bewegungen der 1970er und 1980er Jahre in den USA, den Niederlanden und der BRD wurde damals »Zweigeschlechtlichkeit« als »natürlich« angesehen. So gründeten sich aufgrund dieser Trennungslinie FORT-Gruppen (Frauen organisieren Radikale Therapie). Dem gegenüber standen die MRT-Gruppen (Männer Radikale Therapie). Zum einen diente dieses Trennung als Schutzraum vor Sexismus und um bestimmte (heterosexuelle) Dynamiken zwischen Männern und Frauen zu unterbrechen. Die dabei zu Grunde liegende Annahme ist, dass Menschen sich in geschlechtshomogenen Gruppen zunächst leichter öffnen und einlassen können. Gleichzeitig soll den unterschiedlichen Sozialisationen, Diskriminierungserfahrungen, Rollenzuschreibungen und der Machtungleichheit Rechnung getragen werden. Es gibt zum Beispiel auch unterschiedliche Umgangsformen in den Gruppen: MRT-Gruppen haben ein Augenmerk darauf, in Körperkontakt mit anderen Männern zu gehen und Gefühle miteinander zu teilen. FORT-Gruppen haben einen Schwerpunkt darauf, Abgrenzung und »Nein-Sagen« zu üben, und für sich einzustehen.

Heute wird größtenteils immer noch in binär-geschlechtlich-aufgeteilten Gruppen gearbeitet. Es gibt allerdings auch vermehrt gemischte, queere oder trans*inter*nicht-binäre Gruppen[219].

219 Siehe auch den Beitrag von Blu Doppe und Samuel Balthus dazu in diesem Band.

Während Geschlecht einen großen Stellenwert in der RT-Bewegung hatte und hat, vernachlässigt sie andere Strukturmerkmale und Diskriminierungserfahrungen. Während es bei den »problem solving groups« der Radical Psychiatry auch Gruppen von z. B. Arbeiter_innen oder BIPOC gab, ist dies bei RT nicht angekommen. Inzwischen gibt es allerdings einige erfahrene RT Personen, welche zu diesen Themen Radikale Therapie weiterentwickeln wollen.

Der Ablauf einer RT-Sitzung

In RT-Gruppen treffen neun bis zwölf oft sehr unterschiedliche Personen aufeinander, um miteinander RT zu praktizieren. Die dreistündigen Treffen finden wöchentlich für mindestens ein Jahr statt und werden immer von zwei Personen aus der Gruppe geleitet. Die Leitung wird von unterschiedlichen Personen durchgeführt. Eine RT-Sitzung besteht aus verschiedenen Elementen, die immer vorkommen sollen und möglichst auch in der gleichen Reihenfolge. Es kann natürlich von der Leitung, die sowohl die Leitung während der Sitzung durchführt, als auch für die Vorbereitung zuständig ist, an verschiedenen Stellen variiert werden.

Der Raum zwischen den nachfolgenden Elementen kann von der Gruppe nach eigenen Wünschen mit Körperarbeit, Tanzen, Spielen, Singen, Phantasiereisen, Massagen und neuen Ideen frei gestaltet werden.

BLITZLICHT
Es wird mitgeteilt, wie jede Person gerade hier ist bzw. sich fühlt.

GUTES UND NEUES
Um aufmerksam für das Positive in ihrem Leben zu werden, wendet sich jede Person den guten und neuen Dingen in ihrem Leben und der eigenen Handlungsmacht zu.

GESPINSTE-RUNDE
In dieser Runde werden Phantasien bzw. Paranoia bezüglich anderer Personen in der Gruppe offengelegt. Die betreffende Person bestätigt oder verneint diese Phantasien/Paranoia.

ARBEITSZEITEN
In ihrer Arbeitszeit kann jede Person ihre Themen auf ihre Weise bearbeiten. Sie wählt sich dabei eine andere Teilnehmer_in zu ihrer Unterstützung und hat bei ihrer Arbeitszeit die volle Aufmerksamkeit der Gruppe.

GROLL-RUNDE

Unangenehme Gefühle wie z. B. Ärger, Wut, Unsicherheiten, die durch andere Personen in der Gruppe ausgelöst werden, können bewusst gemacht, ausgesprochen und entlastet werden.

SCHMUSE-RUNDE

In dieser Runde kann jede Person sich und anderen Personen in der Gruppe Anerkennung geben, bekommen, ablehnen und sich wünschen.

Der Weg in eine RT-Gruppe

In einigen Städten finden regelmäßig Infoabende zur Radikalen Therapie statt, in anderen Städten und Regionen nur nach Bedarf. Bei der Organisierung dieser wird auch Unterstützung angeboten. Es kann über die untenstehenden Seiten Kontakt aufgenommen werden, um sich bei diesen anzumelden oder nach den nächsten Infoabenden zu fragen. Nach Teilnahme an einem Infoabend kann sich auf eine Warteliste gesetzt werden. Bei Anmeldung können auch Wünsche über die Gruppenzusammensetzung (z.B. FLINTA, allgender, TIN, ...) geäußert werden.

Nach der verbindlichen Anmeldung von ca. 12 bis 14 Personen wird ein Gruppenstart organisiert. Dieser findet an zwei Wochenenden statt und wird von zwei bis drei erfahrenen RTler_innen angeleitet. Dazwischen trifft sich die neue Gruppe wöchentlich ohne Anleiter_innen. An den Startwochenenden werden die entsprechenden Techniken weitergegeben und eingeübt, sowie die entsprechende Theorie vermittelt. Die Teilnahme an beiden Wochenenden und den Treffen dazwischen ist die Voraussetzung, um an der neuen RT-Gruppe teilzunehmen. Am Ende vom zweiten Wochenende entscheidet dann jede teilnehmende Person für sich, ob sie Teil der neuen RT Gruppe für ein Jahr sein will. Wenn sich mindestens neun Personen für die Teilnahme entscheiden, ist die neue Gruppe entstanden. Es kann nicht ohne Start an einer RT-Gruppe teilgenommen werden.

RT ist nach dem Selbsthilfegedanken kostenlos und wird bis auf eine Unkostenumlage auch kostenlos weitergegeben.

Die Textelemente sind größtenteils von der folgenden Webseite entnommen oder daran angelehnt: http://www.radikale-therapie-genderqueer.de/

Andere lesenswerte Webseiten:

https://radikale-therapie.de/de/

Emanzipatorische Potentiale der Radikalen Therapie

von Maria Köhne

In der jungen Geschichte der Psychotherapie wird spätestens seit den 1960er Jahren immer wieder linke Kritik an Psychotherapie laut (Malich/Balz 2020: 8f.). Während diese Kritik Berechtigung hat, bleibt gleichzeitig die Frage, wie mit realem Leidensdruck von Menschen umgegangen werden kann. Seit den 1970er Jahren entwickeln sich, parallel zur Kritik an Psychotherapie, auch linke Gegenentwürfe zu klassischer Therapie, die einen emanzipatorischen Anspruch haben (Malich/Balz 2020: 8f.), also das Erlangen von Handlungsmacht und eine Befreiung aus bestehenden Macht- und Herrschaftsstrukturen zum (utopischen) Ziel haben. Zu emanzipatorischer Psychotherapie gibt es eine Vielzahl von theoretischen Ansätzen, von denen einer auch die Radikale Therapie ist. Während und im Anschluss an meine Masterarbeit[220] (Köhne 2021) bin ich der Frage nachgegangen, welche Perspektiven gesellschaftskritische Therapieansätze auf die Bewältigung psychischen Leidens geben (können), wofür ich die Radikale Therapie (RT) als eine gesellschaftskritische Alternative zu klassischer Psychotherapie analysierte. Dafür habe ich insgesamt sechs narrative Interviews mit RTler*innen geführt und diese mit der Inhaltsanalyse nach Mayring (2015) ausgewertet. Der vorliegende Artikel stellt nun die Ergebnisse meiner Forschung und meine persönliche Perspektive dar. Ich beziehe mich dabei teilweise wörtlich auf meine Masterarbeit, sowie auf den fortlaufenden Austausch mit den darin interviewten und anderen erfahrenen RTler*innen.

Bevor ich Einblick in meine Perspektive gebe, möchte ich noch anmerken, dass RT wissenschaftlich noch wenig beleuchtet ist und seit ihrem Entstehen in den 1970er Jahren kaum Professionalisierung/Institutionalisierung erfahren hat. Vor diesem Hintergrund ist auch die Rolle, die die Artikel dieses Bandes für das Professionalisierungsgeschehen um die Radikale Therapie spielen, kritisch zu hinterfragen. Ich möchte daher vermeiden, RT vorschnell auf bestimmte Diskurse um ihre Handlungspraxen festzulegen. Gleichzeitig denke ich, dass eine Reflexion über die politische Wirkmächtigkeit des Ansatzes

220 Interessierte an der Masterarbeit können mich gern kontaktieren über getwellsoon@riseup.net.

produktive Auseinandersetzungen für die RT Community hervorrufen kann. Ich stelle also meine Perspektive, geschärft im Austausch mit erfahrenen RTler*innen, zur Verfügung und möchte die Leser*in dazu ermuntern, weiter zu denken, sich auseinanderzusetzen und andere Perspektiven einzuholen.

Im Folgenden beziehe ich mich nicht auf theoretische Zusammenhänge, sondern auf die praktischen Erfahrungen mit RT, von denen die Interviewpartner*innen mir berichteten. Meine »Fachbegriffe« sind daher andere als die in RT als Konzept verbreiteten. Ich gehe nicht von klassischen Konzepten der RT wie z.B. »Drama-Dreieck« oder »Stroke Economy« aus, sondern werde (soweit sich das trennen lässt) die Praxis der RT aus der Perspektive einer Kritik neoliberaler Subjektivierung betrachten.

Was bedeutet das konkret? Psychotherapie bedeutet immer »Arbeit an sich selbst« und soll laut Grubner (2017: 242) dazu motivieren, »sich selbst zu ermächtigen, aktiv zu werden, sich um sich selbst zu kümmern«, also ein »unternehmerisches Selbst« (Bröckling 2013) zu werden. Psychotherapie ist also, auch wenn sie einen emanzipatorischen Anspruch hat, durch eine »konstitutive Ambivalenz« (Grubner 2017: 308) geprägt: Das emanzipatorische Ziel der Selbstermächtigung mutiert innerhalb neoliberaler Verwertungsimperative zum Zwang zur ständigen Selbstoptimierung. Problematisch an der Psychotherapie als Selbsttechnologie ist demnach, dass sie soziale Problemlagen individualisiert und den Handlungsbedarf in die »Eigenverantwortung« der einzelnen Menschen verschiebt (Zehetner 2017). In diesem Sinne trägt Psychotherapie zur Stabilisierung des neoliberalen Kapitalismus bei. Wie kann also, angesichts der Verstrickung von Psychotherapie und Neoliberalismus, emanzipatorische Psychotherapie aussehen? Dieser Frage möchte ich im Folgenden nachgehen und dafür drei Ansatzpunkte vorstellen, aus deren Perspektive ich die RT jeweils betrachten werde.

1 Selbstfürsorge vs. Selbstzuständigkeit[221]

Erstens fokussiere ich die Abgrenzung von (neoliberalen) Systemanforderungen (d.h. die Abgrenzung davon, im Kapitalismus funktionieren zu müssen) als mögliches Ziel emanzipatorischer Psychotherapie, indem ich Selbstfürsorge und Selbstzuständigkeit begrifflich voneinander abgrenze (vgl. Pangerl 2020). Wie Zehetner (2012: 246) argumentiert, haben die feministischen Ideale der Selbstständigkeit und Eigenverantwortlichkeit zwar Anschlusspunkte an neoliberale Ideologien, eine neoliberale Vereinnahmung

221 Zu einer kritischen Betrachtung von Selbstfürsorge in der Psychotherapie siehe die Beiträge von Franziska Hille und Eva Georg in Gegendiagnose Band II.

muss jedoch nicht zugelassen werden. Feministische Empowerment-Konzepte können zwar systemstabilisierend zur Selbstoptimierung genutzt werden, jedoch auch zur »Entwicklung individueller Maßstäbe außerhalb der Leistungsnorm«, so Zehetner (2015: 13).

In ihrer Masterarbeit differenziert Pangerl (2020: 90) diese beiden Formen der Eigenverantwortung als »Selbstzuständigkeit« und »Selbstfürsorge« aus. »Selbstzuständigkeit« meint dabei die Übernahme von Verantwortung für sich selbst, wie sie im neoliberalen System gefordert und notwendig ist (ebd.: 49, 82). »Selbstfürsorge« dagegen meint »das Potenzial sich von der gesellschaftlich erwarteten Selbstzuständigkeit oder Unabhängigkeit abzugrenzen« (ebd.: 50). Pangerl (ebd.: 90) analysiert das Therapieziel der Selbstzuständigkeit als systemstabilisierend, da dieses kapitalistische Werte reproduziert. Therapieziele wie eine höhere Leistungsfähigkeit oder Selbstwirksamkeit verhelfen individuell zu einer besseren Anpassungsfähigkeit an Systemanforderungen und verlagern dadurch den Ausgleich struktureller Unsicherheiten ins Individuum (ebd.: 82). So verstandene Psychotherapie ermöglicht damit Klient*innen, die im neoliberalen System nicht ausreichend funktionieren, sich den strukturellen Anforderungen anzugleichen und »autonom« zu funktionieren (ebd.). Das Therapieziel der Selbstfürsorge und Selbstakzeptanz hingegen analysiert Pangerl (ebd.: 83) als systemverändernd. Indem die Klient*innen sich von gesellschaftlichen Narrativen abgrenzen, werden neoliberale Wertekonstrukte hinterfragt und destabilisiert.

An dieser Stelle möchte ich anmerken, dass ich eine Anpassung an Systemanforderungen keineswegs als ein sinnvolles Therapieziel ausschließe. Im Gegenteil schließe ich mich Knebel (2018: 27) darin an, dass die (Wieder-)Herstellung restriktiver Handlungsfähigkeit innerhalb des aktuellen Systems und ohne Aussicht auf eine baldige Änderung der Umstände oftmals die einzig gangbare Option darstellt. Obwohl eine Anpassung an Systemanforderungen also notwendig sein kann, möchte ich die Relevanz betonen, sich von eben diesen Anforderungen auch abgrenzen zu können, um sich bewusst zu ihnen verhalten zu können.

1.1 Selbstzuständigkeit in der RT

Auf der Suche nach Selbstfürsorge und Selbstzuständigkeit in den Interviews meiner Masterarbeit zeigt sich, dass die verschiedenen interviewten Personen hier teilweise sehr unterschiedliche Schwerpunkte setzen. Für eine Person, hier Noa[222] genannt, ist Selbstfürsorge zentral für das emanzipatorische Potential der RT: Nicht »Opfer der Verhältnisse zu sein, sondern dem auch was entgegenstellen zu können«. Selbstfürsorge bricht laut Noa mit gesellschaftlichen (Leistungs-)Normen, weg von »warum klappt das nicht, warum bin ich nicht leistungsfähig« hin zu »was tut mir denn gut [...] und wie kann ich denn mehr von dem machen, was mir gut tut«. Für eine andere interviewte Person, hier Karl genannt, ist Selbstfürsorge eine Fähigkeit, die besonders »Männer«[223] durch RT lernen, weshalb er geschlechtergemischte Gruppen im RT Kontext ablehnt: »Da gibt's auch ne Untersuchung darüber, die besagt, dass in geschlechtergemischten Gruppen die Frauen dafür sorgen, dass ne Atmosphäre entsteht, in der die Männer arbeiten können [...] und das ist alles kontraproduktiv, finde ich, das ist nicht RT.« Auch für Noa ist das Erlernen von Selbstfürsorge antipatriarchale Praxis: »Wenn wir was gegen's Patriarchat machen wollen, dann muss an die Stelle von [...] toxischer männlicher Bestätigung [...] eine andre Form von Selbstbestätigung und Anerkennung kommen«.

Selbstfürsorge und Selbstzuständigkeit sind verwandte Fähigkeiten, die beide innerhalb der RT erlernt werden. Beide Phänomene betreffen die Sorge bzw. Verantwortung für die eigenen Bedürfnisse, jedoch mit anderem Fokus. Selbstzuständigkeit meint dabei die eigene sowie anderen Personen zugesprochene Autonomie.[224] Dementsprechend formuliert eine interviewte Person, hier Rika genannt: »Wenn ich Verantwortung übernehme, heißt das für mich sozusagen: Ich gucke, was kann ich jetzt tun, um mein Bedürfnis irgendwie zu befriedigen«. Diese Verantwortungsübernahme findet sich besonders in meinen Interviews mit »Frauen« wieder und wird von diesen auch tendenziell als moralischer Anspruch an andere Menschen herangetragen: »Ich finde jeder Mensch soll die Verantwortung für sein Leben übernehmen« (Rika).

222 Die interviewte Person ist nicht-binär; ich verwende daher keine Pronomen.

223 Ich verwende in diesem Text die Begriffe »Männer« und »Frauen« in Anführungszeichen, um an die soziale Konstruktion von »Geschlecht« zu erinnern.

224 In der RT wird Autonomie nicht, wie verbreitet, als »Unabhängigkeit von anderen«, verstanden, sondern als »Selbstbestimmung; Freiheit, mich nicht durch alte Muster bestimmen zu lassen«. Der Begriff »Autonomie« lässt beide Konnotationen zu. Gerade in dieser begrifflichen Nähe zeigt sich die Gefahr neoliberaler Vereinnahmung, der mit präziser gesellschaftskritischer Reflexion begegnet werden kann.

Einerseits könnte der Fokus auf Selbstzuständigkeit statt auf Selbstfürsorge als stärkere neoliberale Einfärbung interpretiert werden – im Spannungsfeld von Autonomie und Abhängigkeit fokussiert das Konzept der Selbstzuständigkeit stark auf (illusionäre) Unabhängigkeit und spielt somit dem neoliberalen Ideologem zu, »des eigenen Glückes Schmied*in zu sein« (vgl. Pangerl 2020). Die Selbstfürsorge dagegen grenzt sich gerade von Leistungsnormen ab und lässt Schwäche und Abhängigkeit zu.

Andererseits ist zu beachten, dass der ethische Anspruch an die Selbstzuständigkeit *anderer* Personen einem selbst stärkere Abgrenzung von diesen ermöglichen kann. Auch das Erlernen von »Abgrenzung« im Sinne einer Verantwortungsabgabe für das Wohlergehen anderer Menschen und dem Zuweisen von Eigenverantwortung an diese ist wichtiger Teil von RT. Vor dem Hintergrund, dass das Erlernen von Selbstfürsorgefähigkeiten insbesondere für »Männer« als wichtig benannt wird, erscheint auch die moralische Einfärbung, die bei mehreren interviewten Frauen in Bezug auf das Ausüben von Selbstzuständigkeit durchscheint, verständlicher. Dieser vergeschlechtlichte Unterschied im Erlernen von Selbstsorge vs. der Abgrenzung von der Sorge für andere wird auch in einem weiteren Aspekt von RT, der »Selbstakzeptanz« sichtbar. Während für Noa an der Selbstakzeptanz besonders relevant ist, »sanft zu sich sein selbst sein zu können oder gut für sich selbst sein zu können« – also *Selbstfürsorge*, betont Rika den Aspekt der *Abgrenzung* von den Wünschen anderer: »Zu merken, okay, ich bin trotzdem eben wertvoll und liebenswert, auch wenn ich jetzt eben nicht alles tue, was ich den andern von den Augen ablese«. Die Zurückweisung von Verantwortlichkeit wird in der RT mit dem Anspruch, nicht zu »retten«, als erstrebenswertes Ziel gesetzt. Damit entstehen alternative Maßstäbe richtigen Verhaltens, außerhalb *vergeschlechtlichter* Normen. Wie ich im Folgenden noch ausführen werde, kann das als eine »androgyne Nachsozialisation« nach Schigl (2018b) und Zehetner (2015, 2017) im Sinne einer »Zurückweisung von Anforderungen« gelten, was ich ebenfalls als emanzipatorischen Ansatzpunkt sehe. Dabei sollte die Figur der androgynen Nachsozialisation jedoch nicht dem patriarchalen Fallstrick unterliegen, »Autonomie« im Sinne androzentrischer Unabhängigkeitsanforderungen als erstrebenswertes Ziel zu setzen und Interdependenz abzuwerten. Emanzipatorische Psychotherapie sollte beide Anforderungen erfüllen: Erlernen von Autonomie und Erlernen von Interdependenz. Bei RT wird gleichzeitig mit der klaren Zurückweisung bevormundender »Rettung« anderer Personen immer wieder die gegenseitige Unterstützung fokussiert. Das öffnet Raum dafür, bei RT Autonomie und gegenseitige Angewiesenheit als sich gegenseitig bedingend zu verstehen. Neben der Möglichkeit, sich von gesellschaftlichen Normen abzugrenzen, kann dann beispielsweise auch die

Entscheidung für bestehende Normen überschreitende Formen gegenseitiger Sorgebeziehungen stehen. Inwiefern dies in RT Gruppen auch praktisch umgesetzt wird, hängt, so denke ich, stark von der jeweiligen Gruppe und deren Umgang mit Autonomie und Angewiesenheit ab.

2 Androgyne Nachsozialisation

Als zweiten Ansatzpunkt für emanzipatorische Psychotherapie verstehe ich diese nach Schigl (2018a: 85) als »gezielte Ausweitung von Lebensvollzügen, Erlebnisqualitäten und Handlungsspielräumen«. Als mögliches Ziel emanzipatorischer Psychotherapie identifiziere ich in diesem Kontext die androgyne Nachsozialisation, also das Erweitern des eigenen Handlungsspielraums um anderen Geschlechtern vorbehaltenes Verhaltensrepertoire (vgl. Schigl 2018b). Stark genderstereotypes Verhalten, so Schigl (2018b: 113), ist oft nicht gesundheitsförderlich. Schigl schlägt aus diesem Grund vor, das »Nachsozialisieren« von Handlungsfeldern, die genderstereotyp nicht zur Verfügung stehen, als therapeutisches Ziel zu setzen (ebd.: 113). Ziel dieses therapeutischen Prozesses soll vor allem Bewusstheit um die eigene Position in geschlechtsspezifischen Verhaltenspotentialen sein, um selbstbestimmt Handlungsoptionen abwägen zu können. Schigl (ebd.: 160) konkretisiert die androgyne Nachsozialisation als »Entwicklung und Förderung von Autonomie« bei »Frauen« und das Zulassen von »In-Beziehung-Stehen« bei »Männern«. Aus ihrer Erfahrung in der feministischen Beratung heraus spezifiziert Zehetner (2015, 2017) die Ziele androgyner Nachsozialisation für weiblich sozialisierte Menschen als (1) Wut zulassen, (2) in Konflikten gelassen bleiben, (3) (implizite) Forderungen zur Sorgearbeit abweisen und (4) den eigenen Selbstwert nicht vorrangig aus Sorge für andere beziehen.

2.1 Konflikte in der RT

Neben dem oben erwähnten Erlernen von Selbstzuständigkeit und Abgrenzung ist auch die Erfahrung, mit Konflikten gelassen umzugehen, wichtiger Teil von RT. Zentral wird von den Interviewpartner*innen benannt, dass sie durch die Grollrunden[225] lernen, Wut zu akzeptieren und die Erfahrung machen, dass Beziehungen auch trotz starker Ärgergefühle wertschätzend

225 RT Sitzungen bestehen aus verschiedenen Elementen, die üblicherweise in einer festen Reihenfolge hintereinander abgehalten werden. Ein Bestandteil ist dabei die Grollrunde, in der negative Gefühle, die der Gruppe oder einzelnen Personen gegenüber gefühlt werden, in einem sicheren Rahmen ausgedrückt werden können.

bleiben können: »Einfach auszuhalten, wenn Leute wütend sind auf mich, oder dass ich auf andere wütend bin« (Karl). Für eine Interviewpartnerin, hier Esma genannt, hat diese Erfahrung dazu geführt, dass sie selbst »in bestimmten Situationen dann mehr Kontra« gibt.

Zusätzlich zum Aushalten von Wut benennen auch alle Interviewpartner*innen als wichtige Lernerfahrung, Wut und Ärger auszudrücken, was besonders in den Grollrunden[226] eingeübt wird: »Ich glaube, das allererste Jahr [...] hab ich mich teilweise heiser geschrien« (Noa). Die Interviewpartner*innen machen die Erfahrung, dass der Ausdruck von Wut eine entlastende Funktion hat. Rika beobachtet aber auch hier geschlechtsspezifische Unterschiede:

> *Vor allem bei weiblich sozialisierten, die gar nicht wissen: Wie ist das, wenn ich schreie, wie ist das, wenn ich laut bin, wie ist das denn, wenn ich wütend bin, wie sieht dann mein Gesicht aus, wie stampf ich da oder [...] viele lachen auch, oder kommen in so'n Grinsen, wenn sie wütend werden.*

Im Handlungsfeld »Umgang mit Konflikten« bietet RT somit androgyne Nachsozialisationserfahrungen. Sie bietet insbesondere »Frauen« die Möglichkeit, Wut und Aggression auszudrücken und Konflikte auszuhalten, was Zehetner (z.B. 2017) immer wieder als zentralen Aspekt von feministischer Beratung und Therapie benennt.

2.2 Homosoziale Nähe in der RT

Das Zulassen von »In-Beziehung-Stehen« (Schigl 2018b: 160) ist ein Handlungsfeld, das innerhalb der RT besonders durch unterstützenden Körperkontakt und emotionale Nähe in den meist geschlechtshomogenen Gruppen vermittelt wird. Aber auch das Geben, Erfragen und Annehmen von Unterstützung ermöglicht ein verstärktes »In-Beziehung-Stehen« und ist strukturell schon in RT angelegt. »Das ist für viele Männer schon echt ne spannende Erfahrung. [...] Wenn sie länger dabei sind, dann wird das zu was ganz Normalem«, sagt Karl beispielsweise zum unterstützenden Körperkontakt. Für Noa umfasst das Erlernen von Körperkontakt und das Erleben von Nähe mit »Männern« ein noch viel breiteres Spektrum von Handlungsfeldern:

---

226 Die Grollrunden erfüllen innerhalb der RT auch weitere Funktionen (etwa, die projektiven Anteile von Ärger zu reflektieren), auf die ich hier aber nicht vollständig eingehen kann.

erstmal hab ich gelernt, viel mehr Körperkontakt zu Männern zu haben, und, ach überhaupt irgendwie offener, ehrlicher, verletzlicher, zärtlicher, fehlbarer irgendwie zu sein, was auch immer. Mit anderen Männern und, ich hab das eine sehr lange Zeit auch sehr genossen, Kontakt nur mit Männern zu haben, wo, ach diese ganze heteronormative Quatsch-Interaktion irgendwie einfach überhaupt nicht da ist.

Ein genauerer Blick auf die Interviews zeigt, dass sich das Handlungsfeld »In-Beziehung-Stehen« nicht ohne Weiteres geschlechtlichen Positionen zuordnen lässt, sondern von allen Interviewpartner*innen betont wird. Gerade die Möglichkeit, homosoziale Nähe außerhalb von RT auszuleben, wird von den Interviewpartner*innen unabhängig ihres sogenannten Geschlechts als eingeschränkt wahrgenommen. Für Esma hat die Nähe zu anderen »Frauen« und der unterstützende Körperkontakt eine große Bedeutung und verknüpft sich für sie vor allem mit dem Erleben von »Frauensolidarität«. Insgesamt wird das Erfahren von homosozialer Nähe für die Interviewpartner*innen als Form des aufeinander Bezugnehmens wahrgenommen, die die Erfahrungen des alltäglich denkbaren Umgangs deutlich übersteigt, und erfüllt damit eine Sehnsucht der Interviewpartner*innen.

Der Begriff der androgynen Nachsozialisation ist hier nur begrenzt anwendbar, ich denke aber, dass hier sehr wohl von einer Erweiterung von Handlungsfeldern gesprochen werden kann, die Handlungsoptionen durchaus *queert*, also weniger von vergeschlechtlichten Normen abhängig macht. Diese kann jedoch nicht nur für »Männer«, sondern für Personen aller Geschlechter emanzipatorisch wirken.

Homosoziale Nähe kann jedoch auch die Funktion gegenseitiger Bestätigung und Reproduktion hegemonialer Männlichkeit, z.B. im Sinne bekannter Männerbündelei, erfüllen (Haywood et al. 2018: 66). Dies stellt einen möglichen Fallstrick von MRT Gruppen dar, von dem eine Person auch explizit berichtet. Um emanzipatorisches Potential zu entfalten, muss homosoziale Nähe in MRT Gruppen daher gesellschafts- und geschlechtstheoretisch reflektiert werden – was in einigen Gruppen bereits geschieht.[227]

Ein weiterer Fallstrick von homosozialer Nähe ist, dass sie oftmals dem naturalisierten Framework heterosexueller Beziehungen untergeordnet wird (Haywood et al. 2018: 65f.), dass also auch innerhalb von homosozialen Beziehungen performativ oder diskursiv Heteronormativität hergestellt wird. Beispielsweise geschieht dies, indem homosoziale Nähe zwischen Frauen »in

227 Wer hier weiterlesen mag: Klassische Literatur zum Thema sind z.B. Connel (2015) und Kimmel (2003). Posster (2020) befasst sich spezifisch mit profeministischen Männergruppen (u.a. auch RT), weiterführende Kritik an Männergruppen siehe Maier (2022).

das naturalisierte Modell der zwanghaften heterosexuellen Beziehungen und den Druck, ›einen Mann zu bekommen‹, hineingezogen wird« (ebd.: 65), wenn deren emotionaler Austausch sich z.B. fast ausschließlich um »Beziehungsprobleme« und Datingstrategien dreht. Homosoziale Nähe als Infragestellung von Heteronormativität, etwa in Form von »Frauensolidarität« (Esma), wird also gesellschaftlich eingeschränkt, indem sie dem Deutungsrahmen heterosexueller Beziehungen untergeordnet wird. RT eröffnet hier Handlungsfelder, indem homosoziale Nähe auch unabhängig heterosexueller Deutungsrahmen ermöglicht wird.

3 Konstitutive Abhängigkeit

Als dritten Ansatzpunkt für emanzipatorische Psychotherapie möchte ich als Gegenerzählung zu neoliberalen Autonomieforderungen den Vorschlag machen, in psychotherapeutischen Kontexten andere Formen der Subjektivität erfahrbar zu machen, die die Verletzlichkeit und Abhängigkeit von Menschen untereinander in den Fokus rücken. Hierbei beziehe ich mich auf die Überlegungen von Meißner (2015), die Butlers (2001) Auseinandersetzung mit Subjektivität als Verletzbarkeit mit Erkenntnissen der Disability Studies verbindet. Die »konstitutive Ambivalenz« (Grubner 2017: 308), in der sich die Psychotherapie in den aktuellen gesellschaftlichen Begebenheiten befindet, ist unter anderem begründet darin, dass Menschen in zentralen Aspekten keine Verfügungsmacht über die Bedingungen ihrer Lebensgestaltung haben, sie aber gleichzeitig für ihr Bestehen und Versagen innerhalb des Systems individuell verantwortlich gemacht werden (Meißner 2015). Eine solche autonome Subjektkonstitution, die grundlegend für kapitalistische Selbstausbeutung ist, fußt nach Meißner (2015) auf der Verleugnung von Abhängigkeit. »Die Prämisse einer auf Unverletzbarkeit beruhenden Autonomie als Bedingung selbstbestimmter Handlungsfähigkeit« ist aber laut Meißner (2015) ein »historischer Skandal. Wenn nämlich eine möglichst weitgehende Unverletzbarkeit die Voraussetzung für den Status des Subjekts ist, dann bleibt dieser Status immer das Privileg einer kleinen Gruppe«.[228]

Emanzipatorische Psychotherapie greift daher zu kurz, wenn sie auf die Erweiterung individueller Handlungsfähigkeit abzielt, weil sie damit der Leugnung von Abhängigkeit Vorschub leistet (Grubner 2017: 324). Stattdessen ist sie dazu aufgerufen, eine »Gegenerzählung« (ebd.) anzubieten, die die

228 Zur Kritik am Autonomieverständnis siehe den Beitrag von resist pathologization in Gegendiagnose II.

Verletzlichkeit und Abhängigkeit von Menschen untereinander in den Fokus rückt und alternative Formen der Subjektivität erlernbar macht (ebd.: 304).

Nach Meißner (2015) geht es beim Neudenken von Subjektivität genau darum, »Räume zu erfinden und zu gestalten, in denen wir andere Formen der Subjektivierung praktizieren und Erfahrungen von Kooperation und gegenseitiger Sorge machen können«. Aus den Erfahrungen anderer Formen von Sozialität oder Beziehungsweisen heraus können Prozesse des Lernens und Verlernens einsetzen, »in denen wir uns und andere anders denken können« (ebd.). Dies kann gerade kein individueller Optimierungsprozess sein,[229] sondern muss in der kollektiven Schaffung neuer Sozialitäten bzw. Beziehungsweisen geschehen, die die verobjektivierenden Warenbeziehungen hinter sich lassen. Wie Meißner (ebd.) anmerkt, beruhen auch im aktuellen System nicht alle Beziehungsweisen auf Objektivierung und Konkurrenz. Neben beispielsweise Care-Arbeit, die sich Optimierungsansprüchen entzieht, gibt es auch aktuell schon Praktiken der Solidarität zwischen Individuen. Allerdings wird Kollektivität oft »weitgehend von den Individuen her begriffen« und Solidarität fußt auf »geteilten, individuell begründeten Interessen, Problemen oder Zielen«, so Meißner (2015). Kollektivität wird im Alltagsverständnis oft als etwas betrachtet, das nur durch Kompromisse und individuelle Einschränkungen erreicht werden kann (ebd.). Das Verständnis von Befähigung bzw. Handlungsmacht als Eigenschaft, die *in* bzw. *durch Beziehung* entsteht, eröffnet die Perspektive auf eine Sozialität, in der Individualität nicht in Abgrenzung von kollektiven Interessen, sondern »überhaupt erst in dem Gefüge gegenseitiger Verwiesenheit entstehen kann« (ebd.). Kollektivität und Solidarität so zu praktizieren, dass die gegenseitige Verwiesenheit erfahrbar wird, ist meines Erachtens ein großes emanzipatorisches Potential von therapeutisch wirksamen Gruppenprozessen wie auch der RT.

3.1 Gegenseitige Angewiesenheit in der RT

In RT ist gegenseitige Unterstützung als zentraler Bestandteil der Sitzungen angelegt. Die Möglichkeit, Anerkennung von anderen Personen zu erfragen, finden die Interviewpartner*innen »total schön« (Esma), gerade weil dies gegen gesellschaftliche Konventionen verstößt und im alltäglichen Rahmen oft undenkbar ist. Noa meint dazu explizit, »nach Anerkennung zu fragen ist ein wahnsinniges Tabu«, und reflektiert den »ökonomischen Charakter« von Anerkennungstausch: »[da sind] find ich so ungesunde und

229 Meißner (ebd.) hebt hervor, dass aus diesem Grund der Anspruch ihrer Ethik nicht moralisierend individualisiert werden sollte, da wir uns den Bedingungen, die uns umgeben, »individuell nicht entziehen können« (ebd., Hervorh. i.O.).

antiemanzipatorische Normen drin […] [und RT hat das] zumindest bei mir […] einfach mal so komplett weg gefegt«. RT verhilft also dazu, »die Scham davon abzulegen, dass man das braucht«, indem sie die Handlungsoption, nach Anerkennung zu fragen, normalisiert: »Ich hab […] durch RT erst mal gemerkt, ja, wie viel ich das brauche, oder wie viel Menschen das brauchen, Anerkennung«. Dies kann ein Ansatzpunkt zum »Ver-lernen« der Angst vor Abhängigkeit sein. Alle Interviewpartner*innen berichten außerdem davon, sich explizit mit Unterstützungswünschen an andere Personen wenden zu können: »Ich kann auch zu einer hingehen und sagen: Ich muss mal *counseln* mit dir, und dann weiß die andere Person genau, was ich meine« (Rika). Das Geben von Unterstützung wird von den Interviewpartner*innen darüber hinaus als bestärkend wahrgenommen: »Ich kann da ganz klein sein, […] ich kann total unfähig sein, und in der nächsten Minute bin ich halt ganz doll stark und gebe jemandem auch Halt […] und das find ich halt wahnsinnig emanzipativ« (Noa). Die Kompetenz, andere Menschen emotional zu unterstützen, wird insbesondere für »Männer« als ein wichtiges Lernfeld gesehen, was auf einen weiteren Bereich androgyner Nachsozialisation schließen lässt: »Männer müssen immer noch lernen, miteinander fürsorglich zu sein« (Karl).

Die Radikale Therapie schafft nicht nur innerhalb der RT Gruppen, sondern auch innerhalb der größeren RT Community Kollektivität. Die Erfüllung solchermaßen »spiritueller« Bedürfnisse durch RT könnte mit Cooper (1984) verstanden werden als systemstabilisierend in dem Sinne, dass RT intrinsisch sinnstiftende Funktionen erfüllt und damit gesellschaftspolitische Unzufriedenheit besänftigt. Tatsächlich sind Zugehörigkeit, Gemeinschaftlichkeit und Sinnerleben menschliche Bedürfnisse, die Adamczak (2016) als zentral für revolutionäre Bewegungen des 20. Jahrhunderts identifiziert – sie sind Bedürfnisse nach Beziehungsweisen, die sich kapitalistischer Wertschöpfungslogiken entziehen. Wenn diese Bedürfnisse bereits durch RT erfüllt werden, könnte argumentiert werden, dass RT dann gesellschaftliches Unbehagen besänftigt.

Gleichzeitig stellt die Unterstützung, die die Teilnehmenden von RT Gruppen in diesen erfahren, auch wenn sie (wie im Folgenden noch thematisiert wird) auf eine vergleichsweise homogene Gruppe beschränkt bleibt, bereits eine Form des solidarischen aufeinander Beziehens dar. Wie Meißner (2015) argumentiert, geht es bei der Überwindung verobjektivierender Beziehungsweisen darum, »›Minderheitenversionen‹ relationaler Sozialität und Subjektivität« (ebd.) zu schaffen, die dann in einem weiteren Schritt gesamtgesellschaftliche Relevanz entfalten sollen.[230]

230 Wie dieser Schritt sich gestalten soll, konkretisiert Meißner (2015) nicht, allerdings betont sie die Wichtigkeit einer kapitalismuskritischen Perspektive: Die »übergreifenden Strukturen der Produktionsweise müssen als veränderbar und veränderungsbedürftig in den Blick genommen

Vor diesem Hintergrund wird deutlich, dass die Zugehörigkeit, die RT vielen Menschen bietet, verschiedene Schlüsse zulässt: Zum einen könnte argumentiert werden, dass RT, wie bereits Cooper (1984) an Gruppentherapie kritisierte, politische Veränderung durch Selbsterfahrung substituiert, indem sie aus sich selbst heraus bereits sinnstiftend fungiert und Selbsterfahrung damit zum Selbstzweck fetischisiert. Zum anderen können gerade die Unterstützung und Zugehörigkeit, die in RT Gruppen erfahren werden, aber auch als Formen des solidarischen aufeinander Beziehens gesehen werden. Im Begehren nach Zugehörigkeit und Gemeinschaftlichkeit zeigt sich das Begehren nach solidarischen Beziehungsweisen. In der Schaffung von neuen Formen der Sozialität und Subjektivität, die ein individualistisches Verständnis von Befähigung und Teilhabe zugunsten kollektiver gegenseitiger Angewiesenheit ablehnen, muss dieses Begehren Platz finden. Die Verknüpfung der Schaffung solidarischer Beziehungsweisen mit Gesellschaftskritik, die in vielen RT Gruppen (momentan) nicht etabliert ist, wäre eine wichtige Voraussetzung dafür, dass die dort erfahrbare relationale Sozialität auch gesamtgesellschaftlich emanzipatorisches Potential entfalten kann.

Neben der Substitution vom Begehren nach solidarischen Beziehungsweisen durch Gruppentherapie ist ein zweiter Kritikpunkt an dieser, dass die Selbstreflexion bzw. individuelle Selbstveränderung, die Menschen in diesen Gruppen erfahren, an sich sinnstiftend wirkt und damit politischen Veränderungswillen ersetzt. Selbstreflexion und -veränderung wurde von den Interviewpartner*innen als wichtiger Bestandteil von RT betont. Wie McGee (2005: 23) argumentiert, hängt das emanzipatorische Potential von Selbstreflexion bzw. -veränderung zusammen mit der Definition des Selbst: Wenn das Selbst »autonom« gedacht wird, dann wird in der »Selbstreflexion/-veränderung« die Abhängigkeit von Menschen untereinander unsichtbar gemacht. Wenn das Selbst jedoch als konstitutiv abhängig gedacht wird, kann »Selbstverwirklichung« politische Möglichkeitsräume eröffnen. Dies ist eine Aufgabe, die sich meines Erachtens der RT stellt.

3.2 Strukturelle Ausschlüsse in der RT

Einschlüsse und Ausschlüsse innerhalb der RT Community waren in allen Interviews Thema. In vielerlei Hinsicht ist RT sehr voraussetzungsvoll, etwa, weil sie einen starken Fokus auf Eigenverantwortung legt: »Sucht und RT schließt sich aus, weil es geht um Eigenverantwortung, und wer das nicht

werden, damit von Projekten der Gestaltung von ›Minderheitenversionen‹ relationaler Sozialität und Subjektivität tatsächlich transformatorische Kraft ausgehen könnte« (ebd.).

hinkriegt, der kann da nicht mitmachen«[231] (Karl). Angesichts der hohen Anforderungen an die psychische Stabilität der Teilnehmenden stellt sich tatsächlich die (offene) Frage, bei welchen psychischen Belastungen RT hilfreich sein kann, bzw. ob sie nicht oftmals einen Raum der Selbstthematisierung für psychisch stabile Menschen darstellt. Ebenfalls wurden von den Interviewpartner*innen Hürden für blinde Menschen, Menschen mit kleinen Kindern, Personen mit Rollstuhl, Personen of Color und Schwarze Personen festgestellt. »Es ist schon überwiegend was für *weiße* Akademiker*innen. Wo ich nicht genau weiß, was man tun könnte, um das anders zu machen, aber es ist nicht so einfach« (Rika). Esma berichtet davon, auf einem jährlich stattfindenden deutschlandweiten Treffen »die einzige mit einem türkischen Hintergrund« gewesen zu sein. »Es gab wohl mal eine Türkin, die da mitgemacht hat, also das find ich halt sehr schade. Und von daher ist es glaub ich nicht so Thema, weil einfach wenig Menschen mit Migrationshintergrund sich damit beschäftigen«.

RT bietet den Teilnehmenden ein Umfeld, in dem sie neue Formen der Interaktion kennenlernen und einüben können. Karl formuliert: »[Mir] begegnet alles, was mir draußen passiert, auch in der Gruppe, und ich kann das da bearbeiten, in einem geschützten Rahmen. Das ist ein hoher Wert«. In diesem Wirkmechanismus zeigt sich schon eine Grenze der RT – aufgrund in einigen Aspekten sehr homogenen Gruppenzusammensetzungen kann einer Person innerhalb der Gruppe eben nicht »alles« begegnen, was ihr »draußen passiert«. Etwa sind RT Gruppen sehr *weiß* geprägt, sodass eine Auseinandersetzung mit Rassismus sich den Teilnehmenden nicht aufdrängt.[232]

Seit 2013 gibt es innerhalb der RT vermehrt queere Gruppen und damit auch eine größere Sichtbarkeit queerer Menschen[233]: »Es ist auf einmal sehr queer und trans und weiß ich wie offen geworden [...]. Was ganz neu ist« (Noa). Dass RT »offener« für queere Themen und Personen geworden ist, wird nicht nur im Interview mit Noa, einer nicht binären Person, angesprochen, sondern auch im Interview mit Karl, einem sich selbst als »heterosexuellen cis Mann« bezeichnenden Teilnehmer. Sein Wissen zu queeren Begriffen und Lebensrealitäten hat dieser aus einer spezifischen Gruppe im RT Kontext, in der er auf mehrere queer(-feministisch)e Personen stieß, die immer wieder bereit waren, ihm Dinge zu erklären – etwa, dass persönliche Fragen zum eigenen Geschlecht nicht in jeder Situation angemessen sind. Um in RT Raum für queere Personen zu schaffen, haben queere Personen und Allies

231 Siehe zum Thema Alkoholismus in diesem Band.

232 Siehe hierzu das Interview mit Gail Pheterson in diesem Band.

233 Siehe hierzu den Beitrag von Blu Doppe und Samuel Baltus in diesem Band.

queere Gruppen gestartet und Bildungsarbeit innerhalb der Community geleistet. Das ist eine neuere Entwicklung, die Hürden für queere Personen in RT abbaut – dies ist jedoch nicht als Realisierung eines inhärent emanzipatorischen Potentials der Methode einzustufen, sondern als Folge der pädagogischen und politischen Arbeit von Einzelpersonen, von der mittlerweile einige queere Personen profitieren können. Hier lohnt es sich meiner Meinung nach, genauer hinzuschauen. Der Abbau von Hürden für queere Personen in RT ging sowohl einher mit dem Schaffen von Räumen vonseiten Allies und queerer Personen als auch mit dem Bemühen von RT praktizierenden Personen, queere Begrifflichkeiten und Lebensrealitäten zu erlernen. Ähnliche Prozesse wären auch im Abbau von Hürden etwa für rassifizierte oder be_hinderte Personen denkbar – momentan setzen sich beispielsweise einige Personen für den Start einer BIPOC Gruppe ein.

4 Fazit

Radikale Therapie hat verschiedene emanzipatorische Potentiale. Zum einen kann sie zur Abgrenzung von Systemanforderungen im Sinne der Selbstfürsorge und von geschlechtlichen Normen im Sinne der Abgrenzung/Selbstzuständigkeit befähigen. Hierbei ist es wichtig, Selbstzuständigkeit nicht als neoliberalen Autonomieanspruch zu verstehen, sondern von Autonomie und Verbundenheit ein Verständnis gegenseitiger Bedingtheit zu entwickeln.

Zweitens fördert RT androgyne Nachsozialisation im Sinne von Konfliktfestigkeit und Abgrenzung sowie durch das Fördern homosozialer Nahbeziehungen. Hier sollte allerdings achtgegeben werden, homosoziale Nähe nicht in heteronormativen Frameworks zu leben oder als Stütze hegemonialer Männlichkeit zu nutzen.

Und drittens schafft RT Ansatzpunkte, gegenseitige Angewiesenheit zu leben und zu verinnerlichen. Die Erfüllung spiritueller Bedürfnisse sollte allerdings nicht zum Selbstzweck werden. Ob Selbsterfahrung/Selbstverwirklichung politisch ist, hängt zentral vom Verständnis des »Selbst« ab. Und inwiefern die gemeinsame Erfahrung in einer RT Gruppe emanzipatorisch sein kann, ist bedingt unter anderem durch die Ein- und Ausschlüsse, die die RT Community prägen.

Literaturverzeichnis

Adamczak, Bini 2016: Beziehungsweise Revolution. 1917, 1968 und kommende. Berlin.

Bröckling, Ulrich 2013: Das unternehmerische Selbst. Soziologie einer Subjektivierungsform. Frankfurt/Main.

Butler, Judith 2001: Psyche der Macht. Das Subjekt der Unterwerfung. Frankfurt/Main.

Connel, Raewyn 2015: Der gemachte Mann. Konstruktion und Krise von Männlichkeiten. Wiesbaden.

Cooper, Terry D. 1984: Karl Marx and Group Therapy: An Old Warning about a New Phenomenon. In: Counseling and Values 29. Jg, H. 1, S. 22-26.

Grubner, Angelika 2017: Die Macht der Psychotherapie im Neoliberalismus. Wien.

Haywood, Chris/Johansson, Thomas/Hammarén, Nils/Herz, Marcus/Ottemo, Andreas 2018: The Conundrum of Masculinity. Hegemony, Homosociality, Homophobia and Heteronormativity. London.

Knebel, Leonie 2018: Muss Psychotherapie politisch werden? Nein, aber… In: Psychologie und Gesellschaftskritik 42. Jg, H. 2-3, S. 25-47.

Kimmel, Michael Scott 2005: Masculinity as Homophobia: Fear, Shame, and Silence in the Construction of Gender Identity. In: Kimmel, Michael Scott (Hg.): The Gender of Desire: Essays on Male Sexuality. Albany, NY. S. 25-42.

Köhne, Maria 2021: Emanzipatorisches Potential und Fallstricke der Radikalen Therapie. Masterarbeit SFU Wien.

Malich, Lisa/Balz, Viola 2020: Psychologie und Kritik. Formen der Psychologisierung nach 1945. Wiesbaden.

Maier, Raphi 2022: (K)eine Alternative - Männlichkeit verbieten, überwinden oder doch reformieren? In: Boykott Magazin, 2. Jg, H. 2, S. 66-69.

Mayring, Philipp 2015: Qualitative Inhaltsanalyse. Grundlagen und Techniken. Weinheim.

McGee, Micki 2005: Self-help, inc.: Makeover culture in American life. New Xork.

Meißner, Hanna 2015: Studies in Ableism – Für ein Vorstellungsvermögen jenseits des individuellen autonomen Subjekts. In: Zeitschrift für Inklusion-Online (2/2015), http://www.inklusion-online.net/index.php/inklusion-online/article/view/276/259 (Zugriff am 04.01.2023)

Pangerl, Cornelia 2020: »Wer ist meines Glückes SchmiedIn?« Eine qualitative Studie zum Thema Selbstverantwortung in der Psychotherapie und im flexiblen Kapitalismus. Masterarbeit WU Wien.

Posster, Kim 2020: Auf den eigenständigen Männerstandpunkt ist kein Verlass. In: ak 662 (2020), https://www.akweb.de/ausgaben/662/manner-und-feminismus-die-geschichte-der-linken-mannerbewegung/ (Zugriff am 04.01.2023)

Schigl, Brigitte 2018a: Psychotherapie- und feministische Wissenschaft – eine notwendige Verknüpfung. In: Psychologie und Gesellschaftskritik 42. Jg, H. 1, S. 81-102.

Schigl, Brigitte 2018b[2012]: Psychotherapie und Gender. Konzepte. Forschung. Praxis. Welche Rolle spielt die Geschlechtszugehörigkeit im therapeutischen Prozess? Wiesbaden.

Zehetner, Bettina 2012: Krankheit und Geschlecht. Feministische Philosophie und psychosoziale Beratung. Wien.

Zehetner, Bettina 2015: Feministische Psychotherapie: Politik statt Pathologisierung. Zur gesellschaftlichen Verantwortung von Psychotherapeut*innen. In: psychosozial 140. Jg, H. II, S. 11-25.

Zehetner, Bettina 2017: Freiheit und feministische Beratung. Festvortrag 35 + 1 + 1 Jahrre Frauen* beraten Frauen*, 16. Mai 2017, Akademie der bildenden Künste Wien.

Radikale Therapie und das Feminist Alliance Project

Ein Gespräch mit Gail Pheterson

von Inga Zimprich

Inga: Liebe Gail, ich bin so froh, dass wir uns treffen. Danke, dass Du Dir Zeit für dieses Gespräch nimmst.

Ich würde gern mit dir über die ersten Trainings für Feministinnen sprechen, die Du 1975 in den Niederlanden gegeben hast und aus denen die FORT-Bewegung (Feministische Oefengroepen Radikale Therapie etwa: Feministische Übungsgruppen Radikale Therapie) hervorgegangen ist. Dann würde ich natürlich gerne etwas über das *Feminist Alliance Project* (bondgenoten groepen)[234] erfahren, in dem Frauen daran arbeiteten, innerhalb der Radikalen Therapie Bündnisse über gesellschaftliche Unterschiede hinweg zu bilden.

Aber ich würde Dich auch gerne um Rat bitten, wie Radikale Therapie (RT) deiner Meinung nach intersektionaler werden könnte, als sie es jetzt ist.

Meine Motivation für diese Arbeit geht auf eine Veranstaltung zurück, die ich 2018 organisiert habe. Ich hatte so etwas wie einen Infoabend zu Radikaler Therapie im Kunstkontext organisiert. An einem Infoabend gibt es eine Einführung in die Praxis der Radikalen Therapie, und wenn man danach Interesse hat, Teil einer Radikalen Therapiegruppe zu werden, meldet man sich für einen Gruppenstart an. Während dieser Veranstaltung fragte eine teilnehmende Person: Wie bearbeitet Radikale Therapie Klassismus und Rassismus? Und während meine Co-Leiterin antwortete, dass die Arbeit in den Radikalen Therapiegruppen davon abhängt, welche Themen die Teilnehmenden mitbringen, und dass sie grundsätzlich offen dafür sind, an allen Themen zu arbeiten, fragte ich mich: Moment mal, ist das richtig? Ich hatte das Gefühl, dass

234 Gail Pheterson: Alliances between Women: Overcoming Internalized Oppression and Internalized Domination.

Signs, Vol. 12, No. 1 (Autumn, 1986), pp. 146-160 (15 pages). Published By: The University of Chicago Press. www.jstor.org/stable/3174362.

Radikale Therapie gerade nicht dazu ausgerüstet ist, zu verschiedenen Diskriminierungsformen gleichermaßen zu arbeiten. Ich hatte das Gefühl, dass dazu Werkzeuge fehlen und mir wurde klar, dass einer Praxis, die ich liebe und von der ich viel gelernt habe, meiner Meinung nach grundlegende Werkzeuge der politischen Arbeit fehlen.

Diese Situation motivierte mich, mehr über die Geschichte der Radikalen Therapie zu lernen, in der Hoffnung – und ehrlich gesagt war ich besorgt, dass ich nicht viel finden würde – Methoden und Werkzeuge kennenzulernen, die mir weiterhelfen könnten. Als ich deinen Text über das *Alliance Project* fand, war ich erleichtert zu sehen, dass es Ansätze, Methoden und sogar Gruppen gab, die ganz am Anfang der FORT-Bewegung versucht hatten, zu Rassismus und Klassismus zu arbeiten.

Gail Pheterson: Wie Du weißt, verbindet FORT Methoden aus zwei Therapiebewegungen der 1970er Jahre in den Vereinigten Staaten: Radikale Therapie und Co-Counseling (etwa: gegenseitige Beratung). Du weißt vielleicht mehr über Radikale Therapie als über Co-Counseling. Es war aber Co-Counseling, das Methoden für die Arbeit gegen Rassismus und andere Formen der Unterdrückung entwickelte. Ricky Sherover-Marcuses Arbeit über das Verlernen von Rassismus für *Weiße* war innerhalb der Co-Counseling-Gemeinschaft von großer Bedeutung. Sie schrieb auch ein brillantes theoretisches Buch mit dem Titel *Emancipation and consciousness: Dogmatic and dialectical perspectives in the early Marx*1. Barbara Love ist international die afroamerikanische Referenzfigur in der Co-Counseling-Community. Ihre Workshops zu Rassismus sind hochwirksam. In den späten 1970er und frühen 1980er Jahren begann ich, Modelle – sowohl therapeutische als auch theoretische – zu entwickeln, um das anzugehen, was ich »verinnerlichte Herrschaft« und »verinnerlichte Unterdrückung« nannte. Inspiriert wurde ich durch Co-Counseling und natürlich durch von feministischen und linksintellektuellen Communities.

Inga: Kannst du mir erklären, wie genau Du Co-Counseling mit Radikaler Therapie hast, woraus FORT hervorging? Was hat Dich überhaupt in die Niederlande geführt?

Gail: Ich habe eine Geschichte mit Radikaler Therapie, *nur* Radikaler Therapie, und eine Geschichte mit Co-Counseling, *nur* Co-Counseling. Ich war Doktorandin in Sozialpsychologie an der University of California in Riverside. Lillian Moed war meine Professorin, sie war Feministin, wie ich. Zusätzlich zu meinem Studium leitete ich eine kostenlose Klinik, in die Frauen und Mädchen, die ungewollt schwanger waren, sich über eine Abtreibung beraten lassen konnten. Da Abtreibungen in Kalifornien zu dieser Zeit illegal waren, begann ich in einer illegalen Klinik in Los Angeles zu arbeiten. Dort beriet ich, Frauen und begleitete sie zu ihrer Abtreibung.

Ich hatte das Gefühl, dass ich neue Beratungsmöglichkeiten brauchte. Wir Feministinnen waren misstrauisch gegenüber Fachleuten, wir hatten kein Vertrauen in die Psychoanalyse, und wir suchten ein soziales, nicht-medizinisches Verständnis für unseren psychischen Stress. Ich lernte mehr über antipsychiatrische Bewegungen und begann, mich mit Radikaler Therapie zu beschäftigen, insbesondere mit der Frauen-RT-Bewegung. Ich traf Hogie Wyckoff und wir sprachen viel über Frauengruppen. Sie hatte wegen des Sexismus innerhalb der RT-Bewegung wie auch in anderen Bereichen der Gesellschaft begonnen, mit Frauen in von Männern getrennten Gruppen zu arbeiten. Zur gleichen Zeit beschäftigte ich mich auch mit Co-Counseling. Während in den RT-Gruppen viel geredet wurde, ging es in den Co-Counseling-Gruppen darum, schmerzhafte Gefühle auszudrücken. Radikale Therapeut*innen halfen dabei, Wut auszudrücken, aber ihr Hauptziel war die Problemlösung.

Wie die Radikale Therapie ist auch das Co-Counseling aus linken Bewegungen hervorgegangen. Sie wurde von Harvey Jackins begründet, einem Kommunisten, der Arbeiter*innen organisierte und eine Methode entwickelte, mit der sie sich gegenseitig unterstützen konnten, ohne professionelle psychologische Hilfe in Anspruch zu nehmen. In den USA begann ich, beide Methoden anzuwenden, allerdings getrennt voneinander. Radikale Therapie war intellektueller als Co-Counseling. Es wurde nicht so viel gekichert. Beim Co-Counseling wird viel gekichert, und ich lache gern!

Als meine Professorin Lillian Moed 1975 mit Diana Russell zu einem Kongress über Gewalt gegen Frauen in Dänemark nach Europa reiste, traf sie Joke Smit, eine bekannte niederländische Feministin. Lil und Joke kamen ins Gespräch über Frauen und Therapie. Joke war eine begeisterte Leserin und hatte Eric Berne gelesen, kannte die Arbeiten von Claude Steiner und einige Grundlagen der Antipsychiatrie Bewegung. Lil erzählte ihr, dass sie in Kalifornien mit diesen Methoden gearbeitet hatte. Joke sagte: Hier stecken wir in der Psychoanalyse fest. Würdest Du herkommen und uns niederländische Feministinnen ausbilden? Lil sagte: Wow, ich würde gerne mit meiner Co-Leiterin kommen - das war ich. Zu diesem Zeitpunkt arbeiteten Lil und ich bereits als Leiter*innen von Gruppen zusammen, und wir hatten begonnen, Radikale Therapie und Co-Counseling zu verbinden, obwohl diese Mischung für Co-Counselors streng verboten war. Zu diesem Zeitpunkt war ich in Südkalifornien zur Ansprechperson für Co-Counseling geworden, und meine unorthodoxe Mischung von Methoden war ungewöhnlich. Als die Einladung kam, begannen wir mit einem Brainstorming und tauschten uns mit Joke Smit und Connie van Nieuwkerk aus, die ein Organisationskomitee auf die Beine stellten. Lil, Connie und ich bereiteten den Rahmen für die Trainings vor. Es wurden drei Gruppen gebildet, die an fünftägigen Workshops teilnehmen würden. Wir baten sie, sich schon im Vorfeld der Trainings zu treffen und sich zu verpflichten, nach den Workshops sich für etwa ein Jahr lang weiter zu treffen.

Was das Bewusstsein für Rassismus anbelangt, so war mir als Jüdin natürlich bewusst, dass ich in ein Land - die Niederlande - reisen würde, in dem 88 % der Jüdinnen und Jen in der Shoah getötet worden waren. Ich wusste, dass ich in den Workshops Menschen treffen würde, deren Eltern im Zweiten Weltkrieg im Widerstand gewesen waren, und andere, deren Eltern mit den Nazis sympathisiert hatten. Damals, in den 70er Jahren, gab es in der feministischen Bewegung in den Niederlanden nur sehr wenige Nicht-*Weiße*. Auf einer ganz anderen Ebene wurde mir schnell ein Unterschied in der Art und Weise bewusst, wie die Menschen über Homosexualität dachten. Frauen stellten sich selbst vor, indem sie von ihren Ehemännern, ihren Kindern und ebenso beiläufig von ihren Liebhaberinnen sprachen. Später habe ich zusammen mit einer Niederländerin einen Artikel mit dem Titel *Lesbian Struggle Against a Pillow or a Wall* (etwa: Lesbischer Kampf gegen ein Kissen oder eine Wand)2 verfasst, weil die Toleranz gegenüber Homosexualität in den Niederlanden tatsächlich nicht so befreiend war, wie man vielleicht dachte.

Aus den ersten Trainingsgruppen ging eine Bewegung hervor, die die von Claude Steiner und Hogie Wycoff inspirierte Radikale Therapie im Stil von Berkeley und das von Harvey Jackins inspirierte Co-Counseling im Stil von Seattle integrierte: FORT. Nach den Trainings 1975 kehrte ich für ein Jahr nach Kalifornien zurück und beschloss dann, die akademische Welt für immer zu verlassen und mich in die politische Basisarbeit zu vertiefen, indem ich nach Europa zog. Ich hatte nicht die Absicht, für immer zu bleiben oder unbedingt mit FORT weiterzumachen, aber ich tat es und fand mich bald auch in der akademischen Welt wieder.

Inga: In den Niederlanden haben sich diese feministischen Gruppen verbreitet, viele Feministinnen haben FORT praktiziert. Wie kam es dazu, dass Du in diesem Kontext begannst, das *Feminist Alliance Project* zu entwickeln?

Gail: Ein wenig Hintergrund dazu: Bevor ich anfing, diese Gruppen zu leiten, war ich in Gruppen in Kalifornien, deren besonderes Anliegen es war, das Bewusstsein für die Unterschiede zwischen Frauen zu schärfen.

Etwas, das ich sonst nirgendwo gesehen habe, waren die Los Angeles Lesbian Fat Underground Dialoggruppen, so nannten sie sich selbst. Sie wollten schlanke Frauen auf den Sexismus in der Diskriminierung von fetten Menschen aufmerksam machen. Ich war schlank, also hat dieser Austausch mein Bewusstsein dafür geschärft, mit den vorherrschenden Normen zu kollidieren. Es gibt ein großes Stigma gegen dicke Frauen, die sich auf das Körperbild aller Frauen auswirkt, und zwar in Form irrationaler Diäten, Selbsthass und überkritischen Urteilen über andere Frauen. Ich habe in dieser Gruppe viel gelernt.

In den Niederlanden wurde ich beim IVABO (Instituut Voortgezette Agogische Beroepsopleiding etwa: Institut für eigene Weiter- und Fortbildungen) an der Keizersgracht in Amsterdam eingestellt. Dieses Institut bildete die Grundlage für mein zukünftiges *Feminist Alliance Project*. Es war eine Graduiertenschule für Sozialarbeiter*innen. Ich nahm an einem feministischen Programm für Sozialarbeiter*innen teil, in einem Team mit Anja Meulenbelt - deren Arbeit Du wahrscheinlich kennst, An Luttikholt und Rita Velthorst, meiner Co-Leiterin. Ich hatte auch eine Stelle im Fachbereich Psychologie in Utrecht, wo ich mit einem Team von Migrantinnen und Migranten, hauptsächlich aus Suriname und Indonesien, in einem Gesundheitsprojekt für Migrant*innen arbeitete, das ich gemeinsam mit Lya Djadoenath leitete. Unser Ziel war es, dem Rassismus im Gesundheitssystem entgegenzuwirken. Psychologische und soziale Aspekte in der Therapie zu verbinden, war von Anfang an grundlegend für meine Arbeit. Nach einigen Jahren in diesen Jobs entwickelte ich das *Feminist Alliance Project*.

Mein zugrundeliegendes politisches Ziel war die Stärkung der Frauenbewegung. Der einzige Grund, warum ich mich auf irgendeine Art von Therapie eingelassen hatte, war die Notwendigkeit, klarer zu denken und effektiver zu handeln, um die Welt zu verändern. In der Frauenbewegung, ob in einer Therapiegruppe oder in den vielen verschiedenen Aktionsgruppen, gab es Konflikte. Es gab Konflikte zwischen Liebhaber*innen, es gab Konflikte zwischen Freund*innen, es gab Konflikte zwischen Kolleg*innen. Und die Konflikte drehten sich oft um Rassismusvorwürfe, Lesbenfeindlichkeit, Klassismus, Antisemitismus und so weiter: »Das ist rassistisch!«, »Heterosexuelle Frauen verstehen es einfach nicht!«. Diese Konflikte hingen mit der sozialen Stellung zusammen, mit dem mangelnden Bewusstsein der dominanten Gruppe, mit ihrer Arroganz und Herablassung, und dann –verständlicherweise aber wenig hilfreich – mit der Abwehrhaltung der marginalisierten Gruppen.

Ich habe noch immer die fünf Seiten, die ich 1979 herumgeschickt habe, um Leute einzuladen, an den ersten Gruppen des *Feminist Alliance Project*, wie ich es nannte, teilzunehmen. Ich erklärte: »Hört zu, diese Spannungen stehen unserer Zusammenarbeit im Weg. Als Frauen geht es bei unserer politischen Arbeit nicht nur um unsere Gemeinsamkeiten, sondern auch um die

Gegensätze zwischen uns, die politischen Gegensätze. Lasst uns gemeinsam herausfinden, wie wir von dominanten und marginalisierten Positionen[235] aus an der Unterdrückung beteiligt sind und wie wir diese Muster ändern können«. Ich machte einen Vorschlag, wie die Gruppen aussehen sollten. Ein wichtiger Aspekt war, dass die marginalisierte Gruppe eine zahlenmäßige Mehrheit bilden sollte. Also bildete ich Gruppen mit sieben Schwarzen und fünf *weißen* Frauen, sieben jüdischen und fünf nichtjüdischen Frauen, sieben lesbischen und fünf heterosexuellen Frauen. Und ich lud Co-Leiterinnen ein, die gesellschaftlich anders positioniert waren als ich. Ich lud Lex Jacott ein, eine Schwarze Surinamerin und enge Kollegin bei IVABO, Eloise Sewell, eine nichtjüdische Frau und enge Freundin, und Flora Kleynjan, eine heterosexuelle Frau, die ich aus dem FORT-Netzwerk kannte.

Wir sind bei diesen Gruppen von der Annahme ausgegangen, dass wir alle in gesellschaftlichen Hierarchien sozialisiert worden sind und dass diese Machtbeziehungen unsere persönlichen und politischen Beziehungen untergraben und uns schädigen, wenn auch nicht auf die gleiche Weise.

Dominante Gruppen sind materiell, institutionell und in weiteren Bereichen privilegiert; andererseits haben sie weniger soziales Bewusstsein und sind psychologisch unbeweglicher. Wir kamen in diesen Gruppen zusammen, um zu sagen: »Ja, ich gehöre dazu. Ich bin Teil dieser Gesellschaft, also konnte ich ihre Privilegien und Diskriminierungen nicht vermeiden, egal wie unbewusst sie mir waren«. Meine Kolleginnen und ich leiteten die Sitzungen, wobei wir auch unsere eigenen Erfahrungen und unsere eigene Psychologie befragten. Natürlich mussten wir uns miteinander sehr sicher fühlen.

Ich habe jede Gruppe mit einem bestimmten Schwerpunkt gebildet. Als Frauen erlebten wir alle Sexismus – das war klar –, aber unsere Erfahrungen waren aufgrund der ineinandergreifenden Formen der Unterdrückung unterschiedlich. Ich holte mir therapeutische Unterstützung, jemanden, mit dem ich an meinen eigenen Ängsten und Schwierigkeiten arbeiten konnte. Ich wusste, dass die Prozesse hart sein könnten. Sie waren hart, aber sie waren auch erhellend. Die Co-Leiterinnen trafen sich jede Woche, also nur zu zweit, und wir trafen uns auch mit den Leiterinnen der anderen Gruppen, um zu sehen, wie die Themen miteinander zusammenhingen. Wir wussten, dass sich die Klassenunterschiede durch alle anderen Machtverhältnisse ziehen, also organisierte ich etwa alle zehn Wochen spezielle Tage zum Thema Klassismus. In diesen Workshops beschäftigten wir uns sowohl mit unserem

235 In ihrer Arbeit zu feministischen Bündnissen im Rahmen Radikaler Therapiegruppen spricht Gail Pheterson von internalisierter Dominanz und internalisierter Unterdrückung. Wir haben uns in der deutschen Übersetzung bei der Beschreibung beider gesellschaftlicher Gruppen für die Worte dominant und marginalisiert entschieden.

Klassenhintergrund als auch mit unserer aktuellen Klasse. Das ganze Projekt war sehr wirkungsvoll, und ich glaube, es hatte Auswirkungen auf das Leben und die Arbeit aller. Und so ging es weiter. Die Gruppen wurden fortgesetzt, neue Gruppen wurden mit neuen Leiter*innen gegründet, einige konzentrierten sich auf verschiedene soziale Unterschiede: Gruppen von be_hinderten und nicht be_hinderten Frauen, eine Gruppe von Lesben und Hetero-Frauen, schwulen Männern und Hetero-Frauen... Es war ein Schneeballsystem. Die Struktur blieb im Wesentlichen die gleiche.

Inga: Und dann habt ihr auch Gruppen mit Sexarbeiterinnen und Nicht-Sexarbeiterinnen gegründet?

Gail: Ja, Gosina Mandersloot hatte im Rahmen des *Alliance Project* eine Gruppe gegründet, die sich mit der Aufteilung der Frauen in Huren und Heilige beschäftigte. Kurz danach, während meines Sabbaticals 1984 am *Institute for the Study of Social Change* in Berkeley, machte mich meine liebe Freundin E. Kitch Childs, ebenfalls eine feministische Therapeutin, mit Margo St. James bekannt, einer aktivistischen Pionierin unter den Prostituierten. Margo nahm mich mit, um ihr Netzwerk kennenzulernen und schon bald organisierte ich eine *Alliance*-Gruppe von Prostituierten, Ex-Prostituierten und Nicht-Prostituierten: Acht Prostituierte, fünf Ex-Prostituierte, drei Nicht-Prostituierte. Die Organisierung von und mit Sexarbeiterinnen, wie sie später genannt wurden, wurde zu meiner wichtigsten politischen Arbeit, denn dort fand ich all die anderen Themen: Klassismus, Rassismus, *sexuelle Stigmatisierung*. Gesetze gegen Sexarbeiterinnen führten zu Schikanen, Geldstrafen und Inhaftierungen der Frauen. Und die etablierte feministische Bewegung machte sich, wenn auch unabsichtlich, zur Komplizin des Staates. Es gab eine Menge zu tun. Ich hatte viel zu lernen. Margo und ich begannen zu arbeiten, und das Wissen aus dem *Alliance Project* war von unschätzbarem Wert.

Das Modell, mit jemandem über soziale Unterschiede hinweg zu arbeiten, funktionierte nicht nur in der Therapie oder bei der Bildungsarbeit, sondern auch in der politischen Organisierung. Margo, die Hure, und ich, die Lesbe, brachten unsere Netzwerke und unser Bewusstsein zusammen, zuerst in Kalifornien, dann in Amsterdam, dann in ganz Europa und schließlich in immer mehr Ländern, insbesondere in Asien und Lateinamerika. Die Welt-Huren-Kongresse, die wir im Europäischen Parlament organisierten, waren genauso strukturiert wie die ursprünglichen *Alliance*-Gruppen: Sexarbeiterinnen in der großen Mehrheit. Die Verbündeten wurden von den Sexarbeiterinnen ausgewählt, und sie sprachen nur, wenn sie von den Sexarbeiterinnen gefragt wurden. Die Anerkennung der Unterschiede zwischen Frauen und die

Entschlossenheit, diese Unterschiede zu überwinden, haben uns geeint. Daher auch der Titel des Kongressdokumentation: *A Vindication of the Rights of Whores* (etwa: Eine Verteidigung der Rechte von Huren). Wir wollten nicht zulassen, dass das Hurenstigma uns spaltet.

Inga: Ich höre gerade diesen unglaublichen Strom von Ereignissen und möchte Dich eigentlich nicht unterbrechen. Es scheint, als hättest du dich in diesen Situationen befähigt gefühlt, deine Macht und deine Analysen anzuwenden und Formate vorzuschlagen, um zur nächsten Frage zu arbeiten und dann wieder zur nächsten Frage.

Gail: Ich weiß nicht, ob ich es war, die vorausgeeilt ist, oder ob es meine feministischen Kameradinnen waren, die mich auf unvorhergesehene Wege führten. Als mir meine Unwissenheit über bestimmte soziale Dynamiken klar wurde, sehnte ich mich danach, sie zu verstehen und ich konnte es nicht länger ertragen, untätig zu sein.

Inga: Kannst Du mir etwas mehr über die Methoden und Werkzeuge erzählen, die ihr in den *Alliance*-Gruppen angewendet habt?

Gail: Die wichtigste Grundlage für die Zusammenarbeit war die gemeinsame Sache. Wir waren uns unserer gegensätzlichen sozialen Positionen bewusst und haben sie in keiner Weise verteidigt, aber wir arbeiteten gemeinsam für Gerechtigkeit. Wir waren uns von Anfang an einig, dass wir die gesellschaftlichen Ursachen unserer Spaltung analysieren und dagegen vorgehen wollten. Das taten wir gemeinsam, egal ob zähneknirschend oder lachend, weinend oder jubelnd. Wir gingen davon aus, dass jede*r guten Willens war, auch wenn wir wussten, dass das nicht genug war, nicht klug genug, nicht engagiert genug, um die Welt zu verändern.

Ich habe immer damit angefangen, die Leute aufzufordern, ihre Lebensgeschichten auf zu schreiben: Okay, wir sind hier, um gegen Rassismus zu arbeiten. Also, egal in welcher Position du bist, erzähl‘ Deine Geschichte. Zu Beginn jeder Sitzung kamen wir zusammen. Dann teilten wir uns in zwei Untergruppen auf und kamen anschließend wieder zusammen. Es wurde deutlich, dass die Privilegierten die Marginalisierten um ihre Lebendigkeit beneideten. Die Mitglieder der dominanten Gruppe versuchten buchstäblich zu belauschen, was die Schwarzen, Jüdinnen*Juden und Lesben sagten. Auf der anderen Seite waren die marginalisierten Gruppen nicht besonders an den Gesprächen der Weißen, Nichtjüdinnen*juden und Heterosexuellen interessiert. Alle fanden die marginalisierten Gruppen interessanter. Jede*r hatte das

Gefühl, dass es dort mehr Wissen, Bewusstsein, mehr Lebendigkeit gab. Mehr Spaß, mehr Gemütlichkeit. Und so wurden sich die gesellschaftlich dominanten Gruppen der dämpfenden, erstarrenden Wirkung ihrer institutionell verankerten Macht bewusst und im Gegensatz dazu der Freiheit, die im Aufbegehren liegt.

Inga: Ich hatte Dir im Vorfeld zu unserem Gespräch gesagt, dass ich in diesen Interviews hoffe, Methoden zu finden, die wieder Teil der FORT-Praxis werden könnten. Das *Feminist Alliance Project* ist aber eher eine Struktur als ein separates Werkzeug oder eine Methode. In ihrem Buch *Solving Women's Problems* spricht Hogie Wyckoff zum Beispiel von »Resonanz«. Wenn eine Person in ihrer persönlichen Arbeitszeit von einem individuellen Problem sprach, konnten andere teilen, dass sie es wiedererkannten. Es ging darum, festzustellen, dass andere mit der gleichen Frage haderten und sich damit nicht allein zu fühlen. Ich habe auch gelesen, dass in frühen Radikalen Therapiegruppen bei individuellen Problemen herausgearbeitet wurde, was die strukturelle Dimension des Problems war, also welche gesellschaftlichen Verhältnisse in unsere individuellen Probleme hineinwirken. Als ich selbst FORT praktizierte, hatte ich das Gefühl, dass diese Dimension verloren gegangen war und dass es nützlich gewesen wäre, mehr solcher Werkzeuge zu haben. Ich frage mich, ob es Methoden und Werkzeuge gibt, die man sozusagen in die Anleitungen zurückbringen kann? Ich bin ganz Ohr, wenn Du darüber sprichst, wie die *Alliance*-Gruppen gearbeitet haben. Was geschah zum Beispiel, nachdem die Lebensgeschichten bearbeitet worden waren und ihr wieder in die Gruppen zurückgekehrt seid? Habt ihr in Runden gearbeitet? Was geschah von Woche zu Woche?

Gail: Im Grunde genommen ging der Prozess von der individuellen Geschichte über die Geschichte innerhalb der Gruppe bis hin zur Geschichte zwischen den Gruppen. Wir arbeiteten in Runden, genau wie bei FORT und begannen mit »Gutes und Neues« im Kampf gegen Rassismus, in unserem eigenen Leben und in der Welt. Wir teilten natürlich auch die »Schlechten und Alten« Nachrichten, aber es war wichtig, Optimismus und Fortschritte miteinander zu teilen. Und da jede*r »Hausaufgaben« hatte, wie z.B. das Schreiben von Biografien, gab es Zeit und Raum für jede*n von ihrem*seinem Prozess zu sprechen. Das bedeutete, sich sowohl Stolz als auch Scham über die politischen Verstrickungen in der eigenen und kollektiven Geschichte einzugestehen. In der ersten Stunde waren immer alle zusammen; dann teilte sich die Gruppe in zwei Untergruppen auf und kam danach wieder zusammen. Wir nutzten die Werkzeuge von FORT, um unsere Gefühle auf respektvolle

Art und Weise auszudrücken. Zum Beispiel: »Wenn du X sagst, dann fühle ich Y.«. Die Leitung stellte sicher, dass die Teilnehmer*innen einsahen, dass Absicht und Wirkung nicht dasselbe sind. Trotz guter Absichten kann jemand etwas Diskriminierendes sagen oder tun. Die Zeit in den Kleingruppen war freier als im strukturierten Plenum. Dort konnten die Teilnehmer*innen ihre Gefühle verarbeiten und gemeinsam über ihre Reaktionen auf die andere Gruppe nachdenken. Die dominante Gruppe konnte zum Beispiel auch üben, andere privilegierte Personen auf unreflektiertes Verhalten hinzuweisen, damit diese Arbeit nicht immer an der marginalisierten Gruppe hängen blieb. Die Leitungsteams und ihre Supervisor*innen, sofern vorhanden, trafen sich zwischen den Sitzungen, um den laufenden Prozess sorgfältig zu durchdenken und die nächste Sitzung vorzubereiten. Sie waren Hüter*innen des guten Zuhörens, des Zeitmanagements, des Respekts, der Akzeptanz und des guten Willens auf allen Seiten und unterstützten den Übergang von Gefühlen in der Gruppe zu Handlungen in der Welt.

Inga: Ich habe Dir von der Ausgangssituation erzählt, in der mir bewusst wurde, dass das, was ich liebte, FORT, meiner Meinung nach tiefliegende politische Mängel aufwies. In der RT-Community in Deutschland gibt es die Idee, dass man, wenn man FORT praktiziert, es an andere weitergibt. Jahrzehntelang wurde das auf nicht-kommerzieller Basis gemacht und so wurde FORT bis heute weitergegeben. Aber ich und, wie ich glaube, auch einige andere Personen, hatten das Gefühl, dass ich FORT nicht weitergeben kann, wenn Menschen in FORT-Gruppen nicht gleich sicher oder gleich unsicher sind. Meine große Sorge war, dass, wenn eine Person von einer Form der Diskriminierung betroffen ist, die von der Mehrheit der Gruppe nicht geteilt wird, es sehr wahrscheinlich ist, dass diese Person, die sich mit dem Thema beschäftigt, die emotionale Arbeit für die Gruppe leisten muss. ie. muss die Gruppe davon überzeugen, die strukturelle Dimension des Problems anzuerkennen. Anzuerkennen, was dieses strukturelle Machtverhältnis mit ihnen zu tun hat. Sie könnte zum Beispiel auf Abwehr stoßen.

Gail: Auf jeden Fall. Die Hauptaufgabe der Leiter*innen besteht darin, für Sicherheit, Respekt, Verantwortlichkeit und den offenen Ausdruck sowohl schwieriger als auch guter Gefühle zu sorgen. Man kann darüber urteilen, was jemand sagt oder tut, aber die Leitung stellt sicher, dass nicht darüber geurteilt wird, wer jemand ist. Alle sind gleichermaßen da, Ungerechtigkeit, Ungleichheit und soziale Machtverhältnisse abzubauen.

Inga: Was wäre Deine Antwort auf die Frage, über die wir vorhin gesprochen haben? Wie bearbeitet FORT klassistische und rassistische Diskriminierung?

Gail: Zunächst einmal müssen diese Formen der Diskriminierung ausdrücklich Thema der Gruppe sein. Wir warten nicht einfach einfach darauf, dass sie zur Sprache kommen. Sicher, wenn sie in einer Gruppe auftauchen, die sich eigentlich auf etwas anderes konzentriert, müssen wir unterbrechen und anerkennen, worum es gerade wirklich geht. Das Ziel ist es, uns in die Lage zu versetzen, konkrete Veränderungen in der Welt zu bewirken. Fast jede*r in den *Alliance*-Gruppen hat einen Weg gefunden, diese befreiende Arbeit ins eigene Leben zu integrieren. Lehrer*innen änderten die Lehrpläne. Wo auch immer sie arbeiteten, setzten sie sich für eine gerechtere Einstellungspraxis ein. Künstler*innen öffneten ihre Ausstellungen für diejenigen, die in der Vergangenheit ausgeschlossen waren. Diejenigen, die Veranstaltungen organisierten, erweiterten sie die Perspektiven auf der Bühne. Bewusstsein plus Kontakt gleich Veränderung, das ist ein Grundprinzip der Radikalen Therapie.

Inga: Ich möchte Dich um einen Rat bitten: Wenn ich mit Menschen spreche, die Radikale Therapie praktizieren und ich sage, was meine Frage und was meine Perspektive auf Radikale Therapie ist, antworten einige: Wie kommt es, dass Du als *weiße*, heterosexuelle Person aus der Mittelschicht diese Frage aufwirfst? Wen oder was willst du retten? Und in der Radikalen Therapie bedeutet »retten«, »Arbeit für andere« machen.

Gail: Eine sehr gute Frage. Wie lautet Deine Antwort?

Inga: Ich möchte nicht nur in meiner kleinen Therapiegruppe sitzen und sagen: Oh prima, ich wachse persönlich und dadurch fühle ich mich besser und mein Partner ist glücklicher und mein Kind ist glücklicher, das ist alles, was ich erreichen möchte. Ich möchte wirklich zur nächsten Frage und zur nächsten Frage weitergehen. Es gibt so viel, was ich lernen möchte und zu lernen habe, und dem möchte ich einen Teil meiner Zeit widmen.

Gail: Das versteh das und teile Deine Gefühle. Unabhängig von der eigenen Position in der Gesellschaft haben wir eine gemeinsame Aufgabe. Die einen sagen, die Arbeit für Gerechtigkeit müsse von den sogenannten Unterdrückten geleistet werden. Andere sagen, sie müsse von den Herrschenden getan werden, weil sie die Unterdrücker*innen sind. Aber ich sehe es als die Arbeit aller für alle. Wir schaffen die Welt, in der wir leben wollen. Das erinnert mich an den Titel des Buches und des Liedes von Joke Smit: Er is een land waar vrouwen willen wonen (etwa: Es gibt ein Land, in dem Frauen leben wollen).

Man könnte auch fragen: Warum geht man zur Schule? Warum sollte man etwas lernen wollen, das man nicht für das eigene Überleben oder Wachstum braucht? Warum sollte man einen neuen Menschen kennenlernen wollen? Es ist das Wissen, das Bewusstsein, die Intimität, die uns motiviert. Arbeit für Gerechtigkeit ist Leben. Sie ist auch Trauerarbeit. Die talmudische Sinn der Arbeit ist es, eine bessere Welt zu schaffen. Wie kommt es, dass die privilegierte Gruppe ihr Ohr an die Tür der marginalisierten Gruppe legt und sie neidisch und nervös lachen hört? Wie kommt es, dass die Stühle in der marginalisierten Gruppe näher zusammen und in der dominanten Gruppe weiter auseinander stehen? Es ist eine Erleichterung, das Bewusstsein zu teilen, für eine gemeinsame Sache in unserer gemeinsamen Welt zu arbeiten. Wenn wir uns nicht aufeinander einlassen können, dann ist es ein sehr starres, in sich geschlossenes, unbefriedigendes Leben. Wenn wir Grenzen überschreiten, uns selbst herausfordern, öffnen wir die Türen für andere.

Nun, ich hoffe, das ist hilfreich?

Inga: Es ist in meinem Leben sicher ein sehr bedeutungsvolles Gespräch.

Gail: Zusätzlich zu allem anderen ist das hier ein generationenübergreifendes Bündnis, das wir gerade aufbauen und das ist für mich sehr wertvoll.

Übersetzt von Clara Funk

Literaturverzeichnis

Gail Pheterson: Alliances between Women: Overcoming Internalized Oppression and Internalized Domination Signs, Vol. 12, No. 1 (Autumn, 1986), pp. 146-160 (15 pages). Published By: The University of Chicago Press. www.jstor.org/stable/3174362.

Gail Pheterson und Leny Jansen: Lesbian Struggle Against a Pillow or a Wall. In: Journal of Homosexuality. 1987. Nr. 13:2-3, S. 29-41.

Erica Sherover-Marcuse: Emancipation and consciousness: Dogmatic and dialectical perspectives in the early Marx. Blackwell.1986.

Welches Unrecht richtet *Weißsein* in Gesundheitsräumen an?[236]

Ein Gespräch mit Sanah Ahsan, Autor*in, Psycholog*in und Dichter*in.

von Inga Zimprich[237]

Inhaltsangabe: Das Gespräch handelt u.a. von rassistischer, kolonialistischer und medizinischer Gewalt

Inga: Hallo Sanah, vielen Dank, dass Du Dir Zeit genommen hast. Ich würde gerne mit Dir über deine Arbeit *Holding Up The Mirror: Deconstructing Whiteness In Clinical Psychology238* in Bezug auf Radikale Therapie sprechen. Radikale Therapie (RT) ist eine Praxis, die ich sehr schätze und von der ich sehr profitiert habe. Ich hatte jedoch das Gefühl, dass es an Methoden und klaren Leitlinien fehlt, um die Arbeit gegen klassistische, ableistische und rassistische Unterdrückung zu einem grundlegenden Aspekt der Arbeit in Radikalen Therapiegruppen zu machen. Zurzeit spreche ich mit ehemaligen und aktuellen Praktizierenden von Radikaler Therapie, um nach Ansätzen und Methoden zu suchen, die sich im Rahmen von Radikaler Therapie in der Vergangenheit und Gegenwart mit der Überschneidung von Diskriminierung beschäftigt haben. Dein Ansatz bietet viele Begriffe und Analysen. Auch wenn Du dich mit dem etablierten Berufsstand der Psychologie beschäftigst, glaube ich, dass deine Arbeit viele relevante Impulse für Menschen enthält, die heute selbstorganisierte Therapie praktizieren. Ich hoffe, dass deine Arbeit uns

236 In diesem Interview haben wir den englischen Begriff »harm« an verschiedenen Stellen mit Unrecht, Schmerz, Verletzung, Schaden und Leid übersetzt.

237 Inga führte dieses Gespräch und das Gespräch mit Gail Pheterson als Teil einer künstlerischen Recherche der Feministischen Gesundheitsrecherchegruppe zur Geschichte Radikaler Therapie. Die Arbeit *A Special Issue in Power* wurde 2021 in Zusammenarbeit mit dem Kunstinstituut Melly in Rotterdam produziert und in Kunstinstituut Melly (84 Steps, 2021 – 2023) und District Berlin (On Illness, Resistance and Modes of Collective (Health) Care, 2021) gezeigt.

238 Holding Up The Mirror: Deconstructing Whiteness In Clinical Psychology (Ahsan, 2020), https://www.researchgate.net/publication/345242611_Holding_Up_The_Mirror_Deconstructing_Whiteness_In_Clinical_Psychology_Ahsan_2020 (abgerufen August 2023).

ermutigen kann, uns zu fragen, wie *Weißsein* auch in diesen selbstorganisierten Praxen wirkt. Würdest Du mir eine kurze Einführung in Deine Arbeit *Holding Up The Mirror: Deconstructing Whiteness In Clinical Psychology* geben?

Sanah: Es ist hilfreich, etwas mehr über den Kontext zu erfahren, der dich beschäftigt und über deine Positionierung. Ich denke, wenn man so etwas wie Radikale Therapie macht, muss man wahrscheinlich ein gewisses Maß an Privilegien haben, um umsonst arbeiten und sich auf diese Arbeit einlassen zu können. Ich weiß nicht allzu viel über die Geschichte der Radikalen Therapie, aber ich hoffe, es ist hilfreich, mit Dir über meine Arbeit zu sprechen.

Meine Motivation, mich mit klinischer Psychologie in Großbritannien zu beschäftigen, ist sowohl persönlicher als auch beruflicher Natur. Als junger Mensch habe ich Therapien und andere Angebote für psychische Gesundheit in Anspruch genommen. Zu dieser Zeit waren die meisten Therapeut*innen, die ich aufsuchte, *weiß* (white-bodied)[239]. Daran hat sich bis heute, wo ich mich selbst in der Ausbildung zur Therapeutin befinde, nicht viel geändert. In diesem Beruf sind aktuell 88 % der Personen *weiß* und 80 % weiblich. Das sagt die Statistik.

Die Mehrheit in der klinischen Psychologie sind also *weiße* Psychologinnen aus der Mittelschicht. Ich verwende den Begriff People of the Global Majority (PoGM) als Alternative zu BAME/BME (Black, Asian, and Minority Ethnic bzw. Black and Minority Ethnic) oder PoC (People of Colour), weil ich denke, dass diese Begriffe von *Weißsein* als Standard ausgehen. In London gehören etwa 45 % der Bevölkerung zu den PoGM, es besteht also eine echte Diskrepanz zwischen denjenigen, die psychotherapeutische Hilfe in Anspruch nehmen, und denjenigen, die sie anbieten. Mich interessiert die Wirkweise systemischen *Weißseins* in diesem Berufszweig, der ein *weiß* dominierter Beruf ist, nicht nur wegen der Rassifizierung und der *weißen* Körper, sondern auch, weil Fachleute Rassismus, systemisches *Weißsein* und die Aufrechterhaltung von Systemen des Weißseins in diesem Beruf seit Jahren anprangern, historisch und in der Gegenwart.

Zuerst möchte ich die Geschichte und die Wurzeln der Psychologie grob umreißen: Die Psychoanalyse wurde in den späten 1850er Jahren in Wien geboren. Das war nur etwa zehn Jahre nachdem experimentelle Psychologie in Deutschland entstanden war. Also fällt die Entstehung der Psychologie und der Psychoanalyse in dasselbe Jahrhundert wie die Abschaffung des Sklavenhandels. Die Geschichte des Kolonialismus, in der Rassismus, systemisches *Weißsein* und die falsche Hierarchie von Körpern – in der Körper

239 Wir übersetzen »white-bodied« auf deutsch mit *weiß,* da die Spezifizierung einen *weißen* Körper zu haben im Deutschen bisher nicht weit verbreitet ist.

rassifiziert wurden und in der *weiße* Körper als überlegen und machtvoller galten – geschaffen wurde, fällt also mit der Zeit zusammen, in der die Psychoanalyse entstand. Diese Berufe spielten unweigerlich eine Rolle bei der Aufrechterhaltung dieser falschen Hierarchie. Insbesondere die klinische Psychologie stützt sich auf die Eugenik, die besagt, dass rassifizierte Körper, insbesondere Schwarze Körper, intellektuell minderwertig und ihre emotionalen Fähigkeiten geringer seien. Das System der Eugenik hat diese Hierarchie auf die Genetik übertragen, was vollkommen falsch ist. Diese Fachleute sind mitschuldig daran, dass dieses Narrativ der Unterlegenheit gestützt wurde. In dieser Erzählung wurde Wahnsinn im Wesentlichen mit »race« in Verbindung gebracht, sodass, wenn es einem emotional weniger gut ging, das damit assoziiert wurde, dunkel zu sein, ein Schwarzer Körper zu sein. Dieses Narrativ ist wirklich in die Geschichte eingebettet. Wir können tatsächlich beobachten, wie diese Disziplinen im Kontext der Geschichte des Rassismus funktionierten und wie sie selbst durch den Kolonialismus geprägt wurden. Die Geschichte der Pathologisierung von Körpern of Colour zieht sich durch alle psychologischen Disziplinen. Ich möchte darauf eingehen, wie sich das heute auf die Psychologie auswirkt.

Wir sprechen von einem unglaublich unzugänglichen Beruf, der von *Weißen* (white bodies) dominiert wird. Er wird dafür kritisiert, Rassismus aufrechtzuerhalten. Der Beruf findet im Setting psychotherapeutischer Leistungen statt, in denen Körper of Colour auf unglaublich verletzende Art und Weise behandelt werden. Psychiatrischen Einrichtungen und Dienstleistungen wird institutioneller Rassismus auf vielen Ebenen vorgeworfen. Vor allem Schwarze Menschen kommen viel häufiger über das Strafrechtssystem in psychiatrische Einrichtungen. Es ist viel wahrscheinlicher, dass sie zwangseingewiesen werden oder dass sie in der Akutversorgung behandelt werden und sie erhalten eher Medikamente als Psychotherapie. Sie werden viel häufiger auf Intensivstationen untergebracht und in Krankenhäuser eingewiesen. Diese Stationen sind weit verstreut, weil es nicht genug davon gibt. Die Menschen werden im Grunde von ihren Familien getrennt und in isolierten Krankenhäusern untergebracht. Sie werden aus ihrem Umfeld gerissen und sind daher auf institutionelle Pflege angewiesen. Wir wissen, dass in diesen Einrichtungen eine Menge Unrecht geschieht. Es ist viel wahrscheinlicher, dass man als PoGM fixiert wird, und es ist viel wahrscheinlicher, dass man durch Fixierung getötet wird. Es gibt viel Literatur über die Verletzungen, die PoGM unter dem Deckmantel der Fürsorge zugefügt werden und über Gewalt, die unter dem Deckmantel der Fürsorge ausgeübt wird. Dabei ist es wichtig zu wissen, dass dies in einer Sprache der Medikalisierung geschieht, was sehr problematisch sein kann. Schwarze Menschen zum Beispiel erhalten viel häufiger die Diagnose

Schizophrenie. Wir wissen, dass die Sprache der Diagnosen im Laufe der Zeit dazu verwendet wurde, Unrecht anzurichten und die Hierarchie des *Weißseins* aufrechtzuerhalten. Im 19. Jahrhundert wurden beispielsweise geflohene Sklaven mit »Drapetomanie« diagnostiziert, weil sie sich befreien wollten. Die sogenannte Behandlung bestand darin, ihnen die Zehen abzuschneiden. Dies ist im Laufe der Geschichte immer wieder geschehen. In den 1960er Jahren wurden vor allem Schwarze Männer als schizophren diagnostiziert, die sich im Rahmen der Bürgerrechtsbewegung in den USA am Widerstand der Detroit Unruhen beteiligten. Das Erscheinungsbild der Schizophrenie änderte sich dadurch so drastisch, dass von »Negro-Schizophrenie« gesprochen wurde, denn sie wurde auf Schwarze Männer angewandt, die sich an den Unruhen beteiligten. Sogar Malcolm X, eine politische Schlüsselfigur der Schwarzen und muslimischen Emanzipationsbewegung, wurde so diagnostiziert. Selbst heute erhalten in den USA und insbesondere in Großbritannien Schwarze Männer unverhältnismäßig häufig die Diagnose Schizophrenie oder Psychose. Wenn wir das in Beziehung setzen damit, dass sie mit dieser Diagnose psychiatrisiert, übermedikamentiert und unterdrückt werden, können wir tatsächlich feststellen, dass in einer strukturell rassistischen Gesellschaft, in der ein hohes Maß an Unterdrückung herrscht, PoGM, aber insbesondere Schwarze, Wut, Trauer, Angst und Verzweiflung erleben. Aber dies löst ein Gefühl der Gefährlichkeit aus. In unserer Gesellschaft ist es für PoGM derzeit nicht sicher, verständliche Verzweiflung zu zeigen. Ihnen wird mit Kontrolle und Unterdrückung begegnet. Psychiatrie und Psychologie sind daran mitschuldig. Ich möchte ein Gefühl dafür vermitteln, wie Psychologie und Psychiatrische Einrichtungen an der Unterdrückung und Kontrolle von PoGM beteiligt sind, ebenso wie an der Aufrechterhaltung von Systemen des *Weißseins* und der Aufrechterhaltung dieser falschen Hierarchie der Gesundheit, in der PoGM als weniger gesund oder als ver_rückter oder gefährlicher angesehen werden. Damit will ich begründen, warum ich es für so wichtig halte, dass wir uns mit diesem Beruf auseinandersetzen, insbesondere weil er für dieses Unrecht mitverantwortlich ist.

Inga: Zusammen mit meiner Kollegin Julia Bonn habe ich mich in den letzten Jahren mit radikalen Ansätzen im Gesundheitswesen und der Geschichte der Gesundheitsbewegung befasst. Seit den 1970er Jahren gab es sowohl eine starke antipsychiatrische Bewegung als auch eine feministische Gesundheitsbewegung, die, vor allem mit ihrem Schwerpunkt auf dem Kampf gegen sexistische Unterdrückung, sehr oft in der Lage war, die Art und Weise zu kritisieren, wie die Gesundheitsversorgung und die psychiatrische Versorgung organisiert sind. Feministinnen wehrten sich gegen eine patriarchale, pathologisierende Sicht auf die Gesundheit von Frauen, traten für ihr

Recht auf medizinische Selbstbestimmung ein, die Antipsychiatrie wehrte sich gegen Diagnosen, Medikalisierung von Krisen und Zwangsbehandlung und suchte andere Wege, Krisen zu durchleben. Ich bin dankbar für diese Ansätze, aber ich sehe auch, dass die Rolle, die *Weißsein* in ihnen spielt, und insbesondere wie *Weißsein* die Räume und Praxen der zweiten Welle der Frauenbewegung, die heute noch bestehen, beeinflusst hat, selten wirklich bearbeitet wird. In Deiner Arbeit hast Du eine Umfrage unter *weißen* Psycholog*innen durchgeführt und sie gefragt, ob sie darüber nachdenken, welche Rolle *Weißsein* in ihrer Arbeit spielt. Wie bist Du an *weiße* Menschen herangetreten, um über ihre Verstrickung in einem Beruf zu sprechen, der so stark von Systemen des *Weißseins* geprägt ist und vielleicht über ihren Widerstand, sich damit auseinanderzusetzen?

Sanah: Meine Entscheidung in dieser Forschung war eine bewusste Verschiebung des Blicks. Ich wollte die Aufmerksamkeit nicht nur auf diejenigen lenken, die durch diese systemischen Prozesse geschädigt werden, sondern auch auf diejenigen, die von dieser Ungerechtigkeit profitieren und von denen oft so getan wird, als sei ihre Identität unsichtbar. Vor meiner Arbeit gab es in Großbritannien keine Forschung, die sich mit der Perspektive *weißer* Psycholog*innen befasst hat. Das ist schockierend, wenn man bedenkt, dass meine Arbeit 2020 entstanden ist. Ich glaube, es war Audre Lorde, die darüber spricht, dass diese Verschiebung des Blicks an sich schon die Dominanz des *Weißseins* herausfordert. Sich ihr zuzuwenden macht sie sichtbar und diskutierbar. Ich wollte der dominanten Gruppe einen Spiegel vorhalten.

Ich habe neun sich selbst als *weiß* identifizierende britische Psychologinnen aus der Mittelschicht befragt, und es ist wichtig zu sagen, dass sie sich selbst als *weiß* identifizieren. Die Erfahrung als *weiß* durchzugehen oder *Other White* zu sein, kann ganz anders sein. Diese neun Psychologinnen sprachen mit mir über drei zentrale Themen. Wir sprachen darüber, wie sich das *Weißsein* im Therapieraum auswirkt, dann über die breitere Bedeutung des *Weißseins* innerhalb des Berufs und schließlich über die individuelle Beziehung zum *Weißsein*.

Eines der Hauptthemen war, dass Therapie ein *weißes* Konzept ist, das Rassifizierungsprozesse im Therapieraum miteinschließt. Es gibt auch die Einsicht, dass *weiße* Familien als weniger riskant eingestuft werden und dass bei psychologischen Bewertungen tatsächliches Unrecht geschieht, wenn man bedenkt, dass Rassifizierung diese Prozesse beeinflusst. Aber trotz dieser Einsicht gab es keinen einzigen Bericht über Handlungen oder Eingriffe, die dem entgegenwirken.

Komplizenschaft zog sich durch die gesamte Studie: Es gibt zwar ein Bewusstsein für das *Weißsein*, für die Körperlichkeit des *Weißseins*, für die

Allgegenwart *weißer* Körper, für das Gefühl der Sicherheit des *Weißseins*, aber es gibt keine daraus resultierenden Interventionen oder Handlungen. Es wurde gesagt, es seien immer Schwarze und PoGM, die rassistische Diskriminierung auf die Tagesordnung setzen, aber es wurde nicht darüber gesprochen, was sie selbst ändern könnten. Veränderungen innerhalb des Berufs werden häufig von PoGM durchgesetzt. Obwohl die Einsicht da ist, dass systemisches *Weißsein* eine Rolle spielt, gibt es Widerstand, sich selbst damit zu identifizieren.

Tatsächlich löst die Konfrontation mit dem idealisierten Selbst ein hohes Maß an Unbehagen aus. Sich mit der Realität der eigenen Mitschuld am systemischen *Weißsein* zu konfrontieren, ist unglaublich unangenehm. Dahinter können sich Scham und Angst verbergen, was verschiedene Verhaltensweisen auslöst, wie beispielsweise zu schweigen, nicht über »*race*« im Therapieraum sprechen zu wollen, sich schuldig zu fühlen oder zu leugnen, dass sie existiert.

Wenn wir an das kollektive Unbehagen denken, wenn wir zusammenkommen und 88 % der Psycholog*innen sind *weiß*, können wir verstehen, wie sich das auf die Aufrechterhaltung *weißer* Dominanz, in Form epistemischer Gewalt und in der Auslöschung und Delegitimierung von Schwarzem Wissen, auswirkt. Das Curriculum der klinischen Psychologie in Großbritannien ist vollständig dominiert von *weißem* Wissen, von westlichen, eurozentrischen Theorien der Psychologie und individualisierten Ansätzen wie Kognitiver Verhaltenstherapie (CBT, Cognitive Behavioural Therapy). Verhaltenstherapie ist die vorherrschende Therapieform in Großbritannien. Sie lokalisiert das Leid in der Psyche des Einzelnen und seinen*ihren kognitiven Prozessen. Sie überträgt auch die Verantwortung für die Bewältigung oder Heilung auf das Individuum. Das mag ein gut gemeinter therapeutischer Ansatz sein, birgt aber die Gefahr, dass systemische Prozesse, Rassismus, rassistische Traumata, systemische Traumata und systemische Ungerechtigkeit verdeckt werden. Dies ist eines der Hauptprobleme der klinischen Psychologie: Wir kleben mit individualisierten Therapien Pflaster auf die Psyche des Einzelnen, dabei wäre die beste kollektive Therapie, sich gemeinsam dem systemischen Trauma zuzuwenden. Denn das ruft die sogenannte Krankheit in den Menschen hervor, mit denen wir arbeiten. Die große Frage, die wir uns als Therapeut*innen stellen müssen, lautet: Was tun wir außerhalb des Therapieraums? Sich für die Befreiung aller einzusetzen, aller Körper gleichermaßen, würde bedeuten, an dieser falschen Hierarchie, an der Lüge des *Weißseins* zu rütteln.

Inga: In meiner aktuellen Arbeit blicke ich auf die Geschichte der Radikalen Therapie zurück. Radikale Therapie vertrat den Standpunkt, keine Einzeltherapie zu machen, sondern in Gruppen zu arbeiten und sich individuelle Probleme im Hinblick darauf anzusehen, welche strukturelle Unterdrückung in ihnen wirkt. Diese Gruppen sollten ein Werkzeug sein, um auf persönlicher Ebene gegen verinnerlichte Unterdrückung anzugehen und für gesellschaftliche und politische Veränderung zu arbeiten. Hogie Wyckhoff, eine marxistische Feministin, die Problemlösungsgruppen für Frauen ins Leben gerufen hat, sagte in etwa: »Wir lassen uns nicht von patriarchalen Psychiatern behandeln, die uns zurück in die Küche schicken wollen, damit wir in einer Gesellschaft funktionieren, die uns krank gemacht hat«. Es war beeindruckend, sich diese tollen historischen Materialien anzusehen. Aber mir ist auch aufgefallen, dass selbst wenn die verschiedenen Formen der Diskriminierung erwähnt werden, sie nicht näher ausgeführt werden. Es war eine sehr *weiße* Bewegung, die sich in erster Linie gegen Sexismus gerichtet hat. Ich glaube jedoch, dass einige der zugrundeliegenden Konzepte nützlich sein können, zum Beispiel das Modell der Arbeit gegen verinnerlichte Unterdrückung und verinnerlichte Herrschaft (wie es von Gail Pheterson im *Alliance Project* entwickelt wurde, s. vorheriges Interview). Aber auch in Gruppen zu den unterschiedlichen Erfahrungen und den Unterschieden zwischen uns zu arbeiten. Auch in selbstorganisierten Kontexten bringen wir alle das mit uns, was uns geprägt hat, wie wir aufgewachsen sind. Wenn wir unsere eigenen Strukturen schaffen, glaube ich, dass wir *weiße* Personen diese Muster reproduzieren, wenn wir sie nicht aktiv durchbrechen.

Ich hatte die Möglichkeit, an Deinem Workshop teilzunehmen, in dem Du kleine Check-ins mit dem eigenen Körper angeboten hast. Zum Beispiel beschriebst du »die verengte Brust und den Hals als Ort der Öffnung für Veränderung«. Ich möchte dich fragen, wie du mit dem Körper als einem Ort arbeitest, an dem Schmerz in unterschiedlichen Körpern auf unterschiedliche Weise lokalisiert ist – er ist für Menschen mit *weißem* Körper und für PoGM unterschiedlich. Warum ist es hilfreich, mit Impulsen aus dem Körper zu arbeiten?

Sanah: Das systemische *Weißsein* erfordert oft eine Entkörperlichung. Es lädt uns dazu ein, uns auf eine sehr intellektuelle Ebene zu begeben, ungefähr so wie wir es gerade jetzt in diesem Gespräch tun. Das ist die Grundeinstellung. Wir gehen mit unserem Kopf hinein. Es braucht eine bewusste Bewegung, um in den Körper zu gelangen. In den letzten Jahren wurde viel dazu gearbeitet, wie wichtig der Körper und die körperliche Selbstwahrnehmung bei allen Formen von Traumata ist und wie unser Körper unser Gefühlsleben aufbewahrt[240]. Es geht darum, dass die Befreiung von jeglicher Art von Gewaltherrschaft der Vergangenheit in der körperlichen Selbsterkenntnis, in der Körperwerdung liegt. Ich denke, wenn es um »*race*«-Traumata geht, müssen

240 Bessel Van der Kolk: The Body Keeps the Score: Brain, Mind, and Body in the Healing of Trauma. Viking Press. 2014.

wir immer wieder zu unseren Körpern zurückkehren. Es ist eine Frage der Praxis, der Übung. Wir sprechen darüber, wie tief verwurzelt das systemische *Weißsein* ist. Christina Sharpe[241] spricht darüber, dass wir uns immer noch im Nachleben der Sklaverei befinden, in den Nachwirkungen der Sklaverei. Die Erinnerung daran ist immer noch so lebendig und geht so tief. Die Wahrheit zu leben, also eine nicht-hierarchische Machtabgabe umzusetzen und tiefe Menschlichkeit zu leben, fällt uns schwer. Zurück in unsere Körper zu kommen, und das ist ein Teil davon, darin sind wir nicht geübt.

Uns von intellektualisierten Theorien der Macht und systemischem *Weißsein* wegzubewegen, erfordert auch, zum Körper zurückzukehren und auch zum Unbehagen, das ihm innewohnt. Ein Teil dieser Arbeit geht auf dieses Unbehagen zurück. Das Unbehagen der Komplizenschaft, des Schweigens, der Abwehr ist zunächst einmal körperlich, aber oft sind wir uns dessen nicht bewusst. Ich glaube, wenn wir uns auf das Unbehagen auf der körperlichen Ebene einlassen, öffnen wir uns für Veränderung. Du hast das in meinem Zitat »die verengte Kehle und der zusammengezogene Brustkorb als Ort der Öffnung für Veränderung« angesprochen. Es besteht die Gefahr, dass manche Leute das hören und denken: Es geht also nur um den Einzelnen. Man setzt sich hin, meditiert und nimmt wahr, was auftaucht und das wäre alles, was man tun muss. Nein, das ist der Anfang der Arbeit. Niemand wird allein gesund. Wir müssen diese Arbeit gemeinsam tun.

Das bringt mich dazu, Deine Frage zu beantworten, wie wichtig es ist, dass Menschen, die sich als *weiße* und Menschen, die sich als Menschen der globalen Mehrheit identifizieren, ihre eigenen Räume haben. Ich denke, die Arbeit ist sehr unterschiedlich. Wir haben darüber gesprochen, wie *weiße* Menschen von den Systemen des *Weißseins* profitieren, obwohl sie durch diese Hierarchie auch geschädigt werden. Die Arbeit des Zusammenkommens birgt eine andere Art von Unbehagen. Es geht darum, sich des Leids gewahr zu werden, an dem sie oft mitschuldig sind und das auch mit ihren Vorfahren zu tun hat. Dieser Prozess ist ganz anders, wenn PoGM im Raum anwesend sind. Der Grund dafür ist, dass diese Person, ob beabsichtigt oder unbeabsichtigt, mit den Prozessen umgehen muss, die aus dem Unbehagen hervorgehen, seien es Schuld, Schweigen oder Abwehr. Es ist nicht die Aufgabe der Menschen der globalen Mehrheit, diese Arbeit zu tun. Um Veränderungen zu erreichen, müssen *weiße* Menschen diesem Unbehagen immer wieder individuell und kollektiv begegnen und es aufarbeiten. Als Teil der Arbeit für Befreiung müssen sie sich ihrer Verantwortung stellen. Dazu gehört auch die Erkenntnis, dass die Arbeit für PoGM anders ist. Mit dem Blick auf die globale Mehrheit geht es bei der Arbeit viel mehr um Heilung: Ein großer Teil der Arbeit besteht

241 Christina Sharpe: In the Wake: On Blackness and being. Duke University Press. 2016.

darin, das Unbehagen des Unrechts zu spüren und sich mit anderen zu verbinden, die eine andere Sprache für dieses Unrecht haben und sich diesem Unrecht vielleicht anders zuwenden können.

Das soll nicht heißen, dass nicht auch PoGM Systeme des *Weißseins* aufrechterhalten können, denn das können sie. Viele PoGM können diese Hierarchie aufrechterhalten, indem sie an den Mythos glauben, dass, wenn ich die Macht übernehme, wenn ich mich wie eine *weiße* Person verhalte, wenn ich anderen Schmerz zufüge, dass ich dann vielleicht akzeptiert werde, vielleicht mehr Macht habe. Aber es ist wirklich wichtig zu verstehen, dass dies eine Überlebensstrategie ist. Es ist ein anderer Antrieb als bei *weißen* Menschen, die diese Systeme aufrechterhalten.

Diese komplexen Prozesse sind schwer zu durchschauen: Ob man nun neun *weiße* Menschen und eine PoGM zusammen hat oder drei und sieben, die Realität ist, dass die meisten Räume *weiß* dominiert sind. Das ist die Welt, in der wir leben – vor allem in der westlichen Welt und an den Orten, über die wir sprechen, in Großbritannien, Berlin und den USA. Vor allem diese beruflichen Blasen sind *weiß* dominiert. Es ist wirklich wichtig, bewusst Räume zu schaffen, in denen wir sagen, dies ist ein Raum, in dem wir die Lügen des *Weißseins* aufdecken können, anstatt das *Weißsein* zu unterstützen.

Inga: Mich hat es erstaunt herauszufinden, dass Gail Pheterson, die die Radikale Therapie Ende der 70er Jahre in die Niederlande brachte und die ersten feministischen Radikalen Therapiegruppen anleitete, in den frühen 80er Jahren das *Feminist Alliance Project* entwickelte. Sie baute mehrere Gruppen auf, in denen Menschen, die sie als unterdrückte Gruppe bezeichnete, gegenüber denen, die sie als dominant bezeichnete, in der Mehrheit waren. Die Gruppen bestanden aus sieben jüdischen und fünf nicht-jüdischen Frauen; sieben Schwarzen Frauen und fünf *weißen* Frauen; sieben lesbischen und fünf heterosexuellen Frauen, die in diesen Gruppen daran arbeiteten, was sie unterschied und wie sie über diese Unterschiede hinweg Allianzen bilden konnten. Sie haben viel in Untergruppen gearbeitet. Ich war einfach froh, von diesen Beispielen in der Geschichte der Radikalen Therapie zu hören, bei denen Strukturen oder Methoden entwickelt wurden, die diese Unterschiede berücksichtigen.

Sanah: Es gibt diesen Mythos, dass wir Spaltungen aufrechterhalten, indem wir »getrennte Räume« schaffen. Aber eigentlich geht es darum, sich um eine erfülltere Menschlichkeit zu bemühen, deren Teil wir alle sind. Wir gehören zusammen, alle von uns. Aber auf einer tieferen Ebene geht es darum anzuerkennen, dass die Arbeit der Befreiung erfordert, dass wir die Systeme der Macht aufbrechen müssen, von denen wir auf unterschiedliche Art und Weise entweder profitiert haben oder benachteiligt wurden. Die Art der Arbeit unterscheidet sich für uns.

Inga: In Deinem Workshop hast Du drei verschiedene Fragen gestellt, als Vorschläge um darüber nachzudenken. Für mich waren sie sehr hilfreich, denn sie zeigten Wege auf, wie verschiedene Menschen auf verschiedene Arten zu diesen Fragen arbeiten könnten: Wie haben mich das *Weißsein* und die Systeme des *Weißseins* geprägt? Wie hat sich das *Weißsein* in Gesundheitskontexten negativ ausgewirkt? Wie wirkt das *Weißsein* in mir? Diese drei Fragen scheinen mir ein hilfreicher Einstieg zu sein, auch selbstorganisierte Räume und Praxen anzusehen und zu fragen, wie *Weißsein* in den Strukturen wirkt, die wir selbst geschaffen haben.

Sanah: Wenn man etwas verändern will, muss man sich zuerst mit sich selbst beschäftigen. Wenn wir über Prozesse der systemischen Unterdrückung sprechen, kann sich das sehr überwältigend anfühlen. Schließlich geht es darum, riesige Systeme aufzubrechen, die tief in Geschichten und Diskursen, in Werten und Kultur verankert sind. Mir hilft es, über Einflussbereiche nachzudenken und der unmittelbarste Einflussbereich ist das Selbst: Mit dem eigenen Unbehagen zu arbeiten, körperlich, aber auch wie es sich als Verhalten zeigt. Ich arbeite auch gerne mit freiem Schreiben, einer eher poetischen Übung, bei der man einfach zwei bis drei Minuten lang zu einem Thema schreibt und den Stift nicht vom Papier lässt. Dabei geht es darum, das hervorzuholen, was einem nicht unbedingt bewusst ist. So kannst du es auf Papier vor dir sehen. Ich verweise jetzt auf individuelle Methoden, aber ich möchte noch einmal betonen, wie wichtig es ist, dass diese Arbeit kollektiv geschieht. Diese Fragen sind dann am wertvollsten für uns, wenn wir sie gemeinsam stellen. Wenn zum Beispiel *weiße* Psycholog*innen sich mit anderen *weißen* Psycholog*innen mit diesen Fragen beschäftigen und unangenehme Dinge aussprechen, wie zum Beispiel: Was bringt es mir? Wie wirkt es in mir? Inwiefern bin ich mitschuldig an der Weiterführung von Unrecht? Die Frage ist nicht: Tue ich es? Die Frage ist: Wie habe ich es getan? Wie haben wir es getan? Weil wir alle daran beteiligt sind, sind wir alle mitschuldig. Sogar PoGM können, wie ich bereits sagte, an der Aufrechterhaltung des Systems des *Weißseins* beteiligt sein.

Die unangenehme Frage, die sich *weiße* Menschen kollektiv stellen müssen, lautet: Warum setze ich mich so für die Aufrechterhaltung dieses Privilegs, für die Aufrechterhaltung dieses Machtsystems ein und zu welchem Preis? Setze ich mich wirklich für mehr Menschlichkeit ein? Ist es nicht die Bedeutung von Therapie – die Bedeutung von Befreiung –, eine erfülltere Menschlichkeit zu bewirken? Ich denke, das sind die Fragen, die wir stellen müssen. Wenn man sie stellt, öffnen wir Türen zu weiteren Fragen. Es ist wichtig, diese Arbeit gemeinsam zu tun.

Darf ich dir eine Frage stellen? Das heikle Thema, über das wir bis jetzt nicht gesprochen haben, ist doch, dass ich eine Person bin, die der globalen Mehrheit angehört und du mir als eine Person erscheinst, die sich als *weiß* identifiziert. Wie hast du dich gefühlt, als du dich diesem Thema genähert hast? Gab es Unbehagen, gab es irgendwelche Emotionen oder Gefühle, körperliche Empfindungen, die bei Dir aufkamen?

Inga: Mit Dir zu sprechen fühlt sich anders an, als mit anderen Personen, die ich für diese Arbeit interviewt habe, die alle *weiß* sind. Ich fühle mich Dir gegenüber anders verpflichtet. Ich bin mir bewusst, dass ich mehr von Dir verlange, als von den Personen, die sich an diese aufregende Zeit in den 1970er Jahren zurückerinnern. Und mir ist bewusst, dass ich dich um einen Teil der Arbeit bitte, die ich selbst erledigen muss. In der Vorbereitung habe ich mich gefragt, an wen ich mich wenden könnte. Dann las ich deinen Aufsatz und hatte das Gefühl, dass Du so viele Dinge aussprichst. Aber als Du mir antwortetest: »Mein Zeitlimit ist eine Stunde«, wurde mir klar, dass ich nicht aufmerksam genug war, zu verstehen, wie viel Arbeit das für Dich bedeutet. Dadurch fühle ich mich in meiner eigenen Position noch unbehaglicher, und ich ging nervös und angespannt in unser Gespräch.

Sanah: Das ist etwas, was mich weit über dieses Gespräch oder diesen Essay hinaus immer begleitet. Ich habe mich selbst dazu entschieden, diese Arbeit zu veröffentlichen und in diesem Bereich zu arbeiten. Das ist anstrengend! Es erfordert eine andere Art von emotionaler Arbeit, besonders während des Schreibens dieser Arbeit. Ich habe eine Ausbildung in klinischer Psychologie durchlaufen, die all diese Dinge beinhaltet, über die ich hier spreche. Sie ist *weiß* dominiert und in bestimmten Bereichen sehr diskriminierend. Aber so ist es nun mal, als PoGM muss man das System austricksen, um die Macht zu bekommen, die man braucht, um die gewünschten Veränderungen herbeizuführen. Wir müssen uns ständig mit der Frage auseinandersetzen, ob wir uns für Revolution oder Reform entscheiden. Kann man die Arbeit, die man machen will, auch völlig vom System entkoppeln? Kann man sie dann wirklich auf eine sinnvolle Weise tun? Das ist eine Frage, mit der ich immer noch ringe. Aber ich habe mich für diesen Weg entschieden, den Weg, diese Ausbildung zu absolvieren, das Ausbildungssystem für Psychotherapie und der klinischen Psychologie zu durchlaufen. Deshalb kommen jetzt viele Leute aus der akademischen Welt auf mich zu, um Vorträge zu halten, zu lehren, zu arbeiten. Ich habe mich entschieden, diese Arbeit zu machen. Ich sehe, dass es eine wichtige Arbeit ist, aber ich bin gerade dabei zu entscheiden, wohin ich meine Energie und meine Anstrengungen gebe, denn es ist erschöpfend. Ich bin auf meinem eigenen Weg, wenn es darum geht, wozu ich ja und wozu ich nein sage und wie ich mir zeitliche Grenzen setze.

Heute habe ich zum Beispiel gesagt, dass ich nur eine Stunde Zeit habe, weil ich in meinen Körper hineingespürt habe: Habe ich die Ressourcen, um das zu tun? Kann ich heute mit ganzem Herzen dabei sein und mich auf das Gespräch mit Dir einlassen? Und wenn ich das nicht kann, kann ich dann nein sagen? Das ist die andere Seite der Medaille und ich denke, es ist wirklich wichtig, dass wir uns das gegenseitig sagen können. In einer idealen Welt müsste ich dieses Gespräch nicht mit dir führen, weil *weiße* Menschen diese Arbeit machen würden. Aber wir müssen irgendwo anfangen. Wir versuchen, dieses Feld zu verändern. Diese Arbeit läuft schon seit vielen, vielen Jahren. Aber in diesem Beruf, in diesen psychoanalytischen und klinischen Blasen, fühlt es sich so an, als würden wir immer und immer wieder von vorn anfangen. Wir beziehen uns auf die Arbeit, die vor uns geleistet wurde, um Veränderung zu bewirken. Vielleicht fließt jetzt mehr Geld und mehr Kraft dorthin und mehr Menschen sind bereit, ihren Worten Taten folgen zu lassen in diesem Moment, in dem die Welt sich in vollständiger Umwälzung befindet. Ich habe Hoffnung, dass dies ein Moment der Transformation ist, in den sich Menschen immer wieder einbringen werden.

Inga: Danke, Sanah, für deine Arbeit, für deinen Essay, für den Workshop und für dieses Gespräch.

Übersetzt von Clara Funk

»Es ist genug Raum für jede Person«

Ein Gespräch über trans, inter und nicht-binäre Radikale Therapie

von Blu Doppe, Samuel Baltus

Inhaltsbemerkung: Im nachfolgenden Text wird u.a. Transfeindlichkeit und Psychopathologisierung erwähnt.

Inhalt: Blu und Samuel reden über Radikale Therapie, eine selbst-organisierte, nicht-pathologisierende Gruppentherapieform. Es geht dabei u.a. um eigene Erfahrungen mit der Bearbeitung von Anliegen in der Gruppe. Auch die Zugänglichkeit dieser Therapieform für trans, inter und nicht-binäre Menschen ist Thema. Das Gespräch wurde von Daniel Holtermann (kein Pronomen) begleitet. Vielen Dank dafür ‹3

Daniel: Hallo, mögt ihr euch kurz vorstellen?

Samuel: Ich bin Samuel – Pronomen »er« – und definiere mich als trans Mann. Ich wohne in Berlin und mache schon seit mehreren Jahren Aktivismus mit trans Schwerpunkt, vor allem Beratung für trans und nicht-binäre Leute bei TrIQ. Ansonsten bin ich Sozialarbeiter und studiere einen Master zum Thema kritische Diversität. Ich habe mehrere Jahre Therapie-Erfahrung und über ein Jahr TIN-RT gemacht.

Blu: Mein Name ist Blu Doppe, mein Pronomen ist auch »Blu«. Ich gebe unter dem Namen queer_topia*[242], queer_feministische Online-Workshops zu Themen wie Kritische Männlichkeiten, angenehmes Flirten, Zustimmungsprinzip, sexuelle, amouröse und geschlechtliche Vielfalt. Zur Auseinandersetzung um Kritische Männlichkeiten habe ich das Buch »Vom Scheitern, Zweifeln und Ändern« mit Daniel Holtermann herausgegeben. Ich habe

242 www.queertopia.de

zusammen mit Samuel in der RT-Gruppe gestartet, aber dann noch länger gemacht. Mittlerweile wohne ich an der Nordsee.

Daniel: Warum wolltet ihr RT machen?

Samuel: Ich hatte schon Erfahrung mit verschiedenen Therapieformen. Ich habe zweimal Verhaltenstherapie, klassisch beim Psychiater bzw. beim Psychologen gemacht. Das hat mir recht gut weitergeholfen, aber ich fand die strukturelle Ebene immer sehr schwierig. So abhängig zu sein von einer Person und ihrer Idee von psychischer Gesundheit. Auch die strukturellen Gründe sind mir zu kurz gekommen. Gleichzeitig hatte ich in der trans und nicht-binären Community und den selbstorganisierten Angeboten schon positive Gruppen-Erfahrungen gemacht. Vorher war mein Erleben in Gruppen meistens sehr von Stress geprägt, dort konnte ich mich aber entspannen. Dadurch hat es sich dann für mich angeboten, auch diese Themen in einer Gruppe zu bearbeiten.

Daniel: Und zu RT bist du auch über die Community gekommen?

Samuel: Nicht über die TIN-Community, aber durch die queer-feministische Community im größeren Sinne. Eine Kollegin aus einem queeren Projekt hat mir das erste Mal erzählt, dass sie RT macht. Und dann habe ich noch andere Leute kennengelernt, die mir davon positiv erzählt haben. Und bei meinem Infoabend hatte ich direkt einen guten Eindruck: Das war in der Schokofabrik, einem feministischen Zentrum in Berlin. Beim Team, das den Infoabend gemacht hat, war eine nicht-binäre Person mit dabei, und da waren auch andere trans und nicht-binäre Leute, so dass ich das Gefühl hatte: »Okay, da gibt es eine Offenheit, da kann ich ja auch mit dabei sein.«

Blu: Ich weiß gar nicht, wann ich das erste Mal von RT gehört habe. Im Oktober 2019 wurden wir gestartet und ich muss somit schon davor von TIN-RT gehört haben. Allerdings war mir immer nur MRT und FORT begegnet und da ich mich als nicht-binär identifiziere, dachte ich oft: »Ach nee, das will ich eigentlich nicht. Da wüsste ich nicht, welcher Gruppe ich mich zuordnen soll.« Ich dachte, dass ich keine Psychotherapie machen möchte, weil ich mich dort nicht gesehen fühle.[243] Ich hatte so viele negative Berichte von nicht-binären und trans Personen gehört, die sagten, dass ihnen die Therapie gar nicht geholfen hätte und/oder sie sich die ganze Zeit verstellen

243 Siehe zum Thema Nicht-binär_trans in Therapie den Beitrag von Blu Doppe in Gegendiagnose 2.

mussten. Das ist meiner Meinung nach nicht die Idee von Therapie: Nicht ich selbst sein zu können. Sie fanden zudem das Machtverhältnis und Gatekeeping[244] sehr belastend. Ich habe auch starke Abneigung gegen Therapie aus meiner Herkunftsfamilie, dem Umfeld und der Zeit, in der ich aufgewachsen bin, mitbekommen. Therapie haben Leute gemacht, die als richtig, richtig »krank« galten und das war mensch oder ich natürlich nie selbst. Ich hatte meine starken Depressionen, meine Essstörung und andere Störungen.[245] Trotzdem dachte ich: »Nee, so schlimm ist es nicht, dass ich Therapie machen muss.« In meinem Kopf wirkte RT »easier«. Ich kam mir dann nicht so kaputt vor und der Zugang schien leichter, obwohl es dann nicht so war: Über einen linken Emailverteiler habe ich von einem Infoabend erfahren. Von dem Infoabend bis zum Start ist dann 1 Jahr vergangen. Meine Lebenssituation war bis dahin stets instabil: Ich wusste nicht, ob ich noch 1 Jahr in Berlin sein werde und konnte mir lange nicht vorstellen, mich 1 Jahr lang jede Woche zu treffen.

Daniel: Dann ist jetzt erstmal wichtig zu klären: Was ist TIN-RT überhaupt? Was ist das Besondere daran?

Samuel: Ich denke, das Besondere an RT ist, dass es die strukturellen Ebenen berücksichtigt. Also dass es aus einer feministischen und psychiatrie-kritischen Analyse kommt, aber auch aus einer antikapitalistischen Analyse. Es wird nicht auf dich draufgeguckt von außen, was dein angebliches Problem ist. Sondern RT sagt: »Die Strukturen sind schwer und wir tun uns schwer in denen. Und jetzt haben wir aber eigene Themen, an denen wir arbeiten wollen, und die bestimmen wir selbst.« Und das finde ich sehr zugänglich für trans, inter und nicht-binäre Personen, weil die Gesellschaft oft einem zuordnet, dass die Identität jetzt das Problem wäre. Und natürlich hat die TIN Community ganz viele Probleme und die Personen, die da drin sind. Aber das ist meistens nicht das zentrale Problem. RT gibt einen Raum, damit das, was

244 Gatekeeping (Übersetzt etwa: »Eine Tür geschlossen halten«) meint, dass Menschen wichtige Zugänge, z.B. zur Gesundheitsversorgung oder rechtlicher Anerkennung, oder auch zu Schutzräumen, schwer gemacht werden. Bildlich heißt das: Jemand anders bewacht die Tür zu Zugängen und stellt dafür bestimmte Bedingungen. Für trans und nicht-binäre Personen ist Gatekeeping im medizinischen und rechtlichen Bereich dabei oft besonders belastend, da ein großes Macht-Ungleichgewicht besteht: Eine Person wird durch eine andere in ihrer Geschlechtsidentität beurteilt. Dabei zählt zentral nicht die Selbstaussage, sondern das, was die beurteilende Person darüber denkt. Die Zugänge sind erstmal nicht vorhanden, sondern es müssen verschiedene »Beweise« erbracht werden, dass die Versorgung wirklich benötigt wird.

245 Der Begriff Störung bedeutet für mich, dass sich mein Verhalten_Denken_Fühlen in bestimmten Bereichen nicht im typischen Bereich bewegt. Ich leide darunter. Zudem führt es zu Spannungen mit anderen Menschen.

wirklich gerade das eigene Thema ist, gehört werden kann. RT hat diese Perspektive des Zutrauens, dass eine Person ihre Themen selbstständig erkennen und bearbeiten kann und auch soll. Und dass du eben keine fremde Diagnose brauchst und keine andere Person von außen, die sagt, wer du bist. Und wie du jetzt zu leben hast und wie du deine Probleme zu lösen hast. Das kann sehr heilsam für TIN Personen sein, weil viele von Kindheit an dieses Gefühl der Fremd-Zuweisung als sehr bestimmend erlebt haben. Dabei bietet das »Ich bin okay, du bist okay« – die Grundhaltung von RT – einen ganz wichtigen Erfahrungsraum. Ich denke, für viele von uns ist es eine ganz neue oder zumindest viel zu seltene Erfahrung, einen Raum zu haben, in dem davon ausgegangen wird, dass wir okay sind. Und das wir uns selbst auch die Erlaubnis geben können, uns als okay anzunehmen. Und dann auch die anderen, mit ihren Eigenschaften. TIN Personen sind ja nicht frei von verinnerlichter Normativität, die wir gegen uns selbst und gegen andere TIN Personen richten. RT bietet da einen Raum, in dem wir lernen können: Nicht wir sind das Problem, nicht die Eigenschaften der anderen Menschen, sondern es sind die Strukturen, in denen wir leben und unter denen wir leiden. Wir können uns verbünden und uns gegenseitig unterstützen und heilen.

Blu: Zudem ist es in vielen anderen Therapien das Ziel, Menschen wieder arbeitsfähig zu bekommen. Das ist nicht die Prämisse von RT, sondern vor allem, dass Menschen besser klarkommen in den Verhältnissen, in denen sie leben. Und ich finde den Vergleich spannend, den ich jetzt machen kann, weil ich ein halbes Jahr nach dem TIN-RT-Start eine Einzel-Verhaltenstherapie begonnen habe. Dass ich das geschafft habe, hängt mit RT zusammen: Ich wurde zum einen darin bestärkt, dass ich noch was anderes brauche und ich habe in meiner Gruppe dann Menschen kennengelernt, die Psychotherapieerfahrungen hatten. Das hat meinen Blick erweitert und meine Antipathie kleiner werden lassen. Ein anderer, riesiger Faktor, der mit reingespielt hat, war die Corona-Pandemie. Meine ganze Existenz war von jetzt auf gleich weggewischt und meine (Zukunfts-) Ängste, Störungen und Depressionen haben mich so geschüttelt, dass klar wurde: »Es muss jetzt ganz viel und schnell etwas passieren, sonst geht hier bald das Licht aus«. Das war auch der Zeitpunkt an dem ich angefangen habe Anti-Depressiva zu nehmen. Ich habe durch TIN-RT gemerkt, dass ich mehr Einzelzeit brauche, auch um meine Essstörung zu bearbeiten, was allerdings durch eine andere Selbsthilfestruktur, in der ich jetzt bin, viel besser klappt als durch die Psychotherapie. Zurück zu meiner Therapeutin: Es ist schon ganz schön anstrengend auf einer strukturellen Ebene. Ich muss ihr sehr viele Dinge erklären und sie benutzt immer mal wieder falsche Pronomen für mich. Sie ist bemüht. Das weiß ich.

Und ich komme mit der falschen Nutzung von Pronomen ganz gut klar. Ich weiß aber auch, dass andere Menschen das krass fertig machen würde. Das ist für mich der saure Apfel, in den ich beiße dafür, dass ich Einzeltherapie machen kann. Das habe ich natürlich in der TIN-RT-Gruppe nicht. Uns ist klar, dass es sehr wichtig ist z.B. auf korrekte Namen- und Pronomensverwendung zu achten. Wir haben ein größeres Wohlwollen und Vertrauen miteinander, verstehen bestimmte Dinge besser, die aus unserer Positionierung entspringen. Bei »unseren« Themen, sei es jetzt Polyamorie, Stress mit dem Jobcenter oder die geplante Hormonsubstitution, ist ein Verständnis und eine Augenhöhe da, die andere Menschen, die diese Identität nicht teilen, sich nicht vorstellen oder in die sie sich hineinfühlen können. Wir haben in unserer Gruppe einen Schutzraum und ein Verständnis, was einfach toll und wertvoll ist und dafür bin ich unglaublich dankbar. Und die Hilfestellungen, die wir uns dadurch geben können, weil wir bestimmte Sachen besser nachvollziehen können, sind immens.

Samuel: Ich würde gerne noch zwei Sachen ergänzen. Also einerseits, dass wir auch als Gruppe besonders geguckt haben: Was brauchen wir jetzt, um hier gut miteinander arbeiten zu können? Oder was sind Strukturen, die uns immer fehlen? Wir haben zum Beispiel jede Sitzung immer mit einer Namens- und Pronomen-Runde eingeleitet, weil uns aus unserer Community oder aus eigenen Biografie klar ist, dass Namen und Pronomen sich ändern können. Zum Beispiel, weil jemand in eine neue Lebensphase übergeht, oder weil Leute einfach verschiedene Namen und Pronomen nutzen wollen. Und das hat einen enormen Raum gegeben. Dass niemand sich rechtfertigen muss, wer man heute ist, sondern dass es einfach selbstverständlich ist. Es wurde gar nicht so viel genutzt - aber diese Offenheit hat einen Raum gegeben, da sein zu können. Und das Zweite ist die Struktur von RT selbst. Ich weiß von vielen Leute, die in Selbsthilfegruppen waren, dass sie krasse, belastende Erfahrungen gemacht haben. Das ist oft ein Problem in marginalisierten Gruppen: Je mehr Gewalterfahrungen Menschen mitbringen, desto schwerer ist es oft, eine Struktur aufrechtzuerhalten. Und es passiert oft, dass ab einem gewissen Punkt sich alle gegenseitig triggern und es dann eskaliert. Und ich finde, RT bringt eine Struktur mit, die eine Gruppe relativ einfach halten kann, dass das eben nicht passieren muss. Die ganzen RT-Strukturen sind darauf ausgerichtet, dass Themen bearbeitet werden können, ohne ähnliche Themen bei Anderen in einer Form anzustoßen, die von der Gruppe nicht mehr aufgefangen werden kann. Oder dieses Anstoßen von Themen in eine Form zu bringen, die bearbeitet werden kann. Und weil trans, inter und nicht-binäre Personen sich die ganze Zeit in Strukturen befinden, die sie eben nicht selbst bestimmen können, ist es das was zweifach Gutes: Also, dass es diese Art von Struktur gibt und dass die dann aber auch von uns selbst gehalten wird und gestaltet werden kann.

Blu: Und was TIN-RT von MRT oder FORT unterscheidet, das weiß ich gar nicht genau. Ich war nie in anderen Gruppen, also nie in einer FORT- oder MRT-Gruppe. Ich weiß so diffuse Kleinigkeiten, dass Menschen stehen oder sitzen in einer Runde oder sich an den Händen halten. Ich weiß, dass bestimmte Aspekte, wie z.B. die Grollrunde, anders gestaltet werden. Wir wurden von einer TIN Person und einer cis Frau gestartet. Ich glaube es sind sowohl FORT- als MRT- Anteile eingeflossen, weil die eine Person zumindest beides gemacht hat.

Samuel: Ich würde sagen, dass TIN-RT eigentlich Strukturen von FORT und MRT fortsetzt. FORT und MRT sind ja deswegen auch getrennt, weil es um eine Bearbeitung der eigenen Sozialisation unter einer feministischen Perspektive geht. Dadurch, dass RT aus einer feministischen Perspektive kommt, ging es ja auch im Ursprung schon um Bearbeitung von Sexismus oder ein ins Verhältnis setzen davon. Dass von Sexismus betroffene Leute, einen Rahmen haben, in dem sie das bearbeiten können. Aber dass Leute, die sich solidarisch dazu positionieren wollen, ebenso einen eigene Rahmen haben, um sich gegenseitig zu supporten. Nach einem Jahr RT können Leute aus MRT und FORT dann eine gemeinsame Gruppe gründen. Bis dahin können sich Menschen erstmal eine Grundlage erarbeiten, um überhaupt mit der eigenen Sozialisation umzugehen. Und genau das setzt TIN-RT fort. Nicht, dass wir jetzt trennen müssten, in »männliche« und »weibliche‹ Sozialisation: Das sehen ja auch Leute ganz unterschiedlich in der trans, inter und nicht-binären Communitys. Ob diese Begriffe überhaupt auf sie zutreffen oder nicht oder ob sie damit etwas Gewaltvolles oder auch Positives verbinden.

Aber wir brauchen einen Schutzraum, um unsere Themen bearbeiten zu können. Denn wenn ich jetzt in der Gruppe bin mit Leuten, die mich permanent misgendern oder einfach meinen Alltag absolut nicht verstehen, dann bin ich ja permanent in einem Groll. Und dann müsste ich den eigentlich immer bearbeiten. Und könnte dadurch aber andere zwischenmenschliche Konflikte oder mein eigenes Thema gar nicht bearbeiten. Da wäre schon dieses Thema so viel, dass ich zu den anderen Themen gar nicht mehr kommen würde. Daher war es total entlastend, dass das Thema einfach bei uns rausgefallen ist. Ich musste nicht ständig in Alarmstellung sein, weil mich irgendwer schon in meiner Identität einfach nicht verstanden hat. Dann konnte ich das einfach fallen lassen und an anderen Themen arbeiten.

Daniel: RT kommt ursprünglich aus einer binären Geschlechterlogik. Aber der RT-Rahmen ist so flexibel, dass auch TIN ein Thema sein kann bzw. dafür der Rahmen geschaffen wird, der geschlechtliche Vielfalt zulässt? Ist das richtig?

Samuel: Es kommt darauf an, wo sich jemand wohlfühlt als TIN Person. Also für mich wäre das jetzt in einer MRT oder FORT-Gruppe zu Anfang nicht vorstellbar gewesen. Mittlerweile könnte ich mir vorstellen MRT zu machen. Ich kenne aber TIN Personen, die sich sehr wohlgefühlt haben in FORT oder MRT-Gruppen. Auch da braucht es dann entsprechend einen respektvollen Umgang. Aber für mich war es wertvoll, die RT-Regeln noch mal ein bisschen selber bestimmen zu können, mehr zu gucken, was wir brauchen. Und den Sozialisations-Aspekt nochmal ganz anders für uns zu deuten. Ich hatte mehrere gute Gespräche mit Leuten aus unserer TIN Gruppe, ob wir uns als weiblich oder männlich sozialisiert verstehen oder wie wir uns überhaupt zu diesen Zuordnungen positionieren. Und das ist etwas, was im klassischen FORT- und MRT-Rahmen eher nicht auf diese Weise Thema ist. Da wird eher vorausgesetzt, dass es bestimmte Formen von Sozialisation gibt, die dann für Menschen ähnlich bleibt. Für die meisten trans, inter und nicht-binären Personen ändert sich also die Sozialisation aber ab einem bestimmten Punkt der Biografie oder war immer schon uneindeutiger.

Daniel: Blu, jetzt an dich noch mal die Frage: Samuel hat gesagt, dass TIN-RT den Rahmen bietet um auf die eigene Sozialisation zu schauen. Wie siehst du das?

Blu: Für mich war es am Anfang oder ist es auch immer noch wichtig nicht in eine FORT- oder MRT-Gruppe zu gehen. Noch vor unserem Start habe ich viel mit unserer Start-Person geschrieben, weil ich gern nicht die einzige Person in der Gruppe sein wollte, die bei Geburt männlich zugeordnet wurde. Da gab es erst eine Person, die Lust hatte, die dann leider abgesprungen ist. Und am Anfang war ich schon traurig: »Oh krass. Ich bin wieder einmal die einzige Person, die bei Geburt als männlich zugeordnet wurde in einer Gruppe. Das will ich nicht«. Aber es gab keine Alternative. Und dann war es erst okay und dann wurde es richtig gut. Ich habe gemerkt, dass es für mich doch nicht so wichtig ist. Ich würde im Gegensatz zu Samuel jetzt immer noch nicht in eine MRT- oder FORT-Gruppe gehen. Ich kann mir aber jetzt vorstellen, in eine gemischt geschlechtliche Gruppe reinzugehen, auch wenn ich natürlich nicht weiß, was da dann für Konflikte oder Potentiale aufkommen, die ich jetzt vielleicht gar nicht auf dem Schirm habe, dass sie in anderen RT-Gruppen auftreten. Wie oben erwähnt, wurden wir auch von einer cis Frau gestartet und das hat schon zu viel Reibung geführt, da sich einigen Personen, mich eingeschlossen, nicht wohl gefühlt haben.

Samuel: Also das lag nicht an der Identität der Person, sondern dass die Person oft auf Gruppenmitglieder mit falschen Pronomen Bezug genommen hat und das »Anderssein« unserer Gruppe sehr herausgestellt hat. Da ist schon ganz viel Groll entstanden direkt am Anfang.

Blu: Aber spannend. Es war eine spannende Reibung auf irgendeine Art.

Samuel: Ja, es war auch produktiv.

Daniel: Blu, du hast gesagt, dass du dich am Anfang erst nicht wohlgefühlt hast. Was hat dazu geführt, dass du dich dann doch in der Gruppe wohlgefühlt hast?

Blu: Es war nicht am Anfang, sondern eher noch bevor ich die Leute überhaupt kannte. Mir war wichtig, dass auch eine andere als männlich bei Geburt zugewiesene Person mit dabei ist. Was dann dazu geführt hat? Diese beiden Start-Wochenenden, die mensch zusammen macht, sind einfach ultra intensiv. Ich habe mich mit einigen Leuten sofort sehr wohl gefühlt und mit anderen Leuten nach einiger Zeit. Und vielleicht sollte das Wohlfühlen nicht die erste Prämisse sein, sondern eher gut zusammen arbeiten zu können. Wir hatten durch die beiden Wochenenden eine Gruppen-Begeisterung für RT und wir hatten richtig Bock drauf. Das hat mich total geflasht. Dazu kam noch diese Verbindlichkeit: Wir waren z.B. alle immer pünktlich, die Treffen sind nie ausgefallen. Diese Verbindlichkeit ist eine Hürde und so wichtig. So etwas habe ich zuvor in anderen linken, emanzipatorischen, feministischen, queeren Projekten nicht erlebt. Dass es allen Leuten so wichtig ist. Und das Wohlfühlen kam auch dadurch. Wir hatten zudem alle abwechselnd Verantwortung, z.B. wechselt die Sitzungsleitung jedes Mal. Wir lernen sehr viel von- und miteinander. Es gibt z.B. eine Orga-Runde, die ist auf maximal 10 Minuten pro Sitzung beschränkt. Abstimmungen werden oft mit Daumenrunden gemacht. Orga ist somit ganz reduziert. Und ich dachte: »Das ist nicht möglich. Wir müssen viel viel länger diskutieren, wir brauchen mindestens ne halbe Stunde oder so pro Sitzung«. Und das war am Anfang herausfordernd und wurde dann aber immer besser. Es ist möglich, wenn alle Menschen das gleiche Ziel im Blick haben. Jetzt fällt die Orga-Runde meist sogar aus, weil wir keine Punkte haben, unglaublich. Beim Start wurden solche Aspekte sehr wichtig genommen und ich und wir hatten starke Antipathien dagegen. Heute sehe ich, dass es total Sinn macht und vertrete es ebenso. Diese Aspekte werden nicht ohne Grund als so wichtig angesehen. Sie sind lange erprobt. Neben der Begeisterung gab es also am Anfang diese starken Bedenken.

Samuel: Ich würde gerne noch mal darauf Bezug nehmen, als du gemeint hast, dass du dich erst gefragt hast, ob du dich wegen der geschlechtlichen Zuweisung in der Gruppe wohl fühlst. Das ging mir tatsächlich etwas ähnlich, weil ich die einzige Person war, die sich einerseits männlich verortet und er/ihm als Pronomen nutzt und andererseits auch an einem Punkt von Testosteron Substitution war, dass ich ein männliches Passing[246] habe. Also z.B. dass ich einen Bart und tiefe Stimme habe und von außen meist als cis Mann wahrgenommen werde. Ich habe vermutet, dass die meisten anderen Leute in der Gruppe eben nicht diese Erfahrung teilen, als cis-männlich gelesen zu werden, besonders nicht als eine positive Erfahrung. Und vielleicht Männlichkeit auch generell eher als bedrohlich wahrnehmen. Daher hab ich mich gefragt, ob das passen wird mit den anderen Menschen in der Gruppe. Es gab dann auch ein paar Projektionen bzgl. meiner Männlichkeit – z.B. dass ich eine Person an den Bruder erinnert habe - die dann aber auch angesprochen wurden. Das konnten wir gut klären. Und ich hatte dann das Gefühl, jeder konnte einfach da sein. Wir haben uns einfach gegenseitig wahrgenommen in unserer Identität. Und das war dann die Grundlage für die Beziehungsarbeit.

Daniel: Ich möchte nochmal zur strukturellen Ebene kommen bzw. zum Verhältnis von der strukturellen Ebene und der individuellen Ebene bei TIN-RT. Ihr habt bereits angesprochen, dass es in den klassischen Psychotherapien eine Hierarchie gibt. Wie ist es bei TIN-RT mit der Berücksichtigung der strukturellen Ebene und der individuellen Ebene? Wie finden sie Berücksichtigung? Wie können sie bearbeitet werden?

Blu: Die strukturellen Machtverhältnisse spielen in meiner Verhaltenstherapie keine Rolle. Es wird viel auf das Individuelle geschaut und das hilft mir total viel, z.B. darin wie ich mit bestimmten Situationen oder Menschen umgehen kann. Aber mein Trans-Sein oder Queer-Sein oder andere Aspekte, bei denen ich mit der diskriminierenden Dominanzgesellschaft aneinandergerate, kommen eigentlich nie zur Sprache. Bei RT ist es anders. Es geht natürlich auch darum wie wir uns darin verhalten können. Aber dadurch, dass wir alle

---

246 »Passing« heißt übersetzt etwa: Durchgehen als. Das meint oft in Bezug auf Geschlechtsidentität, dass eine Person so wahrgenommen wird, wie sie geschlechtlich wahrgenommen werden will.

unter denselben Strukturen leiden und eine gemeinsame Analyse teilen, kommt es viel häufiger zur Sprache. Mit meiner Therapeutin teile ich dies nicht. Das vermisse ich ziemlich häufig.

Samuel: Ja, genau das sehe ich auch. Wir waren sehr solidarisch in der Gruppe, auch einfach, weil wir alle verstanden haben, wie schwierig das z.B. sein kann, alleine schon ein*e solidarische*n Ärzt*in zu finden oder irgendwelche Gängelungen beim Jobcenter aufgrund des verwendeten Pronomens, misgendern durch Leute, die bei der Pflege unterstützt haben... Leute haben ganz vielen Situationen erzählt, wo so was passiert ist. Und es war so, dass alle verstanden haben, worum es jetzt geht und warum das problematisch ist und dass es nicht an der Person liegt, sondern dass die Person sich jetzt dazu verhalten muss.

Und im Gegensatz dazu hatte ich in meinen Therapien ganz oft die Situation, dass die Therapeuten einfach meine Probleme nicht verstanden haben. Also z.B. habe ich erzählt, dass ich mir viele Gedanken mache beim Verreisen, weil das teilweise gefährlich ist für TIN Personen mit Grenzkontrollen, wenn Menschen abgetastet werden. Und dann fand mein Therapeut, dass das ein total konstruiertes Problem sei und auch gar nichts Reales, womit sich Leute im Alltag beschäftigen würden. Ich kenne aber Leute, die Übles erlebt haben bei Grenzkontrollen, bis hin zu sexualisierten Übergriffen. Und ich mache mir daher natürlich Gedanken darüber, wenn ich verreise, wie ich das sicher gestalten kann für mich. Ich habe auch mit meinem anderen Therapeuten darüber gesprochen, dass ich weiß, dass er sich solidarisch verhalten möchte, ich die Machtstruktur zwischen uns aber trotzdem immer mitdenken muss. Dass er mir Diagnosen zuordnen kann. Dass Zuweisung etwas ist, was ich sehr stark als gewaltvoll erlebt habe und immer noch als sehr bedrohlich empfinde. Und dass er wie andere Therapeut*innen auch die Wahl hat, mir eine medizinische Behandlung zu ermöglichen oder zu verweigern. Dass das eine krasse Machtdifferenz ist und die medizinische Versorgung TIN Personen super stark davon abhängt, ob Leute von außen sagen, ob eine Person das jetzt braucht oder nicht. Auch, wenn sie das oftmals gar nicht beurteilen können. Und das hat er auch gar nicht verstanden und meinte: Ja, aber ich bin doch solidarisch. Und ich habe versucht zu erklären, dass das nicht an ihm als Person, sondern an der Struktur liegt, in der er ist. Und das war aber nicht nachvollziehbar für ihn.

Blu: Hinzufügen möchte ich noch, dass es eine andere, teils bessere Form der Unterstützung gibt: Wir sind eine Gruppe von Expert*innen für unsere Lebenssituationen und sind zudem an verschiedenen Community-Strukturen, wie Beratungsstellen oder Peergruppen angedockt. Wir haben einen unglaublichen Fundus an Fach- und Erfahrungswissen, den Therapeut*innen, außer sie sind Teil der Community, nicht haben. Wir wissen, dann wo es gut ist hinzugehen oder haben irgendwo was mitbekommen. Auch in rechtlichen Angelegenheiten kennen wir uns besser aus. Dieses Wissen ist in der Gruppe und in unserem Alltag die ganze Zeit um uns rum.

Samuel: Noch eine Ergänzung, über die ich gerade nachgedacht habe: Ich bin mit mehreren Leuten befreundet, die Viele sind, also mit DID (Also: Dissoziative Identitätsstruktur) leben. Und das war auch Thema von Menschen der Gruppe und ich glaube, dass TIN-RT auch in dieser Hinsicht ein guter Rahmen sein kann. Weil das eben nicht was total Krasses ist, wenn jetzt eine andere Identität vorhanden ist, ein anderer Name genutzt wird, ein anderes Pronomen. Sondern weil das für TIN Personen ganz oft eher eine Alltagserfahrung in der Community ist, im Sinne von: Okay, diese Sachen verändern sich. Viele TIN Personen kennen die Erfahrung, dass man sich in verschiedenen Kontexten ganz unterschiedlich verhalten musste oder konnte, und dann auch vielleicht verschiedene Identitäten angenommen wurden. Und dass das nicht heißt, dass eine dieser Identitäten unbedingt unecht war oder nicht wirklich vorhanden. Das ist auch ein Trauma, das ganz viele trans, inter und nicht-binäre Personen bis zu einem gewissen Grad teilen: Das Menschen spalten bestimmte Teile von sich ab, weil diese nicht sichtbar sein durften, da viel Gewalt erlebt wurde.

Daniel: Jetzt Machen wir einen Themensprung: Was für Erfahrungen waren für euch bei TIN-RT besonders prägnant? Was bleibt euch im Kopf?

Blu: Mir fällt da gerade eine wiederkehrende Erfahrung ein: Die Wiedererkennung. Zu sehen, dass Menschen sich auch so viele Gedanke über zwischenmenschliche Beziehungen und die ganze Zeit das Für und Wider abwägen, sich in alle möglichen Richtungen schlecht und angespannt fühlen. In der Schmuserunde dürfen wir, nachdem wir um Erlaubnis gefragt haben, die Arbeitszeiten der anderen beschmusen. Zu sagen oder zu hören: »Ich möchte dies beschmusen, weil ich mich darin total wiedergefunden habe«, tut so gut. Das habe ich in meiner Psychotherapie nicht. In einer Gruppenpsychotherapie ist das vielleicht so. Das weiß ich nicht.

Samuel: Muss mal ganz kurz unterbrechen, muss gerade auf Toilette gehen.

[Pause]

Wir hatten gerade eine kurze Störung und das ist etwas, was ich total prägnant fand bei RT. Dass die Sitzung, wenn es irgendetwas gibt, was einen gerade an der Teilnahme hindert, jederzeit – außer in der Arbeitszeit anderer Leute - unterbrochen werden kann, um diese Störung zu beheben. Und das ist hilfreich dafür, dass man lernt, körperliche Bedürfnisse wahrnehmen zu dürfen: Zu spüren, ich muss jetzt auf Toilette, ich muss mal was trinken oder brauche eine kurze Aufmerksamkeitszeit, um eine Irritation zu beheben. Und das ist etwas, was für TIN Personen oft ganz schwer ist: Den eigenen Körper wahrzunehmen, die Bedürfnisse des Körpers wahrzunehmen. Bei RT gibt es aber einen Raum, das bewusst zu tun zu können – und es ist sogar ausdrücklich gewollt. Viele TIN Personen kennen das kaum, dass es gewollt ist, dass sie ihren Körper und seine Bedürfnisse bewusst wahrnehmen. Viele sind bestraft worden dafür, ihre Bedürfnisse wahrzunehmen und über ihre Dysphorie zu sprechen. Es wird z.B. in der Forderung, TIN Personen den Besuch von Toiletten zu verbieten, ganz offensichtlich, dass es ganz wenig um unsere körperlichen Bedürfnisse geht. Mir ist von jungen trans Jugendlichen schon erzählt worden, dass sie den ganzen Tag nichts trinken, um nicht die Schultoilette nutzen zu müssen, weil ihnen überall droht, entweder von Lehrer*innen oder Mitschüler*innen hinausgeworfen zu werden. Und da gibt's noch viele andere Kontexte, wo einem das abtrainiert wird - zum Beispiel durften wir in meiner Schulzeit nie auf Toilette gehen während der Stunden. Und so ist es auch in einigen Arbeitskontexten im prekären Sektor. Und dann gibts plötzlich diesen Raum bei RT, wo es plötzlich ganz bewusst gefordert wird, das überhaupt wahrzunehmen, welche Bedürfnisse da sind und die dann auch zu erfüllen.

Blu: Es geht darum, dass wir die Aufmerksamkeit von allen Leuten in unserer Sitzung brauchen und haben möchten. Während der Störung bzw. Störungsbehebung warten wir bis wir alle wieder aufmerksam sind. Ich verpasse Nichts. Das ist ein total schöner, sinnvoller Aspekt und am Anfang sehr herausfordernd.

Daniel: Die Schmuse-Runde ist klassisch die letzte Runde bei RT. Welchen Schmuser würdet ihr den TIN-RT geben?

Blu: Ich würde ganz TIN-RT meinen Schmuser geben. TIN-RT hat mich ganz schön weit vorangebracht, zu bestimmten Punkten hingebracht, zu denen ich es alleine nicht geschafft hätte. Zum Beispiel zu meiner Psychotherapie und ich habe so tolle TIN Personen kennengelernt. Ich möchte meine gesamte Gruppe beschmusen. Ein Gruppenschmuser für die Gruppe ‹3. Ich habe eine so tolle selbstorganisierte Struktur kennenlernen dürfen. Ich durfte sehr viel über mich lernen und immer wieder bemerken, dass ich nicht alleine mit Dingen struggle. Ich denke so oft ich bin die einzige Person, der es so geht oder die so denkt. Meine Selbstwirksamkeit, Selbstvertrauen und Selbstwertgefühl wurden schrittweise immer mehr. Am Anfang bei TIN-RT habe ich z.B. gezählt, wie oft ich nach Unterstützung gefragt wurde. Es war wieder mal eine Möglichkeit um mich fertig zu machen. Manchmal wurde ich gar nicht oder nur einmal gefragt. Zack. Das war der Beweis: »Die anderen Menschen mögen mich nicht. Ich bin nicht wertvoll. Ich bin nur wertvoll, wenn ich gebraucht werde. Ich muss gebraucht werden.« Ich habe mich total zurückgewiesen gefühlt. Das ist nach und nach weniger geworden und dann ganz weggegangen. Ich bin jetzt an einem Punkt, dass ich denke: »Wenn ich nicht für die Arbeitszeiten gebraucht werde, ist es doch total gut. Ich habe dann frei.« Ich muss da nicht mehr ins Drama gehen. Ich bin auch so wertvoll. Einfach nur weil ich bin. Ich bin mit vielen Sachen in den Sitzungen entspannter geworden, ebenso in Gruppen- und zwischenmenschlichen Dynamiken, was sich natürlich auf meinen Alltag auswirkt. Und wir machen ganz am Ende, also noch nach der Schmuserunde, die Rakete, bei der wir unsere ganzen Namen sagen und mit den Händen hochgehen. Und das ist ein super toller Abschluss. Unsere selbstgewählten Namen am Ende so rauszuposaunen. Wir machen oft mehrere Rakete-Runden. Etwas was total mein inneres Sonnen-Kind anspricht. Total empowernd.

Samuel: Also die Rakete war auch immer mein Favorit! Genau - das ist was total Schönes, was wir eingeführt haben. Wir haben eigentlich ein bisschen unsere eigene Rahmung gesetzt mit der Pronomenrunde am Anfang und der Rakete am Ende.

Eine ganz spannende Erkenntnis war für mich, dass Menschen in der Gruppe total gut solidarisch zusammenarbeiten können, auch wenn es kein gemeinsames Thema gibt. Jede*r hat eigene Themen mitgebracht, aber wir haben uns trotzdem gut unterstützt und gut zusammengearbeitet - auch für andere aktivistische Kontexte finde ich das total wertvoll! Um Sachen aufzuteilen, also zum Beispiel verschiedene Aufgaben. Das es gar nicht notwendig ist, unbedingt am selben Projekt zu arbeiten, um sich zu supporten. Und ich fand es total schön, mit der Zeiteinteilung einfach zu wissen, dass jede Person hier die gleiche Zeit bekommt in den Runden, bzw. sich die Arbeitszeit nehmen kann, die die Person will. Ich habe sonst oft damit zu kämpfen, dass ich viel Raum einnehme oder denke, ich nehme zu viel Raum ein. Und da wusste ich einfach: Das passiert hier nicht. Es ist manchmal passiert, dass Leute nicht so viel gesagt haben oder gar nichts gesagt haben. Dann wurde einfach 5 Minuten geschwiegen, aber alle bekommen die gleiche Zeit. Das hat mir ganz viel Ruhe gegeben in dieser Struktur. Zu wissen, es ist hier genug Raum für jede Person.

Daniel: Und das ist ein wunderbares Schlusswort finde ich: Es ist genug Raum für jede Person.

Blu: Dankeschön. Rakete!

Samuel: Jaa!

Alle: Bluuuu, Dantiiii, Samuuelll. Raaaakete. Wuuuhuu!

Wenn sich eure Flügel

von Miou Sascha Hilgenböcker

Wenn sich eure Flügel
über mich breiten
mich in Träume geleiten
meine Wogen umspannen
die Abgründe zügelnd
in die Tiefen gelangen
meine Fragen beflügelnd
Überleben auffangen

Wenn euer Widerstand
neben mir galoppiert
das Zaudern flankiert
die Zauber entfacht
die Normen versandend
über Herrschendes lacht
auf Sternstreifen landend
Galaxien erschafft

Fragmentarisches zur NS-›Euthanasie‹ heute.

Diagnosen von Gewicht II

von Andreas Hechler[247]

Im ersten Band der Gegendiagnose-*Reihe habe ich meinen Text* Diagnosen von Gewicht *(vgl. Hechler 2015) veröffentlicht. Der Fokus des damaligen Beitrags sind die innerfamiliären Folgeeffekte, die die Ermordung meiner Urgroßmutter Emilie Rau in Hadamar im Rahmen der Aktion T4 hatte und hat. Der vorliegende Text ist in gewisser Hinsicht eine Fortsetzung. Ich schreibe über meine eigenen Lernprozesse, korrigiere Fehler und berichte über Erfahrungen, die ich seitdem gemacht habe. Es sind zumeist eher kurze Erlebnisse und Gedanken, die durch (die Kontinuitäten des) Ableismus – das übergeordnete Thema dieses Beitrags – zusammengehalten werden. Diese sind fragmentarisch, so, wie die Geschichte der NS-›Euthanasie‹ und ihre Rezeption eben nicht ›fertig‹ ist, sondern hier und da aufploppt und sich doch zu einem Gesamtbild zusammenfügt.*

»Was hatte sie denn?« – Kontinuitäten der Pathologisierung

Immer wieder werde ich gefragt, was meine Urgroßmutter denn *»hatte«*. Die Frage kommt stets unmittelbar dann, wenn ich erzählt habe, dass meine Urgroßmutter im Rahmen der NS-›Euthanasie‹ ermordet wurde.

Ich frage mich dann immer, was ich darauf antworten soll. Soll ich die Diagnose der TäterInnen[248] reproduzieren? Warum wird das gefragt, was brächte der fragenden Person das Wissen um die Diagnose?

---

247 Ein ganz besonderer Dank geht an Christoph Schneider, Rebecca Maskos und Vivien Laumann, mit denen ich mich seit vielen Jahren über diese und andere Themen austausche und diskutiere. Ebenso danke ich Clara Mansfeld, Martina Hartmann-Menz, Jörg Watzinger und Nora Zirkelbach für ihre wertvollen Rückmeldungen.

248 In diesem Beitrag wird zur Sichtbarmachung von Körpern, Identitäten und Ausdrucksweisen, die in der zweigeschlechtlichen Ordnung nicht aufgehen und/oder diese ablehnen, das Sternchen verwendet. Bei (neo)nazistischen Personenkreisen wird hingegen ein großes ›I‹ verwendet, zeichnen sich diese doch durch eine extrem gewalttätige Ausprägung hierarchisierter

Ich denke, dass sich in der Frage die Kontinuität des Ableismus zeigt.[249] Den Fragenden fällt nicht auf, dass sie den Rahmen, in dem Menschen Diagnosen und entsprechende ›Behandlungen‹ bekommen, als gegeben und legitim akzeptieren – damals wie heute. Es scheint klar zu sein: Irgendwas muss sie doch gehabt haben. Nicht in Frage gestellt wird der Besitz der Autorität, über andere Menschen Diagnosen zu stellen. Es handelt sich um den in unserer Gesellschaft üblichen Shift weg von den Opfern hin zu den TäterInnen. Verschärfend kommt hinzu, dass es sich hier um Diagnosen handelt, die von NS-ÄrztInnen gestellt wurden und denen man noch kritischer begegnen sollte als Diagnosen generell.

Dazu kommt: Ich weiß es nicht. Ich habe es oft gelesen und immer wieder vergessen. Etwas in mir sträubt sich, die Diagnosen, die mitverantwortlich für die Ermordung meiner Urgroßmutter sind, in meinem Gedächtnis zu verankern. Warum sollte ich auch?

Aber selbst wenn ich die Diagnose erinnerte und beispielsweise antwortete: *»Sie hatte eine paranoide Schizophrenie«* (eine der damaligen Modediagnosen) – was wäre damit gesagt? Was hätte mein Gegenüber jetzt verstanden? Würde es sagen: *»Ah, ja…«*? Erklärt es die Ermordung?

Rhetorische Frage, natürlich nicht. Keine Diagnose macht eine Ermordung legitim(er). Die Frage *»Was hatte sie denn?«* legt hingegen eine gewisse Rationalität nahe und legitimiert damit ein Stück weit auch die Ermordung.

Ich sehe hinter der Frage auch den Versuch, die eigene Hilflosigkeit unter Kontrolle zu bringen. Hilflosigkeit darüber, mit einem ungerechtfertigten Mord konfrontiert zu werden und einem Schmerz, der daraus resultiert.

Angemessene Reaktionen wären hingegen Entsetzen, Anteilnahme und/oder ein behutsames Nachfragen. Ist nicht so schwer und kann man lernen. Aber wenn mich das nächste Mal jemand fragt, was meine Urgroßmutter *»hatte«*, werde ich antworten: *»Sie hatte das Pech, in einer mörderisch ableistischen Gesellschaft zu leben«*.

Zweigeschlechtlichkeit aus. Queere, trans- und/oder intergeschlechtliche Lebensformen sind in diesen Kontexten nicht offen bzw. nur unter stark erschwerten Bedingungen, heimlich und versteckt, möglich. Dies ist nicht immer trennscharf voneinander abzugrenzen, sondern gibt lediglich eine Tendenz wieder. Wenn es sich nur um Männer handelt, schreibe ich in der männlichen Form.

249 Ableismus (englisch: ableism) teilt Menschen in ›behindert‹ und ›krank‹ oder ›normal‹ und ›gesund‹ anhand ihrer Fähigkeiten ein. Es ist der »Begriff für die Reduzierung von Menschen auf ihren – nicht/behinderten – Körper. Ability bedeutet Fähigkeit und Ableism die einseitige Fokussierung auf körperliche und geistige Fähigkeiten einer Person und ihre essentialisierende Be- und Verurteilung, je nach Ausprägung ihrer Fähigkeiten« (Maskos 2010: 31). Dabei bezeichnet »›Behindertenfeindlichkeit‹ […] bloß eine Facette dieses Denkens, das keineswegs immer als ›Feindlichkeit‹ daherkommt« (ebd.: 30). Mit dem Fokus auf Fähigkeiten wird der Blick weg von ›den Behinderten‹ auf Nicht-Behinderung einerseits und Kategorisierungsprozesse andererseits gelegt.

Es könnte so anders sein I

Zum Internationalen Holocaust-Gedenktag am 27. Januar 2021 wurde ich von der englischen Eisenbahngesellschaft eingeladen, zur NS-›Euthanasie‹ einen kurzen Input zu geben. Es gab ein Panel, in dem Vertreter*innen aus jüdischer, LGBTQI+ und anti-ableistischer Perspektive eingeladen waren. Dezidierter Wunsch war, einerseits auf Spezifika der Verfolgung einzugehen und wie in den jeweiligen Gruppen daran erinnert wird, andererseits intersektionale Verschränkungen hervorzuheben. Gefragt wurde auch, ob der NS noch seine Schatten auf das Leben der Menschen heutzutage wirft.

Abgesehen davon, dass ich mir eine solche Veranstaltung mal in einem deutschen Kontext wünschte (verschiedene Verfolgtengruppen gleichberechtigt zusammen bringen, intersektionaler Fokus, Bezug zum Heute, all das von einer großen Organisation, die einen gesellschaftlichen Versorgungsauftrag hat und deren Kerngeschäft etwas ganz anderes ist) und zugleich denke, dass wir sehr weit davon entfernt sind, hat mich insbesondere die letztgenannte Frage nach dem Schatten länger beschäftigt.

Meine Urgroßmutter Emilie Rau war zum Zeitpunkt ihrer Ermordung im Februar 1941 49 Jahre alt und hatte vier Kinder. Ihr ältestes war meine Großmutter Marie. Hätte meine Urgroßmutter nicht bereits Kinder *vor* ihrer Ermordung gehabt, würde ich diesen Text nicht schreiben (können). Ich würde gar nicht existieren.

Wenn wir uns eine Welt im Allgemeinen und ein Deutschland im Besonderen vorstellen, wo nicht nur diejenigen am Leben wären, die von den Nazis ermordet wurden, sondern auch diejenigen bei uns wären, die nicht geboren wurden, weil ihre potenziellen Eltern ermordet oder zwangssterilisiert wurden, sähe diese Gesellschaft *sehr* anders aus. Sie wäre diverser.

Die Betrachtung der Geschichte aus diesem Blickwinkel macht deutlich, dass die Vergangenheit untrennbar mit der Gegenwart verbunden ist. Wir verstehen, warum diese Gesellschaft so ist, wie sie ist. ~80 Jahre ist nicht lange her. In diesem Land wurden behinderte Menschen in großem Ausmaß umgebracht. Die familiären, mentalen und gesellschaftlichen Folgen wurden im besten Falle angekratzt.

Der scheinbare Widerspruch in der Überschrift dieses Textes – die »NS-›Euthanasie‹«, die in der Vergangenheit liegt und das ›heute‹, das auf die Gegenwart verweist –, stellt diese Zusammenhänge und Kontinuitätslinien her und fragt nach dem Umgang mit dieser Vergangenheit im Heute. Zugleich wird eine Verbindung zur Zukunft hergestellt durch die Frage, die ich als Kernfrage wie -aufgabe begreife: Wie können wir allen Menschen weltweit ein gutes Leben ermöglichen? Was muss sich dafür ändern?

Lange Schatten und korrigierte Vergangenheit

Am 21. April 2021 wurde der Tod Emilie Raus im Sterberegister vom Standesamt Hadamar nachbeurkundet. Bis dahin waren ein falsches Todesdatum und -ort im Geburtsregister vermerkt. Gängige Praxis der Nazis war, die Tötung der Psychiatrie-Insass*innen zu verschleiern und vor den Angehörigen geheim zu halten; ferner ging es darum, Leistungsgelder zu erschleichen für Menschen, die schon längst tot waren (vgl. Lilienthal 2008: 145).

Bis zum 21. April 2021 war in Emilie Raus Geburtsregister vermerkt, dass diese am 1. März 1941 in Pirna-Sonnenstein verstorben sei. Jetzt sind ihr tatsächlicher Todestag und -ort (der Tag ihrer Ermordung) eingetragen, der 21. Februar 1941 in Hadamar.

Anlass dafür war der Schriftverkehr eines juristisch bewanderten Enkels von Emilie Rau (mein Onkel zweiten Grades), der zunächst an das Standesamt Pirna geschrieben hatte und dann an das Standesamt in Alsfeld alle nötigen Unterlagen mit der Bitte um Korrektur geschickt hat.

Ich finde diese Episode aus zwei Gründen bemerkenswert: Zum einen verdeutlicht sie erneut das Gewicht der Diagnose, die langen Schatten des Nationalsozialismus, die bis heute an allen Ecken und Enden in Deutschland fortwesen; konkret in diesem Fall: von den Nazis verfälschte Urkunden in Standesämtern. Zum anderen stellt sich mir die Frage, wieso es der Aufarbeitungsweltmeister Deutschland nicht von sich aus proaktiv hinbekommt, die ganzen falschen Nazibeurkundungen zu korrigieren? Wieso müssen 80 Jahre danach die Angehörigen hinterherforschen und um eine Korrektur betteln?

Erinnerungsverweigerung I: NS-›Euthanasie‹-Leugnung

Die eben beschriebene Episode verdeutlicht die Dominanz von Wahrnehmung-, Schuld-, Verantwortungs- und Erinnerungsabwehr im postnationalsozialistischen Deutschland sowohl im öffentlichen wie auch im Familiengedächtnis, um die eigenen Taten bzw. das eigene Nicht-Aufbegehren und Nicht-Handeln zu rechtfertigen. Zentrale Begleiterscheinung dafür war und ist das Verschweigen und Verharmlosen des Nationalsozialismus im Allgemeinen, im Besonderen jedoch die Geschichte der Verfolgten und Ermordeten. Die mangelnde Empathie für die Verfolgten und der Unwille, sich den (Un) Taten zu stellen, findet seinen Ausdruck in Kontinuitäten von 1945 bis heute.

Die *Heilerziehungsanstalt Kalmenhof* im hessischen Idstein, Zwischenanstalt für Hadamar während der *Aktion T4* und Mordstätte für über 700 Kinder, Jugendliche und Erwachsene zwischen Oktober 1939 und März 1945, hat die Ermordeten auf drei verschiedenen Friedhöfen beerdigt. Die Gräber auf dem städtischen Friedhof wurden Anfang der 1970er Jahre offengelassen, die Leichen auf dem jüdischen Friedhof sind möglicherweise umgebettet worden (nicht mehr exakt nachzuvollziehen) und die auf dem eigens geschaffenen Kalmenhoffriedhof sind zu einem überwiegenden Teil mutmaßlich im Zusammenhang mit Baumaßnahmen zerstört worden. Zu letzteren gehörte das Planieren mit Fahrwegen und der Bau eines Dienstwohnhauses. Die als Kriegsgräberstätte ausgewiesene (verbliebene) Grabfläche gehört dem *Landeswohlfahrtsverband (LWV) Hessen*; Eigentümerin des Kalmenhofs ist die *Vitos Teilhabe*, das Krankenhausgebäude gehört *Vitos Rheingau*, die beide dem *Landeswohlfahrtsverband (LWV) Hessen* angehören. Die *Vitos Holding* bot den Tatort 2016 in einem Immobilienportal als »letzten Rohdiamanten« Idsteins feil, ohne ein Wort über die Geschichte des Krankenhauses zu verlieren (vgl. Schneider 2021d). Nach Protesten gibt es nun seitens des LWV den Plan, in einem Stockwerk des Gebäudes einen Lernort einzurichten und ein würdiges Gedenken an NS-›Euthanasie‹-Opfer zu etablieren. Derweil ist das Krankenhaus wie auch die zugehörige Leichenhalle dem Vandalismus ausgesetzt und dem Verfall preisgegeben, wie der *Gedenkort Kalmenhof e. V.* in einer Pressemitteilung bemängelt: »Es sei unerklärlich, […] dass eingeschlagene Fensterscheiben, herausgerissene Holzplatten, aufgebrochene Zugänge zum Kalmenhof-Krankenhaus und eine für einen Ort des Gedenkens in jederlei Hinsicht würdelose bauliche Situation offenbar über lange Zeiträume bestehen bleibt, ohne dass vom Eigentümer eingegriffen wird«. Das Fazit der ehemaligen ersten Beigeordneten des *LWV Hessen* lautet: »Anstatt eine Kultur des Gedenkens zu etablieren, wird eher eine Kultur des Wegschauens gepflegt!« (Gedenkort Kalmenhof e.V. 2022)

›Schwamm drüber‹ dachte man sich auch in Weilmünster. Die dort ansässige ehemalige ›Heil- und Pflegeanstalt Weilmünster‹ war ebenfalls während der *Aktion T4* eine Zwischenanstalt für Hadamar und Mordstätte für über 3.000 Menschen in der zweiten Phase der NS-›Euthanasie‹ (1941–1945). Sie war ebenso ein Ort von Zwangssterilisationen und einigen Ermordeten wurden die Gehirne entnommen und für ›rassenhygienische‹ Forschungszwecke nach Heidelberg geschickt. Auch hier möchte die *Vitos Holding* aufgrund neoliberaler Modernisierungsprozesse den Standort, derzeit noch drei Kliniken, verkaufen. Eine »Steuerungsgruppe zur Zukunftsentwicklung« verlautbart im Jargon des modernen Projektmanagements »Investitionsbedarf«. In eine »Bewertungsmatrix« der »europaweiten Ausschreibung« spiele das

»Entwicklungskonzept eines potentiellen Projektentwicklers« eine bedeutende Rolle. Fantasiert wird auf dem Gelände u.a. moderner Wohnraum inklusive Co-Working-Spaces, Tiny Houses und Übernachtungsmöglichkeiten mit Hotellerie und »Event-Locations« (Vitos Weil-Lahn gGmbH 2020). Es ist auch von Romantik-Hochzeiten und Schönheits-Operationen die Rede. Über die NS-Geschichte des Orts, die Ermordeten und Zwangssterilisierten und das Gedenken an sie, wird in den projektiven Zukunftsentwürfen keine Silbe verloren. Auch hier, wie so häufig: In der Vergangenheit wurden Patient*innenakten vermutlich bewusst vernichtet, Prozesse gegen die TäterInnen gab es nie, ein Gedenken an die Ermordeten findet sich eher vernachlässigt und versteckt und droht mit dem Verkauf der baldigen »Event-Location« erschwert zu werden (vgl. Türk 2021).

Im Mai 2014 wurde in Salzburg das Denkmal für NS-›Euthanasie‹-Opfer unter massiver Gewaltanwendung schwer beschädigt, vermutlich mit einer Spitzhacke. Das Mahnmal erinnert an die 500 Menschen, die von den Nazis aus der *Landesheilanstalt für Geistes- und Gemütskranke* in die Gasmordanstalt Hartheim bei Linz deportiert und dort ermordet wurden (vgl. Neuhold/Scheller 2014).

Einen Tag nach der Verlegung eines Stolpersteins in Geithain in Sachsen, der an das NS-›Euthanasie‹-Opfer Georg Förster erinnert, wurde dieser mit Beton übergossen (vgl. Schulreich 2019).

Ich erfahre von den genannten Beispielen nur durch Zufall und zumeist nur, weil es zufällig kritische Journalist*innen oder engagierte Einzelpersonen vor Ort gibt. Es gibt weder ein bundesweites Monitoring noch einen News-Outlet, wo sich derartige Fälle gezielt recherchieren lassen. Ich gehe davon aus, dass es zahlreiche weitere Beispiele dieser Art gibt, die mir nicht bekannt sind.

In *Diagnosen von Gewicht* hatte ich geschrieben, dass es keine T4-LeugnerInnen gäbe. Begründung: »Die Gaskammern in deutschen Psychiatrien haben es nie zu dem Bekanntheitsgrad der Mordzentren im Osten gebracht. Fast scheint es, die Leugnung wäre nicht nötig, weil das Wissen darum so wenig verbreitet ist und eine Anerkennung nicht in Konflikt mit deutscher Identität steht« (Hechler 2015: 178).

Ich muss mich korrigieren. Der Neonazi Horst Jürgen Schäfer aus dem hessischen Wetzlar leugnet sowohl die Shoah als auch Hadamar. Er gibt u.a. solche Stilblüten zum Besten: *»Ich glaube weder an Auschwitz noch an Hadamar!«* (zit. n. Türk 2017).

Wobei die ersten LeugnerInnen der NS-›Euthanasie‹ die Nazis selber sein dürften. Bei der Shoah haben die TäterInnen – vom Einsatzgruppennazi bis hin zur gewöhnlichen Deutschen – Spuren der Vernichtung ihrer Opfer zerstört. Vom Rückbau der KZ-Gelände über Aktenverbrennung bis hin zur

Unkenntlichmachung von Massengräbern und Tötung von Mitwisser*innen – alles, was Rückschlüsse über die Naziverbrechen hätte ermöglichen können, wurde mit jeder Niederlage auf Seiten des Deutschen Reichs im Rahmen der *Aktion 1005* zu beseitigen versucht (vgl. Angrick 2018). Diese Tat macht die Nazis sozusagen zu den ersten AuschwitzleugnerInnen der Geschichte. Ähnliche Abläufe gab es im Rahmen der NS-›Euthanasie‹; so wurde beispielsweise ein Großteil der Akten zur Aktion T4 bereits 1944 durch die Nazis vernichtet, nur 30.000 davon befinden sich heute im Bundesarchiv (vgl. von Buttlar 2003). Auch die Unterlagen zur sogenannten ›Kindereuthanasie‹ wurden weitestgehend beseitigt.

Rechter ›Antifaschismus‹

Es gibt die eben beschriebenen rechten Kreise, die verleugnen und zerstören. Es gibt aber auch die, die das Thema NS-›Euthanasie‹ für ihre rechte Politik instrumentalisieren.

Im November 2016 sitze ich beim halbjährlichen Treffen des *Arbeitskreises zur Erforschung der NS-›Euthanasie‹ und Zwangssterilisation* abends beim Essen neben einem jungen Mann, der seine Dissertation schreibt. Wir kommen ins Gespräch, in dessen Verlauf deutlich wird, dass er Abtreibungsgegner (sog. ›Lebensschützer‹) ist.

Diese seit Jahren wachsende Bewegung ist gut vernetzt, finanzstark und gesellschaftlich einflussreich. Beim jährlichen *Marsch für das Leben* in Berlin im September 2018 tragen sie Schilder mit einer dezidiert antifaschistischen Rhetorik wie »›Gnadentod?‹ Nie wieder!« oder »Nie wieder ›unwertes Leben‹«. Sie bezeichnen jeden Schwangerschaftsabbruch als ›Euthanasie‹ und schrecken nicht davor zurück, hierfür selbst ein Hitler-Zitat wie »Gnadentod«[250] zu verwenden. Dies ist besonders schäbig wie perfide, da es sich bei ›LebensschützerInnen‹ um ein konservatives bis extrem rechtes Spektrum handelt (vgl. Sanders/Achtelik/Jentsch 2018).

Die Instrumentalisierung der NS-›Euthanasie‹-Morde durch diese Bewegung ist alt. 1986 hielten AbtreibungsgegnerInnen direkt vor der ehemaligen Tötungsanstalt in Hadamar eine ›Sühnekundgebung‹ ab, um gegen eine liberalisierte Abtreibungsregelung zu protestieren, die in ihren Augen in

250 Im ›Führererlass‹, der die NS-›Euthanasie‹ zum 1. September 1939 legitimierte, heißt es: »Reichsleiter Bouhler und Dr. med. Brandt sind unter Verantwortung beauftragt, die Befugnisse namentlich zu bestimmender Ärzte so zu erweitern, dass nach menschlichem Ermessen unheilbar Kranken bei kritischster Beurteilung ihres Krankheitszustandes der Gnadentod gewährt werden kann. Adolf Hitler«.

›lebenswert‹ und ›lebensunwert‹ selektiere und 40 Jahre nach den Morden an behinderten Menschen das Unrecht wiederhole. Es gab einen Gegenprotest von *Pro Familia*, Krüppel*innengruppen, der *Vereinigung der Verfolgten des Naziregimes* und Feministinnen (vgl. Achtelik 2018).

Waren ›LebensschützerInnen‹ damals noch vor der Gedenkstätte, so sind sie heute drin. Auf dem von der Gedenkstätte am 23. Mai 2019 mitveranstalteten Fachsymposium *Von der Eugenik zur Pränataldiagnostik? – Möglichkeiten und Risiken* hat der ehemalige Bundesbehindertenbeauftragte und christliche Fundamentalist Hubert Hüppe auf dem Podium arbeitsteilig mit seinem CDU-Parteikollegen Klaus-Peter Willsch im Publikum systematisch die Grenzen zwischen Föten einerseits und lebenden Menschen andererseits eingerissen. Es kam zu dezidiert positiven Bezugnahmen auf den *Marsch für das Leben*, an dem Hüppe mehrfach prominent teilgenommen hat, bei gleichzeitiger aggressiver Abwertung der feministischen, queeren und antiableistischen Gegenproteste. Auf meine im Nachhinein gestellte schriftliche Anfrage an die *Gedenkstätte Hadamar*, ob sie weiterhin plane, christlichen FundamentalistInnen ein Podium zu bieten, habe ich von dessen Leiter eine ausweichende Antwort erhalten, in der er die »unterschiedlichen Positionen« hochhält, die »kritisch diskutiert«[251] worden seien und sich über die positiven Rückmeldungen vor Ort freut. Ein ›Nie wieder‹ konnte ich in der Antwort leider nicht erkennen. Noch einmal: In einer NS-›Euthanasie‹-Gedenkstätte bekommt jemand ein Podium, der sich mit antidemokratischen LebensschützerInnen gemein macht und die Leitung der Gedenkstätte freut sich über die gelungene Veranstaltung. Dies wirft ganz grundsätzlich die Frage auf, was das Ziel von NS-Gedenkstätten(arbeit) ist, wenn nicht an vorderster Stelle Antifaschismus.

Der hier angesprochene Konflikt ist für mich ganz persönlich ein schwer auszuhaltender. Ich bin erzürnt darüber, dass Rechte die Themen NS-›Euthanasie‹, Pränataldiagnostik und Sterbehilfe für ihre teilweise faschistische, mindestens aber nationalkonservative Politik funktionalisieren. Auch ich sehe Sterbehilfe und Pränataldiagnostik sehr kritisch, und zwar weil ich für ein gutes Leben im Hier und Jetzt für alle Menschen bin. Und dieses ist nicht mit, sondern nur gegen christliche FundamentalistInnen zu haben! Und zugleich – das ist das Paradoxe der gegenwärtigen Situation – bin ich dankbar, dass es überhaupt irgendwelche gesellschaftlichen Kräfte gibt, die gegen die Liberalisierung der Sterbehilfe und der steten Ausweitung pränataldiagnostischer Verfahren vorgehen. Sie tun in diesen Fragen (und auch nur in diesen) das Richtige aus den falschen Gründen (gilt nicht für das Thema Recht auf Abtreibung). Auf Linke, Feministinnen und Queers ist auf die genannten Themen bezogen

251 E-Mail von Jan Erik Schulte an mich vom 27.06.2019.

häufig kein Verlass; in aller Regel dominieren hier Positionen pro-Sterbehilfe[252] und mindestens eine Indifferenz gegenüber pränataldiagnostischen Verfahren. Das ist für mich sehr bitter.

TäterInnen(kinder/-enkel) als Zielpublikum vs. reale Heterogenität – Bildungsprozesse in Deutschland[253]

Soll gegen Rechts in Deutschland vorgegangen werden, wird in aller Regel die Pädagogik in die Pflicht genommen. Diese alleinige Zuständigkeit der Pädagogik im Kampf gegen Rechts ist ein Problem und kann nicht funktionieren. Dennoch ist die Pädagogik ein wichtiges Feld. Im Folgenden beleuchte ich dieses kritisch mit einem Fokus auf NS-›Euthanasie‹.

Historisch-politische Bildung hat ihre Wurzeln in der alliierten Reeducation nach 1945 im Rahmen einer Entnazifizierung und Demokratisierung Deutschlands und richtet sich an TäterInnen im weitesten Sinne und deren Nachkommen. Sie findet häufig, wenn auch teilweise an außerschulischen Lernorten, im Rahmen des Schulunterrichts statt. Der TäterInnenfokus ist heutzutage impliziter und subtiler, nichtdestrotz aber vorhanden.

Schulklassen sind in verschiedener Hinsicht heterogen. In den letzten zwei Jahrzehnten ist eine Zunahme von Reflexionen und Materialien zur historisch-politischen Bildung in der Einwanderungsgesellschaft zu verzeichnen (vgl. Fava 2015; Georgi 2003; Lange 2003).

Konzeptionell werden Nachkommen von Opfern/Überlebenden des Nationalsozialismus nicht, zumindest nicht systematisch, in die historisch-politische Bildung einbezogen und es gibt keine spezifischen Angebote für sie (vgl. Coffey/Laumann 2021: 131 f.). Ich habe in meiner gesamten Bildungsbiografie nicht einmal auch nur einen Anstoß dafür erhalten, darüber nachzudenken, ob es in meiner Familie NS-Opfer gibt.. Es ist für Schüler*innen in Deutschland, die (auch) auf der Verfolgtenseite sind, im Rahmen Schule überhaupt nicht möglich, sich diesem Teil ihrer Familiengeschichte anzunähern.

Es benötigt hierauf bezogen einen grundlegenden Paradigmenwechsel.

Auf pädagogischer Ebene ist die Anerkennung der realen Heterogenität in Lerngruppen nötig. Das betrifft nicht nur die NS-›Euthanasie‹-Opfer,

252 Siehe zur Diskussion von Suizidalität und den Umgang damit den Beitrag von Kristina Shrank Dernbach in diesem Band.

253 Viele der Gedanken in diesem Unterkapitel habe ich mit meiner Kollegin Vivien Laumann erarbeitet (vgl. Laumann/Hechler 2018).

sondern auch alle anderen Opfergruppen, u.a. die als ›asozial‹ Verfolgten, die als homosexuell Verfolgten, Sinti*zze, Rom*nja, politisch Verfolgte usw. Schätzungen gehen davon aus, dass mindestens jede*r achte Deutsche oder Österreicher*in, die*der älter als 25 Jahre ist und deren familiäre Wurzeln im ehemaligen Reichsgebiet bis 1900 zurückreichen, direkt verwandt mit einem NS-›Euthanasie‹-Opfer ist (vgl. Aly 2013: 15).

Daran gekoppelt braucht es Empowerment auf der Seite der Opfer-Nachfahr*innen und Sensibilisierung auf der Seite der Nachfahr*innen von TäterInnen. Hierfür kann es überaus sinnvoll sein, Nachkommen von NS-Opfern als Lehrpersonal zu beschäftigen. Behindertes Lehrpersonal sollte ohnehin selbstverständlich sein (frommer Wunsch, ich weiß).

Ganz so einfach ist das mit der klaren Scheidung in ›Opfer-‹ und TäterInnen-Nachfahr*innen‹ allerdings nicht. Heterogenität betrifft viele Familien auch selbst. In Familien, deren Vorfahr*innen ins Fadenkreuz der NS-›Euthanasie‹ gekommen sind, gibt es in aller Regel *auch* TäterInnen. Ich bezeichne diese als ›gespaltene Familienbiografien‹. Auch auf meine Familiengeschichte trifft das zu: Es gibt ein Opfer, TäterInnen, MitläuferInnen, BystanderInnen und eine Person, die (glaubwürdig) Widerstand geleistet hat (vgl. Kahle/Hechler 2009).

Es gibt spezifische Dynamiken der Unsichtbarmachung, so dass die Präsenz dieser Nachkommen häufig nicht sichtbar ist. Wer Enkelin eines als ›asozial‹ Verfolgten ist oder wer das Kind einer Sintizza ist, ist in aller Regel unsichtbar. Für derartige Unsichtbarkeitsdynamiken benötigt es eine besondere Sensibilität und das Wissen darum, dass es Kontinuitäten der Verfolgung gibt und dementsprechend Outings Diskriminierung nach sich ziehen können. Diese sollten daher stets freiwillig erfolgen, Fremdoutings sind tabu.

Für eine inklusive historisch-politische Bildung in der postnationalsozialistischen Gesellschaft ist darüber hinaus von zentraler Bedeutung, dass es nicht bei einer reinen Wissensvermittlung stehenbleibt. Im Kern geht es um ein persönliches Lernen und die Frage, was das mit mir im Hier und Heute zu tun hat. Es kann Raum für familienbiografisches Arbeiten geschaffen werden; bezogen auf das Thema NS-›Euthanasie‹ und Zwangssterilisation sind häufig insbesondere die Personen in der Familie von Interesse, die versteckt und tabuisiert werden, über die man also in aller Regel kaum etwas weiß.

Susanne Knittel (2009) führt vier Faktoren an, die »einen konstruktiven Umgang mit [NS-›Euthanasie‹] erschweren: Erstens die Fehlannahme, dass das Euthanasieprogramm tatsächlich auf humanitären Gesichtspunkten basierte; zweitens die Tendenz, Behinderung ausschließlich als Defizit wahrzunehmen; drittens die Weigerung, gewisse Kontinuitäten der Marginalisierung von Behinderten anzuerkennen; und schließlich das Widerstreben, sich persönlich mit dem Thema Behinderung und Geisteskrankheit auseinanderzusetzen«. Auch Schneider führt aus, dass die Einstellung zu diesen Themenkomplexen ganz wesentlich die Erinnerung an die NS-›Euthanasie‹-Opfer beeinflusst: Die, »die sich *normal* wähnen, [haben] häufig […] tiefsitzende […] Ressentiments, eine […] von diffusem Mitleid durchzogene Ablehnung, nicht selten gepaart mit Erlösungsphantasien. Diese Sichtweisen und Einstellungen bestimmen häufig auch das Verhältnis zu psychischen Erkrankungen und Behinderungen als möglicher eigener Erfahrung, das heißt sie bestimmen das Selbstverhältnis. Es handelt sich um Bedingungen, die in unterschiedlicher Weise in die Auseinandersetzung mit NS-›Euthanasie‹ hineingetragen werden« (Schneider 2021a: 6 f.). Und weiter: »Die Zumutung, sich im Anderen, dem bedürftigen Patienten, zu erkennen, wird abgewehrt und/oder macht aggressiv: Auch Behinderte sollen leben, keine Frage, aber nicht in meinem Leben« (ebd.: 14).

Vor diesem Hintergrund ist die Auseinandersetzung mit Krankheit, Behinderung und Ableismus für die Bearbeitung der NS-›Euthanasie‹ elementar. Wer heutzutage ableistische Ideologeme mitträgt, wird schnell an Grenzen stoßen, wenn es um ein Lernen über NS-›Euthanasie‹ und/oder ein Erinnern und Gedenken an deren Opfer geht. Die ableistischen Logiken von damals sind in unangenehm komplizierter Weise mit ableistischen Normen heutzutage verquickt – ob das unerbittliche Produktivitätsforderungen, eine sich stetig steigernde Leistungsbereitschaft, Flexibilitätsanforderungen, Fitnesskult oder der Hang zur Selbstoptimierung sind (vgl. ebd.: 15). Von daher bedarf es »im Fall des ›Euthanasie‹-Themas einer besonderen Reflexion. Schließlich handelt es sich in den meisten Fällen um Projektionen nichtbehinderter [Menschen] […] *über* behinderte Protagonist*innen« (Maskos 2021: 106). Erst, wer sich selbst grundlegend mit eigenen ableistischen Vorstellungen, Stereotypen und Bildern konfrontiert und einem etwaigen Unbehagen gegenüber behinderter Menschen auseinandergesetzt hat, wird sich selbst in die Lage versetzen, ein Lehren und Lernen zum Thema NS-›Euthanasie‹ zu ermöglichen.

›Betroffene*r‹ vs. ›Expert*in‹ – Positionierungen

Ich hatte gerade ausgeführt, dass es »überaus sinnvoll sein [kann], Nachkommen von NS-Opfern als Lehrpersonal zu beschäftigen«. Dass hier dicke Bretter zu bohren sind, verdeutlicht eine Episode auf der Frühjahrstagung des *Arbeitskreises zur Erforschung der nationalsozialistischen ›Euthanasie‹ und Zwangssterilisation* im Mai 2019 in der Gedenkstätte Hadamar.

Regine Gabriel, die mittlerweile ehemalige pädagogische Leitung der Gedenkstätte Hadamar, stellt in einem Vortrag das pädagogische Konzept vor. Ich frage im Anschluss, ob es Überlegungen gibt, Angehörige von NS-›Euthanasie‹-Opfern einzubinden, beispielsweise als Guides. Gabriel führt in ihrer Antwort als allererstes aus, dass wir in Deutschland ein Überwältigungsverbot[254] haben. ›Danke für die Aufklärung‹, denke ich, ich habe lediglich 15 Jahre pädagogisch gearbeitet und bin mit dem Beutelsbacher Konsens recht gut vertraut (süffisantes Lächeln). Sie fährt fort, dass ihrer Erfahrung nach bei Angehörigen oft deren eigene Betroffenheit im Vordergrund stünde und diese Probleme hätten, Distanz herzustellen. Es solle, so Gabriel, auch möglich sein, *»laut lachend durch den Gang zu laufen«* und man solle *»keine Beklemmung in der Gaskammer«* haben. Aha.

Die Reaktion von Gabriel ist in mehrfacher Hinsicht bemerkenswert.

Behinderte Menschen und Angehörige von NS-›Euthanasie‹-Opfern waren von Anbeginn nicht Teil bei der Errichtung der NS-›Euthanasie‹-Gedenkstätten in Deutschland. Im Gegenteil: Menschen mit Lernschwierigkeiten und psychischen Problemen wurden lange Zeit sogar offensiv als Besucher*innen ferngehalten mit dem ›Argument‹, das Thema sei emotional und kognitiv ›zu überfordernd‹ für sie. Die Gründer*innen rekrutierten sich hingegen ganz überwiegend aus denselben Berufsgruppen, die im Nationalsozialismus an den Morden beteiligt war – ein Vorgang, der für andere NS-Gedenkstätten völlig undenkbar ist (vgl. George 2013).

Die fortgesetzte Stigmatisierung und Ausgrenzung basiert auf dem Selbstbild von MmN (Menschen mit Nazihintergrund, vgl. Hilal/Varatharajah 2021), ›neutral‹ zu sein. Es handelt sich hierbei um eine Selbsttäuschung und grandiose Fiktion – MmN sind alles andere als neutral. Wie sollten sie auch – sie stehen nicht außerhalb dieser Gesellschaft und ihrer Herrschaftsverhältnisse und sind in spezifischer Weise sowohl mit dem NS als auch mit Ableismus affektiv verstrickt und persönlich involviert (vgl. Chernivsky/Scheuring/ZWST 2016). Es gibt weder Neutralität noch Objektivität, für niemanden.[255]

Gefragt werden kann auch, ob es denn sinnvoll und wünschenswert ist, ›neutral‹ zu sein und Distanz herzustellen (ungeachtet dessen, dass es nicht

254 Beim Überwältigungsverbot geht es im Kern darum, seine Zielgruppen nicht zu indoktrinieren, sondern sie in die Lage zu versetzen, sich eine eigene Meinung bilden zu können und zu mündigen Bürger*innen heranzureifen. Das Überwältigungsverbot ist eins von insgesamt drei Geboten des *Beutelsbacher Konsens*, der die Grundsätze für die politische Bildung in Deutschland festlegt.

255 Ich werde übrigens immer ganz kribbelig und skeptisch, wenn ich beispielsweise einem detailverliebten Vortrag eines*r Historiker*in lausche, die*der minutiös die Sterberaten in einer Psychiatrie in einem bestimmten Zeitfenster referiert. Ich frage mich dann immer, was die Motivation dieser Leute ist, zu diesem Thema zu forschen.

geht)? Der Gaskammer ›neutral‹ zu begegnen? Was für eine absurde Scheiße! Alleine auf so eine Idee können nur MmN kommen. Es ist gut und richtig, Diskriminierung im Allgemeinen und der NS-›Euthanasie‹ im Besonderen *auch* auf einer emotionalen Ebene zu begegnen. Würde Gabriel die pädagogischen Debatten um ganzheitliches Lernen kennen, wüsste sie das. Emotionales Lernen mit Überwältigungspädagogik und Indoktrination gleichzusetzen ist ebenso unredlich wie die implizite Unterstellung, es ginge darum, Familienangehörige nur aufgrund dieses Umstands und nicht *auch* aufgrund der für Guides notwendigen Professionalität zu beschäftigen.

Gabriels Antwort verweist noch auf einen weiteren Aspekt: Man bzw. in diesem Fall ich werde als ›Betroffene*r‹ wahrgenommen. Dies geht stets mit einer Aberkennung eines Expert*innenstatus einher. Die Rollen sind klar verteilt: Als Betroffene*r soll man, wenn man überhaupt eingeladen wird, ganz ›authentisch‹ persönliche Leidensgeschichten erzählen, und das in einer ganz bestimmten Form, nämlich individualisiert und emotionalisiert sowie als Opfer mit großem Versöhnungs- und Vergebungsgedöns, gegebenenfalls mahnenden Gesten. Aber bloß keine Analyse, wie es zur NS-›Euthanasie‹ kam, noch weniger Kontinuitäten ins Heute oder Gesellschaftskritik oder gar Rache und Forderungen. Und man soll all das kostenfrei machen. Die Expert*innen hingegen sind dann für die Analyse, Einordnung und Wissenschaft zuständig und werden bezahlt. Die Trennung ist unsinnig – man kann selbstverständlich Betroffene*r und Expert*in in einem sein.

Behinderte Menschen und Angehörige von NS-›Euthanasie‹-Opfern können sowohl Zielgruppe pädagogischer Angebote sein als auch selbst Pädagog*innen bzw. Guides. Die Gedenkstätte Hadamar war die erste, die explizit Menschen mit Lernschwierigkeiten adressiert und Materialien in Leichter Sprache entwickelt hat (vgl. George/Göthling 2008). Das Konzept wurde gemeinsam mit der Selbstorganisation *Mensch zuerst – Netzwerk People First Deutschland e. V.* entwickelt. Die damals verantwortliche pädagogische Leiterin Uta George beschreibt rückblickend, dass insbesondere sie als Team der Gedenkstätte viel durch diese Kooperation gelernt haben. Sie führt zudem aus, dass die Gedenkstätte an vielen Stellen barriereärmer wurde (vgl. George 2013, 2018).

Diese Arbeit scheint in Hadamar schon seit Längerem nicht weiter ausgebaut worden zu sein, sondern wird insbesondere in den NS-›Euthanasie‹-Gedenkstätten in Grafeneck und Brandenburg fortgeführt. Diese sprechen Menschen mit Lernschwierigkeiten als Besucher*innen an, es gibt Seminare und Studientage in Leichter Sprache und eine Reduzierung kognitiver, sprachlicher und sensorischer Barrieren. In Brandenburg ist auch das Online-Angebot inklusiv: Die Seite geschichte-inklusiv-sbg.de informiert in Leichter Sprache zu NS-›Euthanasie‹ und orientiert sich an den Standards für barrierearme Webseiten. In Brandenburg können sich zudem Menschen mit Lernschwierigkeiten seit 2016 als Guides ausbilden lassen und dann sowohl mit behinderten als auch nicht-behinderten Gruppen adressat*innenbezogen arbeiten (vgl. Gedenkstätte Grafeneck Dokumentationszentrum 2016; Quaeschning/Düsterhöft 2018; Mansfeld 2020).

Es gibt mittlerweile Einiges an Berichten, wie Menschen mit Lernschwierigkeiten neue Impulse und Perspektiven in die Gedenkstättenarbeit eingebracht haben. Nicht-behinderte Teilnehmende haben beispielsweise die Busgarage in Hadamar, in der die sogenannten ›Grauen Busse‹[256] ankamen, immer nur von außen fotografiert. Menschen mit Lernschwierigkeiten waren die ersten, die diese von innen fotografierten. Ihnen war auch eine Sequenz zu aktuellen Diskriminierungswiderfahrnissen[257] wichtig und sie erhoben Forderungen nach Empowerment und Inklusion (vgl. George 2013, 2018). Brandenburger Guides mit Lernschwierigkeiten haben ganz generell die Kontinuitäten des Ableismus viel deutlicher hervorgehoben als nicht-behinderte Guides zuvor, sie haben ein für sie wichtiges Zitat der *Aktion T4*-Überlebenden Elvira Manthey (2005, geb. Hempel) in die Führung mit aufgenommen und haben 13 Lügen in einem beispielhaften Trostbrief[258] gelb markiert, der mittlerweile elementarer Bestandteil jeder Führung ist und oft großen Eindruck bei Teilnehmenden hinterlässt. Mit einer weiteren, neu eingeführten Methode arbeiten sie die Semantiken des Ableismus anhand von gegensätzlichen Begriffspaaren wie ›sinnvoll‹–›sinnlos‹, ›höherwertig‹–›minderwertig‹, ›nützlich‹–›unnütz‹ etc. heraus, um zu verdeutlichen, dass hier bereits Ausgrenzung beginnt (vgl. Quaeschning/Düsterhöft 2018; Mansfeld 2020).

Mitarbeitende der Gedenkstätte Brandenburg sagen, dass sie durch die Arbeit mit Menschen mit Lernschwierigkeiten viel gelernt haben und sensibler geworden sind (vgl. Quaeschning/Düsterhöft 2018; Beauftragter der Bundesregierung 2019). Gedenkstättenmitarbeiterin Clara Mansfeld führt aus, dass sich Teilnehmende ohne Lernschwierigkeiten häufig stärker auf eine Arbeit mit historischen Quellen einlassen, nachdem sie eine Führung durch

256 Die gängige Terminologie der ›Grauen Busse‹ ist irreführend, da diese in aller Regel rot waren (vgl. Rexer 2020).

257 Erfahrungen haben etwas mit den Kontinuitäten des Lebens zu tun und sind mit positiven Assoziationen konnotiert. Der Begriff der ›Widerfahrnis‹ baut semantisch auf dem Begriff der ›Erfahrung‹ auf, benennt durch das ›wider‹ hingegen deutlich, dass es sich um diskontinuierliche Ereignisse handelt, die sich gegen Personen richten und für sie negativ und schädigend sind (vgl. Hechler 2017).

258 Sogenannte ›Trostbriefe‹ waren fingierte Schreiben der Verwaltung der Mordanstalten an die Hinterbliebenen, die die Morde durch falsche Angaben zu Todesursache, -ort, -datum etc. verschleierten.

Guides mit Lernschwierigkeiten hatten: »Ihr Verständnis der Dokumente ist oft vielschichtiger, ihnen gelingt eine Differenzierung zwischen der stigmatisierenden Tätersprache in den Quellen und den dahinter durchscheinenden Biografien der Opfer« (Mansfeld 2020: 248).

Mir scheinen noch drei weitere Aspekte von besonderer Relevanz zu sein. Zum einen kommt es mit dem größeren Fokus auf Ableismus heutzutage und Menschen mit Lernschwierigkeiten als Guides zunehmend vor, dass auch manche Teilnehmende der Führungen von eigenen Diskrimierungswiderfahrnissen erzählen (vgl. ebd.) – ein in meinen Augen aus pädagogischer Sicht großer Erfolg. Zum zweiten gestalten Menschen mit Lernschwierigkeiten aktiv und selbstbestimmt deutsche Erinnerungs- und Gedenkpolitik mit und erleben dabei Formen des Empowerments: »Die Guides haben neue Qualifikationen erworben, ihr Arbeitsplatz ist nicht mehr ausschließlich die Werkstatt für behinderte Menschen, und viele berichten, dass sich durch die neue Arbeit auch ihr Selbstverständnis verändert habe« (ebd.). Zum dritten hatten bereits in Hadamar behinderte Teilnehmende bei Führungen eine Gedenkzeremonie etabliert und zeigten *»echte Trauer um die Opfer«* (George 2018); etwas, das George bis dato nur von Angehörigen kannte. Sie zeigten eine »andere Nähe und nicht dieses trennende Gefühl«, das viele nichtbehinderte Menschen an den Tag legen. Man muss sich diese Ausführung noch mal langsam vor dem inneren Auge vorstellen: Es gibt in Deutschland Formen des NS-Gedenkens, wo es keine geheuchelte Trauer und gestellte Betroffenheit gibt, sondern wirkliche Empathie und echte Trauer um die Ermordeten. Das scheint mir eine Seltenheit und etwas ganz Besonderes zu sein. Mich berührt diese Aussage.

Wermutstropfen: Die Brandenburger Guides führen immer als gesamte Gruppe (ca. 10 Personen) und erhalten dafür den gleichen Lohn, den ein*e nichtbehinderte*r Guide erhält, also deutlich weniger, da sie als Gruppe und nicht als Individuen bezahlt werden (vgl. Beauftragter der Bundesregierung 2019). Das ist ungerecht und ableistisch.

Ich arbeite mich an Regine Gabriels Aussagen ab und komme in die unangenehme Situation, in gewisser Hinsicht zu ›beweisen‹, dass Menschen mit Lernschwierigkeiten einen Mehrwert schaffen. Darum geht es in meinen Ausführungen aber nicht. Es geht um die Anerkennung heterogener Lerngruppen und um unterschiedliche Positionierungen und Erfahrungen, von denen alle Menschen etwas haben, wenn sie produktiv nutzbar gemacht werden. Ich halte es für wichtig, dass Familienangehörige und behinderte Menschen im Rahmen einer NS-›Euthanasie‹-Erinnerungs- und Gedenkarbeit als Expert*innen anerkannt, eingestellt und bezahlt werden. Für Angehörige von NS-›Euthanasie‹-Opfern gibt es hierauf bezogen nichts, was mir bekannt ist.

Ach ja, und: Menschen mit Lernschwierigkeiten können ihre Emotionen ganz gut regulieren; vermutlich besser als viele nichtbehinderte Menschen. George berichtet, dass sie sehr genau wussten, wann ihnen etwas zu nahe ging und dies auch aktiv kommunizierten (vgl. George 2013).

Weitere Impressionen aus Hadamar

Ich fahre das erste Mal in meinem Leben 2015 nach Hadamar. Hadamar ist eine Kleinstadt mit gut 12.000 Einwohner*innen in Mittelhessen. Man könnte annehmen, dass die Bewohner*innen ihre Stadt kennen. Als ich aus dem Zug steige, frage ich mehrere Menschen, wie ich zur NS-›Euthanasie‹-Gedenkstätte komme. Niemand weiß den Weg.

Dann sehe ich, keine 100 Meter vom Gleis entfernt, ein großes Schild mit Pfeil, das den Weg zur »Gedenkstätte Hadamar« weist. Es ist überklebt mit einem Aufkleber aus dem militanten Neonazispektrum. Ich bin nicht wirklich überrascht, da ich lange genug deutsche Normalität kenne. Aber ein guter Start in diesen Ort sieht anders aus.

Vielleicht Zufälle, vielleicht aber auch nicht – es deckt sich zumindest mit den Erfahrungen anderer Besucher*innen (vgl. Fittkau/Häring 2017). Mir fällt auch auf, dass das Hinweisschild nicht ausweist, um was für eine Gedenkstätte es sich handelt.

Die Gedenkstätte ist einige hundert Meter vom Bahnhof entfernt. Wie auch bei anderen NS-›Euthanasie‹-Gedenkstätten der *Aktion T4* ist auf dem Gelände auch heute noch eine Psychiatrie. Man kann zur Ergotherapie oder irgendwelchen anderen Facheinrichtungen gehen oder eben rechts zur Ausstellung und zur ehemaligen Gaskammer. Ich finde die Kontinuitäten in Deutschland immer wieder frappierend. Wie fühlt man sich als Patient*in hier?

Ich muss irgendwann auf die Toilette. Der Gang zur Herrentoilette ist der gleiche wie zum Keller. Man muss die Tür zum Keller, die direkt die Treppe hinunter in die alte Gaskammer führt, schließen, um die Toilettentür öffnen zu können.

Neben der Anstalt ist ein Hang, der früher als Anstaltsfriedhof genutzt wurde. Oben angekommen findet sich auf der einen Seite eine 1964 errichtete Stele, auf der in großen Buchstaben steht: »Mensch achte den Menschen«. Dieses entkontextualisierte Gedenken könnte überall stehen, es stellt keinen Bezug zu diesem spezifischen Ort her. Es bleibt unklar, »wer wen warum umgebracht und dort verscharrt hat« (Schneider 2021a: 16). Es gibt keine Grabmarkierungen und auch keine Nennung von Namen. Mutmaßlich befinden sich in jedem Grab mindestens zehn Ermordete. Im Rahmen der

Umwandlung der rechten Seite des ehemaligen Friedhofs 1964 in eine »Gedenklandschaft« (George 2006) wurden die Gräber mit einem Treppenaufgang und Wegen überplant und auf einige wurden Bänke und Mülleimer gestellt. Eine Totenruhe gibt es für die hier Begrabenen nicht. Vier symbolische Grabsteine sollen das Christentum, den Islam, das Judentum und das Orthodoxe Christentum repräsentieren. Auf dem Grabstein für den Islam findet sich neben einer Mondsichel ein Davidstern, also ein 6-zackiger anstelle eines 5-zackigen Sterns, wie es sonst üblich in der muslimischen Welt ist. Obwohl auf dem Friedhof fast nur Christ*innen beerdigt sind, legen Besucher*innen – mutmaßlich beeinflusst durch den Film *Schindlers Liste* – regelmäßig Steine auf die Gräber, folgen also einer jüdischen Tradition. Die linke Seite des Friedhofs liegt gedenkpolitisch brach, obwohl dort ebenso viele Ermordete verscharrt wurden. Ich frage mich, wer hier warum eigentlich was macht? Es wirkt alles dilettantisch und wenig durchdacht.

Nachdem der Hadamarer Bürgermeister Michael Ruoff mit seiner Familiengeschichte an die Öffentlichkeit ging – sein Großvater Heinrich Ruoff war Oberpfleger und einer der Haupttäter –, erhielt er von August 2014 bis Oktober 2015 Morddrohungen (vgl. Fittkau/Häring 2017), postalisch wurden ihm scharfe Patronen geschickt und er selbst unter Staatsschutz gestellt.[259] Die Hintergründe sind bis heute nicht geklärt. Man kann fragen, ob es um die Verhinderung einer befürchteten Nestbeschmutzung ging. Immerhin waren viele Familien in der Gegend in die Morde der Anstalt verstrickt und die Klinik war und ist einer der größte Arbeitgeber in Hadamar und der Umgebung.

Gegenerzählung:

Im Oktober 2018 findet in den Räumen der Gedenkstätte eine Angehörigentagung statt. Es ist ein tolles Treffen, ich war noch nie mit so vielen Angehörigen an einem Ort.

Schulklassen arbeiten mit der Biografie meiner Urgroßmutter. Eine Kinderzeichnung ihrer Biografie hängt in den Fluren der Gedenkstätte – mich freut das.

Mehrere Mitarbeitende der Gedenkstätte haben mich in den letzten Jahren immer wieder unterstützt.

259 Telefonat zwischen Michael Ruoff und mir am 22.02.2022.

Überlebende

Wenn von ›Überlebenden‹ des NS die Rede ist, sind fast immer jüdische Überlebende gemeint. Das Wissen um Überlebende der NS-›Euthanasie‹ ist im kollektiven Gedächtnis quasi inexistent, nicht zuletzt, weil das Wissen um NS-›Euthanasie‹ fehlt. Teilweise gibt es unter denjenigen, die etwas Ahnung von der NS-›Euthanasie‹ haben, auch den Mythos, dass es keine Überlebenden der NS-›Euthanasie‹ gäbe.

Aber: Es gibt Überlebende der NS-›Euthanasie‹, und es gibt sogar Überlebende der *Aktion T4*, die auch die zweite Phase überlebten. Die bereits erwähnte Elvira Manthey (2005) ist eine solche, die darüber hinaus mit ihrem Buch *Die Hempelsche – Das Schicksal eines deutschen Kindes, das 1940 vor der Gaskammer umkehren durfte* ein beeindruckendes Zeugnis davon ablegt. Überlebende der *Aktion T4* waren im Wesentlichen die ›Zurückgestellten‹ (vgl. Schneider 2021c), Überlebende der zweiten Phase all diejenigen, die in Anstalten mit auffällig hoher Sterberate 1945 noch am Leben waren. Christoph Schneider (2020) hat die meines Wissens nach erste systematische Studie zu diesem Themenkomplex vorgelegt.

Ich erörtere im Folgenden, weshalb es so wenig Wissen über Überlebende der NS-›Euthanasie‹ gibt.

Ein bedeutendes Moment der seit mehreren Jahrzehnten in der Bundesrepublik vorherrschenden Diskursformation über den NS basiert ganz maßgeblich auf Zeitzeug*innenschaft und Erfahrungsberichten. Überlebende und ihre Erzählungen sind wichtige Aspekte des Lehrens und Lernens über den Nationalsozialismus und einer antifaschistischen Erinnerungs- und Gedenkpolitik. Diese Verengung auf Überlebende und Oral History bringt bestimmte Problemlagen mit sich und hat für das Themenfeld Behinderung einige Besonderheiten.

Überlebende gelten im deutschen Diskurs über den Nationalsozialismus zumeist als Lager-Überlebende. Überlebende der NS-›Euthanasie‹ waren aber nicht in Lagern, sondern in Anstalten und Kliniken. Damit rutschen sie bis heute häufig aus dem kollektiven Bewusstsein.

Viele Überlebende der NS-›Euthanasie‹ und Betroffene von Zwangssterilisationen hatten in der Regel aufgrund von Armut, Beeinträchtigung oder anderer sozialer Benachteiligung keinen Zugang zu Kulturtechniken wie dem Schreiben oder Veröffentlichen von Memoiren oder einem anderen öffentlichen Auftreten als Überlebende. »Menschen mit Lernschwierigkeiten galten oft als ›nicht bildungsfähig‹ und bekamen in ihrem Leben nie die Möglichkeit, schreiben zu lernen.« (Maskos 2021: 106) Manche konnten auch aufgrund einer Beeinträchtigung ganz real nicht sprechen oder schreiben (vgl. Knittel 2009).

Viele Überlebende waren auch nach dem offiziellen Ende des NS mit Tatbeteiligten konfrontiert. Erste Festnahmen fanden erst im Juni 1945 statt (vgl. Schneider 2021c). Diejenigen, die nach 1945 in Heimen und Kliniken gelebt haben, hatten dort aufgrund des Isolationscharakters dieser Einrichtungen kaum Möglichkeiten, eine Öffentlichkeit zu erreichen oder gar juristische Prozesse anstrengen zu können. Vermutlich sind viele Überlebende in Heimen gestorben, von denen wir nichts wissen und auch nie erfahren werden.

Andere Überlebende sind geflohen oder haben es anderweitig nach draußen geschafft. Die allermeisten von ihnen lebten jedoch in der Anonymität und haben nie Zeugnis über ihre Geschichte abgelegt (vgl. Schneider 2021a: 9). Hätten Sie öffentlich gesprochen, wäre ihr Anstaltsaufenthalt für alle sichtbar geworden. Dies hätte nicht nur ihre Glaubwürdigkeit fundamental untergraben, sondern möglicherweise auch ihr seitdem aufgebautes Leben zerstört: »Menschen, die als psychisch krank oder geistig eingeschränkt galten, durften nicht darauf hoffen, dass ihre Erzählungen interessieren, aber nicht nur deshalb, weil das Erzählte in den Ohren der Kinder des Wirtschaftswunders unglaublich klang, sondern weil jedes ihrer Worte unter dem Vorbehalt einer Diagnose stand« (Schneider 2021b).

Es gibt einen engen Zusammenhang zwischen gesellschaftlicher Anerkennung und der Möglichkeit, Dinge für sich ver- und erarbeiten zu können und anschließend Gehör zu finden. Ist die gesellschaftliche Anerkennung nicht vorhanden, kann man auf keine (Wissens-)Ressourcen zurückgreifen und es ist unfassbar anstrengend, gegen so große Widerstände bzw. eine konsequente Dethematisierung anzugehen. Schneider führt aus, dass in »zahllosen medizinischen Institutionen […] die Erinnerung an die NS-Taten abgewehrt, Rolle und Funktion der Einrichtung beschönigt, das Tathandeln klein geredet« (vgl. Schneider 2021a: 8) wurde.

In Gerichtsprozessen wurden die Perspektiven der Ermordeten und ihrer Angehörigen zumeist ignoriert, es gab Solidaritätsbekundungen für die TäterInnen und das ableistische Ideologem eines ›lebensunwerten Lebens‹ behinderter und psychiatrisierter Menschen prägte nach 1945 noch über Jahrzehnte hinweg gesellschaftliche Diskurse (vgl. Schneider 2021c; Schreiber 2010: 17). Überlebende hätten zu kompetenten Sprecher*innen über einen historischen Sachverhalt werden können. Diese Sprechposition war hingegen in der postnationalsozialistischen Gesellschaft nicht vorgesehen: »Überlebende der Anstaltsmorde, die sich kurz nach dem Krieg zu Wort meldeten oder vernommen wurden, wurden bis auf sehr wenige Ausnahmen weder in öffentlichen Hauptverfahren gehört noch danach um schriftliche oder mündliche Darstellungen gebeten« (ebd.). Während die Ahndungsbereitschaft der Nachkriegsjustiz rasch versiegte, machten die Täter(Innen) von einst steile Karrieren und wurden zu angesehenen BürgerInnen (vgl. ebd.). Zwischen 1945 und 1999 wurden in der Bundesrepublik Deutschland 438 Ermittlungsverfahren zum Tatkomplex ›Euthanasie‹ eingeleitet. Nur 6,8 Prozent davon führten zu rechtskräftigen Urteilen – darunter zahlreiche Freisprüche (vgl. Schreiber 2010: 17).

Konsequente Dethematisierung hat auch zur Folge, dass es an einer Sprache mangelt. Communities und Bewegungen bilden sich nicht zuletzt anhand bestimmter Begrifflichkeiten heraus oder sie erschaffen eine Sprache, die ihre Wirklichkeit besser abbildet als die vorherrschende. Für die NS-›Euthanasie‹-Opfer und Zwangssterilisierten mangelt es nicht zuletzt an einer gemeinsamen Sprache. Es gibt keinen Begriff wie ›Shoah‹, ›Holocaust‹, ›Dschelto Ziro‹, ›Samuradipen‹ oder ›Porajmos‹[260], der die medizinischen Verbrechen und ihre Opfer auf einen Begriff bringt. Ich habe kein Wort hierfür.

Die permanente Aberkennung eines Subjektstatus hat verhindert, dass sich Überlebende der NS-›Euthanasie‹ zu Subjekten ihrer eigenen Geschichte machen konnten. Wenn überhaupt, sind häufig TäterInnenakten die einzigen Informationsquellen über ihre Leben (vgl. Knittel 2009).

Erst in den späten 1980er und 1990er-Jahren haben sich einzelne Überlebende öffentlich zu Wort gemeldet. Dies war erst möglich, nachdem sie es geschafft hatten, aus den Einrichtungen heraus zu kommen und sich ein eigenständiges Leben aufzubauen. Zu nennen ist hier u.a. Friedrich Zawrel. Nachdem dieser mit seiner Geschichte eine Öffentlichkeit gefunden hatte, haben sich weitere Überlebende der ›Kindereuthanasie‹ in Wien mit ihren Geschichten zu Wort gemeldet. »Möglich wurde dies, weil nun ein öffentliches Interesse spürbar war, und weil diese Menschen von den Zuschreibungen und Vorurteilen, die einem ›Anstaltskind‹ drohen, aufgrund des zeitlichen Abstands zum Geschehen nicht mehr eingeholt werden konnten.« (Schneider 2021b) Parallel dazu trat die die Krüppel*innenbewegung in den 1980er-Jahren auf den Plan und verschob die gesellschaftliche Stimmung merklich, was sich nicht zuletzt in Nebenklagen von Familienangehörigen von NS-›Euthanasie‹-Opfern zeigte (vgl. Schneider 2021c).

In ähnlicher Weise gilt für die Zwangssterilisierten, dass es hier nie eine Rehabilitation für das an ihnen verbrochene Unrecht gegeben hat. Wiedergutmachungs- und Refertilisationsanträge wurden häufig von den gleichen Fachleuten abgelehnt, die damals die Sterilisation veranlasst hatten (vgl. Surmann 2008: 205). Die Zwangssterilisierten wurden von der

260 Auf Romanes, der Sprache der Rom*nja und Sinti*zze, meint Dschelto Ziro ›die gelbe Zeit‹, was einerseits auf die gelben Sterne anspielt, andererseits auf die braunen Uniformen der Nazis. Samuradipen meint ›großes Sterben‹ und Porajmos bedeutet ›das Verschlingen‹ (Gespräche am 28.11.2021 mit Amdrita Jakupi und Manja Schuecker-Weiss).

postnationalsozialistischen deutschen Gesellschaft so sehr beschämt, dass sie in den allermeisten Fällen nicht über das gesprochen haben, was ihnen angetan wurde. Und damit blieben und bleiben sie unsichtbar.

Einige von ihnen leben noch, auch wenn ihre Zahl gering ist und es immer weniger werden. In einer E-Mail vom 27. Oktober 2020 hat mir Margret Hamm von der *Arbeitsgemeinschaft Bund der ›Euthanasie‹-Geschädigten und Zwangssterilisierten* mitgeteilt, dass am 18. Februar 2020 noch 59 sogenannte »beihilfeberechtigte« zwangssterilisierte Menschen lebten. Die tatsächliche Zahl liegt höher, da die 59 nur diejenigen abbildet, die einen Antrag auf Entschädigung gestellt haben und Erfolg damit hatten. Zugleich ist sie mittlerweile, wenn du/Sie diese Zeilen lesen, niedriger, da viele NS-Zwangssterilisierte aufgrund ihres hohen Alters gestorben sind.

Organisierung

Gegen die ableistischen Aggressionen und Praktiken der Unsichtbarmachung könnte man sich organisieren, gegenseitig empowern und kämpfen. Es hat in der Vergangenheit auch Organisationen gegeben, die genau das getan haben, aber diese gibt es nicht mehr, da sie entweder aktiv bekämpft wurden oder aber ihre Notwendigkeit nicht gesehen wurde und wird. Nachkommen haben dementsprechend keine Anlaufstelle. Sie können auf nichts aufbauen, können sich nicht vernetzen, keine Beratung einholen oder irgendwie sinnvoll politisch agieren. Es gibt im Feld der NS-›Euthanasie‹ und Zwangssterilisation ein organisationales Loch, das man sich für andere NS-Opfergruppen nur schwer vorstellen kann.

Seit Ende der 1940er-Jahre gab es Zusammenschlüsse von Opfern der Zwangssterilisationen. In Hessen war die Bundeszentrale der Organisation der Überlebenden der ›Euthanasie‹ und der Zwangssterilisation von Ende der 1940er bis Mitte der 1950er Jahre, deren Periodikum *Die Stimme der Sterilisierten* in Frankfurt am Main erschien (vgl. Daub 2000: 77). In Gießen gab es den *Verband der Sterilisierten und Gegner der Sterilisation*, in Alsdorf bei Aachen den *Interessenverband der Körper- und Gesundheitsgeschädigten*, in Oldenburg die *Interessengemeinschaft der Sterilisierten (IGS)* und in München seit 1950 den *Zentralverband der Sterilisierten und Gesundheitsgeschädigten*. Letzterer forderte die Gleichstellung der Opfer der Zwangssterilisation mit ›rassisch‹, ›politisch‹ und ›religiös‹ Verfolgten, die Bestrafung der verantwortlichen Mediziner*innen, die Wiederherstellung der Zeugungsfähigkeit auf Staatskosten, lebenslange Renten, eine bevorzugte Behandlung bei allen öffentlichen Dienststellen und ein eigenes Entschädigungsgesetz für Zwangssterilisierte.

Der *Zentralverband* hatte ein eigenes Publikationsorgan – *Der Notschrei – Kampf- und Aufklärungsorgan der durch Naziterror Verstümmelten, Gesundheitsgeschädigten* – und trat vergleichsweise radikal auf. U.a. wurde die »Wiedergutmachungs-Sabotage« der Regierung scharf kritisiert, deren Mitglieder bezichtigt wurden, die rassenhygienische Ideologie des NS in ein demokratisches Regierungssystem überführen zu wollen. Von der Politik, Behörden, der Presse und der allgemeinen Öffentlichkeit wurde der Organisation viel Ablehnung entgegengebracht. Der *Zentralverband* löste sich nach vier Jahren wieder auf (vgl. Tümmers 2011: 98 ff.).

Diese ersten Versuche einer Organisierung wurden meines Wissens nach erst wieder nach über drei Jahrzehnten aufgegriffen. 1987 gründete sich der *BEZ*, der *Bund der ›Euthanasie‹-Geschädigten und Zwangssterilisierten*, der zeitweise über 1.000 Mitglieder und mehrere Ortsgruppen hatte, politische Forderungen erhob und Peer Support anbot. Der Umgang der Behörden mit dem *BEZ* stand von Beginn an unter ableistischen Vorzeichen. Im Gegensatz zu allen anderen NS-Opfer-Organisationen wurde der *BEZ* nicht vom Bundesfinanzministerium gefördert, sondern in bescheidenem Umfang vom Bundesgesundheitsministerium und war auf Grundlage von Gutachten ehemaliger NS-Ärzte, die von der Regierung als ›Sachverständige‹ gefragt wurden, von den Leistungen des BEG (Bundesentschädigungsgesetz für NS-Verfolgte) ausgeschlossen. Grundlage der Finanzierung war nicht die politische Selbstorganisation Betroffener und ihr Kampf um Anerkennung und Rechte, sondern der Nachweis gesundheitsfördernder Maßnahmen, um die Behinderungen und Folgeschäden der NS-Maßnahmen auszugleichen. Die Förderung war ein Mittel der Disziplinierung, da sie den *BEZ* zwang, »seine Aktivitäten als gesundheitliche Selbsthilfe und Prävention zu definieren statt als Kampf um die Anerkennung staatlichen Unrechts« (Braun 2017: 221). In dieser Hinsicht wurde »der Vereinszweck des BEZ [...] von außen medikalisiert, individualisiert und entpolitisiert« (ebd.: 220). 2009 wurde seitens des Bundesgesundheitsministeriums eine Kaskade an Drohungen und exzessive Gängelung durch Bürokratisierung lanciert, die eine Auflösung des *BEZ* nötig machten (vgl. Hamm 2017: 231). Heutzutage existiert nur noch die *Arbeitsgemeinschaft BEZ* ohne Finanzierung, die jedoch nicht die Kapazitäten besitzt, eine Anlaufstelle für Angehörige zu sein (vgl. Braun 2017: 203).

Der in Bezugnahme zum *Gedenk- und Informationsort für die Opfer der nationalsozialistischen ›Euthanasie‹-Morde* in der Berliner Tiergartenstraße 4 Mitte 2016 gegründete *Förderkreis Gedenkort T4* möchte seinem Selbstverständnis nach auch Angehörige unterstützen. Anfangs waren im Vorstand auch mehrere Angehörige, die diese Arbeit aufnahmen. Ohne an dieser Stelle genauer auf die internen Konflikte eingehen zu wollen, ist es mittlerweile seit mehreren Jahren so, dass keine Angehörigen mehr im Vorstand des Vereins sind und der Verein selbst keine für mich wahrnehmbaren Aktivitäten in diese Richtung entwickelt.

Summa summarum gibt es keine Organisierung und/oder Anlaufstelle für Nachkommen, zumindest keine, die mir bekannt ist.

Bis hierhin ging es um eine Organisierung von Verfolgten und deren Nachkommen. Diese sind jedoch nicht die beiden einzigen Gruppen, die sich organisieren könnten oder Subjekte möglicher Kämpfe sind.

In *Diagnosen von Gewicht* hatte ich geschrieben, dass es zwei Gruppen gibt, die sich nachvollziehbarerweise mit den als ›lebensunwert‹ Verfolgten identifizieren und ihrer gedenken könnten: Familienangehörige und behinderte Menschen. Ich möchte eine weitere, dritte Gruppen ergänzen, wie in meinen obigen Ausführungen bereits deutlich wurde: dasselbe gilt für die 1. Generation, die Überlebenden. Und ich möchte den Punkt etwas verändern: Die Identifizierung ist nicht der Kern, zentral geht es um einen Kampf gegen Ableismus.

Dieses politische Ziel skizzierend möchte ich eine vierte Gruppe anführen: Diesen Kampf können – und haben das in den letzten Jahrzehnten getan – auch Mitarbeitende in Institutionen und kritische Mediziner*innen führen. Der mittlerweile über 30 Jahre alte *Arbeitskreis zur Erforschung der NS-›Euthanasie‹ und Zwangssterilisation* kommt ganz maßgeblich auch aus medizinkritischen Kontexten.

Und als fünfte Gruppe kann es jede Person sein, der es um eine gerechte, freie und inklusive Gesellschaft geht. Die zuvor skizzierte Diskursformation – Zugang zum NS primär über Zeitzeug*innenschaft und Erfahrungsberichte – müsste es nicht in dieser Form geben. Es wäre denkbar, dass sich MmN von sich aus adäquat mit den Taten ihrer VorfahrInnen beschäftigen und entsprechende Konsequenzen ziehen. Ich kann in dieser Hinsicht nichts mit dem seit mittlerweile Jahrzehnten geführten Panikdiskurs anfangen, was jetzt sein soll, wenn die Überlebenden alle tot sind.[261] Auch mich haben Überlebendenberichte oft stark berührt und sie prägen mich, aber für mein Engagement gegen Ungerechtigkeiten, Ausbeutung und Diskriminierung sind sie nicht notwendig. Jede*r kann und sollte sich gegen Ableismus, damals wie heute, engagieren.

261 Coffey und Laumann kritisieren treffend die überaus problematische Funktionalisierung von und Verantwortungsdelegation an Überlebende, »als ob es ihre Aufgabe wäre, die Erinnerung an ihre eigene Verfolgung wachzuhalten. Zudem erscheinen sie in dieser Interpretation überhaupt nicht als Subjekte, sondern ausschließlich in ihrer Rolle als ›authentische‹ Geschichtsvermittler_innen, die von den Goyim gebraucht werden, um über die Schoa zu lernen« (Coffey/Laumann 2021: 136).

Erinnerungsverweigerung II: Ableismus

In der Berliner *Topographie des Terrors* fand am 1. September 2017, dem Jahrestag des Kriegsbeginns nach innen und außen, das Begleitprogramm zur Gedenkveranstaltung für die Opfer von ›Euthanasie‹ und Zwangssterilisation statt. Der Titel lautete *Gegen das Vergessen: Aus der Geschichte lernen.* Gelernt wurde vom Hauptvortragenden allerdings nicht viel. U.a. benutzte er durchweg den Begriff ›Rassismus‹, wenn er über Ableismus sprach. Ableismus oder Behindertenfeindlichkeit schien ihm weder als Begriff noch Konzept bekannt zu sein.

Unteilbar Dresden hat Ende August 2019 eine bundesweite Großdemonstration veranstaltet. Alle Redebeiträge gehen auf Rassismus ein; sehr viele gehen auch darauf ein, dass vor 80 Jahren der zweite Weltkrieg begann. Nur ein Redebeitrag erwähnt, dass der Kriegsbeginn nicht nur den Überfall auf Polen markiert, sondern auch den Auftakt zur NS-›Euthanasie‹ bildet, besiegelt durch einen Führererlass (siehe Fußnote 227).

Zwei Beispiele von vielen. Ich denke, dass sie paradigmatisch sind. Ableismus spielt auch in linken, kritischen Kreisen eine untergeordnete Rolle.

In der Mainstreamgesellschaft ist dies noch gesteigert. So problematisch die deutsche Fiktion des ›Aufarbeitungsweltmeisters‹ ist – für das Themenfeld der NS-›Euthanasie‹ und Zwangssterilisation gilt dieser Status nicht. Hier wird geleugnet und verdrängt, was das Zeug hält.

Die Täterin von Potsdam, Ines R., hat am 28. April 2021 an ihrem Arbeitsplatz, dem Potsdamer Oberlinhaus, Lucille H., Martina W., Andreas K. und Christian S. ermordet. Eine weitere Person überlebte schwer verletzt. Die Woche zuvor hat Ines R. versucht, eine Bewohnerin zu vergiften. Der Massenmord vollzog sich in den für Ableismus typischen Parametern: Im Unterschied zu den Ego-Shootern in Halle und Hanau kannte die Täterin ihre Opfer, teilweise bereits seit ihrer Kindheit, und der Tatort war seit Jahrzehnten ihr Arbeitsort: eine Pflegeeinrichtung (vgl. Gerner 2021). Menschen, die ableistischen Terror ausüben, haben in aller Regel eine andere Beziehung zu ihren Opfern und den Tatorten als beispielsweise rassistisch oder antisemitisch motivierte Massenmörder. Diese Unterschiede sind Spezifika der jeweiligen Herrschaftsverhältnisse, die deswegen nicht wichtiger oder unwichtiger sind. Eigentlich müsste es *Halle – Hanau – Potsdam* heißen.

Eigentlich. Die Berichterstattung zum Fall verlief auch in den für solche Fälle üblichen Parametern: Die Täterin wurde als ›psychisch krank‹ bezeichnet, was nicht nur ihre Taten partiell erklärt und entschuldigt, sondern auch eine Hinterfragung der Strukturen, die solche Taten hervorbringen, verschleiert. Es ist notwendig, sich die Struktur der Tatorte – Krankenhäuser,

Pflegeeinrichtungen, Wohnheime, Psychiatrien etc. – anzusehen. Von derartigen Einrichtungen werden immer wieder Fälle von Übergriffen, Einschränkung von Freiheit, Vernachlässigung, Missbrauch, Diskriminierung und Beleidigung berichtet. Die bekannt gewordenen Misshandlungen im Wittekindshof in Bad Oeynhausen sind lediglich die berühmt-berüchtigte Spitze des Eisbergs (vgl. top/dpa 2021). Im Hintergrund wirkt einerseits die Orientierung auf effektive und preiswerte ›Versorgung‹ im Rahmen neoliberaler Deregulierungsprozesse, andererseits die Heimstruktur, die als Sondereinrichtung mit mangelnder sozialer Kontrolle einhergeht und dadurch Gewalt und Diskriminierung begünstigt. Diese Struktur *auch* zu analysieren heißt nicht und sollte nicht heißen, individuelle Schuld zu bagatellisieren, sondern Motivation sein, die Strukturen zu ändern.

Reduzierungen und Intersektionalität

Wird über die NS-›Euthanasie‹ gesprochen und geschrieben, wird diese häufig auf die *Aktion T4* reduziert. T4 steht sozusagen für *die* NS-›Euthanasie‹. Ich vermute, dass der zentrale Grund hierfür in der Symbolik des Gaskammermordens liegt.

Es ist gut und wichtig, dass über die NS-›Euthanasie‹ gesprochen wird. Es ist allerdings ein Problem, wenn die eben beschriebene Reduktion stattfindet. Ausgeblendet werden dabei die sog. ›Kinder-Euthanasie‹, die zweite Phase der NS-›Euthanasie‹, das Morden in den Anstalten außerhalb des Deutschen Reichs und auch die Zwangssterilisationen.

Die Gründe für die Zwangssterilisationen und Ermordung von Psychiatrie-Insass*innen waren häufig eine Überlappung von Ableismus mit anderen Herrschaftsverhältnissen.

Insbesondere die Gruppe der Zwangssterilisierten ist überaus heterogen (vgl. Bock 2010). So haben beispielsweise die Nazis fast alle sogenannten ›Rheinlandbastarde‹ – diese waren die Nachkommen von afrofranzösischen Besatzungssoldaten nach dem I. Weltkrieg und *weißen* deutschen Frauen – zwangssterilisiert (vgl. al-Samarai 2004: 51 f.). Ebenso haben die Nazis viele Sinti*zze und Rom*nja zwangssterilisiert (vgl. Riechert 1995). Und arme Menschen (vgl. Ayass 2008). Und Sexarbeiterinnen – beispielsweise waren ca. 5 % aller Anträge der Erbgesundheitsgerichte zur Zwangssterilisation beim Universitätsklinikum Frankfurt junge promiske Frauen, von denen viele vermutlich der Sexarbeit nachgingen. Sexuell normabweichendes Verhalten wurde häufig als ›moralischer Schwachsinn‹ definiert, um diejenigen Frauen zwangssterilisieren zu können, deren Verhalten unerwünscht war, bei denen man aber keine ›verminderte Intelligenz‹ feststellen konnte (vgl. Verdenhalven 2020).

Jüdische Patient*innen waren zusätzlich zum Ableismus von spezifisch antisemitischen Maßnahmen betroffen (geringere Versorgungsleistung, Segregation in Psychiatrien, Konzentration in ›Sammelanstalten‹, Sonderaktion zur Ermordung, verunmöglichte Emigration, besondere Form der Täuschung und Ausbeutung der Angehörigen, kein Abwägen/definitive Tötung) und wurden in der *Aktion T4*, der zweiten Phase sowie der ›Kindereuthanasie‹ ermordet (vgl. Lilienthal 2009).

Es gibt meines Wissens nach bisher keine Abhandlung, die systematisch analysiert, wie anti-Schwarzer Rassismus und Ableismus, Antiziganismus und Ableismus, Sexismus und Ableismus, Homofeindlichkeit und Ableismus, Klassismus und Ableismus, Antisemitismus und Ableismus etc. zusammenhängen.

Auch in den Bewegungen, die sich Intersektionalität auf die Fahnen schreiben, wird dieser Anspruch leider allzu oft nicht eingelöst, wenn es um Ableismus geht. Beispielsweise war *Softie* von November 2018 bis Dezember 2019 ein queerfeministisches social media-Format von *funk*, ein jüngere Zielgruppen ansprechender Verbund verschiedener Formate von ARD und ZDF. Im Dezember 2018 gab es auf Facebook einen Post zu »Eugenik im NS«, der mit folgenden Sätzen anfängt: »Auch im Nationalsozialismus gab es eine Mordserie, die unter dem Credo ›unlebenswertes Leben‹ unter anderem nichtnormative Körper ins Ziel nahm. In die eugenische Ideologie fielen z.B. Personen mit bestimmter Hautpigmentierung oder behinderte Menschen«. Der Post endete mit den Hashtags »#funk #softie #yourbeautystandards #bodypositivity #bodypolitics #transisbeautiful«. Das Bild zum Post zeigte das Denkmal zur *Aktion T4* vor der Berliner Philharmonie (vgl. Softie 2018).

Ich schätze die Arbeit von *Softie*, aber dieser Post ist mir äußerst unangenehm aufgefallen und ich habe mehrfach kommentiert. Ich finde es problematisch, dass Psychiatrie-Insass*innen – die Haupt-Opfergruppe der NS-›Euthanasie‹ – noch nicht einmal erwähnt werden, als allererstes auf Hautpigmentierung abgehoben wird, sich alle Hashtags auf Bodypositivity und Trans*-Rechte beziehen und noch nicht einmal »lebensunwertes Leben« richtig geschrieben wurde.

Ich halte das für einen bestimmten Ableismus-Diskurs in queerfeministischen Kontexten für paradigmatisch. Behinderung wird auf Körperbehinderung reduziert und es findet eine Engführung auf Schönheitsnormen statt. So sehr ich Bodypositivity wichtig und notwendig finde, so schäbig ist es, für dieses Anliegen NS-›Euthanasie‹-Opfer zu instrumentalisieren. Ich denke auch, dass hier mit zweierlei Maß gemessen wird: Mangelndes Wissen,

Formen der Instrumentalisierung, falsche Begrifflichkeiten und dergleichen werden in diesen Szenen häufig hart verurteilt. Ich heiße derartige Praxen überhaupt nicht gut, finde es aber unehrlich und halte es für einen Ausdruck der Hierarchisierung von Herrschaftsverhältnissen, wenn dies bei Ableismus nicht geschieht.

Ein anderes Beispiel, wo andere Gruppen nicht mitgedacht wurden und für eine vertane Chance, ist die Forderung des von mir geschätzten *Bundesverband Trans** (2019), der 2019 einen Entschädigungsfonds für erzwungene Sterilisationen an trans* Menschen forderte. Rekurriert wird damit auf die Praxis in der Bundesrepublik Deutschland zwischen 1981 und 2011, im Rahmen einer Geschlechtsangleichung trans* Personen zwangsweise zu sterilisieren.

Ich fand und finde die Forderung sehr unterstützenswert. Zugleich habe ich mich gefragt, wieso nicht an einem Strang mit anderen Verfolgtengruppen gezogen wird. Intergeschlechtliche Menschen wurden und werden bis heute zwangssterilisiert (Organisation Intersex International Europe e.V. 2016), psychisch beeinträchtigte Menschen konnten bis 1992 (Änderung des Betreuungsgesetzes) in Deutschland zwangssterilisiert werden (wenn ich es richtig verstanden habe, gibt es hier nach wie vor Schlupflöcher) und nicht zuletzt gab und gibt es NS-zwangssterilisierte Menschen.

Ich denke, dass ein solches Projekt mehr Aussicht auf Erfolg für alle Zwangssterilisierten hat, wenn sich diese verbünden.

Es könnte so anders sein II

Ich habe eine kleine Wunschliste, die alles etwas einfacher machen würde:

Umfassende Berichterstattung, um in der deutschen Bevölkerung ein Wissen über die Nachkommen von NS-Opfern generell und der NS-›Euthanasie‹-Opfer und Zwangssterilisierten im Besonderen zu verankern. Hierzu gehört auch eine zielgruppenspezifische Ansprache mit den Medien, die die jeweiligen Alterskohorten nutzen. Anerkennung, dass die Folgen bis heute wirkmächtig sind. Implementierung in Curricula in Schule und Ausbildung, in denen die Kontinuitäten des Ableismus und persönliches Lernen im Vordergrund stehen. Aufbau von wissenschaftlichen Forschungseinrichtungen und Lobbyorganisationen. Aufhebung des Gesetzes zur Verhütung erbkranken Nachwuchses (und aller anderen Nazigesetze, die nach wie vor im bundesdeutschen Recht ihr Unwesen treiben). Gleichstellung mit anderen NS-Verfolgtengruppen (Einstufung als ›Verfolgte‹, nicht als ›Opfer‹). Kennzeichnung der Gräberfelder, in denen NS-›Euthanasie‹-Opfer begraben sind. Moratorium und ernsthafte Debatte über Sterbehilfe, Pränatal- und Präimplantationsdiagnostik.

Für die Angehörigen, Schätzungen zufolge handelt es sich um 0,5–2 Millionen alleine in Deutschland, bräuchte es spezifische Angebote der Beratung, des Empowerments (u.a. gegen eugenische Ideologie) und psychosoziale Unterstützung, einfache Recherchemöglichkeiten, umfangreiche Förderung und Unterstützung für Organisierung und Begegnungszentren und Einbindung mit realer Macht in deutsche Erinnerungs- und Gedenkpolitik.

All das lässt sich nicht von größeren gesellschaftlichen Fragen trennen: Ableismus, Kapitalismus, Neonazismus, …

An wen (nicht) erinnern? – Identifikationsbedürfnisse

Auch wenn hinter jedem Punkt meiner Wunschliste ein grünes Häkchen wäre, durchziehen Erinnerungs- und Gedenkpolitik im Themenfeld NS-›Euthanasie‹ bestimmte Problemlagen.

In *Diagnosen von Gewicht* bin ich auf die Auseinandersetzung zwischen meiner Großmutter und meinem Cousin eingegangen. Mein Cousin hat argumentiert, dass sich die Leute für die Biografie unserer Urgroßmutter Emilie Rau interessieren, weil das so eine ›schöne Frau‹ war, woraufhin unsere Großmutter sauer geworden ist – ihr ging es darum, dass sie als NS-›Euthanasie‹-Opfer ermordet wurde und dass deswegen an sie erinnert werden soll. Zugleich ging sie davon aus, dass ihre Mutter aufgrund einer ›Wechseljahresdepression‹ krank geworden ist – es soll also einen normalen körperlichen Vorgang gegeben haben, der vergleichsweise harmlos und für alle nachvollziehbar ist. Ich erinnere mich auch an die Erzählung meines Vaters, der ausführte, dass das, was Emilie hatte, aus heutiger Sicht vergleichsweise harmlos sei und mit Psychopharmaka einfach hätte geheilt werden können.

Was sich hier im Kleinen in meiner Familie abspielt, zeigt sich auch im größeren Rahmen. Die Frage, welche Opfer gezeigt werden und in welcher Form, sagt weniger etwas über die Opfer aus oder wie-es-damals-war, sondern in erster Linie etwas über die Bedürfnisse derjenigen, die mit diesen Biografien etwas machen. So gibt es bei vielen Familien, in denen es ein NS-›Euthanasie‹-Opfer gibt, die verbreitete Sehnsucht, eine Narration zu kreieren, die im Kern zum Ausdruck bringt, dass das eigene Familienmitglied kein*e ›richtige*r Kranke*r‹ war.

Man kann im Feld der NS-›Euthanasie‹ immer wieder feststellen, dass es den Versuch gibt, den Opfern ihre Krankheit oder Behinderung zu nehmen

– sie werden glatt gemacht. Diese Normalisierungsfalle findet sich auch in kulturellen Produktionen. Der erste große deutsche Spielfilm zum Thema NS-›Euthanasie‹ *Nebel im August* von 2016 erzählt die Biografie Ernst Lossas. Ich finde vieles an dem Film gut, denke aber auch, dass das Empfinden des Publikums, dass hier wirklich ein großes Unrecht begangen wurde, auch daher rührt, dass Ernst Lossa gesund ist und trotzdem umgebracht wird (vgl. Maskos 2021). Suggeriert wird – zumeist ungewollt – mit solchen Beispielen aber, dass die Ermordung bei denen, die ›wirklich‹ krank sind, nicht ganz so schlimm ist.

Es gibt offensichtlich ein großes Bedürfnis, das exemplarische ›Euthanasie‹-Opfer mit Attributen auszustatten, die eine Identifikation leichter machen. Gesteigert wird dies noch, wenn ein politisches Interesse dazu kommt. Die sieben Frauen beispielsweise, die in dem Theaterstück *Frauen der Unterwelt* (vgl. Völcker 2021) porträtiert werden und die Opfer der NS-›Euthanasie‹ wurden, waren ganz schön cool. Aus feministischer Perspektive fällt es leicht, sich mit den Protagonistinnen des Stücks zu identifizieren: Starke Frauen, die sich Männern nicht unterordnen, Sexarbeiterinnen, die offen zu ihrer Arbeit stehen, erfolgreiche Unternehmerinnen, lesbische Kommunistinnen usw. Auch mich spricht dieses Stück stark an, ich finde es toll.

Das Problem ist, dass die reale Geschichte in einem bestimmten ästhetischem und/oder politischem Zugriff verloren gehen kann: »Die nazistische Vernichtungspolitik zielte jedoch nicht primär auf psychiatrisierte Rebellen oder gegen Identitätszumutungen aufbegehrende Subjekte, sondern – vor allem im Rahmen der ›Aktion T4‹ – auf den Stamm der Anstaltspatient*innen des Deutschen Reichs. Ihr fielen zu einem sehr großen Teil Menschen zum Opfer, die lange in Anstaltspflege waren, dort kaum arbeiteten und eine schlechte Prognose hatten« (Schneider 2021a: 14). Es handelte sich häufig um Menschen, die im Alltag Probleme hatten, die psychische Symptome zeigten, die still geworden sind oder in den Augen Anderer anfingen, Unsinn zu reden. Die selbst ein Leiden hatten, davon angestrengt waren, und ebenso für ihre Umfelder anstrengend, nervig und nicht sonderlich attraktiv waren. Es sind häufig ganz triviale Geschichten: krank werden, scheitern, Isolation von der Familie, dann kommen die Nazis und bringen eine*n um. Es sind Menschen, die irgendeine beschissene Krankheit bekommen haben und Pech im Leben hatten. Das ist nicht der Stoff, aus dem Held*innengeschichten gestrickt werden. Viele der realen Biografien von NS-›Euthanasie‹-Opfern eignen sich hierfür einfach nicht. Die meisten waren keine Rebell*innen, toughe Frauen oder Widerstandskämpfer*innen.

Wie nähert man sich also der NS-›Euthanasie‹? Ist man auf der Suche nach Vorbildern und Identifikationsmöglichkeiten? Geht es um eine historisch genaue Rekonstruktion? Um ein würdiges Gedenken? Für wen? Sind die gezeigten Opfer repräsentativ? Müssen sie das sein? Inwieweit sollen sie auch linken, feministischen, queeren etc. Bedürfnissen im Heute dienen?

Ich würde sagen: Alle Ermordeten haben es verdient, in gleichem Maße erinnert zu werden. Ob sie nun Schönheitsstandards entsprochen haben oder nicht, rebellisch waren oder nicht, ›sehr krank‹ waren – was auch immer das jeweils geheißen haben mag – oder nicht, unangepasste Sexarbeiterin oder einfache Hausfrau waren, Dinge taten, die moralisch nicht vertretbar sind – all das sollte keine Rolle spielen. Sie alle wurden aufgrund von Ableismus ermordet und verdienen *deswegen* unser Gedenken.

Häufig spielt es jedoch eine Rolle. Mit behinderten Menschen wird sich selten(er) identifiziert, zumindest für ein nichtbehindertes Publikum ist diese Aussage richtig. Aber warum sich mit NS-›Euthanasie‹ beschäftigen, wenn der zentrale Aspekt Behinderung unsichtbar gemacht wird?

Und ist es nicht auch legitim, sich Identifikationspunkte zu suchen, sich Geschichte mit spezifischen Interessen (linken, queeren, feministischen, …) zu nähern? Auch hier würde ich sagen: Ja, das ist es.

Wie also mit diesen Fragen und Dilemmata umgehen? Ich denke, es ist für künstlerische Produktionen wichtig, Kontrapunkte zu setzen und *auch* Geschichten zu erzählen, die nicht aufgehen und die unangenehm sind. Wo das Publikum tendenziell keinen Wunsch entwickelt, diese Person kennen lernen zu wollen und Identifizierungsprozesse brüchig sind. Wo es in den Widerspruch getrieben wird und dieser Widerspruch mit verhandelt wird.[262] Es geht hierbei auch nicht unbedingt um historische Wahrheit und es gibt künstlerische Freiheit, auch wenn natürlich keine falschen Tatsachen verbreitet werden sollten und man sich eingehend kundig machen und reflektieren sollte, auf wen und was man sich bezieht.

Es gibt ein weiteres Spannungsfeld bei der Bearbeitung des Themas, das mit dem zuvor Ausgeführten zusammenhängt. Die Nazis haben Menschen als ›krank‹ und ›behindert‹ diagnostiziert, und es ist richtig, diese Pathologisierung zurückzuweisen. Zugleich ist es ein Problem, wie zuvor ausgeführt, wenn Krankheit und Behinderung unsichtbar gemacht werden. Beides, Psychiatrisierung wie Entpsychiatrisierung, führt zu Vereinseitigungen und Schieflagen. Das Dilemma lässt sich m.E. nicht auflösen; es kann von daher sinnvoll sein, sich dessen bewusst zu sein und es gegebenenfalls als Dilemma zu thematisieren.[263]

---

262 Ohne dies hier genauer ausführen zu können, setzt bei *Frauen der Unterwelt* insbesondere die Biografie von Christa, dem Mädchen, am ehesten einen Kontrapunkt zu den anderen. Bei *Nebel im August* findet sich diese Brüchigkeit nicht.

263 Boger spricht auch vom ›Trilemma der Depathologisierung‹ (vgl. Boger 2015).

»Nur Heimweh habe ich, Krankenhaus schmeckt nicht gut« – Emilie will raus

Das letzte Wort soll meine Urgroßmutter Emilie Rau haben.

Ich habe leider nicht alle Briefe und Postkarten von ihr, nur die, die sie im Zeitraum 1936–38 schrieb. Ich habe diese 2021 mit meiner Tante, die Sütterlin lesen kann, verschriftlicht. In der Gesamtschau hat mich besonders bewegt, dass sie in *jedem* Brief und *jeder* Postkarte an ihren Mann schreibt, dass es ihr besser geht, sie sich um ihre Kinder sorgt und v.a., dass sie nach Hause will.

Brief von Emilie Rau, St. Valentinushaus, 1. Oktober 1936:
»Ich bin froh daß ich Ausgang habe, und mal raus kann.«

Brief von Emilie Rau, St. Valentinushaus, 6. Oktober 1936:
»[...] daß Papa wieder mit seinem alten Halsleiden belastet ist. Ich fühle mich wieder ganz wohl, und frage ich an ob ich ihn nicht pflegen darf. Ich fragte heute ob ich nach hause dürfte, und verneinte es Herr Doktor Bartscher.«

Brief von Emilie Rau, St. Valentinushaus, 18. März 1937:
»Ich kann jetzt jeden Tag spazieren gehen und hoffe ich bald nach Hause zu kommen. Arbeiten lehne ich hier ab, Es werden wieder bessere Zeiten für uns kommen, als wie sie waren. [...] In Oberhessen ist doch Konfirmation ich wäre gerne mal in das Elternhaus gefahren. [...]. Es ist mir seid paar Tagen viel leichter um mein Herz. Hoffe euch alle wohl und verbleibe unter herzlichen Grüßen u. Küssen«

Brief von Emilie Rau, 22. Juni 1937:
»Du hast mir doch versprochen, mein lieber und treuer Mann, mich mit dem Auto abzuholen, es dauert aber lang. [...] ich wohl auch bald wieder gesund bei Euch weilen.«

Brief von Emilie Rau, St. Valentinushaus, 9. Oktober 1937:
»Hole mich doch nach Hause oder bringe mich in mein Elternhaus. [...] Hoffentlich kommst du bald und holst mich ab, ich glaube nicht, daß Herr Doktor Bartscher und seine Schwestern mich heilen können.«

Brief von Emilie Rau, 8. Dezember 1937:
»Ich bin seid 2 Tagen wieder auf, und habe ich den Wunsch die Feiertage bei euch oder im Elternhaus zu verleben.«

Brief von Emilie Rau, St. Valentinushaus, 15. Februar 1938:

»Ich [...] fühle mich eigentlich so erholt daß ich die Reise nach Hause antreten könnte.«

Brief von Emilie Rau, 18. Oktober 1938:

»Hole mich doch oder schreibe an meine Eltern, daß sie weiter für mich sorgen, dann die Schwestern hier sagen, ich würde das [?] besser zu Hause fertig bringen. [...] Nur Heimweh habe ich, Krankenhaus schmeckt nicht gut. [...] Es geht auf Weihnachten zu, und würde ich mich freuen, wenn ich bald in meinem Heim sein könnte. [...] Die große Bitte heimzufahren hatte ich ja schon lange. [...] du weißt ja daß ich Herrn D. Karl Bartscher ablehne, und könnt ihr gar nichts besseres tun, als mich abholen.«

Postkarte von Emilie Rau, St. Valentinushaus, 24. Juni o.J.:

»Hole mich doch bald ab.«

Postkarte von Emilie Rau, St. Valentinushaus, 4. August o.J.:

»Ich möchte nach Hause [...] Ich sitze in meiner Wohnung viel besser«

Brief von Emilie Rau, St. Valentinushaus, ohne Datum:

»Es geht mir jeden Tag besser, und hoffe ich daß mich die Herrn Ärzte bald nach Hause fahren lassen.«

Brief von Emilie Rau, ohne Datum:

»Der Kuchen war sehr gut der hat nach Heimat geschmeckt. Ich packe die Kost hier nicht zu essen, ich will nicht gerade sagen daß sie unsauber ist, sie schmeckt mir nicht und ich hatte neulich eine Magenverstimmung. [...] soviel ich weiß war ich ganz gesund daheim [...] Mir fehlt gar nichts als wie die Freiheit [...] Mir fehlt nur mein Bett, bei fremden Leuten schläft sichs nicht gut«

Am 26. Januar 1941 schreibt sie an ihren Mann:

»[...] mir geht es Gesundheitlich noch gut das selbe hoffe ich auch von Dir und ... Erich und Karlheinz. [...] Es grüßt dich und küs[s]t dich deine Frau Emilie Rau. Bitte Schreibe mir bald ...« (Landeswohlfahrtsverband Hessen 2009: 104).

Emilie wurde am 21. Februar 1941 in der Gaskammer in Hadamar ermordet.

Literaturverzeichnis

Achtelik, Kirsten 2018: Es war einmal in Hadamar. In: Neues Deutschland vom 15.09.2018, https://www.nd-aktuell.de/artikel/1100472.es-war-einmal-in-hadamar.html (Zugriff am 12.01.2022).

al-Samarai, Nicola Lauré 2004: Schwarze Menschen im Nationalsozialismus. In: AntiDiskriminierungsBüro Köln/Öffentlichkeit gegen Gewalt e.V./cyberNomads (Hg.): TheBlackBook – Deutschlands Häutungen. Frankfurt a.M./London. S. 50–53.

Aly, Götz 2013: Die Belasteten. ›Euthanasie‹ 1939–1945. Eine Gesellschaftsgeschichte. Frankfurt am Main: Fischer Verlag. Lizenzausgabe für die Bundeszentrale für politische Bildung, Bonn.

Angrick, Andrej 2018: »Aktion 1005«. Spurenbeseitigung von NS-Massenverbrechen 1942–1945. Göttingen.

Ayass, Wolfgang 2008: »Asozialer Nachwuchs ist für die Volksgemeinschaft vollkommen unerwünscht«. Die Zwangssterilisationen von sozialen Außenseitern. In: Hamm, Margret (Hg.): Lebensunwert – zerstörte Leben. Zwangssterilisation und ›Euthanasie‹, 3. Auflage (1. Auflage 2005). Frankfurt/Main. S. 111–119.

Beauftragter der Bundesregierung für die Belange von Menschen mit Behinderungen 2019: Geschichte gehört auch uns. Veranstaltung vom 28.01.2019 in Berlin, https://www.stiftung-bg.de/veranstaltungen/2019-01-28-geschichte-gehoert-auch-uns/ (Zugriff am 10.01.2022).

Bock, Gisela 2010: Zwangssterilisation im Nationalsozialismus. Studien zur Rassenpolitik und Geschlechterpolitik (Nachdruck der 1. Auflage 1986). Münster.

Boger, Mai-Anh 2015 Das Trilemma der Depathologisierung. In: Schmechel, Cora/Dion, Fabian/Dudek, Kevin/Roßmöller, Mäks* (Hg.) Gegendiagnose – Beiträge zur radikalen Kritik an Psychiatrie und Psychologie Münster. S. 268–288.

Braun, Kathrin 2017: »Ob es tatsächlich dazu kommt, ist nach wie vor offen und bleibt abzuwarten.« Der Kampf des BEZ um die Anerkennung der ›Euthanasie‹-Geschädigten und Zwangssterilisierten als Verfolgte des Nationalsozialismus und die Antworten der Politik. In: Hamm, Margret (Hg.): Ausgegrenzt! Warum? Zwangssterilisierte und Geschädigte der NS-›Euthanasie‹ in der Bundesrepublik Deutschland. Berlin. S. 199–221.

Bundesverband Trans* 2019: Unrecht anerkennen! BVT* fordert Entschädigungsfonds für erzwungene Sterilisationen an trans* Menschen! Pressemitteilung vom 28.08.2019, https://www.bundesverband-trans.de/unrecht-anerkennen-bvt-fordert-entschaedigungsfonds-fuer-erzwungene-sterilisationen-an-trans-menschen/ (Zugriff am 04.01.2022).

Caritas Behindertenhilfe und Psychiatrie e.V. 2020: ›Euthanasie‹-Gedenktag – Menschen mit psychischer Erkrankung dürfen nicht ausgegrenzt werden! Pressemitteilung, https://www.cbp.caritas.de/cms/contents/cbp.caritas.de/medien/dokumente/pressemitteilungen/euthanasie-gedenktag/20-09-04_pm_gedenkveranstaltung_ns-euthanasie.pdf?d=a&f=pdf (Zugriff am 05.01.2022).

Chernivsky, Marina/Scheuring, Jana/Zentralwohlfahrtsstelle der Juden in Deutschland e.V. 2016: Gefühlserbschaften im Umbruch – Perspektiven, Kontroversen, Gegenwartsfragen. Frankfurt am Main.

Coffey, Judith/Laumann, Vivien 2021: Gojnormativität. Warum wir anders über Antisemitismus sprechen müssen. Berlin.

Daub, Ute 2000: Forschungslücken im Bereich ›Euthanasie‹. In: Hessischer Landtag, 07.02.2000. Bericht des Präsidenten des Landtags über das Symposium zur Antwort der Landesregierung auf die Große Anfrage der Fraktion BÜNDNIS 90/DIE GRÜNEN betreffend Verfolgung und Vernichtung durch das NS-Regime in Hessen am 25.10.1995. Drucksache 13/7176 zu Drucksache 13/1595, S. 15–25 und 77–80, http://starweb.hessen.de/cache/DRS/15/1/01001.pdf (Zugriff am 10.02.2022).

Fava, Rosa 2015: Die Neuausrichtung der Erziehung nach Auschwitz in der Einwanderungsgesellschaft. Eine rassismuskritische Diskursanalyse. Berlin.

Fittkau, Ludger/Häring, Ellen 2017: NS-Mordanstalt Hadamar – War da was? In: Deutschlandfunk Kultur vom 10.12.2017, https://www.deutschlandfunkkultur.de/ns-mordanstalt-hadamar-war-da-was-100.html (Zugriff am 14.01.2022).

Gedenkort Kalmenhof e.V. 2022: Situation am Idsteiner Kalmenhof-Krankenhaus und der Leichenhalle. Pressemitteilung vom 23.08.2022.

Gedenkstätte Grafeneck Dokumentationszentrum 2016: Bildungsangebote in leichter Sprache, http://www.gedenkstaette-grafeneck.de/startseite/gedenkstaette/barrierefreie+gedenkstaette.html (Zugriff am 26.01.2022).

George, Uta 2006: Erinnerung und Gedenken in Hadamar. In: Dies. u.a. (Hg.): Hadamar. Heilstätte – Tötungsanstalt – Therapiezentrum. Marburg. S. 429–442.

George, Uta/Göthling, Stefan (Hg.) 2008: »Was geschah in Hadamar in der Nazizeit?« Ein Katalog in Leichter Sprache, 2. überarbeitete Auflage. Kassel.

George, Uta 2013: Von der ›Euthanasie‹ zur Inklusion – Gedenkstättenarbeit in Leichter Sprache. Vortrag bei der Stiftung EVZ am 29.05.2013. Berlin.

George, Uta 2018: Vielfältige Erinnerungen. Vortrag am 13.03.2018 im Rahmen der Veranstaltungsreihe ›Graue Busse‹ in Frankfurt am Main.

Georgi, Viola 2003: Entliehene Erinnerung. Geschichtsbilder junger Migranten in Deutschland. Hamburg.

Gerner, Linda 2021: Angehörige bekommen keine Antwort. In: die tageszeitung vom 22.12.2021, https://taz.de/Prozessende-nach-Morden-im-Oberlinhaus/!5821147&s/ (Zugriff am 26.01.2022).

Grammatikopulu, Despina 2021: Ohne Gnade – Euthanasie im Nationalsozialismus. 3sat am 27.01.2021, https://www.br.de/mediathek/video/ohne-gnade-doku-euthanasie-im-nationalsozialismus-av:60070e71c9d00200131eb01d (Zugriff am 27.01.2021).

Hamm, Margret 2017: »Wenn wir jetzt still sind, können wir einpacken.« Über die Arbeit des BEZ und die Opfer von Zwangssterilisation und ›Euthanasie‹ III. In: Dies. (Hg.): Ausgegrenzt! Warum? Zwangssterilisierte und Geschädigte der NS-›Euthanasie‹ in der Bundesrepublik Deutschland. Berlin. S. 223–232.

Hechler, Andreas 2015: Diagnosen von Gewicht. Innerfamiliäre Folgen der Ermordung meiner als ›lebensunwert‹ diagnostizierten Urgroßmutter. In: Schmechel, Cora u.a. (Hg.): Gegendiagnose. Beiträge zur radikalen Kritik an Psychologie und Psychiatrie. Münster. S. 143–193.

Hechler, Andreas/Stuve, Olaf (Hg.) 2015: Geschlechterreflektierte Pädagogik gegen Rechts. Opladen/Berlin/Toronto.

Hechler, Andreas 2017: Aus der Bahn geworfen. In: blog feministische studien vom 16.08.2017, https://blog.feministische-studien.de/2017/08/aus-der-bahn-geworfen/ (Zugriff am 04.10.2020).

Hilal, Moshtari/Varatharajah, Sinthujan 2021, https://www.instagram.com/tv/CLU2dZiqvMG/?igshid=13lw2jn283o89 (Zugriff am 01.03.2021, nicht mehr online).

Kahle, Lena/Hechler, Andreas 2009: Intergenerational Dialogue on the Shoah in German Families – A Personal Story as a Political Claim. Beit Lochamei Hagetaot/ Ghetto Fighter's Museum (Israel) am 20.04.2009, https://andreashechler.com/files/Kahle_Hechler-Intergenerational_dialogue_on_the_Shoah_in_German_families_[2009].pdf (Zugriff am 16.01.2022).

Knittel, Susanne C. 2009: Das Schweigen brechen: Zu einer literarischen Geschichte der NS-Euthanasie. Beitrag zum 51. Bundesweiten Gedenkstättenseminar, Juni 2009, Bad Urach, https://www.gedenkstaettenforum.de/nc/publikationen/publikation/news/das_schweigen_brechen_zu_einer_literarischen_geschichte_der_ns_euthanasie/ (Zugriff am 08.02.2021).

Landeswohlfahrtsverband Hessen (Hg.) 2009: »Verlegt nach Hadamar« – Die Geschichte einer NS-»Euthanasie«-Anstalt. Begleitband zur Ausstellung, 4. Auflage. Kassel.

Lange, Dirk 2003: Migrationsgeschichte lernen. Zur Einführung in ein Problemfeld der historisch-politischen Didaktik. In: Praxis Geschichte 16. Jg., H. 4, S. 4–10.

Laumann, Vivien/Hechler, Andreas 2018: Wer, mit wem und warum? Überlegungen zu einer folgegenerationeninklusiven historisch-politischen Bildungsarbeit zum Nationalsozialismus. Vortrag bei den Arbeitsgruppen Folgegenerationen des Bundesverband Information und Beratung für NS-Verfolgte in Köln im Juni 2018.

Lilienthal, Georg 2008: Wie die T4-Aktion organisiert wurde. Zur Bürokratie eines Massenmordes. In: Hamm, Margret (Hg.): Lebensunwert – zerstörte Leben. Zwangssterilisation und ›Euthanasie‹, 3. Auflage (1. Auflage 2005). Frankfurt/Main. S. 143–157.

Lilienthal, Georg 2009: Jüdische Patienten als Opfer der NS-›Euthanasie‹-Verbrechen. In: Medaon 3. Jg., H. 5, https://medaon.de/pdf/A_Lilienthal-5-2009.pdf (Zugriff am 08.02.2022).

Maskos, Rebecca 2010: Was heißt Ableism? Überlegungen zu Behinderung und bürgerlicher Gesellschaft. In: arranca!, H. 43, S. 30–33.

Mansfeld, Clara 2020: Menschen mit Lernschwierigkeiten als Vermittelnde von Geschichte. Historisch-politische Bildungsarbeit und inklusive Begegnungen in der »Euthanasie«-Gedenkstätte Brandenburg. In: Meyer, Dorothee/Hilpert, Wolfram/Lindmeier, Bettina (Hg.): Grundlagen und Praxis inklusiver politischer Bildung. Bonn. S. 239–252.

Manthey (geb. Hempel), Elvira 2005: Die Hempelsche. Das Schicksal eines deutschen Kindes, das 1940 vor der Gaskammer umkehren durfte (1. Auflage 1994). Lübeck.

Maskos, Rebecca 2021: Das Unbehagen an Behinderung. »Frauen der Unterwelt« und Kontinuitäten des Ableismus. In: Völcker, Tine Rahel (Hg.): Frauen der Unterwelt. Queerfeministische Antworten auf Psychiatriegewalt, Sexismus und Ableismus. Münster. S. 105–112.

Neuhold, Thomas/Scheller, Kerstin 2014: Serie rechtsextremer Vandalenakte reißt nicht ab. In: Der Standard vom 14.05.2014, https://www.derstandard.at/story/1399507473210/mahnmal-fuer-euthanasie-opfer-wurde-zerstoert (Zugriff am 04.01.2022).

Organisation Intersex International Europe e.V. (Hg.) 2016: Menschenrechte und intergeschlechtliche Menschen – Themenpapier. Berlin.

Quaeschning, Lisa/Düsterhöft, Alf 2018: Vielfältige Erinnerungen. Vortrag am 13.03.2018 im Rahmen der Veranstaltungsreihe ›Graue Busse‹ in Frankfurt am Main.

Rexer, Martin 2020: ›Die berüchtigten grauen Busse …‹ – ein Mythos? Ein Beispiel für Rezeption und Fiktionalisierung der NS-Krankenmorde. In: Schwäbische Heimat 71. Jg., H. 1, S. 22–32.

Riechert, Hansjörg 1995: Im Schatten von Auschwitz. Die nationalsozialistische Sterilisationspolitik gegenüber Sinti und Roma. Münster/New York.

Sanders, Eike/Achtelik, Kirsten/Jentsch, Ulli 2018: Kulturkampf und Gewissen. Medizinethische Strategien der ›Lebensschutz‹-Bewegung. Berlin.

Schneider, Christoph (Hg.) 2020: Hadamar von innen. Überlebendenzeugnisse und Angehörigenberichte. Berlin.

Schneider, Christoph 2021a: Die Drohung des Gegenbilds. Über den Widerspruch in der Didaktik der NS-›Euthanasie‹. In: Pädagogische Korrespondenz, H. 63, S. 5–23.

Schneider, Christoph 2021b: Die Überlebenden der NS-›Euthanasie‹ ohne gesellschaftlichen Ort. Arbeitspapier (unveröffentlicht).

Schneider, Christoph 2021c: Die In/Existenz von Überlebendenzeugnissen der NS-›Euthanasie‹ – Medium einer Auseinandersetzung. Vortrag auf der Tagung des Arbeitskreises zur Erforschung der NS-›Euthanasie‹ und Zwangssterilisation in Brandenburg am 14.11.2021.

Schneider, Christoph (2021d): Die verschwundenen Gräber der Heilerziehungsanstalt. In: Forum Erziehungshilfen 27. Jg., H. 2, S. 114–117.

Schreiber, Jürgen 2010: Schuld ohne Sühne. Die juristische Aufarbeitung der nationalsozialistischen »Euthanasie« in der Bundesrepublik Deutschland. In: zeichen, H. 1, S. 16–17.

Schulreich, Ekkehard 2019: Unbekannte übergießen Stolperstein in Geithain mit Beton. In: Leipziger Volkszeitung vom 03.06.2019, https://www.lvz.de/Region/Geithain/Unbekannte-uebergiessen-Stolperstein-in-Geithain-mit-Beton (Zugriff am 04.01.2022).

Softie 2018: Post vom 28.12.2018, https://www.facebook.com/softie.offiziell/posts/225535321554736 (Zugriff am 15.01.2019).

Stiftung Denkmal 2020: Einladung – Gedenken an die Opfer der ›Euthanasie‹-Morde in der Zeit des National-Sozialismus. 4. September 2020, https://www.stiftung-denkmal.de/wp-content/uploads/Gedenkort-T4_A4-quer_8Seiten_2020_WEB.pdf (Zugriff am 03.01.2022).

Surmann, Rolf 2008: Was ist typisches NS-Unrecht? Die verweigerte Entschädigung für Zwangssterilisierte und ›Euthanasie‹-Geschädigte. In: Hamm, Margret (Hg.): Lebensunwert – zerstörte Leben. Zwangssterilisation und ›Euthanasie‹, 3. Auflage (1. Auflage 2005). Frankfurt/Main. S. 198–211.

top/dpa 2021: 145 Beschuldigte im Verdacht der Freiheitsberaubung von Behinderten. In: Rheinische Post vom 11.01.2021, https://rp-online.de/nrw/

panorama/bad-oeynhausen-145-beschuldigte-im-fall-wittekindshof_aid-55622971 (Zugriff am 11.02.2022).

Tümmers, Henning 2011: Anerkennungskämpfe. Die Nachgeschichte der nationalsozialistischen Zwangssterilisation in der Bundesrepublik. Göttingen.

Türk, Wolfgang 2017: Wie zwei Brüder Zielscheibe rechter Hassbotschaften wurden. Hessenschau vom 02.11.2017, https://www.hessenschau.de/gesellschaft/wie-zwei-brueder-zielscheibe-rechter-hassbotschaften-wurden,bruederbender-102.html (Zugriff am 05.11.2017).

Türk, Wolfgang 2021: Romantik-Hochzeiten am Ort des NS-Verbrechens? In: hessenschau vom 17.02.2021, https://www.hessenschau.de/gesellschaft/romantik-hochzeiten-am-ort-des-ns-verbrechens-streit-um-gelaende-in-weilmuenster,zukunft-psychiatrie-vitos-weilmuenster-100.html# (Zugriff am 18.01.2022).

Verdenhalven, Moritz 2020: Die Universitätsnervenklinik Frankfurt am Main im Nationalsozialismus. Zwischen Krankenversorgung, Eugenik und NS-›Euthanasie‹. Vortrag am 18.11.2020 im Fritz Bauer Institut, https://www.fritz-bauer-institut.de/m-verdenhalven-18-11-2020 (Zugriff am 09.02.2022).

Vitos Weil-Lahn gGmbH 2020: Vitos Weil-Lahn und Marktflecken Weilmünster: Steuerungsgruppe zur möglichen Nachnutzung des Vitos Geländes setzt ihre Beratungen fort. Pressemitteilung vom 14.12.2020, https://www.vitos.de/ueber-uns/presse/news/detailseite-news/vitos-weil-lahn-und-marktflecken-weilmuenster-steuerungsgruppe-zur-moeglichen-nachnutzung-des-vitos-gelaendes-setzt-ihre-beratungen-fort (Zugriff am 18.01.2022).

Völcker, Tine Rahel (Hg.) 2021: Frauen der Unterwelt. Queerfeministische Antworten auf Psychiatriegewalt, Sexismus und Ableismus. Münster.

von Buttlar, Horst 2003: Nazi-›Euthanasie‹. Forscher öffnen Inventar des Schreckens. In: Der Spiegel Online vom 01.10.2003, http://www.spiegel.de/wissenschaft/mensch/nazi-euthanasie-forscher-oeffnen-inventar-des-schreckens-a-267983.html (Zugriff am 09.12.2013).

Wassmer, Jörg 2017: Alois Zähringer, https://www.gedenkort-t4.eu/de/biografien/29-09-1921-06-09-1940-alois-zaehringer-bleichheim#biografie (Zugriff am 04.01.2022).

Kollektive Strategien in einem verkollektivierenden Staat – Antipsychiatrische Strategien aus (queer-) feministischer und lesbischer Perspektive in der ehemaligen DDR

von Sabrina Saase

> *»Du hattest drei Optionen:*
> *Entweder du wurdest verrückt, du hast dich organisiert oder du nahmst den Strick.«*
> *(Ah/Saase/Stevens 2019: 53)*

Das Zitat kommt aus einem Interview mit Bettina Dziggel als Teil des DDR-AKs *Lesben in der Kirche (LiK)* und ist Ergebnis eines kollektiven und interdisziplinären Kunstprojekts *Wildes Wiederholen. Material von unten* an dem ich mit dem Kollektiv der queeren Raumerweiterungshalle[264] mit dem Artikel und Hörspiel *gemeinsam unerträglich. ein dokumentarisches mosaik* (Ah/Saase/Stevens 2019) beteiligt war.[265] Im Zitat werden zwei Dinge deutlich: erstens die lebensbedrohliche psychologisierende und psychiatrisierende Komponente der Gewalt, die queer[266]-lesbische Personen in der ehemaligen DDR

264 Raumerweiterungshallen, Vereinsort und -namensgeber*in des Kollektivs Raumerweiterungshalle, waren Mehrzweckhallen für kollektive Veranstaltungen wie Märkte, Werkstätten oder Tanzveranstaltungen und sind selbst ein Ostprodukt der 70er Jahre – der Zeit, wo im Westen die antipsychiatrische Bewegung tobte.

265 Das Projekt zu Oppositionsbewegungen in der ehemaligen DDR war eine Kooperation mit District*Schule ohne Zentrum und der Robert-Havemann-Gesellschaft. Unser Artikel mit und über lesbische(n) (Über)Lebensweisen inklusive Trans- und PoC-Realitäten in der ehemaligen DDR ist mittlerweile online auch auf Englisch, Russisch und Polnisch zu lesen: https://www.jackie-inhalt.net/reh/gemeinsamunertraeglich.html

266 Queer ist ein Begriff, der in der ehemaligen DDR so keine Verwendung fand und auch nicht als Selbstbezeichnung unserer Interviewpartner*innen als Zeitzeug*innen verwendet wurde. Dennoch verwende ich den Begriff, da mein Artikel mein heutiges Verständnis von sozial konstruierbarer Geschlechtlichkeit widerspiegelt. In unseren Interviews war auch eine trans Person dabei und im Beitrag der Raumerweiterungshalle zum erwähnten kollektiven Kunstprojekt wurden Trans-Lebensrealitäten genauso wie Schwarze lesbische Realitäten explizit verhandelt.

erlebt haben, und zweitens kollektive Ansätze antipsychiatrischer Widerstandsstrategien.

Feministische Emanzipation und Theorien haben sich schon früh mit der Psyche und Psychologisierung von nicht hegemonialen Normen entsprechenden Körpern beschäftigt. Anfänge hiesiger feministischer Emanzipationsbewegungen werden zumeist aus Vor-Wende-BRD-Perspektive stellvertretend für eine Geschichte Feministischer Emanzipation in Deutschland verhandelt – Doch was war eigentlich diesbezüglich in der ehemaligen DDR los? Bevor Antipsychiatrische Strategien aus (queer-)feministischer und lesbischer Perspektive in der ehemaligen DDR beleuchtet werden, möchte ich kurz die antipsychiatrisch-feministischen[267] Prozesse der Vor-Wende-BRD beschreiben. So kann deutlich werden, dass in unterschiedlichen Gesellschaftssystemen, unterschiedliche Strategien erforderlich und (un)möglich waren und doch viele Gemeinsamkeiten zu finden sind – und bis heute weder die einen noch die anderen die einzig wahren Strategien sind.

In der Vor-Wende-BRD spielten für antipsychiatrisch-feministische Prozesse besonders soziale Bewegungen der 68er Jahre und der 80er Jahre eine Rolle. Als Konsequenz der Proteste der 68er entstand in der Vor-Wende-BRD eine sozialpsychiatrische Bewegung mit Schlagwörtern wie (Re-) Politisierung der Berufsfelder, Antiautoritärer Ansatz, Menschenwürde, Einbeziehung von Betroffenen (Selbstbestimmung, Inklusion, Partizipation), Sensibilisierung für Gender- und Migrationsthemen und v.a. ambulante und gemeindenahe Versorgungen statt psychiatrischer Großanstalten (ebd.). Zahlreiche Reformen folgten, wobei rückblickend viele davon ihre Ziele nicht vollständig erreichten. Seit den 68er haben (queer-)feministische Bestrebungen auch Psychotherapien politisiert und verändert im Spannungsfeld zwischen Aktivismus, Akademisierung und Institutionalisierung (ebd.). Errungenschaften waren u.a. durch Enttabuisierung sexualisierter Gewalt, feministische Mädchen-, Frauen- und Frauenhaus- sowie kritische, antisexistische Jungen- und Männer- sowie politische Gemeinwesenarbeit (ebd.). Seit den 80er Jahren fanden diese Ansätze intersektionale, queere und post-koloniale Erweiterungen, die den Zusammenhang zwischen psychologischen Mechanismen und sozialen Positionierungen darlegten. Es entstanden eigene Beratungszentren für (queere) Schwarze Personen, die auch sozial-psychologische Beratungen miteinschlossen.

267 In der ehemaligen DDR waren Antipsychiatrie und Feminismus keine festen Begriffe wie in der Vor-Wende-BRD. Der Feminismusbegriff wurde innerhalb der DDR-Frauenbewegung oft als stigmatisierend und männerhassend abgelehnt und erst kurz vor der Wende umgedeutet und sich in einigen Gruppen angeeignet. Ich verwende den Begriff antipsychiatrisch-feministisch, um aus heutiger Sicht, wo diese Begriffe positiv-kritische Anwendung finden, einen Blick diesbezüglich auf DDR-Vergangenheit zu werfen.

Zusammenfassend zeigt sich, dass Kritik an der hiesigen Psychiatrie und die Geschichte hiesiger Antipsychiatriebewegung und Psychiatriereformen werden häufig aus einer Vor-Wende-BRD-Perspektive und daraus folgenden Kontinuitäten heraus betrachtet, während spezifische psychiatrisierende Erfahrungen und geleisteter Widerstand in der ehemaligen DDR oft unerwähnt bleiben. Zusätzlich bleiben selbst in Aufarbeitungen der Psychiatriegeschichte in der ehemaligen DDR queere Perspektiven oft unerforscht oder unerwähnt[268].

In diesem Artikel möchte ich einerseits diese Wissenslücke verkleinern und gerade die Psychiatrisierung von homosexuellen Frauen*[269] in der ehemaligen DDR und ihre oft kollektiven Widerstandsformen aus der Unsichtbarkeit holen und thematisieren. Denn wie sie selbst sagen: »Wir sind nicht unsichtbar, uns gibt es.« (Bettina Dziggel) / Wir haben eine eigene Sprache, eigenes Denken und können gar selbst handeln (Marinka Körzendörfer) / Gemeinsam sind wir unerträglich (Postkarte LiK) (Ah/Saase/Stevens 2019: 43). Andererseits frage ich, inwiefern kollektive Widerstandsstrategien in einem verkollektivierenden Staat noch ein radikales Potential haben können bzw. warum es gerade dort, trotzdem, kollektive, antipsychiatrische Strategien brauchte und inwiefern diese möglich waren. Dabei geht es mir nicht um Vollständigkeit – vielmehr möchte ich weitere Puzzleteile zur Geschichtsrekonstruktion und eigener Verortung darin liefern anhand von selbstgeführten Interviews mit Zeitzeug*innen und Literatur- und Archivrecherchen[270]. Die Aufarbeitung von DDR-Geschichte und besonders der queer-lesbischen DDR-Geschichte kann nur fragmentarisch bleiben. Viele Geschichtspuzzleteile wurden aktiv vernichtet und (un)bewusst verdrängt – vielleicht um im neuen System, der BRD nach der Wende, nicht aufzufallen oder zurechtzukommen – oder auch romantisierend überhöht. Ich möchte mit diesem Beitrag weitere Mosaike liefern, um das Licht, das auf (queer-lesbische)

268 So ist beispielsweise auf der Tagung *Psychiatrie in der DDR – Digitale Tagung am 09.09.2021* (https://geschmed.med.uni-rostock.de/fileadmin/Institute/medgeschichte/Veranstaltungen/Programm_DDR-Psychiatrie_9.9.21.pdf) auch auf Nachfrage keine Informationen zu queer-lesbischen Perspektiven einzuholen gewesen. Auch in dem sehr umfangreichen Sammelband *Psychotherapie in Ostdeutschland* (Geyer, 2011) wird Homosexualität nur am Rande erwähnt, v.a. als berufliches Hindernis für solidarische psychologisch-psychiatrisch Praktizierende.

269 Der Großteil der Literatur zu Lesben in der ehemaligen DDR bezieht sich auf cis-Lesben, die sowohl Teil von schwul-lesbischen Gruppen als auch von überwiegend heterosexuellen Frauengruppen waren. Ich verwende den Begriff homosexuelle Frauen*, um zu verdeutlichen, dass es auch trans-Lesben in der ehemaligen DDR gab und dass (staatliche) Psychopathologisierungen alle diese Gruppen betrafen und Widerstandspraxen nicht immer konkret als lesbische Praxen gelabelt waren auch wenn (nur) Lesben dabei waren.

270 u.a. Archiv der DDR-Opposition und Grauzone-Archiv der Robert-Havemann-Gesellschaft sowie Spinnboden Lesbenarchiv & Bibliothek.

DDR-Geschichte trifft, also auch auf meine eigene biographische Herkunft und Gegenwart als (p)ost-deutsche queere Psycholog*in, auf eine neue mehrfarbige Weise zu brechen. Die These des Artikels also lautet, dass es in der ehemaligen DDR (queer-) feministische, antipsychiatrische Widerstandspraxen gab, die genauso zur bundesdeutschen Geschichte gehören wie (queer-) feministische, antipsychiatrische Widerstandspraxen in der BRD vor der Wende. Im Folgenden frage ich deshalb welche antipsychiatrischen Widerstandsmomente aus einer queer-lesbischen Perspektive in der ehemaligen DDR existierten.

Von unten und oben: Sozialpsychiatrische Reform in der ehemaligen DDR?

Die Frage nach einem DDR-Pendant der antipsychiatrischen 68er Bewegungen der Vor-Wende-BRD wird oft vorschnell mit einem Nein beantwortet. Ich sage vorschnell, weil verschiedene Staatssysteme nicht nur verschiedene Betrachtungen, sondern auch verschiedene Begrifflichkeiten, Maßstäbe und v.a. eine politische Einordnung benötigen.

In den 1960 verpflichtet eine vertragliche Entspannungspolitik zwischen Ost und West die ehemalige DDR zur Einhaltung von Menschenrechten (Wieser 2020: 144). Durch diese wirtschaftliche West-Annäherung wurde Meinungszensur, Verfolgung und körperliche Bestrafung von Oppositionellen zwar offiziell aufgehoben, dennoch verschärfte sich zu dieser Zeit gerade deshalb eine psychologische, staatliche Kontrolle und Disziplinierung (ebd.), die ein freies Zusammenkommen außerhalb parteipolitischer Anlässe fast unmöglich machten und mit größten Risiken einhergingen. Um der Frage nach einer sozialpsychiatrischen Reform in der ehemaligen DDR nachzugehen, beziehe ich daher alle Wege ein, die von Bürger*innen genutzt wurden, um antipsychiatrischen Widerstand zu leisten: Reformen von oben und unten mit Versuchen von Gruppen und Einzelpersonen.

Einen guten Überblick über die psychiatrische Versorgung der DDR eingebettet in den politisch-historischen Kontext gibt Geyer (2011) mit Chroniken und Erfahrungsberichten vom Personal. Bereits in den frühen 1950ern waren die Vorstellungen in der DDR über Entwicklung, Erziehung und Bildung geprägt von der Auffassung, dass die Umwelt den Menschen formt (ebd.: 118).

> »*In der Praxis bedeutete das: Wenn man Kinder ausreichend ernährt und kleidet, zu Ordnung, Disziplin und Sauberkeit sozialisiert und*

kollektivbezogen bildet, dann werden sie sich zu gesunden Staatsbürgern entwickeln, was mit Hilfe staatlicher Gesundheits-, Erziehungs-, Bildungs-Programme keine Schwierigkeiten darstellen sollte.« (ebd.: 118)

Neben diesem Kollektiv- und Disziplin-bezogenen Menschenbild formte auch die Struktur der psychiatrisch-psychotherapeutischen Landschaft den kollektiven, antipsychiatrisch-feministischen Widerstand in der ehemaligen DDR. Nach einer Periode der Reorganisation und Neuausrichtung der psychiatrischen Versorgung (1956-1966) verschmolzen die zwei Bereiche der DDR-Psychotherapie, die nervenärztliche mit Psychiater*innen und die internistische mit Fachärzt*innen für innere Medizin, 1960 zur Gesellschaft für Ärztliche Psychotherapie der DDR (ebd.). So wie heute brachten auch in der ehemaligen DDR Einzeltherapien lange Wartezeiten. Daher wurden multizentrisch von oben Veränderungen eingeführt, die in eine sozialpsychiatrische Richtung wiesen: ambulante Therapien, Gruppenpsychotherapien mit Autogenem Training und Gesprächsgruppen, Selbsterfahrung, Kommunikative Psychotherapie, Bewegungs- und Musiktherapie (ebd.).

Parallel dazu gab es einzelne Personen(gruppen) unter dem psychiatrisch-psychotherapeutischen Personal, die eigene sozial-psychiatrische Ansätze ausprobierten und einführten wie Selbsterfahrungsgruppen und Selbsthilfegruppen zur eigenen therapeutischen Ausbildung. Ziel war ein Perspektivenwechsel weg von Autoritäten (ebd.: 209),

»hin zu einem anthropologischen, sich auf die authentischen subjektiven Erfahrungen des Betroffenen gründenden Krankheitsverständnis, das den Betroffenen als Person ernst nimmt [als] erste Stufe der sozialpsychiatrischen Psychiatriereform, eigentlich die primäre und grundlegende. Damit folgten wir dem Vorbild der westdeutschen Psychiatriereform« (ebd.: 410).

Gerade in den 60ern wurden Ansätze sozialpsychiatrischer Reformen oft von Einzelpersonen umgesetzt, weil Proteste gerade mit der militärischen Niederschlagung des Prager Reformmodells eines *Sozialismus mit menschlichem Antlitz* 1968 ausweglos erschienen. Trotz politischer Risiken und Angst vor Berufsverbot beteiligten sich Ärzt*innen voller Begeisterung an der Sozialpsychiatriereform ab Anfang der 1970er:

»Der Alltag in der DDR – zumindest in den letzten Jahrzehnten – war kein Jammertal, sondern förderte auch die persönlichen Kräfte, Propaganda und Mängel zu entlarven und in verlässlichen Gruppen sich gegenseitig zu helfen, und machte Lust, kreativ zu sein« (ebd.: 117).

In den 80er färbte das Reformklima von unten – mit westlich und sozialistisch orientierten Tagungen – aus dem gesamten Ostblock auch auf die DDR ab (ebd.: 457). In Bezug auf antipsychiatrische Reformen und Widerstandspraxen sah das so aus:

> *»Trotz sofort einsetzender Reisebeschränkungen für DDR-Bürger nach Polen bereits im Sommer 1980 sind die Psychotherapeuten über die polnischen Kolleginnen und Kollegen, die nach wie vor in die DDR kommen, hautnah angeschlossen an die Vorgänge dort. Auch die DDR-Psychotherapeuten lassen sich immer weniger einschränken. Ohne offizielle Genehmigung werden Kontakte in den Westen geknüpft« (ebd.: 457).*

So wurde trotz drohender Repressionen widerständiges Wissen und Netzwerk produziert und das eigene therapeutische Vorgehen verändert.

Den Erfahrungsberichten bei Geyer (2011) folgend, komme ich zu dem Schluss, dass es multizentrische sozialpsychiatrische Reformen in der ehemaligen DDR gab. Während die sozialpsychiatrischen Reformen vorwiegend die psychiatrisch-psychologischen Berufsfelder und Therapieformen betraf, waren die antipsychiatrischen Forderungen und Strategien (lesbischer) Frauen* v.a. gegen die psychisches Leid erzeugende Diktatur inklusive ihrer Sexualwissenschaft gerichtet, die ihre Lebensweisen negierte und bestrafte z.B. mittels operativer Psychologie. Um antipsychiatrischen Widerstand (lesbischer) Frauen* in der ehemaligen DDR besser kontextualisieren zu können, wird im folgenden Abschnitt diese staatliche operative Psychologie kurz dargestellt.

Operative Psychologie

Während Kollektivität auf Befehl zum DDR-Alltag gehörte, wurde selbstorganisierte Kollektivität häufig als krank und gefährlich deklariert und versucht zu unterbinden. So landeten z.B. Petitionsunterzeichner*innen, Musiker*innen und Homosexuelle in psychiatrischen Einrichtungen. Besonders Frauen*- und Lesbengruppen galten in der ehemaligen DDR als gefährlich.

Neben einer Psychologie als Grundlage für eine Psychotherapie in der ehemaligen DDR zum Lindern psychischen Leids, wurde 1965 *Operative Psychologie* vom Ministerium für Staatssicherheit (MfS) institutionalisiert (Wieser 2020: 144). So wurden einerseits Techniken (weiter)entwickelt, um *feindlich-negative* Personen zu identifizieren und zu verhören sowie um Inoffizielle Mitarbeiter*innen anzuwerben (ebd.). Zusätzlich wurden Techniken der Zersetzung entwickelt – »ein Überbegriff für verschiedene Methoden der

Staatssicherheit zur ›Bearbeitung‹ oppositioneller Personen und Gruppen« (ebd.: 144). Zu den auf die jeweilige Persönlichkeit zugeschnittenen unüberschaubaren Techniken gegen Gruppen gehörte Zersplitterung, Lähmung, Desorganisation, und gegen Einzelpersonen soziale Isolierung, psychologische Verunsicherung und öffentliche Rufschädigung (vgl. Trobisch-Lütge 2016).

> *»Ziel war es, den Betreffenden zur permanenten Beschäftigung mit sich selbst zu veranlassen, die Persönlichkeit Andersdenkender und der Gegner des Sozialismus durch die psychische Zersetzung grundlegend zu destabilisieren [damit sie Energie für oppositionelle Handlungen und Bündnisse verloren] und feindliche Ideologien zu bekämpfen. Dies wurde soweit betrieben, dass sich manche der Betroffenen das Leben nahmen. […] Die Nachwirkungen spüren Opfer bis heute.« (Behnke & Fuchs, zit. nach Trobisch-Lütge: o.S.)*

Es ist leider nicht neu, dass psychologisches Wissen zur Unterdrückung und Ausbeutung von Menschen genutzt wird – so wurde Psychologie zur kolonialen Ausbeutung und Menschenführung genutzt (Saase 2019) und auch im Nationalsozialismus wurde Psychologie zur Verfolgung Andersdenkender genutzt (Saase 2019; Wieser 2020; Mader 2015). Was für mich ein Alleinstellungsmerkmal darstellt, ist, dass die Operative Psychologie der DDR genutzt wurde, um die gesamte Bevölkerung zu überwachen, zu kontrollieren und einzuschüchtern – auch leitende Mitarbeiter*innen von DDR-Psychiatrien selbst waren von den Zersetzungsmaßnahmen betroffen (Geyer 2011: 640). Bettina Dziggel formuliert es folgendermaßen: »Also das war sehr willkürlich. Es gibt keinen roten Faden. Es gibt für dieses Land keinen roten Faden. Nur dass es seine Leute nicht mochte« (Ah/Saase/Stevens: 55).

Psychologisierung und Psychiatrisierung von (lesbischen) Frauen* in der ehemaligen DDR

Im folgenden Kapitel werden staatliche Diskriminierungen und Repressionen von (vermuteten) lesbischen Lebensweisen oder Lebenswünschen besonders im Hinblick auf Psychologisierungs- und Psychiatrisierungsprozesse in der ehemaligen DDR untersucht, um die nachfolgenden antipsychiatrisch-feministischen Widerstandspraxen zu kontextualisieren. Bevor im nächsten Kapitel antipsychiatrisch-feministischer Widerstand von unten diskutiert wird, wird hier die Rolle psychologischer und psychiatrischer Einrichtungen beleuchtet und gefragt, ob es auch hier kritische Stimmen gab.

Die Hindernisse mit denen Lesben in der ehemaligen DDR kämpfen mussten, sind andernorts ausführlich beschrieben (vgl. Ah/Saase/Stevens 2019; Karstädt/Zitzewitz 1996). Für einen kurzen Überblick seien folgende genannt: Unsichtbarkeit von und Unwissenheit über Homosexualität ohne Vorbilder und Informationen, Isolation und Vereinzelung ohne Möglichkeiten für Treffpunkte oder Partner*innensuche[271], diskriminierendes Sexualstrafrecht[272], Homosexualität als (behandelbare) Krankheit, staatliche und gesellschaftliche Stigmatisierung und Pathologisierung, Disziplinarverfahren und Funktions-/Karriereverlust[273]. Diese staatlichen und zivilgesellschaftlichen Hindernisse hatten nicht nur psychisches Leid zur Folge. Vielmehr wurden lesbische Lebensweisen psychopathologisiert und psychiatrisiert.

Die staatliche Psychiatrisierung von (lesbischen) Frauen* wird deutlich anhand der exemplarischen staatlichen Verfolgung der Künstler*in Gabriele Stötzer-Kachold, die u.a. als Operativer Vorgang *Toxin* bei der Stasi geführt wurde. Sie sagt: »So sehr sie bei mir nach einem politischen Anlass zur Verurteilung als Staatshetzerin suchten und ihn nicht finden konnten, so sehr versuchten sie mich als Frau zu sexualisieren und zu idiotisieren« (Stötzer-Kachold, zit. n. Ah/Saase/Stevens 2019: 49). In ihrer Stasi-Akte stand u.a.:

> *»Charakterzüge wie Eigenwilligkeit [...] ist bisexuell [...] Der psychische Zustand ist durch Hysterie, Verfolgungswahn und permanente Unruhe gekennzeichnet. [...] Vieles aus ihrer eigenen sexuellen Verklemmung [ist] politisiert und treibt sie sehr hektisch in solche Diskussionen. [...] Sie ist eine psychopathische Natur, sie leidet an einem Minderwertigkeitskomplex [...] Es ist die Verhinderung öffentlichkeitswirksamer staatsfeindlicher Aktivitäten des bearbeiteten Personenkreises zu gewährleisten. Hierzu sind geeignete Möglichkeiten der Kontrolle, Verunsicherung, Zersetzung, Isolierung und Vereinsamung der Person durchzuführen« (Ah/Saase/Stevens 2019: 51).*

---

271 Selbst gleichgeschlechtliche Kontaktanzeigen werden häufig nicht gedruckt.

272 durch den im Nationalsozialismus verschärften und bis 1968 geltenden Strafrechtsparagrafen zur Bestrafung männlicher Homosexualität §175; dann seit 1968 durch §249 zur Bestrafung vermeintlicher Asozialität, verwahrloster Liebe und Kriminalität; durch den sogenannten Verführungsparagraf §151 zum Schutz Jugendlicher vor sexuellen Handlungen mit Erwachsenen bis 1989 (mit unterschiedlichen Schutzaltersgrenzen – für Homosexuelle 18 Jahre, für Heterosexuelle 16 Jahre) weshalb besonders Lesben, die mit Kindern und Jugendlichen arbeiteten, wie Lehrer*innen und Therapeut*innen, oft ein Coming-out oder jegliche lesbische Sexualität vermieden, um Vorwürfe wegen Verführung zu vermeiden.

273 Selbst im Demokratischen Frauenbund Deutschlands (DFD), der aus den antifaschistischen Frauenkommissionen 1949 hervorgegangen ist (vgl. Karstädt/Zitzewitz 1996).

Deutlich wird hier das Ausmaß der oben genannten operativen Psychologie im Allgemeinen sowie das Ausmaß der Psychopathologisierung nicht heteronormativer Sexualität im Speziellen.

Wenn von staatlicher Seite Psychologie instrumentalisiert wurde mittels operativer Psychologie und Psychopathologisierung lesbischer Lebensweisen, welche Rolle spielten dann die psychologisch-psychiatrischen Einrichtungen für Lesben in der ehemaligen DDR? Es gab nur wenige praktizierende Psychotherapeut*innen, z.B. im Haus der Gesundheit Berlin, in Kliniken oder Ehe-, Familien- und Sexualberatungsstellen, und noch weniger, die lesbische Frauen* beim Coming-out, in der biographischen Aufarbeitung, gesellschaftspolitischen Einbettung und Identitätsfindung kompetent unterstützen konnten (Karstädt/Zitzewitz 1996: 18). Im Gegenteil, psychologisch-psychiatrische Orte stigmatisierten lesbische Lebensweisen durch Unterteilungen in *heterosexuell erlebnisfähige Frauen*, *frigide Frauen*, *latent homosexuelle Frauen* und *manifest homosexuelle Frauen* in der differentiellen Persönlichkeitspsychologie (Geyer 2011: 377) oder durch Diagnosen wie *sexuelle Perversionen und Sexualneurosen*, *Sexopathie* (Bühner 2017) und *anlagenbedingte Homosexualität* und versuchten diese teilweise zu therapieren (Bühner 2021). Insgesamt machten Nervenkliniken und Wissenschaft Lesben zu psychologischen und medizinischen Forschungsobjekten, v.a. von biologistischer Ursachenforschung mit Ideen zur Behandlung und Vorbeugung von Homosexualität (vgl. Bühner 2017; Karstädt/Zitzewitz 1996) – ohne Mitspracherecht, teilweise ohne Bekanntgabe versprochener Ergebnisse (vgl. Ah/Saase/Stevens 2019: 52). Die Nervenkliniken der ehemaligen DDR waren teilweise unterschiedlich ausgerichtet, ausgestattet und arbeiteten dementsprechend unterschiedlich (Geyer 2011), weshalb eine umfassende Analyse zum Umgang mit Homosexualität kaum möglich ist. Bühner (2021) zeigt anhand von Krankenakten der Charité und weiteren Recherchen, dass an der Nervenklinik der Charité zumindest keine systematische Zwangsmedikamentierung oder -psychotherapien, Elektroschocktherapien, Lobotomien oder andere invasive Eingriffe bezüglich weiblicher Homosexualität stattfanden. Dort betrafen Maßnahmen v.a. jüngere lesbische Patientinnen: psychischer Druck, Arbeits- und Wohnortwechsel, Trennung von Liebesbeziehungen (Bühner 2021). In Bezug auf Trans-Patient*innen vermutet Bühner (2021) eine Pionierrolle der Nervenklinik der Charité in der ehemaligen DDR.

In meinen Recherchen zeigt sich, dass vielen Lesben in der ehemaligen DDR v.a. psychiatrische biologistische Ursachenforschung bekannt war. Umso überraschender, dass das Haus der Gesundheit Berlin im Verlauf psychosoziale und gesellschaftliche Faktoren als Ursachen für Homosexualität einräumte und vom Personal eine offene, akzeptierende Haltung forderte

(Bühner 2021). Auch in der Radiosendung *Mensch du – ich bin lesbisch* im Jugendradio DT 64 sprach eine aufgeschlossene Psychologin, Dr. Barbara Gygier, über lesbische Liebe, was in der Lesbenzeitschrift *frau anders* kommentiert wurde: »Ich habe mich darüber gefreut, dass sie dabei nicht den biologistischen Theorien das Wort geredet hat, sondern vom Konzept der grundsätzlichen bisexuellen Reaktionsfähigkeit des Menschen ausgegangen ist« (Christina 1989).

Auch andernorts existierte aufgeschlossenes – ich wage vorsichtig solidarisches zu sagen - psychologisch-psychiatrisches Personal, dass zum Beispiel versuchte auf Tagungen differenziert und entstigmatisierend über Homosexualität zu sprechen und sogar Lesben - als Betroffene und Expert*innen ihres Begehrens und ihrer Lebenslage - als Referent*innen einladen wollten (Geyer 2011: 668). Allerdings mussten diese oft mit Karriereverlust rechnen, teilweise mit Begründungen wie: »das Generalsekretariat (GS) [des medizinischen Dachverbands] habe nichts gegen Homosexuelle und die Beschäftigung mit ihnen, soweit sie wissenschaftlich und medizinisch sei. Es seien jedoch zwei Politaktivisten eingeladen worden, die feindliche Ansichten und Absichten verträten« (ebd.: 668), teilweise ohne: »Unter einem fadenscheinigen Vorwand [...] wurde die Tagung im September 1980 abgesagt« (ebd.: 669). Im Vorfeld musste genauestens begründet werden, warum » normabweichende Formen von Partnerschaften [...] ältere Menschen, Bürger mit körperlichen und psychischen Behinderungen, Menschen mit gleichgeschlechtlichen Neigungen sowie Dissoziale Tagungsthema « (ebd.: 669) sein sollten. Groteskerweise wurde im Anschluss der Tagungsorganisatorin, der ältesten DDR-Medizinisch-Wissenschaftlichen Gesellschaft, der *Medizinischen Gesellschaft der DDR zum Studium der Lebensbedingungen und der Gesundheit* (MGzSLG) – hervorgegangen aus der Friedensbewegung der Ärzte –, die Rechtsfähigkeit entzogen. Dies verdeutlicht einmal mehr, welche unverhältnismäßige Gefahr für den Staatsapparat der ehemaligen DDR von Homosexualität ausging. Durchschnittlich waren ca. 12 IMs (Inoffizielle Mitarbeitende der Stasi) auf eine Lesbe angesetzt – auf Gabriele Stötzer zeitweise sogar 25 IMs (Ah/Saase/Stevens 2019: 51f.). Noch mal zusammengefasst:

> *»Jede private Ini und Gruppenbildung wurde vom Staat als politische Ini betrachtet, entsprechend kritisch beobachtet, gestört und unter Umständen vernichtet. [Dies zeigt die] Zwanghaftigkeit, mit der jede private Ini zur politischen Opposition erklärt wurde. Daher wurde ihre Bekämpfung Staatsangelegenheit, die Potenzierung ihrer Kräfte/Macht zur Folge hatte; oft unverhältnismäßig zur eigentlichen Aktivität« (Kenawi 1995: 12).*

Umso mehr Anerkennung verdienen lesbische Frauen* in der ehemaligen DDR, die antipsychiatrischen Widerstand geleistet haben – und ich lese in einem Staat, der systematisch und flächendeckend psychologische Zersetzungsmaßnahmen angewendet hat, im Grunde jeden Widerstand als antipsychiatrisch. Denn wie Marinka Körzendörfer sagte:

> *»Das Schizophrene an dem jetzigen Staat [BRD] ist, dass man eine größere Öffentlichkeit erreichen kann, aber niemand mehr hinhört... Wenn früher [DDR] nur zehn Leute auf die Straße gegangen sind, hatten wir ein Übergewicht von 1:10 als Reaktion. Da hat man wenigstens noch gespürt, daß da irgendwas zu machen ist« (Karstädt/Zitzewitz 1996: 184).*

Zusammenfassend wurden in der ehemaligen DDR nicht nur lesbische Lebensweisen, sondern auch (verdächtigte) lesbische Lebenswünsche sowie Lebensformen, die lesbisch gelesen werden könnten, unverhältnismäßig als Staatsgefahr angesehen, psychopathologisiert und versucht mittels staatlicher Maßnahmen wie Gesetzgebung oder operativer Psychologie zu vernichten. Dabei spielten psychologisch-psychiatrische Einrichtungen für Lesben eine ambivalente Rolle, da sie trotz Psychopathologisierungen oft einzige Lesbentreffpunkte darstellten. Psychologisch-psychiatrische Akteur*innen waren einerseits Teil biologistisch-voyeuristischer, bevormundender, stigmatisierender Untersuchungen, Behandlungen und Ursachen-/Heilungsforschungen sowie andererseits teils Agent*innen für differenzierte, entstigmatisierende Sichtbarkeiten von Homosexualität auf wissenschaftlichen Tagungen, die Lesben als Expert*innen ihres Begehrens und ihrer Lebenslage verstanden. Auffällig bei der Betrachtung von Verbündeten für Lesben in psychologisch-psychiatrischen Einrichtungen in der ehemaligen DDR sind besonders zwei Punkte: Erstens, dass sie oft allgemein Homosexualität thematisierten und selten explizit lesbisches Leben und zweitens, dass diese Verbündeten oft selbst staatliche Repressionen mit beruflichen Einschränkungen erlebten. Deutlich wird an diesem Kapitel nicht nur, wie dringend notwendig antipsychiatrisch-feministische Widerstandspraxen für ein (Über-)leben in der ehemaligen DDR waren, sondern auch wie eng die Handlungsräume waren.

Kollektive (queer-)feministische und lesbische Widerstandsstrategien

Bisher wurde dargestellt welchen (psychologisierenden und psychopathologisierenden) alltags- und begehrenserschwerenden, teils lebensbedrohlichen

Hindernissen (lesbische) Frauen* in der ehemaligen DDR ausgesetzt waren und auf welche Ambivalenzen sie im psychologisch-psychiatrischen Einrichtungen trafen. Da von institutioneller Seite wenig Hilfe oder Unterstützung vorhanden, möglich oder sichtbar war, wird im folgenden Kapitel nun das Kernstück des Artikels diskutiert: antipsychiatrisch-feministische Widerstandspraxen (lesbischer) Frauen*.

Lesben haben in der ehemaligen DDR eine lange und kreative Geschichte an Widerstandsstrategien, um Sichtbarkeiten herzustellen, Wissen über Homosexualitäten zu generieren (um sich selbst besser zu verstehen, wertschätzen und benennen zu können), Lebensräume zu schaffen, Partner*innen zu finden und Stigmatisierungen entgegenzuwirken und Diskriminierungen in gesellschaftspolitische Kontexte zu stellen (vgl. Ah/Saase/Stevens 2019). Private schwul-lesbische Gruppen existierten bereits in den 1950ern, gehäufter und auch eigenständig von Lesben organisiert, kamen Gruppen und Treffen jedoch ab den 1970ern vor und in den 1980er finden oppositionelle Arbeitskreise v.a. unter dem Dach der evangelischen Kirche statt (Lola 2018). Auch Trans-Personen waren in der ehemaligen DDR aktiv – beispielsweise aus Rostock ist eine Trans-Gruppe bekannt (ebd.). Zu den vielfältigen Widerstandspraxen gehörten unter anderem Organisation von Arbeitskreisen, Lesegruppen, Vernetzungstreffen, Frauen-Lesben-Feste, eigenen Anlaufstellen, Tagungen, Zineproduktion, Tanzperformances und andere Kunstprojekte, Gründungen von Lesben*gruppen, Begriffsaneignungen für Selbstbezeichnungen[274], Selbstmord oder das Besetzen von Stasigebäuden direkt nach Grenzöffnung, um Aktenvernichtungen zu verhindern (Ah/Saase/Stevens 2019). Es wurden Eingaben[275] gegen Behörden und Wissenschaftler*innen gemacht, auf kommunaler, magistraler und ministerialer Ebene verhandelt, um u.a. öffentliche Beratungsstellen, Gremien für Homosexuellenrechte oder die Abschaffung des §151 zu fordern.

Wenn es um konkrete antipsychiatrische Widerstandspraxen geht, möchte ich zunächst den Blick auf direkt Psychiatriebetroffene in der ehemaligen DDR lenken. Maria Bühner (2021) fand bei Analysen von Krankenakten von homosexuellen Frauen (1959-1974) der Nervenklinik der Charité heraus, dass Patient*innen handlungsmächtig Versuche zeigten sich Behandlungen zu entziehen. Auch wurden sich Räume, die psychologisch-psychiatrische Zwecke hatten, angeeignet. Gesprächskreise für Lesben der Abteilung Psychologie im Berliner Haus der Gesundheit, gedacht als Selbsterfahrungsgruppen mit

274 Wie Terrorlesben oder Radikallesben (Ah/Saase/Stevens 2019: 48).

275 Ohne vorgesehenen Rechtsweg oder Beschwerdesystem entwickelte sich ein DDR-spezifisches Eingabewesen. D.h. bei Beschwerden (an Behörden) wurde direkt ein Brief an den Staatschef Honecker geschrieben oder damit gedroht.

wissenschaftlichem Erkenntnisgewinn, wurde auch als eigener Treff-, Flirt- und Beratungsort genutzt, wie Tommy verrät: »Wir haben uns gegenseitig beraten. Wir haben uns über unsere Probleme unterhalten. […] Mir hat das eigentlich Spaß gemacht, da hinzugehen, da lernt man ja auch wieder neue Leute kennen« (Karstädt/Zitzewitz 1996: 60). Auch wurde die psychologisch-psychiatrische Beforschung von Lesben abgelehnt (ebd.: 17), und ihr im Sinne des Betroffenenansatzes Forschung aus den eigenen Reihen entgegengestellt. So findet sich in dem Zine *frau anders* ein Brief an einen Professor:

> *»Werter Prof. Dr. E. Günther!, Über unsere Kontaktadresse erhielten wir Ihre Fragebögen. Wir finden es wichtig, daß es wissenschaftliche Untersuchungen zu Fragen der lesbischen Existenz gibt. Ihre Bögen werden wir jedoch nicht ausfüllen. Dafür gibt es im wesentlichen zwei Gründe: Erstens sollte nach unserer Meinung eine soziologische Untersuchung zur Lebenslage lesbischer Frauen von Betroffenen durchgeführt werden. Ihnen ist sicher bekannt, daß Christina Schenk und wahrscheinlich auch Marinka Körzendörfer aus Berlin ab September 1989 zu dieser Thematik wissenschaftlich arbeiten werden. Eine Untersuchung zur lesbischen Existenz durch einen Nichtbetroffenen lehnen wir ab, zumal Sie uns in keiner Weise über die Ziele Ihrer Arbeit informieren. Zweitens sind wir mit der Form des Fragebogens an sich nicht einverstanden. Mit den Fragen sollen offensichtlich nur landläufige Klischees ›abgeklopft‹ werden. Die Fragen zeugen unseren Erachtens von einer Unkenntnis in Bezug auf die Thematik der lesbischen Existenz. Unverständlich ist uns, daß Sie die Bögen auch unaufgefordert an (lesbische) Frauen schicken, die in der Zeitung unter der Rubrik ›Bekanntschaften‹ inseriert haben. Offensichtlich sind Sie sich nicht im klaren darüber, welche Ängste damit ausgelöst werden können. Wir möchten Sie bitten, die Fragebögen nicht mehr zu verschicken! Über eine Antwort auf unser Schreiben würden wir uns freuen. Wir wären auch zu einer Zusammenarbeit bereit, falls Sie sich dafür entscheiden, weiter an dem Thema zu arbeiten« (Frauengruppe im Arbeitskreis Homosexualität Leipzig 1989).*

Wie im Brief erwähnt, wurden in der ehemaligen DDR von Lesben eigene Forschungen zu Homosexualität durchgeführt, um stigmatisierender psychiatrischer Wissensgenerierung etwas entgegenzusetzen (vgl. Schenk 1986; Schenk/Körzendörfer 1987; Sillge 1986). Zusätzlich haben sich Lesben in der ehemaligen DDR auf selbstorganisierten Tagungen mit psychosozialen Aspekten von Homosexualitäten auseinandergesetzt (vgl. ebd.) und in eigenen Zeitschriften wurden vertrauensvolle psycho-soziale Beratungsstellen und Therapeut*innen vermittelt.

Auch die kollektive Organisation in Arbeitsgruppen kann als antipsychiatrische Widerstandsstrategie gelesen werden, wenn wie es Bettina Dziggel von LiK sagt:

> *»Unsere Aufgabe war eigentlich – was wir Jahre später erst nach der Mauer erfahren haben, wenn ich dann Frauen treffe – dass wir ganz wichtig waren für ihr Coming-Out, und dass sie gemerkt haben, sie sind nicht alleine. Diese Vereinzelung aufzuheben, genau aus dem Grund, warum wir den Arbeitskreis gegründet haben. Somit waren wir die Vorreiterinnen oder haben ihnen die Kraft verliehen, sich zu öffnen« (Ah/Saase/Stevens 2019: 42).*

Dabei waren die Arbeitskreise oft verbunden mit künstlerischen Ideen und ganzen Kunstprojekten. Der Arbeitskreis LiK wollte die homofeindliche Forschung von Günter Dörner in einem nie realisierten Kabarett umsetzen, wie Bettina Dziggel erzählte: »Ratten-Dörner war ein Einfluss wo wir gemerkt haben, mit 'ner Freundin damals, wir müssen hier irgendwas machen [Irgendwie 'n Kabarett oder so], so geht das nicht weiter ja. Und im Endeffekt ist dieser Arbeitskreis entstanden, das war der Witz« (Ah/Saase/Stevens 2019: 53). Auch das Kunstprojekt EOG – erweiterte Orgasmusgruppe – dreier Frauen lässt durch die Beschreibung des Musikstils, experimentelle Urschreitherapie-Musik, auf antipsychiatrische Aspekte schließen, v.a. im Hinblick auf die Psychopathologisierung der Lebensweise eines ihrer Mitglieder Gabriele Stötzer-Kachold (s.o.) während und nach ihrer Haft als politische Gefangene im Frauenzuchthaus Hoheneck/Stollberg. Später prägte Gabriele Stötzer-Kachold nicht nur die unabhängige Kunstszene der ehemaligen DDR beispielsweise mit der *Künstlerinnengruppe Erfurt-Avant-Femme* (später *Exterra XX*), sondern gründete mit der Psychologin Kerstin Schön und anderen die Frauengruppe *Frauen für Veränderung*. Am 4. Dezember 1989 gehörten die Künstlerin Gabriele Stötzer-Kachold und Psychologin Kerstin Schön in Erfurt zu jenen vier Frauen, die die erste Besetzung einer Bezirksverwaltung der Staatssicherheit organisierten und damit republikweit das Signal zur Sicherung der Stasi-Akten gaben. So konnten überhaupt erst die psychiatrisierenden Vorgänge und Zuschreibungen an Weiblichkeit und Homosexualität (s.o.) durch das MfS sichtbar gemacht werden.

Zusammenfassend konnte gezeigt werden, dass vielfältige antipsychiatrisch-feministische Widerstandsstrategien (lesbischer) Frauen* seit der 1950er als Teil schwul-lesbischer Arbeitskreise, mit steigender Selbstständigkeit ab der 1970er Jahre und mit Höhepunkt in den 1980er Jahren in der ehemaligen DDR existierten. Die widerständigen antipsychiatrisch-feministischer Praxen (lesbischer) Frauen* lassen sich unterteilen in Widerstand gegen psychologisch-psychiatrische Einrichtungen, psychologische Empowermentstrategien, strukturelle Widerstandsstrategien sowie übergeordnete kollektive lesbische Widerstandsstrategien. Zu den Widerstandspraxen gegen psychologisch-psychiatrische Einrichtungen gehörten u.a. Kritik an biologistischer, voyeuristischer, bevormundender Forschung verbunden mit Eingaben gegen Wissenschaftler*innen, Versuche sich Behandlungen in Nervenkliniken zu entziehen, Aneignungen von psychologisch-psychiatrische Räumen als Lesben-Treffs, Gründung eigener Anlaufstellen bzw. die Vermittlung vertrauensvoller psycho-soziale Beratungsstellen und Therapeut*innen sowie das Durchführen eigener Forschungsprojekte zu Homosexualität im Zusammenhang mit psychosozialen Aspekten. Psychologische Empowermentstrategien waren u.a. Hilfe beim Coming-out und bei anderen psycho-sozialen Aspekten im Alltag von Lesben wie bei Partner*innensuche oder beim Schaffen von Lebensräumen, beim Entgegenwirken von Stigmatisierungen, beim gesellschaftspolitischen Kontextualisieren von Diskriminierungen, beim Aneignen von Begriffen für Selbstbezeichnungen, und beim grundsätzlichen Herstellen von Sichtbarkeiten nach innen und außen, um ein Wir-Gefühl für kollektive Praxen zu ermöglichen und dem Staatskollektiv entweder etwas entgegen stellten oder den Begriff des Staatskollektivs erweiterten. Um strukturell antipsychiatrischen Widerstand zu leisten wurden u.a. behördliche Eingaben getätigt, sich für die Abschaffung diskriminierender Gesetze engagiert oder Beweismittel im Prozess der Wende gesichert (z.B. durch das Besetzen von Stasigebäuden oder durch Archivgründungen zur Dokumentation lesbischer Tätigkeiten). Auch übergeordnete kollektive lesbische Widerstandsstrategien wie Organisation von Arbeits- und Lesekreisen, (über-) regionale Vernetzungstreffen mit Festen und Tagungen, Generieren von Wissen über Homosexualitäten oder kollektive Zineproduktionen oder Kunstprojekte interpretiere ich als antipsychiatrisch in einem Staat mit systematischen, psychologischen Zersetzungsmaßnahmen. Zu diesen übergeordneten kollektiven lesbischen Widerstandspraxen zähle ich auch Aktionen von Einzelpersonen, da der Staat systematisch gegen Gruppenbildung vorging - die Summe dieser Aktionen und Akteur*innen bildet das Kollektiv von widerständigen antipsychiatrischen (lesbischen) Frauen* in der ehemaligen DDR.

Ausblick: Die Revolution muss irgendwo anfangen

Ich habe anhand von qualitativen Interviews, Archiv- und Literaturrecherchen gezeigt, dass es in der ehemaligen DDR queer-lesbische antipsychiatrische Strategien gab - sowohl von Einzelpersonen als auch kollektiv organisiert, die teils mit einer sozialpsychiatrischen Reform einhergingen, teils mit einer

Entpathologisierung von Homosexualität, teils mit kollektiven Arbeitsgruppen, die sowohl parteinah von oben Veränderungen erwirkten als auch parteilosgelöst von unten, ihre, und damit auch unsere, queer-lesbischen Lebensbedingungen verbesserten.

Die kollektiven Praxen von antipsychiatrischen, (queer-) feministischen Widerstandsformen in der ehemaligen DDR leben weiter durch unser Aufgreifen in Gesprächen, Texten und Kunstproduktionen. Unser kollektiver Artikel mit Hörspiel *gemeinsam unerträglich. ein dokumentarisches Mosaik* der queeren Berliner Raumerweiterungshalle trägt zu dieser Sichtbarkeit bei als Teil der internationalen Wanderausstellung *Love at first fight*, die anlässlich *50 Jahre Stonewall* in Kooperation mit dem Schwulen Museum Berlin um die Welt geht, als Teil des *Ost West Ding* im Berliner Sophiensäle anlässlich *30 Jahre Mauerfall*, als Teil des Leipziger *GEGENkino – Festival for film and art* sowie durch Senden des Hörspiels auf *Reboot.fm - Freies Künstlerradio aus Berlin.* So werden hoffentlich auch künftige Generationen im Sinne der interviewten Trans-Aktivistin Nadja Schallenberg inspiriert:

> *»Jetzt sind mal die Jungen dran, weil die ja auch ne andere Bewegung haben, anderes Fühlen haben, anderes Wollen haben. Da muss man sich eben wehren, da muss man was tun. Das ist genau das gleiche, was ich damals gemacht hab. Nicht schimpfen und sagen ey Scheiße ist, sondern Arsch hoch und ab die Post und Kanonen rausgerollt, wenn's nicht anders geht. Ich meine, die Revolution muss irgendwo anfangen« (Nadja Schallenberg, zit. n. Ah/Saase/Stevens 2019: 63).*

Literaturverzeichnis

Ah, Ernest/Saase, Sabrina/Stevens, Lee 2019: gemeinsam unerträglich. ein dokumentarisches Mosaik. In: Rosenfeld, Elke/Husse, Suza (Hg.). wildes wiederholen, material von unten - Dissidente Geschichten zwischen DDR und pOstdeutschland #1. Berlin. S. 40-67.

Bühner, Maria 2021: Psychiatrisierung der Lust. Vom Umgang mit gleichgeschlechtlichem Begehren in der Nervenklinik der Charité Berlin (Arbeitstitel) Überblick zum Kapitel (Teil der Dissertationsschrift). Unveröffentlichtes Skript.

Bühner, Maria 2017: Die Psychiatrisierung der Lust. Der Umgang mit lesbischem Begehren in der Psychiatrie der DDR. https://agqueerstudies.de/vortragseinladung-13-12-2017-die-psychiatrisierung-der-lust-der-umgang-mit-lesbischem-begehren-in-der-psychiatrie-der-ddr/ (Zugriff am 30.12.2021).

Christina 1989: Mensch du – ich bin lesbisch. In: frau anders, Sonderheft, S.1.

Frauengruppe im Arbeitskreis Homosexualität Leipzig 1989: Werter Prof. Dr. E. Günther! In: frau anders, 89 Nr. V.

Geyer, Michael 2011: Psychotherapie in Ostdeutschland Geschichte und Geschichten 1945–1995. Göttingen.

Karstädt, Christina/Zitzewitz, Anette 1996: … viel zuviel verschwiegen: eine Dokumentation von Lebensgeschichten lesbischer Frauen aus der Deutschen Demokratischen Republik. Berlin.

Kenawi, Samira 1995: Frauengruppen in der DDR der 80er Jahre – Eine Dokumentation. Unveröffentlichtes Skript (GrauZone Archiv der Robert-Havemann-Gesellschaft).

Lola - für Demokratie in Mecklenburg-Vorpommern 2018. Ausstellung: Wir* hier - lesbisch, schwul und trans* zwischen Hiddensee und Ludwigslust. Schwerin.

Mader, Esther 2015: Psychopathologisierung und Rassismus in Deutschland – eine feministische Perspektive. In: Schmechel, Cora/Dion, Fabian/Dudek, Kevin/Roßmöller, Mäks*: Gegendiagnose. Beiträge zur radikalen Kritik an Psychologie und Psychiatrie. Münster. S. 76-101.

Saase, Sabrina in Druck: … weil es keine einfachen Erklärungen für komplexe Dinge gibt - Intersektionalität als post-kolonial-feministisches Konzept in der Psychotherapie als privilegierte Form der Sozialen Arbeit. In: Herausgeber*innenkollektiv (Hg.). work in progress. Hamburg.

Saase, Sabrina 2019: Augen auf! – Zur historischen Ver(antw)ortung intersektional zu denken. In: Mader, Esto/Schmechel, Cora/Steinweg, Alex/Kawalska, Kim (Hg.): Get well soon - Gegendiagnose 2 - Beiträge zur radikalen Kritik an Psychologie und Psychiatrie. Münster. S. 201-213.

Schenk, Christina 1986: vom coming out zweier Lesben. In: psychosoziale Aspekte der Homosexualität. Tagungsbericht vom 28.6.1985, S. 103-107.

Schenk, Christina/Körzendörfer, Marinka 1989: zu einigen Problemen lesbischer Frauen in der DDR – Ursachen und Konsequenzen. In: Psychosoziale Aspekte der Homosexualität. Tagungsbericht vom 23.4.1988, S. 88-94.

Sillge, Ursula 1986: Zur Psychosozialen Situation der Lesben in der DDR. In: Psychosoziale Aspekte der Homosexualität, S. 47-56.

Trobisch-Lütge, Stefan 2016: Psychofolgen bis heute: »Zersetzungs«-Opfer der DDR-Geheimpolizei. https://www.bpb.de/geschichte/deutsche-geschichte/stasi/218417/psychofolgen-bis-heute (Zugriff am 30.12.2021).

Wieser, Martin 2020: Über das ›Messer des Chirurgen‹ und ›unangefochtene Inseln der Auslesearbeit‹: Skizze einer Genealogie der psychologischen Moral. In: Balz, Viola/Malich, Lisa (Hg.): Psychologie und Kritik. Wiesbaden. S. 141-161.

Autor_Innen und Mitwirkende

Aida Eyvaz Zadeh hat in Teheran Biologie und Sozialwissenschaften in Bezug mit Gender studiert und war während ihres Studium in verschiedenen linken Organisationen und Empowerment Gruppen für Frauen und Kinder aktiv. In Greifswald hat sie »Landscape Ecology and Nature Conservation« studiert und hat sich parallel für die Integration von Migrant:innen engagiert. Heute lebt sie in Berlin und ist Teil einer selbstorganisierten Gruppe von PoC Frauen, die für andere Migrantinnen sorgt und eine Plattform für die Unterstützung bei sexueller Gewalt bietet.

Alex Steinweg ist Erziehungswissenschaftler/Sozialpädagoge und versucht seinen Alltag zwischen seinen Kindern, Wohnprojekt, politischem Aktivismus, therapeutischer Begleitung und Jugendhilfe auszubalancieren.

Anahita Sharafi ist Master Studentin im Fach »Gender and Queer Studies« an der Universität zu Köln und setzt sich seit Jahren mit den Themen Diskriminierung, Diversity sowie sexuelle und geschlechtliche Vielfalt auseinander.

Andreas Hechler ist wütend und traurig über die Ermordung seiner Urgroßmutter 1941 im Rahmen der NS-›Euthanasie‹ und hätte ihr ein angenehmeres Leben gewünscht. Er dankt seiner Großmutter für ihr unermüdliches Engagement für eine bessere Welt. Er freut sich über Rückmeldungen zu seinem Artikel und über Austausch und Kontakt mit anderen Nachfahr*innen des NS-›Euthanasie‹-Programms und der Zwangssterilisationen. Kontakt: info@andreashechler.com.

Anna B. ist ein Pseudonym. Anna B. lebt in Berlin und hat diverse Erfahrungen mit der Psychiatrie und dem psychosozialen System gesammelt. Das Verhältnis von Wahn und Sinn und ihr eigener Bezug dazu ist ein Lebensthema für sie. Die Auseinandersetzung mit Theorie(n) und die Abstraktion, die damit einhergeht, ist ihr ein notwendiges Gegengewicht zu dem gefühlten Erleben: beides sieht sie in bestenfalls produktiver Wechselwirkung.

Blu Doppe ist Bildungsreferent*in, Betzavta-, Antidiskriminierungs- und Diversity-Trainer*in, Sexualpädagog*in sowie Trainer*in für Theater der

Unterdrückten. Blu gibt seit 8 Jahren (Online-) Workshops zu verschiedensten queer_feministischen Themen meist unter dem Namen queer_topia*. Weitere Informationen unter: queertopia.de, bei Instagram & Facebook: queer_topia.

Cora Schmechel ist schon seit Beginn der Gegendiagnose dabei. Sie beschäftigt sich als Soziologin mit Prozessen der Pathologierung und Barrieren der Gesundheitsversorgung für marginalisierte Personengruppen.

Das Frauen*NachtCafé ist ein Projekt von Wildwasser Berlin. Das Projekt ist senatsfinanziert und Teil des Berliner Hilfe- und Gesundheitssystems. Als Krisenanlaufstelle bietet es einen Ort, an dem Frauen, Inter und Transgender in der Krise und Betroffene von sexualisierter Gewalt sich gegenseitig unterstützen und austauschen können und Beratung erhalten. Es gehört zu den wenigen Projekten, die nach dem betroffenenkontrollierten Ansatz arbeiten.

Dominic Dyck ist Psychologe, behindert, freies Radikal, queer, unfähig zu kurzen Sätzen, (gerüchteweise geiziger) Besitzer eines unerschöpflichen Vorrats an Keksen – all dies und noch mehr in tagesabhängiger Reihenfolge. Hen schreibt und doziert genauso gern wie zynisch zu Ableismus, Behinderung und Statistik und sucht gerade nach hens Berufung in der therapeutischen Unterstützung von *diversen* Menschen.

Doro Naomi Lindner studierte Psychologie an der Universität Bremen und hofft auf laute wie leise aber vor allem mehr machtkritische Stimmen und Ideen im Psychotherapiemaster. In Auseinandersetzung(en) mit Freund:innen und fiktiven Figuren beschäftigt sich Naomi zurzeit mit Gedanken zu *Suchtabhängigkeit*, *Community Care* und *Heilungsprozessen*. Naomi ist dankbar für den Austausch und die Räume, die bei Phoenix e.V. entstehen.

Esto Mader lehrt und forscht in Geschlechtersoziologie, am liebsten in Trans*, Inter* und nicht-binären (TIN*) Studien, aber auch zu Arbeit und Hochschule. Esto nimmt einen kritischen Blick gegenüber Wissenschaft, Medizin und Forschungsmethoden ein und arbeitet aktivistisch und wissenschaftlich daran, marginalisierten Perspektiven mehr Sichtbarkeit und Handlungsfähigkeit zu ermöglichen.

FaulenzA ist eine transweibliche Sängerin und Buchautorin aus Berlin. Ihre Musik Genres sind Rap und Singer Songwriting/ Akkustik Punk. Ihr bekanntestes Buch ist »Support your Cisters - über Diskriminierung von Transweiblichkeiten«. Ihr aktuelles Herzensprojekt sind die queerpunkigen

Jugendromane über die »Inselgnome«. Ausserdem ist FaulenzA seit 4 Jahren Kolumnistin beim berliner queeren Stadtmagazin »Siegessäule«.

Homepage: https://www.springstoff.com/pages/faulenza
Auftrittsamfragen: faulenza.booking@riseup.net
DIY Aufnahmen und Songs im Entstehen: soundcloud.com/user9985089
Tiktok: Meine Musik und meine Hörbücher
Youtube: FaulenzA Musikvideos
Meine Bücher als PDF: wattpad.com/user/faulenza
Und auf archive.org/details/@faulenza.

Inga Zimprich (sie/ihr) ist Mutter, Taubblindenassistentin und Künstlerin. Zusammen mit Julia Bonn arbeitet sie als Feministische Gesundheitsrecherchegruppe im Kunstfeld. Sie ist Mitbegründerin der Sickness Affinity Group, einer Unterstützungsgruppe von Kulturarbeiter:innen mit chronischer Krankheit, Behinderung und able-bodied Personen.

www.feministische-recherchegruppe.org.

Karin Jervert identifiziert sich als eine psychiatrische Überlebende, die mit 21 als bipolar gelabelt wurde. Als Künstlerin und Autorin umfasst ihre Arbeit Essays, bildende Kunst, grafische Erzählungen und Gedichte. Sie erforscht die Normalisierung des Leidens, die Medikalisierung und den Sprachverlust rund um emotionalen Schmerz und die Macht des kreativen Ausdrucks, um Traumata zu transformieren. Jervert arbeitet derzeit als Kunstredakteurin für *Mad in America*, eine der aktivsten und berühmtesten Plattformen für kritische Psychiatrie, die es heute gibt. Auf *Mad in America* hat sie Artikel geschrieben, unter anderem zu Themen wie »Leiden zulassen», »Empathie entwaffnen« und »Geräusche nach der Psychiatrie«. Ihre Website ist something-wonderful.net und Instagram ist @Karin.Jervert.

Kim Wichera ist seit der ersten Ausgabe Teil der Redaktion der Gegendiagnose, Mitglied von IDHA NY, INTAR, Neue Gesundheitsbewegung und arbeite seit 2005 in der antipsychiatrischen Einrichtung Weglaufhaus »Villa Stöckle«. Promoviert zu kritischer künstlerischer Praxis zur Psychiatrie.

Kristel Jax arbeitet derzeit in der Musik als Brigitte Bardon't, ein facettenreiches Soundprojekt, inklusive *Drone Therapy*, in dem Drone-Musik humoristische, aufrichtige Erkundungen von psychischen Erkrankungen in einem Podcast und Liveshows aufzeichnet, in denen Jax eine »Drone-Therapeutin spielt« Kristel betreibt einen Meme-Account für psychische Gesundheit auf

Instagram @dyingbutfine, , finanziert ihre Therapie über Patreon und lebt mit ihrem Mini-Mops Lana in Toronto. Man kann die *Drone Therapy*-Podcasts auf Apple Music, SoundCloud, Spotify und Bandcamp hören.

Kristina Eichel (they/them) ist Forscher*in, systemische Psychotherapeut*in in Ausbildung und Sexualberater*in in Berlin. Zu Kris' Forschungsthemen gehören kritische Perspektiven zu Meditation, Achtsamkeit und Empathie. Im Februar 2021 absolvierte Kris ein einjähriges Praktikum in der Akutstation Berlin. Kris arbeitet an mehreren Projekten zu Feminismus und antirassistischer Klimagerechtigkeit und forscht und lehrt an der Freien Universität Berlin. http://www.kristina-eichel.de/

Kristina Shrank Dernbach. Meine Erfahrungen mit Psychiatrie haben mich früh zu betroffenenkontrollierten Strukturen geführt. Seit vielen Jahren arbeite ich zu Nichtseinwollen sowie zu Psychiatrie und Menschenrechten. Ich bin der Überzeugung, dass die Trennung zwischen den »noch Leidenden« und den »Genesenen« eine Illusion ist, die allen schadet und die wir überwinden können.

Lilian Schwerdtner hat Philosophie und Soziologie studiert und lebt in Berlin. Als Teil des Kollektivs *Actions against Rape Culture* engagiert sie sich gegen sexualisierte Gewalt und produziert den Podcast *Not your Opfer*, mit dem Betroffene unterstützt und Empowermentstrategien geteilt werden sollen. Daneben interessiert sich Lilian für die Philosophie der Psychiatrie bzw. die Psychiatrisierung der Gesellschaft.

Maria Köhne (MSc), *weiß*, queer, cis, lebt in Wien, wo sie sich nach Abschluss ihres Psychologiestudiums beruflich den Themen Prävention und Empowerment widmet. Sie ist Selbstverteidigungstrainerin, Referentin für gendersensible Jugendarbeit, macht mit der Queerconnexion e.V. Workshops zu queer mit Schulklassen und arbeitet in der psychosozialen Beratung von Jugendlichen. RT mal selbst auszuprobieren fände sie extrem spannend.

Miou Sascha Hilgenböcker (keine/neutrale Pronomen) schreibt gerne Geschichten und Gedichte. Texte erschienen u. a. in den Magazinen Literarische Diverse (#5 Traum) und Queer*Welten (Ausgabe 6), im Verlag Monika Fuchs (»Mond, Sterne und dazwischen wir«), in kollektiven DIY-Zines und Wettbewerbsanthologien.

Parto Tavangar ist eine cis weibliche Person of Color mit EU-Pass Privilegien, Sozialarbeiterin und akademisiert. Parto arbeitet seit 2007 in verschiedenen sozialen Bereichen wie z.B. in der (offenen) Kinder- und Jugendarbeit, der (psychosozialen) rassismuskritischen Antidiskriminierungs-Beratung von (queeren) BIPoC, im Frauen*-Anti-Gewalt Bereich und als Bildungsreferentin. Seit 2016 gibt sie Workshops zum Thema rassismuskritischer (Beratungs-)Arbeit.

Philip Keeler ist freiberuflicher Referent und Trainer in der Globalen Bildungsarbeit. Im Bereich Anti-Diskriminierungsarbeit widmet er sich Fragen rund um Soziale Gerechtigkeit und regt an, eine kritische und politische Haltung gegenüber dem vermeintlich »a-politischen« Raum der Psychologie zu übernehmen. keeler.philip@gmail.com.

Philippa Peters hat Psychologie und Friedens- und Konfliktforschung studiert. Sie ist selbstständige Trainerin mit den Schwerpunkten Trauma und Verarbeitung sexualisierter Gewalt im gesellschaftlichen Kontext.

Sabrina Saase ist Diplompsycholog*in, promoviert zu intersektionalitätssensibler Psychotherapie an der TU Braunschweig und arbeitet im Health and Well-being Office an der ESCP Berlin mit Studierenden aus aller Welt, um das sustainable development goal (SDG) – 3 zu verankern. Mit Partizipation, *agency*, *empowerment* und v.a. Solidarität Pathologisierungen begegnen. Organisator*in der Online Tagung www.therapie-intersektional.de sabrina.saase@sfu-berlin.de.

Samuel Baltus ist zufriedener Berliner. Er berät bei TransInterQueer, studiert im Master »KriDiCo« und bekocht Partner_ und Freund_innen.

Shirin Eghtessadi (kein Pronomen): Als Person, die viele vermeintlich widersprüchliche Erfahrungen in sich trägt, heile ich mit jedem Moment durch die Alchemie dieser. Kern meines Lebens und meiner Arbeit ist es, durch spirituelle Praxis, Texte, Kunst und in der Begleitung von Menschen, neue bewegliche und weite Skripte zu erschaffen. In meiner Arbeit werden Selbstliebe, Poesie und Care zu Orten des Widerstands, der Heilung und damit des gesellschaftlichen Wandels.

Sky L. Utopia. Sky's Existenz ist bestimmt durch *weiße* Privilegien, einem legalen Status in Deutschland seit Geburt, einem (wenn auch hart erkämpften) Bildungsabschluss und dem gegenüber vielschichtigen Marginalisierung- und Diskriminierungserfahrungen auf der anderen Seite. S. L. Utopia ist in den Bereichen Queerfeminismus, Antirassismus,Ableismus_behindert werden, Antikapitalismus, Radical Softness und Bodyshaming seit vielen Jahren politisch aktiv. Überschneidend zu diesen Bereichen setzt er sich mit Hilfe des eigenen Befreiungskampfes aus den komplexen Strukturen gegen das psychiatrischen System ein. Sky betrachtet das Über_Leben als politischen Kampf und oftmals harte Arbeit. Sky lehnt es ab sich über Lohnarbeit, Abschlüsse und Titel zu definieren. Selbstgemachte Erfahrungen sind die Wissensgrundlage und die wertvollste Erfahrung für den parteilichen Kampf. Hier wünscht sich Sky L. Utopia mehr Anerkennung was erlebte Unterdrückungserfahrungen betrifft sowie mehr Bereitschaft zur Auseinandersetzung von Unerfahrenen um den Kampf gemeinsam und intersektional fortführen zu können.

Sonja Janne Lauff, M.A., forscht nach Erfahrung schwerer Psychiatrisierung zur Kritik von Diskriminierungs und Unterdrückung auf Grund der sogenannten »Psyche«. Janne ist in der kritischen Psychiatrie-Erfahrenen-Selbsthilfe aktiv und bietet freiberuflich Workshops und Vorträge zu Psychismuskritik und Antidiskriminierung an. Auch via social media wird Wissen zu Psychismus zugänglich gemacht: @psychismus_stoppen und @stop_psychism. Unterstützen könnt ihr via: www.patreon.com/psychismus_stoppen. Kontakt: psychismus-stoppen@posteo.de.

Stephan Bert Antczack ist Kunstpädagoge, Historiker und Theaterpädagoge BuT. Arbeitet ehrenamtlich im Vorstand des Bundesverbandes Theaterpädagogik e.V. (BuT), zuständig für »Theater in sozialen Handlungsfeldern«. Initiierte und leitet das »Theater der Verrückten« in Berlin. Verdient seine Miete u.a. mit sozialpsychiatrischer Bezugsbegleitung (Fachkrankenpfleger mit SPZA). Er ist Fachkraft für Suchtprävention und für »Offenen Dialog«.

Teo T. C. Schlögl berät seit 2016 bei TransInterQueer in Berlin zu Themen rund um trans* Sein und Nichtbinarität und seit 2020 auch hauptamtlich zur Änderung von Vornamen und Geschlechtseintrag. Teo ist systemische*r Berater*in (i.A.), studiert Psychotherapiewissenschaft, hat einen M.A. in Gender Studies und schreibt und forscht an der Schnittstelle von psychosozialer Praxis und Trans*/Inter*/Queer Studies.

Thomas Mikschi war nach Jahren, in denen psychische Krisen weite Teile seines Lebens bestimmten, in einer psychiatrie-kritischen Initiative aktiv, studierte Philosophie und Erziehungswissenschaft im Südwesten Deutschlands. Nach anschließenden Praktika in verschiedenen Redaktionen von Zeitungen und im Rundfunk, arbeitet er nun als Journalist. Erreichen könnt ihr ihn per Mail an jeppe@riseup.net.

Tina Füchslbauer: Studium der Sozialen Arbeit und Gender Studies, Berufserfahrung im Bereich der Psychiatrie, der geschlechtsspezifischen Wohnungslosenhilfe, Migrantinnen- und Frauenberatung. Lehrende für Soziale Arbeit an der FH Campus Wien. Interessen: Psychiatriekritik, Kritische Soziale Arbeit, Abolitionismus, (Queer)Feminismen.

To Doan (keine Pronomen/ To) ist eine nonbinäre, akademisierte Person of Color mit EU-Pass-Privilegien und arbeitet als freie*r Autor*in, Schreibcoach und researcher. Zudem war To als Peer-Berater*in tätig und hat zu machtkritischen und intersektionalen Perspektiven auf Recovery* und Recovery*-Gruppen gearbeitet. To's aktuelle Arbeiten kreisen sich um Auseinandersetzungen mit gewaltvollen Zuschreibungen und deren Verinnerlichung, Selbsterzählungen, Körperlichkeit und Empowerment.

Tom Rice ist Akustemologe und außerordentlicher Professor für Anthropologie an der University of Exeter in Großbritannien. Sein besonderes Interesse gilt dem Klang, seine Monografie *Hearing and the Hospital* ist eine ethnografische Studie über die Hörkultur eines Krankenhauses in London. Seitdem hat er über die Klangkulturen anderer Institutionen wie Gefängnisse und zuletzt Zoos geschrieben. Er macht auch Dokumentarfilme über Radioklänge, wie *The Art of Water Music* für BBC 4 und *Govindpuri Sound* für den BBC World Service. Sein jüngstes Hörstück ist eine experimentelle Hörtour durch einen imaginären Zoo.

Yvonne Schmidt ist Kunst-, Kultur- und Arbeitswissenschaftlerin. Zur Zeit ist sie als Dozentin tätig. Ihr kreatives Engagement in der Selbsthilfearbeit ist für sie die Art von Hilfe, die ihr wirklich ehrlich hilft. Kontakt: yschmidt@uni-bremen.de.

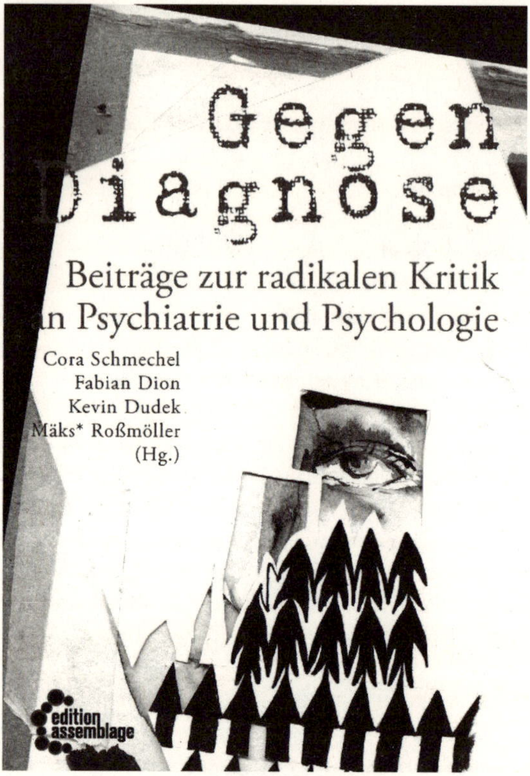

GegenDiagnose
Beiträge zur radikalen Kritik an Psychiatrie und Psychologie

Seiten: 344 | Preis: 19,80 € | ISBN 978-3-942885-80-5

Mit den Neuauflagen der Krankheitskataloge ICD und DSM werden die Grenzen dessen ausgedehnt, was als psychisch krank gilt. Formulierten in den 1960/70er Jahren noch außerparlamentarische Linke und ihr verbundene Psychiater_innen eine radikale Kritik an der Institution Psychiatrie, wurde im Anschluss daran die Kritik hauptsächlich von Betroffenen getragen und in die Praxis übersetzt. Heute findet Psychiatriekritik selbst im bürgerlichen Mainstream statt. Diese reibt sich allerdings lediglich an den aktuell in den Katalog aufgenommenen Diagnosen und den Interessen der Pharma-Industrie. Eine radikale Gesellschafts- und Machtkritik, wie sie die Alte und Neue Antipsychiatrie enthält, lässt sie jedoch vermissen.

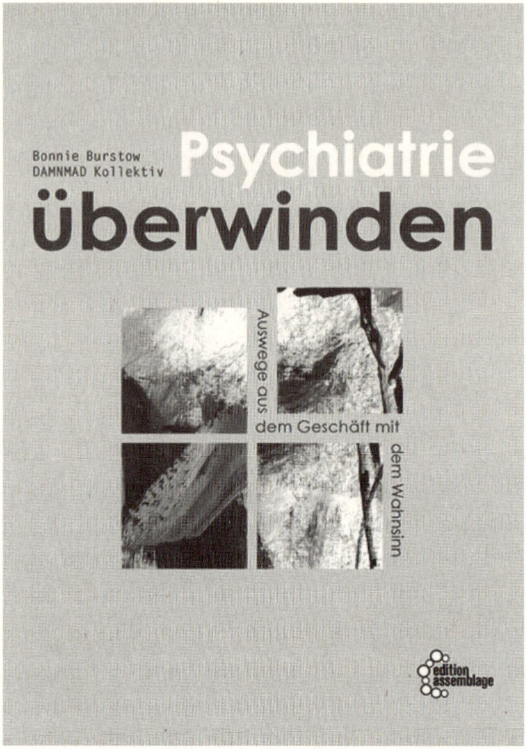

Psychiatrie überwinden
Auswege aus dem Geschäft mit dem Wahnsinn

Seiten: 208 | Preis: 19,90 € | ISBN 978-3-942885-80-5

Eine Welt ohne Psychiatrie – diese Vorstellung wirft Fragen auf: Wie wollen wir leben und miteinander umgehen? Was heißt schon normal?

Die kanadische Aktivistin und Wissenschaftlerin Bonnie Burstow hat sich mit diesen Fragen beschäftigt. Antipsychiatrie steht für sie dabei in dem größeren Kontext einer antikapitalistischen, einer besseren Welt. Mit Burstow begeben wir uns auf eine Reise, in die Vergangenheit, durch die Gegenwart, zu einer Zukunft: in eine Welt ohne Psychiatrie.

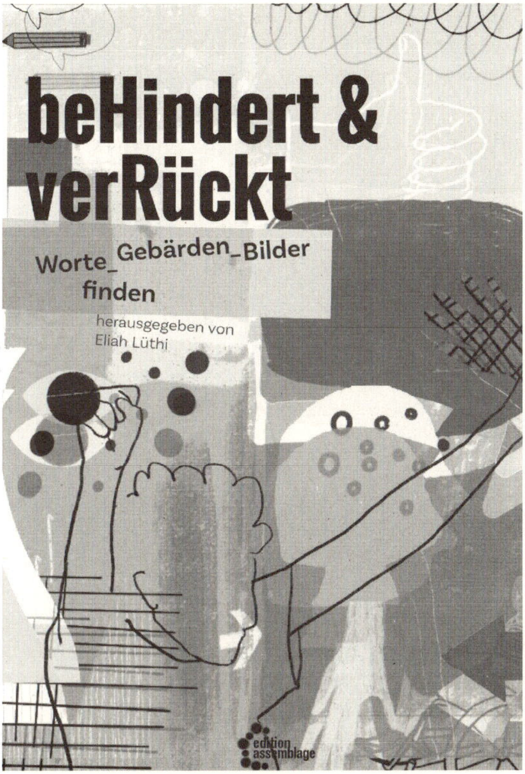

be_Hindert & ver_Rückt
Worte_Gebärden_Bilder finden

Seiten: 239 | Preis: 12,00 € | ISBN 978-3-96042-086-6

Dieses Buch verbindet rund 40 Beiträge von Menschen, die verRückt und/oder beHindert werden. In autobiographischen und fiktionalen Erzählungen, Gedichten, Kurzgeschichten, Bildern und Klängen suchen und finden die Aut*orinnen selbstbestimmte Worte_Gebärden_Bilder für sich und Welt.